EINFÜHRUNG IN DIE KINDERHEILKUNDE

EIN LEHRBUCH
FÜR STUDIERENDE UND ÄRZTE

VON

DR. B. SALGE

O. Ö. PROFESSOR DER KINDERHEILKUNDE
Z. ZT. IN MARBURG A. D. LAHN

VIERTE, ERWEITERTE AUFLAGE

MIT 15 TEXTABBILDUNGEN

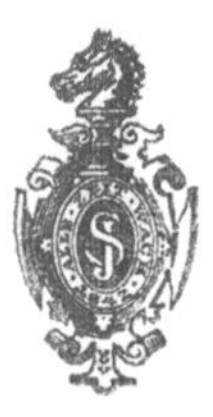

SPRINGER-VERLAG BERLIN HEIDELBERG GMBH

© 1920 by Springer-Verlag Berlin Heidelberg
Ursprünglich erschienen bei Julius Springer in Berlin 1920

ISBN 978-3-642-90338-0   ISBN 978-3-642-92195-7 (eBook)
DOI 10.1007/ 978-3-642-92195-7

Softcover reprint of the hardcover 4th edition 1920

Vorwort zur ersten Auflage.

Zu dem Plane, eine Einführung in die moderne Kinderheilkunde zu schreiben, bin ich angeregt worden durch die Unterhaltung mit Ärzten, die an meinen Ferienkursen in der Kinderklinik der Charité zu Berlin teilnahmen. Es wurde mir gegenüber der Wunsch wiederholt geäußert nach einer nicht zu umfangreichen Einführung in die moderne Pädiatrie, die es ermöglichte, sich mit dem Wesen der neueren Forschungen auf diesem Gebiete vertraut zu machen.

Von den Kollegen wurde ich darauf hingewiesen, daß es sich weniger für sie um die erschöpfende Darstellung aller klinischen Einzelheiten handle, wie sie unsere großen Lehrbücher, vor allem das von Heubner, in ausgezeichneter Weise bieten, als vielmehr um die Art der heutigen Auffassung und klinischen Fragestellung. Diese sei von dem früher Gelernten so verschieden, daß es für den Praktiker kaum möglich sei, sich zurechtzufinden, und auch der Erfolg eines Studiums der größeren Lehr- und Handbücher sowie der Einzelarbeiten in Frage gestellt werde, ganz abgesehen davon, daß ein systematisches Studium dieser größeren Werke für den Praktiker zu zeitraubend sei.

Eine weitere Anregung erfuhr ich durch den Unterricht von Studenten. Sie kommen in die klinische Vorlesung über Kinderkrankheiten, die sie gewöhnlich wöchentlich zweistündig ein Semester lang besuchen, ohne alle Vorkenntnisse der Eigenart des physiologischen Verhaltens des kindlichen Organismus, da hierauf in der Vorbildung nicht genügend Rücksicht genommen wird. Es ist dann kaum möglich, in der kurzen zur Verfügung stehenden Zeit außer dem eigentlichen klinischen Unterricht, der ja doch die allgemeinen Kenntnisse der physiologischen und pathologischen Vorgänge voraussetzen und sich mit dem kranken Menschen, nicht mit der Lehre von der Krankheit, befassen soll, auch noch genügende Unterweisung über die Physiologie und Pathologie des Kindesalters zu geben.

Hier muß das Selbststudium ergänzend eintreten; dies muß aber bei der tatsächlichen Überbürdung der klinischen Semester dem Studierenden möglichst leicht gemacht werden, denn zum Durcharbeiten umfangreicher Werke fehlt es ihm an Zeit. Er wendet sich denn auch nicht an diese, sondern an die Kompendien und sucht sich aus ihnen rein gedächtnismäßig dasjenige heraus, was er glaubt wissen zu müssen, und er tut das um so mehr, je weniger Wert er für die Prüfung auf tiefere Kenntnisse in dem betreffenden Fach glaubt legen zu müssen.

In der Kinderheilkunde wird an den meisten Universitäten überhaupt nicht geprüft.

Unter diesen Umständen ist es leicht verständlich, daß auch einem großen Teil der in neuerer Zeit ausgebildeten Ärzte die moderne pädiatrische Forschung ein fremdes Gebiet ist, dem sie verständnislos und oft recht skeptisch gegenüberstehen; skeptisch namentlich deswegen, weil sie nie in dasselbe eingeführt worden sind.

An die Ärzte und Studierenden wendet sich das vorliegende Buch, die sich mit der Art der Auffassung der heutigen Kinderheilkunde bekannt machen wollen. Es will deswegen kein erschöpfendes Lehrbuch sein, das mit unseren großen Werken wetteifern will, es will kein Nachschlagewerk sein, in dem sich jede seltene klinische Erscheinung gebucht findet, es verfolgt vielmehr den rein didaktischen Zweck, den Studierenden in das Gebiet einzuführen und dem Arzte es zu erleichtern, nachträglich sich die Ergebnisse einer Forschungsarbeit zu eigen zu machen, von der er als Student nichts oder nur sehr wenig gehört hat.

Dieser rein didaktische Zweck des Buches hat natürlich auch die Darstellung beeinflußt. Manches mußte ausführlicher dargestellt werden, weil möglichst wenig vorausgesetzt werden sollte; manches mußte gekürzt werden, was nichts für das Kind Eigenartiges enthielt. Denn der leitende Gedanke war, möglichst nicht die Krankheiten, die im Kindesalter vorkommen, als solche zu beschreiben, sondern die Eigenart der Reaktion des jugendlichen Organismus und die dadurch bedingte Beeinflussung des Krankheitsbildes in den Vordergrund zu rücken.

Aus denselben Gründen mußte auf eine allzugroße Kritik der verschiedenen Ansichten verzichtet werden, weil eine solche Aufzählung und Gegenüberstellung verschiedener Arbeiten und Auffassungen, so wichtig sie in der wissenschaftlichen Diskussion ist, für den Anfänger nur verwirrend ist und ihm keinen Nutzen bringt.

Wenn es dem Buche gelingt, den einen oder anderen Arzt, der der modernen Pädiatrie fernstand, für dieses Wissensgebiet zu interessieren, wenn der Student in ihm einen Wegweiser findet, der ihn auf die große Bedeutung der Kinderheilkunde und auf die Notwendigkeit hinführt, sich mit ihr zu beschäftigen, so ist sein Zweck erreicht.

Göttingen, im September 1909.

Salge.

Vorwort zur zweiten Auflage.

In der zweiten Auflage habe ich versucht, einigen berechtigten Wünschen nachzukommen. Das Buch hat dadurch eine Vermehrung um etwa zwei Bogen erfahren.

An dem Charakter des Buches ist nichts geändert worden, da es seinen Zweck, in die Kinderheilkunde einzuführen, erfüllt zu haben scheint.

Um Mißverständnisse zu vermeiden, sei nochmals betont, daß ich weder ein erschöpfendes Lehrbuch, noch ein Kompendium, am allerwenigsten aber ein Sammelreferat der pädiatrischen Arbeiten schreiben wollte, sondern nur den Zweck verfolgte, den ich im Vorwort zur ersten Auflage klar dargelegt habe.

Freiburg i. B., im September 1910.

Salge.

Vorwort zur dritten Auflage.

Die dritte Auflage enthält einige Erweiterungen und durch neuere Ergebnisse gebotene Änderungen.

Freiburg, im Juli 1912.

Salge.

Vorwort zur vierten Auflage.

Durch den Krieg hat sich die Herausgabe der vierten Auflage stark verzögert. Sie bringt einige notwendige Erweiterungen, wodurch der Umfang um beinahe vier Bogen zugenommen hat. Es ist an dem in dem Vorwort zur ersten Auflage umschriebenen Charakter des Buches durchaus festgehalten worden. Es wendet sich nach wie vor an Anfänger und will nur einführen, nicht erschöpfend darstellen. Das Buch ist subjektiv; überall ist meine Erfahrung mir maßgebend gewesen, und ich habe mich bemüht, die Darstellung frei zu halten von der heutigen Mode, der in dem jungen Fach leider eine zu große Herrschaft kritiklos eingeräumt wird. Ich bin überzeugt, daß man mir das namentlich bei der Darstellung der Verdauungs- und Stoffwechselstörungen des Säuglings sehr verdenken wird, kann das aber nach bestem Gewissen nicht

ändern. Man mag sich damit trösten, daß die augenblicklich herrschende
Mode es beinahe geflissentlich vermieden hat, meine Arbeiten zu nennen,
wahrscheinlich, weil nicht jeder Gedanke und jedes Experiment bogen-
lang vorgetragen wurde.

Nach den Erfahrungen, die ich bei den Studenten mit dieser an-
spruchslosen Einführung und mit umfangreicheren Büchern gemacht
habe, scheint mir die Berechtigung für das vorliegende Buch gegeben.

Marburg a. d. Lahn, im November 1919.

Salge.

Inhaltsverzeichnis.

Erster Abschnitt.

Das Säuglingsalter.

Erstes Kapitel.
Säuglingsernährung.

Zweites Kapitel.
Die Frühgeburt

Drittes Kapitel.
Erkrankungen der Neugeborenen

Viertes Kapitel.
Die Verdauungs- und Ernährungsstörungen des Säuglings

Zweiter Abschnitt.

Das Verhalten des kindlichen Organismus gegenüber Infektionen

Fünftes Kapitel.

Sechstes Kapitel.
Spezifische Infektionskrankheiten, die dem Kindesalter eigentümlich sind oder eine besondere Bedeutung für dasselbe haben.

Inhaltsverzeichnis. IX

Siebentes Kapitel.

Die chronischen Infektionskrankheiten im Kindesalter.

Dritter Abschnitt.

Konstitutionskrankheiten.

Achtes Kapitel.

Die exsudative Diathese.

Neuntes Kapitel.

Die Rachitis

Vierter Abschnitt.

Die wichtigsten Organerkrankungen im Kindesalter.

Zehntes Kapitel.

Erkrankungen der Leber.

Das Säuglingsalter.

Erstes Kapitel.

Säuglingsernährung.

Einleitung.

Vom Augenblick der vollzogenen Geburt an hat der Neugeborene drei lebenswichtige Funktionen selbst zu übernehmen, die ihm bisher von dem Organismus der Mutter geleistet wurden:

1. Erhaltung der Eigenwärme und der dem Typus humanus zukommenden chemischen Eigenart, des milieu interne, wie es Claude Bernard genannt hat;

2. Beschaffung der für die Erhaltung des Lebens und für den Anwuchs nötigen Energie durch Aufnahme von Nahrung, durch Verarbeitung derselben im Darm und im inneren Stoffwechsel;

3. Beschaffung des zum Ablauf der Oxydationsprozesse nötigen Sauerstoffs durch die Lungenatmung.

Die Erhaltung der Eigenwärme fordert von dem Neugeborenen und Säugling eine größere Arbeitsleistung als vom Erwachsenen aus folgenden Gründen: Die relative Oberfläche des Neugeborenen ist etwa dreimal, die des älteren Säuglings etwa zweimal so groß als die des Erwachsenen. Auf 1 kg Oberfläche kommen

```
beim Erwachsenen etwa . . . . . . . 3,0 qdcm
im Alter von 6 Monaten etwa . . . 6,0   „
beim Neugeborenen . . . . . . . . . . 8,3   „
```

Da nach einem bekannten physikalischen Gesetz bei stereometrisch ähnlichen Körpern die Wärmeabgabe bzw. Wärmeaufnahme — gleiche Stoffbeschaffenheit vorausgesetzt — direkt proportional dem Verhältnis von Oberfläche zum Gewicht ist, so ist ohne weiteres klar, daß die Inanspruchnahme für den Energie- bzw. Wärmeumsatz pro Gewichtseinheit, als pro Kilogramm Körpergewicht, 2—3mal beim Säugling bzw. Neugeborenen größer sein muß als beim Erwachsenen.

Das muß seinen Ausdruck finden in dem Nahrungsbedürfnis des Erwachsenen und des Säuglings. Ersterer braucht pro Kilogramm erfahrungsgemäß etwa 35 Kalorien, letzterer etwa 100—110 Kalorien, wenigstes soweit Kinder bis zu 3 Monaten in Betracht kommen; später erniedrigt sich das Kalorienbedürfnis entsprechend der allmählich sinkenden relativen Oberfläche auf etwa 90—70 Kal. (s. a. S. 6).

Es geht ferner daraus hervor, daß die Arbeit des Verdauungstraktus und der Verdauungsdrüsen beim Säugling eine erheblich größere sein muß als beim Erwachsenen, daß also diese Organe bei jenem stärker belastet sind als bei diesem.

Aus diesen Betrachtungen läßt sich ohne Schwierigkeiten folgern, daß diese Organe wie überhaupt alle der Ernährung dienenden Vorgänge hier viel leichter verletzlich sind als beim Erwachsenen, denn ihre Leistungsfähigkeit ist viel weiter ausgenutzt, und Störungen werden deswegen leichter eintreten können. Man kann sich das gut an einem Beispiele aus der Maschinentechnik klarmachen. Es ist ein allbekannter Grundsatz, eine Maschine für einen bestimmten Zweck so zu konstruieren, daß ihre Arbeitsfähigkeit nicht bis zum Äußersten ausgenutzt wird, sondern so, daß eine Belastung bis etwa zwei Drittel der Höchstleistung ausreicht, um den gewünschten Zweck zu erreichen. Man befolgt diesen Grundsatz überall, wo nicht besondere Verhältnisse, wie z. B. Platzmangel oder die Unmöglichkeit, ein gewisses Gewicht zu überschreiten, das verbieten. Solche Verhältnisse liegen vor beim Automobil, bei Flugmaschinen und bei Luftschiffsmotoren, und es ist allgemein bekannt, daß derartige kleine bis zur höchsten Leistung ausgenutzte Maschinen sehr leicht Störungen unterworfen sind, und daß ihre gute und zuverlässige Konstruktion sehr hohe Anforderungen an die Technik stellt und besondere Einrichtungen nötig macht.

Auch der Organismus des Säuglings besitzt zur Erleichterung der schwereren Aufgabe, die er im Vergleich zum Erwachsenen zu erfüllen hat, einige besondere Einrichtungen.

Er ist reicher an Drüsensubstanz als der Erwachsene, wie z. B. aus folgenden Zahlen, die sich auf das Verhältnis von Lebergewicht zum Gesamtgewicht beziehen, hervorgeht.

Es verhält sich das Lebergewicht zum Körpergewicht

beim Neugeborenen wie	1 : 18
in der Kindheit wie	1 : 20
in der Pubertät wie	1 : 30
beim Erwachsenen wie	1 : 35
im mittleren Alter wie	1 : 40
im höheren Alter wie	1 : 50

(nach Harley, zitiert nach Czerny-Keller, Des Kindes Ernährung usw.).

Der Darm des Säuglings gilt als länger als der des Erwachsenen, es verhält sich die Länge des Darms zur Körperlänge bei jenem wie

6—8 : 1, bei diesem wie 5 : 1; hierbei ist aber zu bemerken, daß die betreffenden Messungen wenig genau sind, weil der Kontraktionszustand des Darmes nicht in Rechnung gezogen ist. Die Darmzotten sind größer als beim Erwachsenen, das Drüsengewebe ist ebensogut entwickelt und das lymphatische Gewebe reichlicher vorhanden.

Ferner ist der ganze Organismus des Säuglings wasserreicher als der des Erwachsenen, es kommen bei ihm nach Camerer auf 100 g Leibessubstanz 71,8 g Wasser gegen 58,5 beim Erwachsenen, und man kann sich gut denken, daß der Stoffumsatz, der ja nach dem bisher Gesagten ein regerer sein muß, durch diesen relativen Wasserreichtum begünstigt wird.

Ein weiterer Unterschied zwischen dem Stoffumsatz des Säuglings und des Erwachsenen besteht in der ganz verschieden großen Bedeutung der mechanischen Arbeitsleistung. Der Säugling bewegt sich in der ersten Zeit seines Lebens nur wenig, verrichtet also nur wenig Muskelarbeit, er schläft viel und spart so eine nicht unbedeutende Energiemenge. Auf der anderen Seite verzichtet er aber dadurch auch auf eine Form des Energieumsatzes und der Wärmebildung, die beim Erwachsenen eine große Rolle spielt. Wir müssen deshalb annehmen, daß ein weit größerer Anteil der erforderlichen Wärme beim Säugling durch chemische, durch Drüsenarbeit erzeugt wird, an die also auch aus diesem Grunde höhere Ansprüche gestellt werden müssen als bei dem sich in normaler Weise bewegenden Erwachsenen. Die hauptsächlichste Arbeit des Säuglings ist das Schreien, durch das nicht unbeträchtliche Energiemengen umgesetzt und verbraucht werden, woran bei der Beurteilung von Ernährungserfolgen zu denken ist.

Man hat sich früher vorgestellt und begegnet dieser Vorstellung auch heute noch, daß die Notwendigkeit des Kindes, zu wachsen, einen wesentlichen Anteil an seinem hohen Energiebedürfnis habe. Das ist ein Irrtum, wie sich aus folgenden Zahlen ergibt. In der Zeit des stärksten Wachstums des Säuglings beträgt der tägliche Ansatz 0,5 bis 1% der Leibessubstanz; wenn wir also, wie oben gesagt, das Kalorienbedürfnis mit etwa 100—110 Kalorien pro Kilogramm Körpergewicht ansetzen müssen, so ergibt sich ohne weiteres, wie gering die selbst für den stärksten Anwuchs von 1% notwendige Energiemenge im Vergleich zu dem täglichen Energieumsatz ist. Das hohe Kalorienbedürfnis des Säuglings läßt sich also aus dem Wachstum nicht erklären, vielmehr ist es auf die oben auseinandergesetzte Beschaffenheit des kindlichen Organismus, seine große relative Oberfläche, zurückzuführen. Für den Ansatz ist ungefähr nur $^1/_5$ der großen Energiemenge von 100 Kalorien pro Kilo erforderlich, die übrigen $^4/_5$ dienen der Erhaltung des Körpers, Ersatz der Wärme usw.

Das Wachstum ist überhaupt nicht unmittelbar von der zugeführten Energiemenge abhängig, etwa in der Art, daß es stillsteht, wenn nicht genug Nahrung zugeführt bzw. assimiliert wird. Es geht zunächst noch weiter auch bei negativer Energiebilanz auf Kosten der Körpersubstanz, besonders des Körperfettes.

Man muß sich dazu stets gegenwärtig halten, daß das Wachstum einem physiologischen Reiz entspricht, der wirkt, solange es noch irgend möglich ist, und nicht schon verschwindet, wenn die Ernährungsbedingungen ungünstige werden.

Anders verhält es sich allerdings mit der Vermehrung des absoluten Gewichts. Hierbei ist der Ansatz von Fett und Wasser vorwiegend beteiligt, und auf ihn, der nicht ein eigentliches Wachstum darstellt, kann allerdings leichter verzichtet werden und wird es auch in der Tat. Wenn aus irgendeinem Grunde die Ernährung leidet, so hört zunächst die Gewichtsvermehrung auf; es wäre aber fehlerhaft, dann von einem Stillstand des Wachstums zu sprechen, wie es zuweilen wohl geschieht.

Besonders deutlich hat das Camerer jun. gezeigt. Ein Kind von 5 Jahren wurde seit seinem zehnten Lebensmonat stark unterernährt, es zeigte ein völlig normales Längenwachstum bei stark zurückgebliebenem Gewicht. (Vgl. hierzu aber S. 29 und 116.)

Ferner haben Versuche (Steinitz und Weigert) gelehrt, daß die Zusammensetzung des fettfreien Säuglingskörpers auch nach Ernährungsstörungen, die zu einer starken Reduktion des Gewichts führen, sich nicht von der des entfetteten gesunden Säuglings unterscheidet. Zusammen mit dem sichergestellten Weitergehen des Längenwachstums läßt diese Tatsache den Schluß zu, daß der eigentliche Ansatz der Organsubstanz stets stattfindet, auch beim ernährungskranken, im Gewicht zurückgebliebenen Säugling. Diese Auffassung läßt sich allerdings nicht für alle Endstadien der Ernährungsstörungen aufrecht erhalten. (Vgl. Mehlnährschaden S. 107 und 116.) Krankheiten, die das Wachstum stören, werden später besprochen werden.

Das Verhalten des Neugeborenen.

Das Verhalten des Neugeborenen, des Kindes in der ersten Lebenswoche, bedarf noch einer besonderen Betrachtung.

Der Neugeborene ist von der Geburt gewöhnlich stark angegriffen, er verfällt bald in Schlaf und hat ein sehr geringes Nahrungsbedürfnis.

In den meisten Fällen erhält er auch an diesem Tage nichts an Nahrung, höchstens einige Kubikzentimeter Wasser (ohne Zucker); auch am zweiten Tage ist die Nahrungsaufnahme noch sehr gering. Durch Ausscheidung von Mekonium und Urin, sowie durch die Perspiratio insensibilis verliert der Neugeborene an Gewicht. Der Gewichtsverlust ist wesentlich als Wasserverlust aufzufassen.

Zur zweiten Erklärung sei hier eine Beobachtung von Camerer sen. mitgeteilt.

	Nahrung an Milch	Verluste		Perspiratio insensibilis	Summe der Verluste	Änderung des Körpergewichts
		Urin	Kot			
1. Lebenstag	10 g	48 g	51 g Mekon.	98 g	197 g	— 187 g
2. Lebenstag	91 g	53 g	62 g Mekon.	79 g	158 g	— 67 g
3. Lebenstag	247 g	172 g	3 g Kot	85 g	260 g	— 13 g
4. Lebenstag	337 g	226 g	3 g Kot	92 g	321 g	+ 16 g

Aus dieser Tabelle läßt sich unschwer ersehen, daß der bei weitem größte Teil des Gewichtsverlustes am ersten Tage auf Mekonium und Wasser zu beziehen ist, während der Verlust an eigentlicher Körpersubstanz nur äußerst gering sein kann. Gilt dies für den ersten, den eigentlichen Hungertag schon, so ist es ebenso für den zweiten und dritten Tag anzunehmen, an denen die Verluste auch absolut geringer werden.

Der starke Wasserverlust läßt sich auch durch eine Eindickung des Blutes nachweisen.

Die Ursache des Wasserverlustes ist nicht sicher geklärt. Es kommen dafür folgende Momente in Betracht.

Das Kind beginnt zu atmen und zu schreien und verliert reichlich Wasser. Die Haut des Neugeborenen ist stark durchblutet und gibt reichlich Wasser ab. Demgegenüber ist die Wasseraufnahme gering, die Nahrung verhältnismäßig salzarm und die Fähigkeit Wasser und Salzgehalt zu regulieren noch sehr gering. Es erscheint deshalb nicht verwunderlich, wenn starke Schwankungen von Wasser und Salzen eintreten, die sich am deutlichsten in einem starken Wasserverlust zeigen.

Das neugeborene Kind zeigt starke Temperaturschwankungen, die am Tage 1° und mehr betragen können und in ihrem Gang unregelmäßig sind. Der Regulationsmechanismus ist sehr wenig ausgebildet und wird durch den starken Wasserverlust und die damit eintretenden Konzentrationsschwankungen der Salze noch weiter gestört. Denn Gleichmäßigkeit der Salzkonzentration ist Voraussetzung für normale Wärmeregulierung. Damit stimmt überein, daß man die stärksten Temperaturschwankungen bei Kindern mit stärkstem Gewichtsverlust findet, und zwar entspricht dem stärksten Verlust die höchste Temperatur.

Die Zunahmen, die das Kind nach diesen ersten Tagen zeigt, sind im wesentlichen gleichfalls auf Wasser zu beziehen, außerdem mag in den ersten Tagen ein weniges an Fett eingeschmolzen werden, das dann ebenso wie das Wasser bis zum elften Tage, an dem der Neugeborene sein Gewicht wieder erreicht hat, wiedergewonnen wird.

Der Neugeborene verhält sich hier, wie Camerer jun. in seinem Artikel in Pfaundler und Schloßmanns Handbuch der Kinderheilkunde mit Recht betont, wie ein Rekonvaleszent, bei dem die Gewichtsvermehrung auch im wesentlichen aus Wasser und etwas Fett besteht.

Es ist nicht richtig, wenn man aus der Tatsache, daß Neugeborene in den ersten Tagen mit einer sehr geringen Nahrungsmenge und einer Energiezufuhr von nur 30 bis 50 Kalorien ihr Anfangsgewicht wieder erreichen, schließen wollte, daß diese Energiemenge auch wirklich zur Ernährung, zur normalen Vermehrung seiner Körpertrockensubstanz ausreichend wäre, sondern dazu gehört eine Nahrungs- und Energiezufuhr, wie sie sich aus den obigen Betrachtungen über die Eigentümlichkeiten des Säuglingskörpers ergibt, und die auch bei normalen Verhältnissen in der Tat bald, in der zweiten Woche, eintritt. Diese Gewichtsvermehrung bei so knapper Energiezufuhr ist vielmehr nichts anderes als ein Ersatz des vorher verlorenen Wassers.

Die Energiemengen, welche für ein normales Gedeihen des Säuglings notwendig sind, betragen im ersten Lebensvierteljahr etwa 100 bis 110 Kal. pro kg, und in diese Zeit fällt auch der stärkste Ansatz.

Dann verringert sich dieser bei einer Kalorienzahl von 90 pro kg (Energiequotient = 90). Gegen Ende des siebenten Monats wird das Energiebedürfnis noch geringer, der Quotient sinkt auf 80—70, und der tägliche Ansatz wird noch geringer. Folgende Tabelle von Camerer und Feer (zit. nach Langstein und Meyer, Säuglingsstoffwechsel) läßt das gut erkennen.

Im	1.	2.	3.	4.	5.	6.	7.	8.	9.	10.	11.	12. Monat
pro Tag .	29	27	24	16	15	11	13	13	12	13	9	11
pro Monat	868	872	716	489	460	328	376	382	365	416	260	329

Diese Zahlenreihe ist im zweiten Halbjahr nicht gleichmäßig, was sich wohl hauptsächlich daraus erklärt, daß die Kinder in dieser Zeit nicht mehr einseitig mit Milch ernährt werden. Feer hat versucht den Ansatz zur Milchzufuhr in zahlenmäßige Beziehung zu setzen. Er berechnet die Zunahme, die 1 kg Körpergewicht durch 1 Liter Milch in einer Woche erfährt, und nennt das den Zuwachsquotienten.

Dieser wird berechnet aus der Wochenzunahme dividiert mit dem Produkt aus Körpergewicht und Milchzufuhr in kg ausgedrückt.

Z. B. Wöchentliche Zunahme 280 g

$$\text{Milchmenge} \dots \dots 4{,}2 \text{ Liter}$$

$$\text{Gewicht des Kindes } 4{,}2 \text{ kg}$$

$$\text{Zuwachsquotient} \dots \frac{280}{4{,}2 \cdot 4{,}2} = 16.$$

Die Ernährung an der Brust.

Die Ernährung mit Muttermilch stellt für das Kind einen Übergang von der völlig unselbständigen intrauterinen Ernährung zur völlig selbständigen des älteren Organismus dar.

Die Muttermilch entstammt einem menschlichen Körper, sie ist qualitativ und quantitativ sowie in bezug auf das Verhältnis der einzelnen Nährstoffe zueinander den Eigentümlichkeiten der Spezies Mensch angepaßt. Sie vermittelt, wie später noch auseinanderzusetzen sein wird, dem Säugling Stoffe, die wir nicht ihrer chemischen Zusammensetzung, wohl aber ihrer biologischen Wirksamkeit nach kennen, und zu deren selbständiger Erwerbung der Säuglingsorganismus nur sehr unvollkommen imstande ist. Sie stellt die den Bedürfnissen des menschlichen Säuglings völlig angepaßte, die für ihn „arteigene" Nahrung dar, die durch nichts anderes ersetzt werden kann, und die allein als die natürliche Nahrung in dieser Lebenszeit bezeichnet werden kann.

Jede andere Nahrung, mag sie wie immer zusammengesetzt sein, ist eine unnatürliche, eine „artfremde"[1]), die, wie ebenfalls noch weiter unten auseinanderzusetzen sein wird, dem Säugling Arbeitsleistungen zumutet, die für ihn noch nicht physiologische sind.

Diesen Überlegungen entspricht vollkommen die Erfahrung, die uns lehrt, daß der natürlich genährte Säugling die an Gefahren so überaus reiche erste Lebenszeit viel sicherer und mit viel besserem Erfolge übersteht als der unnatürlich ernährte, daß er namentlich den diesem Alter so verhängnisvollen Verdauungs- und Ernährungsstörungen viel seltener zum Opfer fällt als jener.

Diese Tatsache ist allgemein bekannt, und mit Recht wird von allen Sachverständigen mit größter Energie die natürliche Ernährung gefordert.

Dieser Forderung wird in neuerer Zeit mehr entsprochen als früher, und die Überlegenheit der natürlichen Ernährung ist auch den Laien klar geworden, aber auch jetzt wird noch eine größere Anzahl von Säuglingen unnatürlich ernährt, als notwendig wäre.

Wenn man nach den Gründen dieser bedauerlichen, für die Mortalität der gesamten Bevölkerung traurigen Erscheinung fragt, so stellt sich folgendes heraus:

Zunächst besteht immer noch der Irrtum, daß die Fähigkeit zu stillen beim Weibe in starkem Rückgang begriffen und teilweise erloschen sei. Man sprach direkt von einer allmählich fortschreitenden Degeneration der weiblichen Brustdrüse.

Zunächst erscheint eine solche Annahme schon deswegen schwer glaublich, weil seit der Zeit, in der das Stillen der Kinder die allgemeine Regel war, verhältnismäßig nur wenig Jahre — noch nicht 100 — verflossen sind. Eine so kurze Zeit genügt aber nach allem, was wir aus der vergleichenden Anatomie und Physiologie wissen, keinesfalls, um ein Organ so weit zum degenerativen Rückgang zu bringen, daß eine Funktionsunfähigkeit desselben eintreten könnte. Ferner war diese Behauptung aufgestellt worden, ohne vorher den Versuch zu machen, in energischer Weise die Mütter zur Erfüllung ihrer Pflicht anzuhalten.

Schon die ersten in dieser Richtung unternommenen Versuche zeigten denn auch, daß diese Ansicht vollkommen falsch war. Nament-

---

[1]) Diese sehr glücklich gewählten Ausdrücke stammen von Hamburger.

lich ein französischer Geburtshelfer, Budin, zeigte, daß etwa 90 Prozent der Mütter und mehr imstande sind, ihre Kinder selbst zu stillen, daß der bei weitem größte Teil dieser Mütter eine vollständig ausreichende Milchsekretion hatte, um ihre Kinder während der ganzen in Betracht kommenden Zeit natürlich ernähren zu können; nur bei einem kleinen Teile reichte die Brust nicht vollständig aus und mußte durch Hinzufügung von Tiermilch ergänzt werden — Allaitement mixte.

Ähnliche Erfahrungen machte man auch an anderen Orten, und es mag als drastisches Beispiel mitgeteilt werden, daß in derselben Entbindungsanstalt sich die Zahl der stillfähigen Mütter verdreifachte, als die Leitung in andere Hände überging.

Man kann mit vollstem Recht annehmen, daß 90% aller Mütter stillen können, wenigstens in der für den Säugling bedeutungsvollsten Zeit des ersten Vierteljahrs, und wenn es trotzdem bis vor kurzem nur viel weniger taten, in manchen großen Städten 30% und weniger, so müssen sich für diese auffällige Erscheinung Gründe finden lassen. Hierbei ist es ziemlich gleichgültig, ob die Fähigkeit zu stillen während der ganzen Säuglingsperiode ausreicht oder nur für die ersten 3 Monate. Gewiß ist ersteres vorzuziehen, wesentlich ist aber besonders die natürliche Nahrung in den ersten Monaten nach der Geburt. Ist ein Kind bis dahin unter der natürlichen Nahrung gut gediehen, so wird es meist gelingen, es mit künstlicher Nahrung weiterzubringen.

Zunächst hat der eben erörterte Irrtum sehr dazu beigetragen, daß man gar zu leicht geneigt war, eine Frau für unfähig zu stillen zu erklären. Wenn nicht gleich die ersten Versuche, das Kind anzulegen, gelingen, Versuche, die oft nicht mit dem festen Willen, das Stillen zu erreichen, unternommen werden, wenn nicht gleich eine genügende Milchsekretion vorhanden ist, um das Nahrungsbedürfnis des Säuglings vollständig zu decken, dann wird der Versuch abgebrochen, es wird nicht einmal versucht, dem Kinde wenigstens einen Teil der Nahrung in Form von Muttermilch zukommen zu lassen, wenigstens in den meisten Fällen nicht, weil das Allaitement mixte in Deutschland noch zu wenig bekannt ist. Es gibt sogar die ganz unbegründete Ansicht, daß Muttermilch und Kuhmilchmischungen nicht nebeneinander gegeben werden dürfen, weil die Kinder das angeblich nicht vertragen. Demgegenüber muß betont werden, daß sich die Milchsekretion oft sehr langsam entwickelt, daß oft erst nach vier, ja nach sechs Wochen die Milchmenge eine vollständig ausreichende wird, daß es aber für den Säugling viel besser ist, wenn er in dieser Zeit zu knapp ernährt wird, wenn er nicht zunimmt, als wenn man ihn den gerade jetzt besonders großen Gefahren der unnatürlichen Ernährung aussetzt. Wie groß diese Gefahren sind, darauf wird später noch ausführlich einzugehen sein.

Oft ist die Annahme, daß nicht genügend Milch vorhanden sei, auch nicht einmal richtig, weil bei Laien und auch vielfach noch bei

Ärzten ganz falsche Vorstellungen darüber existieren, wie groß die Milchmenge ist, die durchschnittlich in den ersten Tagen und Wochen von einem gesunden Säugling getrunken wird. Die nachfolgende Tabelle mag darüber einigen Aufschluß geben, ihre Zahlen sind Durchschnittswerte und für die erste Lebenswoche den Angaben von Camerer entnommen:

	1. Tag	2. Tag	3. Tag	4. Tag	5. Tag	6. Tag	7. Tag
Milchmenge in 24 Stunden	0—10 g	90 g	190 g	310 g	350 g	390 g	470 g
Zahl der Mahlzeiten	0—2	4—6	5—8	5—8	5—8	5—8	5—8

	Ende der 2. Woche	4. Woche	8. Woche	12. Woche	24. Woche
Milchmenge in 24 Stunden	500 g	600 g	800 g	900 g	1000 g
Zahl der Mahlzeiten	6—7	6	5—6	5	5

Nach diesen Zahlen wird das Energiebedürfnis des Säuglings in der zweiten Woche annähernd vollständig gedeckt, wenn man die Frauenmilch pro Liter zu 700 Kalorien annimmt, was dem mittleren Durchschnitt sehr nahe kommt, und mit einem Kalorienbedürfnis von 100—110 pro Kilo rechnet.

In manchen Fällen kommt es vor, daß diese Mengen nicht unerheblich überschritten werden, namentlich dann, wenn es sich um eine fettarme Frauenmilch handelt, auf der anderen Seite kommt es aber auch vor, daß ein Kind eine ausreichende Zunahme zeigt bei einer scheinbar nicht genügenden Milchmenge. In diesen Fällen handelt es sich stets um eine besonders fettreiche Milch, die entsprechend ihrem höheren Energiegehalt schon in geringerer Menge ausreichende Kalorienzufuhr ermöglicht.

Schließlich ist natürlich auch der Fall möglich, daß die Milchmenge nicht ausreichend ist, ohne durch einen besonders hohen Fettgehalt den Mangel an Menge auszugleichen. In solchen Fällen, in denen die Kinder nicht oder wenigstens nicht genügend zunehmen, darf man doch auf keinen Fall auf die Frauenmilch ganz verzichten, sondern man wird das Allaitement mixte einleiten und das Fehlende durch Tiermilch ersetzen. Selbst wenn dann nur die Hälfte, ja nur ein Drittel der Tagesration durch Frauenmilch gedeckt wird, so ist das immer noch ein großer Vorteil gegenüber einer vollständig unnatürlichen Ernährung.

Das praktische Vorgehen würde sich ungefähr folgendermaßen gestalten: Nimmt ein Kind bei der Brust nicht zu, so ist durch mehrere Tage die getrunkene Milchmenge durch Wägungen vor und nach dem Anlegen festzustellen und daraus die mittlere Tagesmenge zu ermitteln. Unter Zugrundelegen der Zahl von 700 Kalorien pro Liter Frauenmilch — eine mittlere für die Praxis gut brauchbare Zahl — läßt sich dann leicht berechnen, wieviel Kalorien pro Kilo Körpergewicht das Kind bekommt, und ob die Energiezufuhr eine genügende ist. Als genügend ist diese anzusehen, wenn der Säugling im ersten Vierteljahr etwa 100 bis 110 Kalorien pro Kilo erhält, im zweiten Viertel-

jahr 100 Kalorien, dann erniedrigt sich das Bedürfnis, wie oben auseinandergesetzt, auf etwa 90 Kalorien pro Kilo.

Leider wird nicht in allen Fällen so verfahren, sondern die Milch
wird „untersucht", d. h. es wird eine beliebige, durch Abdrücken oder
Absaugen gewonnene Milchportion namentlich auf ihren Fettgehalt
geprüft, was zuweilen auch noch mikroskopisch geschieht. Aus diesen
Untersuchungen wird dann die Qualität der Milch beurteilt und werden Schlüsse auf ihre Verwendbarkeit beim Säugling gezogen.

Das ist absolut falsch, denn derartige Proben stellen durchaus
nicht eine Probe der von dem Kinde getrunkenen Milch dar, wie
sich aus folgendem ergibt:

Die Milch der Frau ändert ihren Fettgehalt, erstens während der
verschiedenen Tageszeiten, vor allem aber auch während der einzelnen
Mahlzeiten, und zwar in der Weise, daß der Fettgehalt während der
Mahlzeit kontinuierlich ansteigt, und zwar, wenn man dieses Ansteigen
in Beziehung setzt zur getrunkenen Menge und das graphisch darstellt, so sieht man, daß dieses Ansteigen ziemlich geradlinig erfolgt. Die Unterschiede im Fettgehalt, die hier zwischen der anfangs und der am Ende getrunkenen Portion zutage treten, sind sehr groß, und es kommt nicht selten vor, daß eine Milch bei Beginn der Mahlzeit noch nicht 1%, am Schluß der Mahlzeit 5—6% und mehr Fett enthält. (Vgl. Abb. 1.) Da, wie eben schon gesagt und wie auf der Abbildung ersichtlich, das Ansteigen des Fettes in einer geraden Linie erfolgt, so kann man den mittleren Fettgehalt der Milch bei dieser Mahlzeit durch Mischen gleich großer Portionen am Anfang und am Ende des Trinkens er-

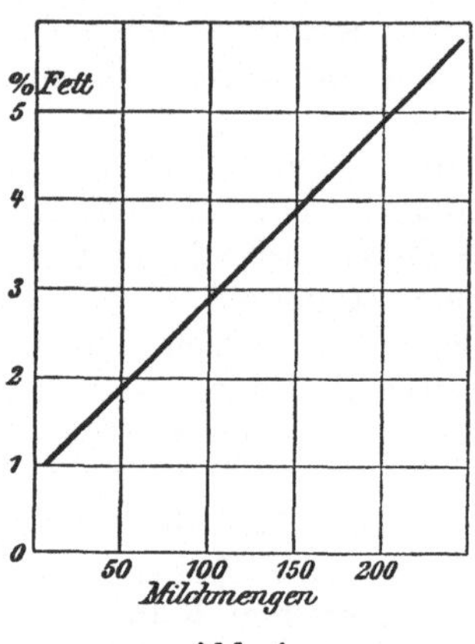

Abb. 1.

fahren. Will man den mittleren Fettgehalt der ganzen Milch haben,
so ist es notwendig, von allen Mahlzeiten am Anfang und am Ende
gleichgroße Portionen zu mischen und diese Mischmilch zu untersuchen. Nur so kann man sich ein Bild von dem Fettgehalt machen
und beurteilen, ob derselbe der Norm entspricht.

Eine Veranlassung zu einer solchen Untersuchung, die in der
Beschreibung schwieriger erscheint, als sie es tatsächlich ist, liegt
in der Praxis aber eigentlich nur dann vor, wenn ein Kind bei einer
an Quantität ausreichenden Menge von Frauenmilch nicht genügend
zunimmt, ohne sonst krankhafte Erscheinungen zu zeigen. Dann
liegt der Gedanke nahe, daß der Fettgehalt zu wünschen übrig läßt,
und man wird zu einer Untersuchung desselben schreiten. Aber auch
eine solche qualitative Minderwertigkeit der Frauenmilch ist kein
Grund, das Kind vollkommen abzustillen, denn die Bedeutung der
natürlichen Nahrung für den Säugling liegt sicher nicht in ihrem

höheren oder geringeren Fettgehalt, sondern in ihrer Eigenschaft als Sekret der menschlichen Brustdrüse, als arteigene Nahrung. Man wird deshalb in solchem Fall das Allaitement mixte anzustreben haben und nicht die unnatürliche Ernährung.

Es mag noch kurz auf die mikroskopische Untersuchung der Milch eingegangen werden. Mit Sicherheit läßt sich aus ihr nur darauf schließen, ob die Milch kolostrale Eigenschaften hat oder nicht, durch den Nachweis der Kolostrumkörperchen, die zellige Elemente mit Fetteinschlüssen darstellen. Sie sind, wie die Abbildung zeigt, leicht zu erkennen. Abgesehen von ihrem Auftreten in der ersten Milch, finden sie sich auch dann, wenn die Brustdrüse versiegt, sie schwinden zuweilen wieder, wenn die Sekretion wieder in Gang kommt, dürfen aber, wenn ihr Auftreten sich einige Zeit wiederholt, wohl als ein Zeichen gelten, daß auf die Brust verzichtet werden muß. (Vgl. Abb. 2 und 3.)

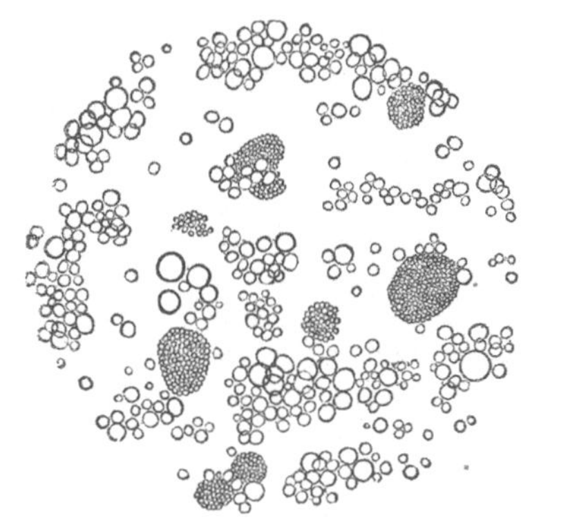

Abb. 2. Colostrum.

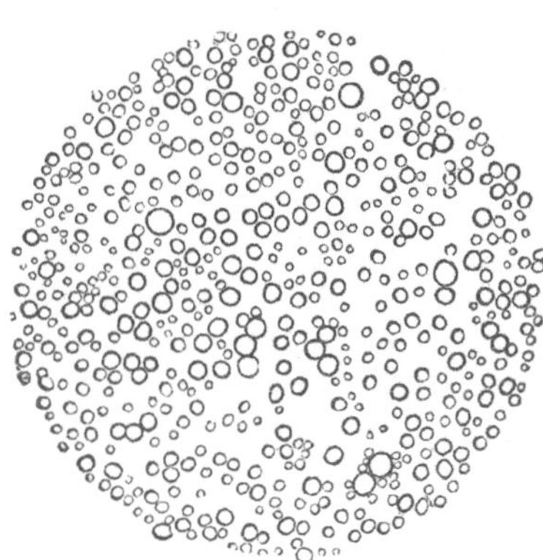

Abb. 3. Milch.

Dagegen ist es ganz unmöglich, aus dem mikroskopischen Bilde irgendeinen Schluß auf die in der Milch enthaltene Fettmenge zu machen, und die Versuche, die unternommen wurden, um ein einigermaßen zuverlässiges Verfahren der mikroskopischen Fettbestimmung auszuarbeiten, haben nur gelehrt, daß man auf jeden Fall leichter und sicherer zum Ziel kommt mit einfachen chemischen Methoden, wie z. B. der Fettbestimmung nach Gerber.

Welche Gründe gibt es nun, das Stillen von vornherein und prinzipiell zu verbieten?

Eigentlich nur einen: Tuberkulose der Mutter. Die Gefahren, denen ein Säugling durch den unmittelbaren intimen Verkehr mit seiner tuberkulösen Mutter beim Stillen ausgesetzt ist, sind sehr groß, denn es wird immer wahrscheinlicher, daß die Tuberkulose gerade im frühesten Kindesalter besonders oft erworben wird. Wie weit man hier einen Unterschied zwischen offener und geschlossener Tuberkulose machen soll, kann zweifelhaft sein. Tuberkelbazillen gehen, soweit sich das feststellen läßt, nicht in die Milch über, indessen kann man das doch nur mit einer gewissen Wahrscheinlichkeit behaupten, so daß man immerhin nicht ohne Sorge ein Kind an einer solchen Mutter trinken lassen wird. Viel zu weit würde man aber damit gehen, wenn man etwa jede Mutter, die auf Tuberkulin reagiert, sonst aber keinerlei klinisch nachweisbare Zeichen der Tuberkulose darbietet, vom Stillen ausschließen wollte, es würden dann recht wenig übrig bleiben.

Andere Gründe prinzipieller Natur gibt es nicht, wenn auch in einzelnen Fällen alle möglichen Erkrankungen der Mutter die Erfüllung ihrer Pflicht unmöglich machen können. Man hüte sich aber davor, in dieser Beziehung gar zu ängstlich und nachgiebig zu sein, denn der größte Teil der Frauen, die wegen „Nervosität" oder „Blutarmut" nicht stillen, entziehen sich zu Unrecht ihrer Mutterpflicht. Nicht einmal fieberhafte Infektionskrankheiten sind an sich ein Grund, das Stillen zu verbieten, wenn nicht der Allgemeinzustand das direkt erfordert. So kann eine Mutter mit leichtem Scharlach oder mit Typhus ihr Kind ruhig weiter stillen, worüber auch schon genügende Beobachtungen vorliegen. Eine Ansteckung ist dabei kaum zu befürchten, bei Scharlach wenigstens nicht während der ersten sechs Lebensmonate des Säuglings.

Die Überlegenheit der natürlichen Ernährung über jede andere wird durch die tägliche Erfahrung gelehrt, und man hat bald versucht, für diese Tatsache eine Erklärung zu finden.

Zunächst wandte man seine Aufmerksamkeit auf die grobchemischen Unterschiede zwischen der Menschenmilch und der Kuhmilch und glaubte durch Manipulationen an der Kuhmilch, die diese in ihrer groben chemischen Zusammensetzung änderten, sie der Frauenmilch ähnlich oder wohl gar gleichwertig machen zu können[1]). Namentlich war es das Eiweiß, an dem die Kuhmilch dreimal reicher ist als die Frauenmilch, das die Kuhmilch schwer verdaulich machen sollte; man stellte sich vor, daß das in großer Menge vorhandene Eiweiß von den Verdauungssäften nicht vollständig verarbeitet werden könnte, daß ein Rest zurückbliebe, der zur Ansiedlungsstätte für Bakterien und damit zur Krankheitsursache werden könne. Bestärkt wurde man in der Annahme einer solchen Schwerverdaulichkeit des Eiweißes der Kuhmilch noch dadurch, daß man im Reagenzglase das Kuhmilchkasein in groben Flocken, das Frauenmilchkasein in feinen Flocken gerinnen sah und ohne genügende Untersuchungen annahm, daß diese groben Gerinnsel die Schleimhaut von Magen und Darm reizen, ja sogar in den Zustand der Entzündung versetzen könnten. In den Stühlen künstlich genährter Kinder fand man bei reichlicher Kuhmilchnahrung weiße Bröckel, die als Eiweißbröckel oder Kaseinbröckel bezeichnet wurden. Man glaubte auf ihre Eiweißnatur durch

---

[1]) Die grobchemische Zusammensetzung von Menschen- und Tiermilch ist:

	Eiweiß	Fett	Zucker	Asche
Frauenmilch	1,2—1,5	3,5–5	7	0.2
Kuhmilch	3,4	3—4	4,5	0,7
Ziegenmilch	3,6	4	4	0,8.

den positiven Ausfall der Millonschen Probe schließen zu können, ohne zu bedenken, daß diese Probe nichts weiter als die Anwesenheit einer Oxyphenylgruppe beweist, daß bereits die Darmbakterien diese Reaktion geben, daß die betreffende chemische Gruppe aus den Darmsäften stammen kann usw. Nähere Untersuchungen haben denn auch ergeben, daß diese weißen Bröckel mit Kasein nichts zu tun haben, sondern Fettseifen sind, auf deren Bedeutung später eingegangen werden soll. Nach allem, was wir durch wissenschaftlich verwertbare Untersuchungen wissen, verdaut der künstlich genährte Säugling ganz erheblich größere Eiweiß- und Kaseinmengen ausgezeichnet, als nach diesen eben kurz wiedergegebenen Überlegungen zu erwarten sein sollte. So wenig sicher die Lehre von der Schädigung der Verdauungsorgane durch Kaseingerinnsel, durch einen unverdaut gebliebenen Eiweißrest ist, so fest wurzelt sie in den Vorstellungen der Ärzte, die sie vielfach als eine gesicherte wissenschaftliche Tatsache betrachten, während sie nur eine reine Hypothese ist, die bisher alle exakt ausgeführten Untersuchungen gegen sich hat.

Die angebliche Schädigung des kindlichen Darms durch das schwer verdauliche Kuhmilcheiweiß hat auch eine ganze Industrie ins Leben gerufen, die sich bemüht, fabrikmäßig Milchmodifikationen und Nährpräparate herzustellen, in denen dieser angebliche Nachteil der Kuhmilch beseitigt wird, und damit die Kuhmilch der Frauenmilch „ähnlich" oder „gleichwertig" gemacht wird. Ja man hat sich eingebildet, auf diesem Wege die Frage der unnatürlichen Säuglingsernährung lösen und eine Idealnahrung herstellen zu können. Daß ein so schwerwiegender Irrtum sich so festsetzen konnte, läßt sich nur durch den Umstand erklären, daß die Pädiatrie noch eine sehr junge Wissenschaft ist.

Viel geringerer Wert wurde auf die übrigen Bestandteile der Milch gelegt; man begnügte sich bei der Herstellung solcher Präparate, wie sie eben erwähnt wurden, damit, das Verhältnis von Fett und Zucker grob mit dem in der Frauenmilch übereinstimmend zu machen, eventuell auch die Menge der Aschenbestandteile in dem Gemisch der Kuhmilch gegenüber zu verringern.

Diese ganze Arbeit ist vergeblich gewesen. Es ist auf keine Weise möglich, durch Bearbeitung der Kuhmilch die wesentlichen Unterschiede zwischen natürlicher und unnatürlicher Ernährung des Säuglings auch nur im geringsten auszugleichen, ja der durch diese Präparate großgezogene Schematismus bei der unnatürlichen Säuglingsernährung ist außerordentlich schädlich, denn die Durchführung der unnatürlichen Ernährung ist ein ärztliches Kunststück, das bei jedem Individuum andere Fragen stellt, die nur der in diesen Dingen erfahrene Arzt beantworten kann. Wer andererseits über genügende Kenntnisse des kindlichen Stoffwechsels verfügt, der ist auch imstande, mit einfachen Milchmischungen auszukommen und braucht die mit intensivster Reklame angepriesenen Fabrikpräparate nicht.

Es wird später noch des näheren darauf einzugehen sein, warum derartige Präparate unter Umständen direkt schädlich wirken können;

hier sei nur nochmals darauf hingewiesen, daß es ein Ersatzmittel der Muttermilch nicht gibt und nicht geben kann, und daß deswegen jede sogenannte künstliche Ernährung bedeutet, den Säugling unter pathologische Verhältnisse zu versetzen.

Es ist oben gesagt worden, daß die Eigenschaft der Frauenmilch als arteigene Nahrung, als eine für die Spezies Mensch homologe Nahrung, sie zu der allein physiologischen Nahrung des Säuglings macht, die jeder anderen überlegen ist. Nachdem es sich als unmöglich herausgestellt hat, durch Ausgleichung der erkennbaren grob chemischen Unterschiede die Tiermilch in ihrer Wirkung und Bedeutung für die Ernährung des Säuglings der Frauenmilch irgendwie anzunähern, mußte man nach anderen Unterschieden suchen, die eben durch diese chemischen Untersuchungen nicht erkannt und durch die Umänderungen der Tiermilch nicht beseitigt werden konnten. Solche Unterschiede haben sich in der Tat auffinden lassen, und die in dieser Hinsicht erst am Anfang stehende Forschung wird zuversichtlich davon noch viel mehr entdecken können. Die Unterschiede der Molken der Frauenmilch und Kuhmilch namentlich der Verteilung der Salze in derselben scheint nach neueren Forschungen von großer Bedeutung zu sein, vielleicht auch die physikalisch-chemische Beschaffenheit der beiden Milcharten. Die Forschung ist aber in dieser Beziehung noch nicht weit genug fortgeschritten um ein abschließendes Urteil zu ermöglichen.

Ferner finden sich Unterschiede biologischer Art, und es mögen davon folgende, die bis jetzt gesichert sind, mitgeteilt werden.

Ein Säugling, der an der Brust ernährt wird, erkrankt viel weniger häufig an eitrigen Prozessen, und Kinder, die an solchen unter unnatürlicher Ernährung erkrankt sind, gesunden außerordentlich viel schneller, wenn ihnen die Ernährung an der Brust ermöglicht werden kann. Nach den Untersuchungen Moros entwickelt das Blutserum von Frauenmilchkindern eine zwei- bis dreimal höhere bakterizide Kraft als das Serum künstlich genährter Kinder.

Ohne mich auf eine Kritik dieser Angabe einzulassen, muß betont werden, daß rein klinisch die Beeinflussung infektiöser Prozesse durch die natürliche Nahrung ganz außer Zweifel steht. Sie zeigt sich in geeigneten Fällen, z. B. Furunkulose, Erysipel, Blasenentzündungen, oft aufs deutlichste, längst bevor der allgemeine Ernährungszustand durch die natürliche Ernährung eine Besserung erfahrt, so daß ein besonderer, in seinem Wesen nur noch nicht vollkommen klarer Einfluß der arteigenen Nahrung angenommen werden muß.

Ferner haben experimentelle Untersuchungen gelehrt, daß antitoxische Stoffe, z. B. Tetanus- oder Diphtherieantitoxin, von der Mutter oder Amme auf den Säugling übergehen, und zwar gilt das sowohl für das Tier als auch für den Menschen; dagegen ist es ganz unmöglich, irgend etwas von diesen Stoffen auf intestinalem Wege in den Organismus des Säuglings zu bringen, wenn diese Stoffe mit artfremder Nahrung eingeführt werden.

Wenn als z. B. eine Mutter in ihrem Blutserum Schutzstoffe gegen Diphtherie enthält (in 80 Proz. der Fall), so gehen diese Schutzstoffe durch die Nahrung in das Innere des Säuglings über und kommen ihm zugute. Ernährt man aber einen menschlichen Säugling mit der Milch irgendeines Tieres, das diese Schutzstoffe in seinem Blutserum und auch in seiner Milch hat, so gehen diese auf keinen Fall in das Innere des menschlichen Säuglings über, wohl aber kommen sie dem tierischen Säugling der Spezies des Muttertieres zugute.

Hier haben wir also einen prinzipiellen Unterschied zwischen natürlicher und unnatürlicher Ernährung, der freilich in den uns sichtbaren chemischen Differenzen der Milchen sich nicht zeigt, der aber biologisch von der größten Wichtigkeit ist. Wir sehen Stoffe von der Mutter auf das Kind übergehen, die diesem unter Umständen von der größten Bedeutung sein können, die es gegen Erkrankungen schützen, denen es sonst ohne Schutz preisgegeben ist, und gegen die es sich bei unnatürlicher Ernährung selbst verteidigen muß.

Nur mit einem Teil derartiger, durch biologische Reaktionen erkennbarer Stoffe hat sich die Wissenschaft bisher beschäftigt, und ihre Zahl muß zunächst beschränkt bleiben, weil nicht alle uns genügend deutliche Stigmata für das Experiment geben, aber es ist mit größter Wahrscheinlichkeit anzunehmen, daß auch noch eine große Reihe ähnlicher Substanzen auf diese Weise dem Säugling zugeführt werden und ihm in seiner ersten Lebenszeit den Kampf ums Dasein erleichtern. Die Erkenntnis dieser Tatsache zeigt uns klar, daß es in alle Zeit unmöglich sein wird, den lebendigen Quell der Mutterbrust durch irgendein Kunstprodukt zu ersetzen.

Man hat sich auch bemüht, die biologische Forschung direkt auf die Fragen der Säuglingsernährung anzuwenden, und es ist durchaus möglich, daß man hier noch weitere wichtige Anhaltspunkte für die eben ausgesprochene Ansicht erhält, indessen sind die bisherigen Resultate noch so strittig, daß eine Erörterung an dieser Stelle unterbleiben muß.

Ein unausgleichbarer Unterschied zwischen natürlicher und unnatürlicher Nahrung zeigt sich auch in der Bakterienflora des Darmes der Säuglinge. Bei Ernährung mit Tiermilch enthält der Stuhl überwiegend Bakterien der Koligruppe, und das Grampräparat zeigt bei roter Nachfärbung wesentlich rot gefärbte Bakterien.

Bei natürlicher Ernährung finden sich im Gegensatz dazu grampositive Stäbchen in der Überzahl, und das Stuhlbild sieht blau aus.

Diese physiologische Darmflora läßt sich durch keine künstliche Nahrung, auch wenn diese scheinbar noch so sehr der Frauenmilch angenähert ist, erreichen. (Eine Annäherung behaupten Czerny und Kleinschmied bei ihrer Butter-Mehlnahrung, von der später die Rede sein wird, beobachtet zu haben.)

Dieser Umstand ist namentlich wichtig für die erste Nahrung des Neugeborenen, denn es ist natürlich nicht gleichgültig, ob eine für den Säuglingsdarm physiologische Flora sich entwickelt, als welche doch die bei natürlicher Nahrung angesehen werden muß, oder eine fremdartige, auf die die Darmwand sich erst einstellen muß.

Ein weiterer Umstand, der die absolute Überlegenheit der Brustnahrung über die unnatürliche Nahrung deutlich zeigt, ist in dem definitiven Ernährungsergebnis zu erblicken. Wenn auch der Zustand des Köpers des Kindes am Ende des ersten Lebensjahres bei Brustnahrung zu wünschen übrig lassen kann, so findet man doch unendlich viel häufiger bei der unnatürlichen Ernährung eine mangelhafte und fehlerhafte Entwicklung des Organismus, wie sie unten zu erörtern sein wird, daß man allein daraus auf einen prinzipiellen Unterschied zwischen dieser und jener Ernährungsform schließen kann.

Viel häufiger sehen wir bei der unnatürlichen Ernährung eine Disharmonie in der Entwicklung: Wir finden ein Kind, das zwar an Gewicht hinter seinem glücklicheren, natürlich genährten Altersgenossen nicht zurücksteht, ja ihn zuweilen zur Freude der unverständigen Mutter und des Nährmittelfabrikanten sogar noch übertrifft, das aber eine wenig kräftige, schlaffe Muskulatur und ein schlaffes Fettgewebe erkennen läßt. Die Hautfarbe unterscheidet sich deutlich von dem zarten Rosa des gesunden Brustkindes, sie ist blaß; die Haut selbst zeigt häufig kleine Unsauberkeiten, kleine Furunkel, Ausschläge verschiedenster Art. Die statischen Funktionen sind weniger gut entwickelt, es macht dem Kinde mehr Mühe, zu sitzen oder zu stehen, die Lebhaftigkeit der Bewegungen ist gering, das Kind ermüdet schnell und ist auch geistig gewöhnlich weniger regsam. Die Laune des Brustkindes ist beinahe immer gut, es ist freundlich und weint wenig. Das unnatürlich genährte Kind ist dagegen launenhaft, schreit ohne sichtlichen Grund, ist vielfach mißmutig und offenbar mit seinem Schicksal nicht immer zufrieden. Der Schlaf des Brustkindes ist tief und ruhig, der des unnatürlich genährten oberflächlich, unruhig, leicht zu stören.

Aus dem Gesagten ergibt sich, daß die ganze Entwicklung eine minderwertige ist bei der unnatürlichen Ernährung, und zwar finden wir eine solche Minderwertigkeit bei allen Formen dieser Ernährung, mag sie nun nach diesem oder jenem „System" vorgenommen worden sein, mag es gelungen sein, das Kind in der ganzen Säuglingsperiode ohne ernstliche Erkrankung seiner Verdauungsorgane zu erhalten, mag auch die Gewichtszunahme dauernd eine befriedigende gewesen sein.

Ein fernerer, für die spätere Entwicklung des Kindes besonders wichtiger Umstand ist es, daß unnatürlich ernährte Kinder oft eine eigentümliche Minderwertigkeit ihrer Verdauungsorgane erkennen lassen, die es erschwert, sie an eine andere als Milchnahrung zu gewöhnen, und zwar ist das nicht nur der Fall, wenn der Säugling wiederholte Darmstörungen überwunden hat, was ja freilich sehr häufig zutrifft, sondern auch dann, wenn die Ernährung scheinbar glatt vonstatten gegangen ist.

Ich weiß recht gut, daß es auch eine Anzahl von Kindern gibt, die bei dieser oder jener unnatürlichen Ernährung eine Entwicklung zeigen, an der auch ein geschulter Beobachter nichts auszusetzen haben kann, das sind aber Ausnahmen, die nur die Regel bestätigen, die nur zeigen, daß es Organismen gibt, die auch bei einer unnatürlichen Ernährung, also unter schwierigen und abnormen Bedingungen, sich normal entwickeln können; für die große Mehrzahl der unnatürlich Genährten trifft aber die oben gegebene Schilderung zu, und man kann den Satz aufrecht erhalten, daß die unnatürliche Ernährung an den Organismus des Säuglings Aufgaben stellt, denen der weit überwiegende Teil der Kinder nicht gewachsen ist, und die zu einer nicht völlig normalen Entwicklung des Kindes führen.

Das Gesagte trifft in noch verstärktem Maße zu, wenn man bedenkt, daß die wenigsten unnatürlich genährten Kinder die Säuglingsperiode ohne Erkrankungen ihres Darmes und ohne sichtbare Stoffwechselstörungen überwinden, und daß dadurch die Minderwertigkeit dieser Individuen am Ende des Säuglingsalters noch deutlicher hervortritt.

Das Vorstehende mag genügen, um die Notwendigkeit der natürlichen Ernährung zu begründen und die Minderwertigkeit der unnatürlichen Ernährung, mag diese wie auch immer beschaffen sein, darzutun.

Auf einen Punkt soll aber noch kurz eingegangen werden, nämlich auf die Frage, bei welchem Säuglingsmaterial treten diese Unterschiede zwischen natürlicher und unnatürlicher Ernährung besonders deutlich hervor, und wo verwischen sie sich und werden für den nicht erfahrenen Beobachter schwer erkennbar. Die Frage dürfte so zu beantworten sein: Die Notwendigkeit der natürlichen Ernährung steht etwa im umgekehrten Verhältnis zu den äußeren Lebensbedingungen des Kindes, zu dem Grad von hygienischer Lebenshaltung, die dem Kinde ermöglicht werden kann, d. h. zu den sozialen Verhältnissen des Säuglings.

Die natürliche Ernährung macht vieles wieder gut, was in der sonstigen Pflege des Säuglings gesündigt wird, sie verleiht ihm, wie oben auseinandergesetzt, eine Widerstandskraft, die ihm auch unter wenig günstigen äußeren Verhältnissen eine gute Entwicklung, die sich nicht weit von der Norm entfernt, ermöglicht. Fällt diese Unterstützung, die die Mutter ihrem Kinde in dieser Lebensperiode zu leisten hat, weg, so ist das Kind gezwungen, einen Kampf mit dem Leben ohne diesen Schutz aufzunehmen und muß mit den Schädigungen des täglichen Lebens, mit Infektionen usw. allein fertig werden. Je mehr es möglich ist, ihm diese Schädigungen fernzuhalten, desto weniger wird seine Minderwertigkeit gegenüber dem natürlich genährten Säugling sichtbar werden, und selbstverständlich werden auch die Folgen derartiger Schädigungen nicht eintreten, einfach weil diese selbst vermieden worden sind. Eine so hygienische Lebenshaltung ist nur in einer wirtschaftlich gutgestellten Familie möglich, und die tägliche Beobachtung lehrt das ohne weitere Untersuchung. Man mache sich nur klar, welche Sorgfalt in einer wohlhabenden

Familie einem Säugling zuteil wird, wie leicht es ist, ihm alle Unsauberkeit und die aus ihr sich ergebende Infektionsgefahr fernzuhalten, wie leicht es auch ist, den Vorschriften des Arztes in bezug auf die Zubereitung der Nahrung nachzukommen und dabei die beste Milch usw. zu verwenden. Demgegenüber kann der Säugling der unbemittelten Volksschichten weder eine so sorgfältige Pflege erreichen, noch kann seine Ernährung so gut überwacht und die Nahrung so gut zubereitet werden als bei jenem. Allein schon der Umstand, daß in wohlhabenden Familien jederzeit der Arzt gefragt werden kann, und daß für die Pflege des Säuglings eine besonders damit betraute Person vorhanden ist, oder wenigstens die Mutter sich ihm intensiv widmen kann, schafft einen Vorteil gegenüber ärmeren Familien. ·

So ist es leicht zu erklären, daß die unnatürliche Ernährung in gutgestellten Familien viel öfter noch ein befriedigendes Resultat gibt als in den Familien der Arbeiterbevölkerung, und daß hier die unnatürliche Ernährung den bei weitem größten Teil ihrer Opfer fordert. Damit soll aber nicht gesagt sein, daß nun wirklich der Ernährungserfolg bei unnatürlicher Ernährung dem bei der natürlichen gleichzustellen ist, wenn im übrigen alle nur erdenkliche Mühe auf die Pflege des Säuglings verwendet worden ist. Daß das nicht so ist, lehrt die tägliche Erfahrung, die uns zeigt, daß wir auch in den bestgestellten Familien Krankheiten der Säuglinge sehen, die es bei der natürlichen Ernährung kaum gibt.

Aber auch noch in anderer Beziehung ist ein Kind, das unter Beobachtung aller Vorsichtsmaßregeln bei unnatürlicher Ernährung ohne besondere Störungen gut gediehen ist, dem Brustkinde unterlegen, auch wenn dieses durch schlechtere soziale Lage gewissen Gefahren, namentlich Infektionen, mehr ausgesetzt ist als jenes. Letzteres erhielt mit der Menschenmilch eine ganz erheblich größere Widerstandskraft gegen Infektionskrankheiten und ist viel mehr geeignet zu aktiv immunisatorischen Prozessen als das unnatürlich genährte Kind, wie folgende Überlegung ergibt. Es ist eine allgemein bekannte Tatsache, daß ein junger Organismus nicht geeignet ist zur Erzeugung größerer Mengen von Immunkörpern aller Art, daß Versuche, einen solchen Organismus aktiv zu immunisieren, äußerst vorsichtig gemacht werden müssen. Man bedient sich dabei des Kunstgriffs, daß man dem Tier zugleich eine gewisse passive Immunität verschafft, indem man ihm den fertigen Schutzstoff neben dem Gift usw. einbringt. Man weiß, daß es auf diesem Wege viel besser und sicherer gelingt, eine Katastrophe zu vermeiden, als bei der alleinigen aktiven Immunisierung. Sehen wir uns jetzt an, wie sich gegenüber den verschiedenen Infektionen das Flaschenkind und das Brustkind verhält. Ersteres ist beinahe ganz und gar allein auf die aktive Immunisierung angewiesen, denn der Bestand an derartigen Schutzstoffen, den es mit auf die Welt gebracht hat, ist nur gering und vermindert sich schnell, es tritt also in den Kampf mit den Infektionserregern unter ebenso ungünstigen Bedingungen wie ein Tier, das man direkt durch Beibringung von Gift immunisieren will. Das Brustkind befindet sich demgegenüber in dem Zustande eines vorsichtig mit passiver Immunisierung vorbehandelten Organismus, der von dem Angriff eines Giftes nicht direkt getroffen wird, sondern zunächst wird der Angriff von den vorhandenen, mit der Muttermilch zugeführten Schutzstoffen abgewehrt, und nur geringe Mengen des Giftes treffen die Zellen, die so imstande sind, die aktive Produktion von Schutzstoffen vorzunehmen. Es erhellt ohne weiteres, daß ein Organismus, der in dieser Weise allmählich angeleitet wird, sich gegen die Schädigungen des Lebens zu wehren, der vielfach unter wenig günstigen äußeren Bedingungen schon im ersten Lebensjahr derartige Kämpfe mit Erfolg durchgeführt hat, einem solchen weit überlegen ist, der nur deshalb nicht erkrankte, weil er durch besondere Sorgfalt vor allen diesen Schädigungen bewahrt blieb.

Diese Überlegungen setzen voraus, daß es gelingt, ein Flaschenkind ganz normal durch das erste Lebensjahr zu bringen, was in praxi beinahe niemals möglich ist; besonders ist oft am Ende des ersten Lebensjahres die Zusammensetzung des Körpers eine solche, daß die natürliche Resistenz herabgesetzt ist; das trifft besonders zu für die allzu wasserreichen pastösen Kinder, denen man bei der Flaschenernährung zweifellos viel häufiger begegnet als bei der Brusternährung.

Über die praktische Ausführung der natürlichen Ernährung selbst ist folgendes zu sagen:

Die Zahl der Mahlzeiten muß sich in erster Linie nach der Zeit richten, die der Magen zur Bewältigung eines normalen Nahrungsquantums braucht. Diese Zeit beträgt bei der natürlichen Ernährung mindestens zwei Stunden, oft mehr, so daß die kürzeste Pause zwischen zwei Mahlzeiten drei Stunden betragen muß. Diese Zeit kann unbedenklich auch bei jungen Säuglingen auf vier Stunden verlängert werden; das hat sogar mancherlei Vorteile, auf die noch zurückzukommen sein wird. Bedenkt man ferner, daß auch den Verdauungsorganen eine größere Ruhepause zu gewähren ist, so kommt man auf fünf bis höchstens sechs Mahlzeiten in 24 Stunden. Normale Kinder lassen sich auf diese Weise stets ernähren und gewöhnen sich schnell daran.

Für die Mutter bedeutet diese nicht große Zahl von Mahlzeiten eine große Erleichterung gegenüber dem an manchen Orten noch üblichen zweistündigen Anlegen, das nicht nur überflüssig ist, sondern auch falsch, wie später bei der Abhandlung der Verdauungsstörungen noch näher auseinanderzusetzen sein wird.

Die Tagesmengen, die in den einzelnen Monaten und Wochen getrunken werden, sind auf S. 9 genannt worden. Danach würden also auf ein Kind von einem Monat bei täglich fünf Mahlzeiten auf die einzelne Mahlzeit etwa 120 g kommen. Die Kinder trinken freilich durchaus nicht bei jeder Mahlzeit dieselbe Menge, vielmehr wird morgens, nachdem das Kind ausgeruht und die Brust stark gefüllt ist, eine größere Menge getrunken als an den übrigen Mahlzeiten; auch diese sind untereinander nicht gleich, indessen läßt sich ein bestimmter Typus für das Schwanken der Mengen nicht angeben.

Die Beurteilung der Qualität der Milch ist bereits oben erörtert worden; es ist noch notwendig, mit einigen Worten auf die Bedeutung von Störungen im Befinden der Mutter einzugehen, weil diese sehr häufig den Anlaß geben, das Kind abzusetzen, und allerlei Störungen im Befinden desselben auf diese oder jene Unregelmäßigkeit bei der Mutter zurückgeführt werden.

Zunächst spielt hier die Diät der Stillenden eine Rolle. Es ist beinahe unglaublich, wieviel falsche Vorstellungen sich hier im Lauf der Zeit entwickelt haben, und wie kritiklos diese Vorstellungen selbst von Ärzten übernommen werden. Ohne jeden Grund wurde von einer Reihe von Speisen behauptet, daß die stillende Mutter sie nicht genießen dürfe, weil das Kind dadurch krank gemacht würde, und ohne jeden Grund wurde die Mutter dazu verurteilt, von einer reizlosen, einförmigen Kost zu leben, große Mengen von Mehlsuppen zu verzehren, sogenanntes Ammenbier zu trinken usw. Geht man diesen Vorstellungen auf den Grund, überzeugt man sich namentlich in Anstalten, die eine größere Anzahl stillender Frauen genau zu beobachten gestatten, in Säuglingsheimen usw. von der Richtigkeit dieser Anschauungen, so zeigt sich, daß diese Furcht eine durchaus unbegründete ist, daß vielmehr eine stillende Frau ihre Lebensweise, bei der sie sich sonst gesund erhalten hat, während des Stillens fortsetzen kann, daß alles, was ein Mensch sonst vernünftigerweise genießen kann, auch der stillenden Mutter nichts schadet. Dabei gilt nur ein Grundsatz: Solange die Mutter gesund bleibt und auch ihre Verdauungsorgane eine normale Funktion zeigen, so lange bleibt auch das Kind gesund, und es ist herzlich gleichgültig, ob die Mutter auch mal einen sauren Hering ißt oder nicht.

Vielfach ist auch die Meinung verbreitet, das Wiedererscheinen der Menstruation sei ein Zeichen, daß das Stillen abgebrochen werden müsse. Das trifft nicht zu. Es kommt wohl zuweilen vor, daß die Milch in dieser Zeit etwas zurückgeht, daß das Kind unruhig wird; aber bald stellt sich die Milch in genügender Menge wieder ein, und das Kind gedeiht weiter. Selbstverständlich werden auch Fälle beobachtet, bei denen im Anschluß an die Menstruation die Milch zurückgeht; es ist aber nicht erlaubt, das Kind wegen des Eintritts der Menstruation abzusetzen, wie das noch häufig geschieht.

Anders steht es mit dem Eintritt einer neuen Schwangerschaft. Bleibt hier die Milch nicht fort, so empfiehlt es sich doch, das Kind möglichst bald abzusetzen, weil sonst zu große Anforderungen an den Organismus der Mutter gestellt werden.

In einer Reihe von Fällen (vgl. z. B. unter Syphilis und Frühgeburt) ist es nicht möglich, die Kinder an der Brust trinken zu lassen, sondern man muß ihnen abgedrückte Frauenmilch geben.

Es fragt sich, ob es gleichgültig ist, wenn die Milch aus der Brust getrunken wird oder aus der Flasche.

Das ist nicht der Fall. Beim Trinken aus der Brust wird viel weniger Luft verschluckt als beim Trinken aus der Flasche, wodurch der Magen stärker erweitert und mechanisch mehr in Anspruch genommen wird.

Ferner wird beim Trinken aus der Brust zunächst eine sehr dünne, fettarme Nahrung aufgenommen, die schnell den Magen passiert und in den Darm übergeht. Erst später folgt eine konsistentere, fettreiche Nahrung, die längere Zeit im Magen verweilt. Auch dadurch wird der Magen mechanisch weniger belastet.

Wahrscheinlich ist es auch von Vorteil, daß durch die schnell in den Darm gelangende dünne Nahrung, bei Beginn der Mahlzeit, die Tätigkeit der Verdauungsdrüsen bereits in Gang gesetzt ist, wenn die fettreiche Nahrung erscheint. Nach klinischen Erfahrungen, die ich in größerer Zahl in Straßburg machen konnte, ist das Trinken an der Brust dem Trinken von der Flasche weit vorzuziehen, und das gilt namentlich auch für schwache, zurückgebliebene Kinder, soweit sie überhaupt imstande sind, die Brust zu nehmen.

In Anstalten wird namentlich bei jungen Säuglingen in den ersten 6—8 Wochen aus Angst vor der Syphilis auf das Anlegen verzichtet und nur abgedrückte Frauenmilch gegeben.

Diese Angst ist vielfach übertrieben.

Durch die Wassermannsche Reaktion kann man sich mit ziemlicher Sicherheit von dem Vorhandensein oder Fehlen von Syphilis überzeugen. Nun ist es allerdings richtig, daß bei syphilitischen Säuglingen, solange sie ohne klinische Erscheinungen sind, was 6—8 Wochen, zuweilen noch mehr, dauern kann, diese Reaktion negativ sein kann. Dann dürfte aber auch, wenn die genaue Untersuchung des Säuglings keinerlei syphilitische Erscheinungen ergibt, kaum eine Ansteckung zu befürchten sein. Ich habe jedenfalls nie eine gesehen und glaube, daß man bei genügender Vorsicht auch junge Säuglinge in Anstalten an der Brust trinken lassen kann.

Die unnatürliche oder künstliche Ernährung des Säuglings.

Es ist schon auseinandergesetzt worden, daß es unmöglich ist, durch Veränderungen in der Zusammensetzung der Kuhmilch eine wesentliche Annäherung an die Frauenmilch zu erzielen. Deswegen ist es auch ganz unmöglich, für die Zusammensetzung der künstlichen Säuglingsnahrung irgendwelche Normen aufzustellen. Leider geschieht das vielfach mit einer Sicherheit, als wenn wir bereits bestimmt sagen könnten, welche künstliche Nahrung auf jeden Fall für das betreffende Kind die passende ist.

Wir wissen bisher nur, daß jede Überfütterung bei künstlicher Nahrung zu einer Schädigung des Kindes, zu einer pathologischen

Veränderung seines Stoffwechsels führt. Wir wissen ferner, daß das Fett der Kuhmilch nicht so gut vertragen wird wie das der Frauenmilch, daß eine zu reichliche Fütterung mit einer fettreichen künstlichen Nahrung sehr schnell zu Störungen Veranlassung gibt. Wir wissen ferner, daß bei der unnatürlichen Ernährung der Zucker eine verderbliche Rolle spielen kann, worauf später noch einzugehen ist. Wir sehen, daß zwei Nährstoffe, die auch in der Frauenmilch vorhanden sind, hier bei der artfremden Nahrung eine ganz andere Bedeutung haben als in der Frauenmilch, und schon diese Erkenntnis allein genügt, um zu beweisen, daß es ganz unmöglich ist, durch grob chemische Umänderungen die künstliche Nahrung der Frauenmilch ähnlich oder gleichwertig zu machen.

Die Erfahrung lehrt, daß die meisten Säuglinge Vollmilch nicht vertragen, daß die Milch vielmehr verdünnt werden muß. Damit sinkt natürlich entsprechend ihr Nährwert, und man müßte sehr viel größere Quantitäten geben als bei der Ernährung mit Frauenmilch, denn der Nährwert von Frauenmilch und Vollmilch ist ungefähr derselbe. Die größeren Volumina von Nahrung würden die Leistungsfähigkeit der Verdauungsorgane weit überschreiten und außerdem eine viel zu reichliche Flüssigkeitszufuhr notwendig machen.

Will man das vermeiden, so bleibt nichts anderes übrig, als die verdünnte Milch durch Zusätze wieder anzureichern. Hierbei kann es sich nur um eine Anreicherung mit Fett oder Kohlehydrat, also den wesentlich als Brennmaterial in Betracht kommenden Nährstoffen handeln; denn der Eiweißbedarf wird auch durch eine stark verdünnte Kuhmilch noch hinreichend gedeckt.

Sowohl die Anreicherung mit Fett wie mit Kohlehydrat ist versucht worden, und es mögen hier einige Mischungen mitgeteilt werden, auf die man besondere Hoffnungen setzte.

Zunächst ist es relativ leicht möglich, aus Kuhmilch eine Nahrung für den Säugling zu bereiten, die in bezug auf Eiweiß, Fett und Zucker dieselben Mengenverhältnisse zeigt wie die Frauenmilch. Biedert ging zu dem Zweck vom Rahm aus. Er erreichte durch Verdünnung eines Rahms, also einer Milch mit erhöhtem Fettgehalt, daß die Verdünnung wenig Eiweiß enthielt (darauf kam es ihm wesentlich an) und einen Fettgehalt hatte, der mit drei und mehr Prozent dem der Frauenmilch gleichkam. Allerdings war auch der Milchzucker mit verdünnt, was nicht wünschenswert war, aber sich leicht durch Zusatz von Milchzucker wieder ausgleichen ließ. Nachdem man gelernt hatte, die Zentrifuge im Molkereibetriebe zu verwenden, wurde es außerordentlich einfach, Rahm von ganz bestimmtem Fettgehalt herzustellen, der dann durch entsprechende Verdünnung und Zuckerzusatz auf ein Mischungsverhältnis der einzelnen Nährstoffe gebracht wurde, das demjenigen der Frauenmilch mehr oder weniger genau entspricht. Bei dieser Gelegenheit wurden auch die Salze der Kuhmilch, die ja in dreifacher Menge gegenüber der Frauenmilch vorhanden sind, verdünnt. Auf diesem Prinzip beruhen alle künstlichen Säuglingsnah-

rungen, die als „Ersatz der Muttermilch" usw. heute in den Handel
gebracht werden. Sie werden meist fabrikmäßig hergestellt, weil die
Herstellung im Hause zu schwierig ist. Das hat auch dazu geführt,
daß das natürliche, im Haus hergestellte Rahmgemenge von Biedert,
zu dem aufgerahmte Vollmilch verwendet wurde, vollkommen durch
eine Rahmkonserve, das sogenannte Ramogen, verdrängt wurde, das
in Blechbüchsen in eingedickter Form in den Handel kommt und
entweder nur mit Wasser verdünnt oder als Zusatz zu Milchverdünnungen benutzt wird, um diesen einen höheren Fettgehalt zu geben.

Alle diese Rahmkonserven und Fettmilchen usw. haben die Er-
wartungen nicht erfüllt, die man an sie gestellt hat. Sie bergen
außerdem die Gefahr, daß sie auch in solchen Fällen angewendet
werden, in denen eine Fettüberfütterung sehr gefährlich ist, worauf
unten zurückzukommen sein wird.

Andererseits gibt es eine Reihe von Fällen, wozu namentlich schwache
Kinder der ersten drei Lebensmonate gehören, in denen eine Anreicherung mit Fett sehr wünschenswert erscheint. Ein bemerkens-
werter Fortschritt scheint hier durch die von Czerny und Kleinschmidt angegebene Buttermehlnahrung erreicht zu sein.

Diese Nahrung wird folgendermaßen hergestellt (zitiert nach Czerny
und Kleinschmidt):

Auf je 100 g Verdünnungsflüssigkeit kommen 7 g Butter, 7 g Mehl
und 5 g Kochzucker, wobei es erlaubt ist, ein wenig nach oben oder
unten abzurunden. Doch muß das Verhältnis zwischen Butter und
Mehl stets gleich erhalten bleiben. Beispielsweise bringt man 20 g
Butter (statt 21) in einen Kochtopf und kocht diese über gelindem
Feuer unter starkem Umrühren mit einem Holzlöffel, bis sie schäumt
und der Geruch nach Fettsäure verschwindet (3—5 Minuten). Dann
fügt man 20 g Weizenmehl (Feinmehl) hinzu und vermengt dieses
mit der zerlassenen Butter. Beides zusammen wird nun auf gelindem
Feuer (Asbestplatte) unter starkem Umrühren so lange gekocht, bis
die Masse ein wenig dünnflüssig und bräunlich geworden ist (etwa
4—5 Minuten). Jetzt werden 300 g warmes Wasser und 15 g Kochzucker zugegeben, nochmals aufgekocht, durch ein Haarsieb gegeben
und schließlich das Ganze noch warm der abgekochten und erkal-
teten Kuhmilch zugesetzt. Ein Hinzufügen von Salz erübrigt sich
bei dem Salzgehalt der Butter, ebenso ist eine nochmalige Sterili-
sation der Mischung nicht zu empfehlen, dauernde Kühlhaltung aber
unbedingt erforderlich.

Wenn es sich um Kinder handelt, die weit unter 3000 g schwer
sind, so beginnt man die Ernährung Mit $^1/_3$ Milch, $^2/_3$ Butter-Mehl-
abkochung. Bei Kindern, die sich dem Gewicht von 3000 g nähern
oder dasselbe überschreiten, werden $^2/_5$ Milch mit $^3/_5$ Butter-Mehlab-
kochung verdünnt.

Die Gesamtmenge der Nahrung wird so dosiert, daß sie 200 g
pro Kilo Körpergewicht nicht überschreitet. Der hohe Nährwert der
Nahrung gestattet es jedoch gewöhnlich, mit einer geringeren Gesamt-

menge auszukommen. (Die Nahrung enthält im Liter 900—1000 Kalorien.)

Der Vorteil dieser Methode der Fettanreicherung liegt, abgesehen von ihrer Einfachheit, die die Herstellung im Haushalt ermöglicht, namentlich darin, daß durch die starke Erhitzung die Fettsäuren entfernt werden, die eine Schädigung herbeiführen könnten. Die Nahrung wird in den meisten Fällen gut vertragen, Fettseifenbildung (s. u.) ist selten und läßt sich durch Zuckerzusatz leicht verhindern.

Abgesehen von dieser Methode ist die Anreicherung von Fett in der verdünnten Milch schwierig und erfolgt deshalb meist in den Molkereien usw. unter Anwendung von Zentrifugen oder durch Zusatz von Fettkonserven (Ramogen), mit einem oft recht zweifelhaften Erfolg.

Man hat sich deshalb in der Praxis mehr mit einer Anreicherung der Milchverdünnung mit Kohlehydraten beschäftigt, d. h. Zucker und Mehl zugesetzt.

Bekanntlich können sich die Nährstoffe untereinander im Verhältnis ihres Brennwertes vertreten (1 g Fett = 9,3 Kalorien, 1 g Zucker = 4,1 Kalorien), d. h. es ist möglich, den Ausfall von Fett durch entsprechenden Zuckergehalt zu ersetzen, wobei natürlich mehr als doppelt so viel Zucker gegeben werden muß, als Fett zu ersetzen ist.

Selbstverständlich kann das Fett nicht vollständig durch Kohlehydrate ersetzt werden, wie das v. Pirquet behauptet, aber nicht beweist, sondern eine gewisse Menge Fett ist stets erforderlich, wenn nicht Stoffwechselstörungen eintreten sollen (vgl. Mehlnährschaden).

Wie die praktische Ausführung geschehen müßte, lehrt folgendes Beispiel:

Wenn ein Liter Vollmilch mit einem Fettgehalt von 3 % mit der gleichen Menge Wasser verdünnt wird, so sind in einem Liter der Mischung 15 g Fett enthalten, während in einem Liter Frauenmilch etwa 30 g (meist mehr) Fette vorhanden sind. Will man jetzt die fehlenden 15 g Fett = 15 × 9,3 = 139,5 Kalorien durch Kohlehydrat ersetzen, so muß man 139,5 : 4,1 = etwa 34 g Zucker zusetzen. Nun enthält aber die Vollmilch im Liter 45 g Zucker, im halben Liter also 22,5 g Zucker, während davon in der Frauenmilch pro Liter 70 g vorhanden sind. Soll also auch der Zucker auf den Gehalt der Frauenmilch gebracht werden, so müssen noch 47,5 g Zucker zugesetzt werden. Die Gesamtmenge des zuzusetzenden Zuckers wäre demnach 81,5 g Zucker.

Eine so zusammengesetzte Mischung ist aber praktisch nicht anwendbar, denn so große Zuckermengen verursachen Durchfall. Das zwang dazu, sich mit geringeren Mengen zu begnügen und nur einen unvollständigen Ersatz der durch die Verdünnung verlorenen Energie durchzuführen.

Die Mischungen, die verwandt worden sind:

Eindrittelmilch: $^1/_3$ Liter Milch, $^2/_3$ Liter Wasser + 50 g Milchzucker = etwa 430 Kalorien.

Einhalbmilch: $^1/_2$ Liter Milch, $^1/_2$ Liter Wasser + 50 g
Milchzucker = etwa 550 Kalorien.

Zweidrittelmilch: $^2/_3$ Liter Milch, $^1/_3$ Liter Wasser + 35 g
Milchzucker = etwa 660 Kalorien.

Nach Heubner wird die Verdünnung nicht mit reinem Wasser, sondern mit einer dünnen Hafermehlabkochung bewirkt. Die abführende Wirkung des Zuckers tritt hier weniger hervor als bei den einfachen Verdünnungen. Die geringe Menge Mehl dürfte auch für die Verdauungsorgane des jungen Säuglings zu bewältigen sein, immerhin muß man sich darüber klar sein, daß wenigstens bei den stärkeren Verdünnungen eine sehr kohlehydratreiche Kost gegeben wird, was bei längerer Darreichung nicht ohne Bedenken ist (vgl. S. 110). Es wird deswegen an Stelle der Mehlabkochung mit Vorteil in vielen Fällen der Schleim benutzt, wobei weniger Kohlehydrat als Eiweiß in der fertigen Nährflüssigkeit vorhanden ist. Zur Herstellung wird Gerste in einer Kaffeemühle zermahlen oder Hafergrütze, Graupen und ähnliche Produkte verwandt. Namentlich bei jungen Kindern, bei denen eine stärkere Belastung mit Kohlehydraten besonders gefährlich ist, ist der Schleim als Verdünnungsflüssigkeit der Milch der Mehlabkochung vorzuziehen.

Die Unmöglichkeit, mit dem Milchzucker, der vor dem gewöhnlichen Kochzucker keinen wesentlichen Vorteil gewährt, einen vollen Ersatz des verlorenen Fettes und Zuckers in der verdünnten Milch zu schaffen, hat dann zur Herstellung von Malzpräparaten geführt, die wohl in dem Soxhletschen Nährzucker und der „Verbesserten Liebigsuppe" am besten gelungen ist.

Man kann von diesen Präparaten 800—100 g auf einen Liter Nahrung zusetzen, ohne Durchfälle zu bekommen, ja der Nährzucker übt sogar eher eine stopfende Wirkung aus. Man muß aber auch hier daran denken, daß das Kind z. B. bei einer $^1/_3$-Milch mit 100 g Nährzucker im Liter eine vorwiegend aus Kohlehydraten bestehende Kost erhält. Im Liter einer solchen $^1/_3$-Milch, die etwa 600 Kalorien enthält, fallen mehr als 400 Kalorien auf Kohlehydrate und nur 93 auf Fett. Es ist also auch nicht wünschenswert, sehr lange Zeit eine derartige Nahrung zu geben, sondern man wird möglichst bald zu stärkeren Mischungen übergehen, die ein günstigeres Verhältnis von Fett und Kohlehydraten bieten. Im allgemeinen ist es möglich, schon im ersten Monat bis zur Halbmilch und im Alter von 6 Wochen zur $^2/_3$-Milch zu kommen. Werden von derartigen Mischungen keine zu großen Mengen gegeben, so werden sie auch in dem genannten Alter gut vertragen.

Es ist noch kurz darauf einzugehen, daß man bei diesen Mischungen nicht Milchzucker, sondern Malzzucker verwendet. Der Milchzucker setzt zu seiner Verbrennung voraus, daß er in der Darmwand in Galaktose und Glukose gespalten wird. Das Vermögen der Darmwand, diese Spaltung vorzunehmen, ist beschränkt, und es kommt bei reichlicher Milchzuckerfütterung leicht dazu, daß ein Teil als Laktose, also als Disacharid, resorbiert wird, das für den Organismus unverbrennbar ist. Für den Malzzucker liegen die Bedingungen günstiger. Im Darm findet bereits ein Abbau zum Monosacharid statt, und auch der als ungespalten resorbierte Zucker kann im Innern des Körpers weiter abgebaut und dann verbrannt werden. Will man also eine große Menge von Kohlehydrat dem Organismus des Säuglings zuführen, so ist nach dem Gesagten der Milchzucker weniger dafür geeignet, als der Malzzucker.

Schließlich muß noch betont werden, daß es ganz unmöglich ist, für die unnatürliche Ernährung ein bestimmtes Schema aufzustellen. Man muß sich begnügen, in einem Volumen, das möglichst dasjenige bei natürlicher Ernährung nicht übersteigt, die notwendige Energiemenge, 100 Kalorien pro Kilo, zuzuführen, man kann aber, namentlich in den ersten Lebenswochen, von keiner der möglichen und empfohlenen Mischungen behaupten, daß das nun gerade die richtige sei. Im allgemeinen kann man sagen, daß die Ernährung mit mäßig viel Fett und reichlich, nicht im Übermaß, vorhandenem Kohlehydrat günstiger ist als eine Ernährung mit viel Fett, da zweifellos die Überfütterung mit Fett die häufigste und am leichtesten eintretende Schädigung schafft. Hierbei muß aber, um Mißverständnissen vorzubeugen, betont werden, daß gerade bei den schwersten Störungen des Stoffwechsels, wie wir sie später kennen lernen werden, als materia peccans mehr der Zucker als das Fett anzusehen ist.

Zweites Kapitel.

Die Frühgeburt.

Die zu früh geborene Frucht wird vor die Aufgabe gestellt, mit einem unreifen Organismus den Anforderungen des extrauterinen Lebens zu genügen. Diese Anforderungen betreffen, wie oben schon auseinandergesetzt, die Verdauung und Assimilation von Nahrung, d. h. den Umsatz von außen eingeführter Energie in solche, die für die Bestreitung des Haushalts des Organismus geeignet ist, ferner die Atmung und schließlich die Erhaltung der Eigenwärme und der osmotischen Spannung.

Alle diese Aufgaben stellen schon an den Organismus des normalen, also vollreifen Neugeborenen große Anforderungen, die die betreffenden Funktionen bis nahe an die Grenze ihrer Leistungsfähigkeit belasten, und noch mehr tritt das schwankende Gleichgewicht zwischen Leistungsmöglichkeit und Arbeitsforderung bei der Frühgeburt zutage.

Es betrifft das Mißverhältnis zwischen Können und Sollen wohl alle die oben genannten Funktionen, es zeigt sich aber äußerlich und augenfällig bei der Erhaltung der Eigenwärme.

Der Organismus der Frühgeburt wird da vor eine Aufgabe gestellt, deren Lösung äußerst schwierig für ihn ist aus folgenden Gründen:

Erstens ist die relative Oberfläche des Körpers sehr groß, noch erheblich größer als beim ausgetragenen Neugeborenen, und dementsprechend ist die Wärmeabgabe unter sonst gleichen Verhältnissen viel intensiver, noch begünstigt durch das sehr viel geringere Fettpolster.

Zweitens ist bei dem unreifen Kinde natürlich die Regulation noch viel schlechter als beim normalen Neugeborenen und gänzlich unzureichend gegenüber der starken Wärmeentziehung an der Oberfläche.

Drittens ist der Verdauungsapparat, ebenfalls noch nicht ausgereift für die Anforderungen des extrauterinen Lebens, nur imstande, relativ geringe Mengen von Nahrung zu verarbeiten, und müßte, wenn der enorme Wärmeverlust (also Energieverlust) infolge der großen Oberfläche ersetzt werden sollte, in einer Weise belastet werden, die seine Leistungsfähigkeit weit übersteigt.

Zu dieser Unfertigkeit und damit verbundenen Unfähigkeit zur Erfüllung physiologischer Aufgaben kommen einige anatomische Besonderheiten, die die Entwicklung des frühgeborenen Kindes hemmen und sein Leben viel mehr als das eines reifen Kindes gefährten.

Es ist dies eine abnorme Durchlässigkeit und Zerreißbarkeit der Blut- und Lymphgefäße, die es schon bei geringen Traumen zu Blutungen und Ödemen kommen läßt. Als Trauma genügt hier schon die Geburt, die durch die oft mangelhafte Herztätigkeit, durch schlechten Gefäßtonus, durch Abkühlung hervorgerufene Stauung, um zur Bildung von Ödemen und zu Blutungen Veranlassung zu geben.

Zunächst seien die Blutungen etwas näher besprochen.

Von besonderer Bedeutung sind die intrakraniellen Blutungen, die häufig als Todesursache anzusehen sind. Sie treten am Gehirn subarachnoidal oder intrapial auf, selten sind sie subdural oder durch Tentoriumrisse entstanden, wie sie häufig bei ausgetragenen Neugeborenen vorkommen. Ferner kommen nicht selten Ventrikelblutungen vor, sehr selten dagegen Blutungen in die Gehirnsubstanz. An diese Blutungen schließt sich in der Regel ein hochgradiger Hirnödem an, das oft um das Kleinhirn und das verlängerte Mark herum am stärksten ausgeprägt ist und durch Druck auf lebenswichtige Zentren gefährlich wird. Bei Allgemeininfektion (s. u.) werden die geschädigten Hirnhäute besonders leicht ergriffen, und es entstehen meningitische Prozesse.

Die Blutungen können durch Druck und auch durch Narbenbildung das Gehirn schädigen und in seiner Entwicklung hemmen und dann zu Reizzuständen, Spasmen, zu Littlescher Krankheit (s. d.), zur Idiotie usw. führen, Störungen, die sich bei Frühgeburten im weiteren Leben recht oft zeigen.

Im Rückenmarkskanal kommen Blutungen ebenfalls vor, sie sitzen dort extradural. Weiter sind von größter Bedeutung die Blutungen im Verdauungsschlauch. Besonders häufig sind sie am unteren Teil des Ösophagus, an der Kardia, am Fundusteil des Magens, am duodenalen Rand des Pylorus und an der ganzen Schleimhaut des Duodenums.

Die Blutungen finden sich meist dicht unter den Epithelzellen in der Tunica propria, doch kann das Blut auch in das Darmlumen ergossen werden.

Durch diese Blutungen entstehen Verletzungen des Epithels und damit Eingangspforten für Bakterien, so daß die bei Frühgeburten recht häufige Sepsis hier ihren Einzug hält. (Daneben kommt als Eingangspforte noch der Nabel, selten die Lunge, die Mundhöhle und andere Stellen in Betracht.) In der Mehrzahl der Fälle handelt es sich um Kolibazillen bei der Sepsis der Frühgeburten, was auf den enteralen Ursprung der Sepsis hinweist.

Demnächst sind von Bedeutung die Blutungen in den Lungen. Hier kommen zunächst subpleurale Blutungen vor, die ebenso zu bewerten sind, wie die Blutungen an anderen serösen Häuten, von denen unten die Rede sein wird. Es erfolgen aber auch Blutungen in das Lungengewebe selbst, die zu einer sehr erheblichen Störung des Organs führen können. Es werden dadurch die bei der Frühgeburt schon besonders dicken Alveolarsepten noch weiter verbreitert, die Alveolen eingeengt und die atmende Oberfläche verkleinert, es kommt ferner zu Stauungen, und so wird die Luftaufnahme gehindert und die Entstehung von Atelektasen begünstigt. Auch hier siedeln sich bei erfolgter Infektion besonders gern Bakterien an, und es kann dann zu schweren septischen Veränderungen, blutiger Imbibition beinah des ganzen Organs kommen. Selbstverständlich können diese Blutungen auch ihrerseits Eingangspforten für die Sepsis schaffen.

Ihre Begünstigung der Entstehung von Atelektasen macht sich auch geltend für die später, etwa nach 2—3 Wochen einsetzenden Bronchopneumonien, von denen unten gesprochen wird.

Ferner kommen Hautblutungen vor, und zwar sowohl als kleine punktförmige Blutungen als auch als ausgedehnte Blutungen, die den Eindruck von Mißhandlung machen können. Ist z. B. die Haut des Kopfes in dieser Weise verändert, dann kann der Eindruck entstehen, daß das Kind erwürgt sei.

An den serösen Häuten kommen gleichfalls Blutungen vor, wobei zu bemerken ist, daß diese Häute bei Frühgeburten den betreffenden Organen nur locker aufliegen. Sie sind im allgemeinen ohne Bedeudung, nur die Blutungen unter die Leberkapsel können so groß werden, daß es zur Ruptur der Kapsel und zu tödlicher Blutung in die Bauchhöhle kommt.

Die Durchlässigkeit der Lymphgefäße führt zum Auftreten von Ödemen besonders an den Extremitäten und Genitalien. Ferner findet sich an den Beckenwänden ein eigenartiges sulziges Ödem, ebenso ein Ödem der Pia, wie oben schon erwähnt. Höhlenhydrops kommt gleichfalls vor in verschiedenen Formen, z. B. als kongenitaler Aszites, als allgemeiner Hydrops usw. Abgesehen von Herzschwäche und Stauungen, ist hierfür namentlich die Durchlässigkeit der Lymphgefäße verantwortlich zu machen.

Abgesehen von den schon erwähnten Organveränderungen, ist noch auf folgendes hinzuweisen:

An den Nieren finden sich ebenfalls Blutungen zwischen den Harnkanälchen in der Marksubstanz, in der Nähe der Pyramidenspitzen, ferner im Parenchym in der Grenzschicht zwischen Mark und Rinde. Blutungen in die Harnkanälchen und in die Bowmansche Kapsel sind dagegen selten, und deswegen kommt es nicht zur Blutausscheidung im Urin.

Blutungen unter die — sehr lockere — Nierenkapsel kommen ebenfalls vor und können recht stark sein.

Außer den Blutungen findet sich in den Nieren eine oft sehr starke Infarktbildung, größtenteils aus Harnsäure und ihren Salzen bestehend. Die Nebennieren, die in der Fötalzeit auffallend groß und massiv sind, zeigen an der Oberfläche Blutungen und in selteneren Fällen — Ylppö sah sie in seinen 150 Fällen in 2% — Blutungen innerhalb der Nebennierenblätter, sog. Nebennierenhämatome. Von manchen Autoren wird ihnen eine große Bedeutung zugeschrieben und der Tod der Kinder auf eine Ausschaltung der Nebennierenfunktion zurückgeführt. Demgegenüber ist zu betonen, daß der Adrenalingehalt in den Nebennieren der Frühgeburt nur äußerst gering oder auch nicht nachweisbar ist, so daß eine Ausschaltung der Nebennierenfunktion keine große Bedeutung haben kann.

Von Bedeutung ist noch der sogenannte Hydrozephalus, der sich nach einigen Wochen oder Monaten zeigt.

Nach Ylppö handelt es sich in den meisten Fällen nicht um einen echten Hydrozephalus, sondern um ein im Verhältnis zum übrigen Körper abnorm großes massiges Gehirn. Er sah bei Frühgeburten im Alter von 4—5 Monaten, die bei der Geburt etwa 1000 g wogen, Gehirne, die den 4.—5. Teil des Körpergewichts ausmachten. Er schlägt deswegen statt der Bezeichnung Hydrozephalus den Namen „Megazephalus" für diese Erscheinung vor und bezieht sich darauf, „daß das Gehirn der Frühgeburten im extrauterinen Leben annähernd so weiter wächst, wie es gewachsen wäre, wenn das Kind ausgetragen geboren und sich auch weiterhin gut entwickelt hätte. Das Gehirn scheint also in seinem Wachstum durch die extrauterinen Schädigungen nicht nachweisbar gehemmt zu werden, wie das beim Wachstum der übrigen Körperteile bei den allermeisten kleinen Frühgeburten der Fall ist".

Da der Schädel nicht entsprechend im Wachstum folgt, erscheint die Fontanelle stark gespannt und vorgewölbt, und wenn noch eine Frührachitis dazu kommt, erweichen die Knochen schnell und das Bild des Hydrozephalus wird noch mehr vorgetäuscht. Dazu kommt noch, daß das langsame Wachstum des Gesichtsschädels den Eindruck noch verstärkt. Die Intelligenz kann vollkommen gut sich entwickeln. Neben diesem „Megazephalus", von dem es mir doch nicht sicher erscheint, ob er, wie Yllpö will, nur auf eine Disproportion von Gehirn und übrigem Wachstum zu beziehen ist und nicht auch pathologischen Zuständen seine Entstehung verdankt, kommt sicher auch ein echter Hydrozephalus vor, besonders bei luetischen Frühgeburten, wo er auch durch die antiluetische Kur gut zu beeinflussen ist.

Die erste Bedingung für die Einrichtung eines Energiewechsels, der die Erhaltung des kindlichen Lebens ermöglicht, ist deswegen eine Verminderung des Gefälles des Wärmeabstromes von der Oberfläche des Kindes zur Außenwelt. Eine solche Verminderung läßt sich natürlich nur dadurch erreichen, daß man die Temperatur, welche das Kind umgibt, so hoch hält, daß nur eine geringe Differenz zwischen Körpertemperatur und Umgebungstemperatur übrigbleibt. Die Erfahrung hat gelehrt, daß die günstigste Temperatur hierfür 30° C ist. Bei geringerer Wärme zeigen die Kinder Untertemperaturen, bei höherer Umgebungstemperatur treten Wärmestauungen auf als Zeichen, daß eben die Regulation der Körperwärme eine ganz unzureichende ist. Unter Therapie der Frühgeburt wird auseinandergesetzt werden, welche Mittel uns für die Wärmehaltung solcher Kinder zu Gebote stehen.

Entsprechend dem geringen Vermögen der Frühgeburten, sich der Umgebung anzupassen, muß man auch jede vorübergehende Abkühlung vermeiden. Ist eine solche eingetreten, z. B. durch ungeschicktes Baden oder Waschen, so zeigt sich die Folge nicht nur in einer Senkung der Temperatur, sondern die Entziehung der Energie macht sich auch im Stillstand oder Rückgang des Körpergewichts bemerkbar, ein deutlicher Beweis dafür, daß von den verschiedenen Funktionen des Energiewechsels der Ansatz diejenige ist, auf die zuerst im Notfalle verzichtet wird. Die Abkühlung hat durch die Entziehung von Wärme die kleine Energiemenge eben entzogen, die sonst für den Ansatz erübrigt werden konnte. Diese Energiemenge ist bei der Frühgeburt, die anfangs meist nur ganz langsam zunimmt, außerordentlich klein im Vergleich zu dem relativ großen Nährungsbedürfnis des Kindes. Frühgeburten brauchen entsprechend ihrer großen Oberfläche pro Kilo Körpergewicht 130—150 Kalorien, auch nach Ausschaltung zu starker Abkühlung durch Erhöhung der Außentemperatur (ohne eine solche wäre der Energiebedarf zu groß, als daß die entsprechende Nahrungsmenge im Darm verarbeitet werden könnte). Von diesen 130—150 Kalorien kommen nur äußerst wenig für den Ansatz in Betracht.

Wir kommen nun zu der Art der Nahrung, die für die Frühgeburt geeignet ist.

Mehr noch als beim reifen Neugeborenen und Säugling ist es notwendig, Frauenmilch zu verwenden aus den Gründen, die oben S. 7 u. f. auseinandergesetzt wurden.

Die Mengen Frauenmilch, die gegeben werden müssen, ergibt folgende Rechnung: Ein Kind von 1200 g braucht $140 \times 1{,}2$ Kalorien $= 168$ Kalorien; diese sind enthalten in 240 ccm Frauenmilch. Ein Kind von 1500 g wird ungefähr $130 \times 1{,}5 = 195$ Kalorien brauchen, die 280 ccm Frauenmilch entsprechen.

In den ersten Tagen ist es nicht möglich, eine solche Quantität dem Kinde beizubringen, man muß sich auch hüten, den Verdauungsorganen schnell zu viel Arbeit zuzumuten, denn ihre Leistungsfähigkeit ist sehr gering. Man muß vielmehr zufrieden sein, wenn es gelingt, dem Kinde anfangs 50—100 g beizubringen und, wenn möglich, nach 3—4 Wochen die obigen Werte zu erreichen.

Natürlich nimmt das Kind in dieser Zeit nicht zu, verliert wohl auch etwas an Gewicht, indessen ist das immer noch einer Überlastung und damit entsprechenden Schädigung von Magen und Darm vorzuziehen. Denn dem unkräftigen Organismus kann schon die einfachste Dyspepsie lebensgefährlich werden.

Eine weitere Schwierigkeit besteht in der Funktion der Lungen. Die Bewegungen von Thorax und Zwerchfell sind bei der Frühgeburt wenig kräftig und ausgiebig, die Anspruchsfähigkeit des Atmungszentrum ist gering, so daß eine oberflächliche und unzureichende Atmung resultiert.

Äußerlich zeigt sich das in dem Fehlen des Geschreis, das durch ein klägliches Winseln ersetzt wird, und durch das überaus leichte Eintreten von Zyanose, die besonders dann deutlich wird, wenn die Abkühlung der Kinder nicht verhindert wurde, und durch das Sinken der Körpertemperatur die Lebensvorgänge noch weiter verlangsamt wurden.

So kommen die Kinder oft in das Krankenhaus, blau, kalt, kaum atmend. Auf die Lungen hat das natürlich den Effekt ausgedehnter Atelektasebildung an denjenigen Partien, die am wenigsten bewegt werden, denn hier treffen die Vorbedingungen für das Entstehen von Atelektasen, Aufhören des Luftwechsels bei erhaltener Zirkulation, zu. Solche Stellen sind besonders die links und rechts von der Wirbelsäule gelegenen Abschnitte der Lunge. Hier bilden sich zuerst die Atelektasen aus, hier kommt es am leichtesten auch zu Pneumonien, die nach ihrer Lage als Paravertebral-Pneumonien bezeichnet werden. Sie spielen in der Pathologie des Säuglingsalters überhaupt eine große Rolle, und zwar bei solchen Kindern besonders, die viel ruhig liegen, und sich wenig bewegen, also besonders bei Frühgeburten, Neugeborenen und Kindern, die, durch anderweitige Krankheiten abgeschwächt, viel in passiver Rückenlage verharren.

Für die Frühgeburten sind diese Lungenveränderungen von der größten Bedeutung, von ihrer Vermeidung bzw. schnellen Heilung hängt in vielen Fällen der definitive Erfolg ab.

Eine weitere Gefahr für die Frühgeburten geben **eitrige Infektionen** jeder Art. Besonders sind die auch für den reifen Neugeborenen so gefährlichen Nabelinfektionen zu fürchten (s. S. 42). Aber auch jeder Schnupfen bringt das Kind sofort in große Gefahr, verzögert zum mindesten die Entwicklung ganz erheblich und führt außerordentlich leicht zur ausgebreiteten Bronchitis und zu Ohrerkrankungen. (s. a. S. 142).

Es wurde oben schon gesagt, daß die Steigerung zu Blutungen namentlich vom Verdauungstruktus aus leicht zu Infektionen Veranlassung gibt. Dementsprechend kommt es oft zur Peritonitis. Das Exsudat ist aber in den ersten Lebenstagen und Wochen nicht eitrig, aber oft hämorrhagisch, ebenso fehlen Verklebungen. Das hängt zusammen mit der noch sehr geringen Fähigkeit zur Fibrinausscheidung und zur Mobilisation von Leukozyten. Ähnliches gilt auch von der Entzündung anderer seröser Häute.

Es ist nach dem unter Infektionskrankheiten (s. S. 132) Gesagten ohne weiteres klar, daß unter einer Infektion ein derartig zarter Organismus, der nur mit Aufbietung aller Kraft den Ansprüchen genügen kann, die die Lebensvorgänge an ihn stellen, schnell zusammenbricht, wenn von ihm auch noch die Abwehr von Krankheitsstoffen verlangt wird, wozu ein beträchlticher Energieaufwand erforderlich ist, zu dem er die Fähigkeit nicht besitzt. Deswegen gewinnt die Infektion leicht schnell die Oberhand, und das Kind stirbt, oder der Kampf kostet ihm wenigstens einen sehr großen Gewichtsverlust.

Die Diagnose der Frühgeburt darf aus der Fauenheilkunde als bekannt vorausgesetzt werden. Über die syphilitische Frühgeburt s. S. 335

Die Prognose richtet sich erstens und hauptsächlich nach dem Gewicht. Früchte von 2000 — 1500 g sind verhältnismäßig leicht zur Weiterentwicklung zu bringen. Bei Gewichten von 1000 — 1500 g wird das schon viel schwerer, und bei Früchten noch unter 1000 g gelingt es nur selten, einen befriedigenden Erfolg zu erzielen.

Ferner ist die Prognose wesentlich dadurch beeinflußt, ob es möglich ist, die Wärmehaltung der Kinder in der richtigen Weise zu besorgen, ob Frauenmilch zu haben ist, und ob es bei genügender Sorgfalt möglich ist, das Kind vor Infektionen zu schützen.

Die Therapie besteht zunächst in der Schaffung einer genügend warmen Umgebung. Dies ist auf verschiedene Weise möglich, und zwar 1. durch Unterbringung des Kindes in einer Couveuse.

Diese Apparate sind nach dem Prinzip eines Brutschrankes konstruiert. Auf irgendeine Weise, gewöhnlich durch warmes Wasser, wird die Luft im Innern eines Kastens, der das Kind auf passendem Lager aufnimmt, auf 30⁰ C erwärmt. Durch Regulierung der Wärmequelle, einer Flamme oder auch durch periodisches Auswechseln von Wärmewasserbehältern gelingt es dann, mit genügender Genauigkeit die genannte Temperatur festzuhalten. Ist die Temperaturregulierung in diesen Apparaten leicht zu erreichen, so haben sie andererseits auch erhebliche Nachteile. In dem relativ kleinen Kasten muß ein ziemlich häufiger Luftwechsel stattfinden, wenn man dem Kinde genügend gute unverbrauchte Luft zuführen will. Dadurch entsteht leicht eine ziemlich heftige Bewegung der warmen Luft, die eine Austrocknung sehr begünstigt. In der Tat ist es in den gebräuchlichen Couveusen beinahe ganz unmöglich, die Luft genügend feucht zu erhalten. Die Folge einer zu trockenen Luft in der Umgebung des Kindes ist eine Austrocknung und Reizung der Respirationsschleimhäute mit nachfolgender Bronchitis. Dieser Mißstand ist so unangenehm, daß mancher Arzt lieber auf die Couveuse verzichtet, als daß er das Kind dieser Gefahr aussetzt; denn oft sind diese Bronchitiden der Anfang lebensgefährlicher Störungen.

Allerdings ist es in neuerer Zeit gelungen, Couveusen mit einem verhältnismäßig sehr großen Luftraum zu konstruieren, die von diesem Fehler frei sind. Sie sind indessen so kompliziert und so teuer, daß sie nur für große Kliniken in Betracht kommen können. In Anstalten hat man auch ganze Wärmezimmer geschaffen, in denen gleich mehrere Frühgeburten untergebracht werden können. Diese Einrichtung hat den Nachteil, daß es für einen Erwachsenen kaum möglich ist, dauernd in einem solchen Raume auszuhalten. Die Pflegerinnen halten sich dann so viel als möglich außerhalb des Raumes auf, und die Pflege der Kinder leidet darunter.

2. Verzichtet man auf die Couveuse, so kann die Warmhaltung des Kindes auch dadurch erfolgen, daß man wärmespendende Körper in die Umgebung des Kindes bringt. Dazu verwendet man entweder sogenannte Thermophore, und zwar am besten in Form von länglichen Metallkästen, von denen einer je rechts und links von dem Kinde placiert wird, oder man behilft sich mit einfachen Wärmflaschen aus gebranntem Ton, die, je zwei, mit heißem Wasser gefüllt, an jede Seite des Kindes gelegt werden. Thermophore sowohl wie Wärmflaschen müssen mit einem gut isolierenden Stoffe umwunden werden, damit keine zu schnelle Abgabe der Wärme stattfindet, und Verbrennungen des Kindes vermieden werden. Es genügt eine sechsfache Lage von Flanell.

Bei guten Thermophoren genügt ein ein- bis zweimaliger Wechsel in 24 Stunden, bei Verwendung von Wärmflaschen muß von den vier Flaschen alle Stunden eine gewechselt werden, so daß alle vier Stunden sämtliche vier Flaschen erneuert sind. Es gelingt so mit sehr bescheidenen Mitteln, in der unmittelbaren Umgebung eine Temperatur von 30° mit genügender Genauigkeit festzuhalten.

Dabei wird allerdings darauf verzichtet, auch die Atmungsluft auf diese Temperatur zu bringen; doch dürfte das in den meisten Fällen auch nicht nötig sein und ist jedenfalls der trockenen Luft in schlechten Couveusen vorzuziehen.

Es fragt sich jetzt, wie lange diese Warmhaltung des Kindes fortgesetzt werden muß. Es gibt darüber im wesentlichen zwei Ansichten. Nach der einen soll man mit der Warmhaltung oder wenigstens mit der Couveusenbehandlung aufhören, sobald längere Zeit die Temperaturen sich gleichmäßig auf etwa 36,8 bis 37° erhalten, ohne stärkere Schwankungen zu zeigen. Das gelingt oft ziemlich bald.

Nach der anderen Ansicht, der ich mich anschließen möchte, soll man so lange mit der Couveusenbehandlung bzw. mit der systematischen Warmhaltung des Kindes fortfahren, bis das Gewicht gleichmäßig ansteigt. Dann kann man das Kind aus der Couveuse herausnehmen bzw. die Erwärmung der Umgebung vermindern, oder besser erniedrigt man zunächst versuchsweise die Temperatur unter stetiger Kontrolle des Gewichts und der Temperatur des Kindes. Wenn beide von ihrem vorherigen Verhalten nicht abweichen, so zeigt sich damit die Fähigkeit des Organismus, sich ohne Schädigung der gesteigerten Wärmeabgabe anzupassen. Dann nimmt man das Kind aus der Couveuse heraus bzw. schränkt die Warmhaltung weiter ein. Schroffe Übergänge sind zu vermeiden, sie bringen leicht einen Rückschritt im ganzen Befinden, der mühevoll wieder eingeholt werden muß.

Nach meiner Ansicht gibt die Beobachtung des Ansatzes genauere Merkmale für den Zustand des Organismus der Frühgeburt als die der Temperatur. Letztere wird nach einiger Zeit noch normal erhalten, wenn der Ansatz schon leidet. Offenbar stellt sich die lebenswichtige Fähigkeit der Temperaturregulierung verhältnismäßig früh ein und betätigt sich in der Weise, daß bei höherer Energieabgabe durch größeren Wärmeverlust die normale Temperatur auf Kosten des Ansatzes innegehalten wird. Erst wenn trotz der höheren Energieabgabe durch verminderten Wärmeschutz auch ein Ansatz erfolgt, zeigt sich, daß der Organismus außer der Bestreitung des für die Lebensvorgänge nötigen Energieumsatzes etwas von der zugeführten Energie ersparen und für den Ansatz verwerten kann. Dann erst ist man berechtigt, den besonderen Wärmeschutz zu vermindern oder ganz aufzugeben.

Es sei hier noch darauf hingewiesen, daß die Bemessung des Wärmeschutzes auch nach der oberen Grenze sorgfältig beobachtet werden muß. Setzt man diese Kinder zu hohen Temperaturen aus, so gibt es Wärmestauungen, die sich in stark erhöhter Körpertemperatur, in Verdauungsstörungen, in Krämpfen, die den Tod bedingen können, schwerer Herzschwäche und starkem Gewichtsverlust äußern. Namentlich bei jungen, ungeübten Pflegerinnen begegnet man der Angst, das Kind könne nicht genug warm gehalten sein, und in bester Absicht verursachen sie eine Wärmestauung, weil sie nicht damit rechnen, daß die Regulierung auch nach oben sehr unvollkommen ist.

Die Ernährung soll, wenn irgend möglich, mit Frauenmilch erfolgen. Natürlich ist die Frühgeburt aber zunächst nicht imstande, selbst aus der Brust zu trinken, und auch mit den verschiedenen Absaugeapparaten kommt man gewöhnlich nicht weit. Es fehlt der physiologische Reiz, den das saugende Kind für die Brust ausübt, und meist versiegt dann die Brust sehr schnell. Hier muß durch das gleichzeitige Anlegen eines gesunden und kräftigen Säuglings die Brust dauernd angeregt werden, für die Frühgeburt dient dann im Anfange abgepreßte Milch, später versucht man, das Kind selbst trinken zu lassen.

Solange man darauf angewiesen ist, dem Kinde geringe Mengen abgedrückter Milch zu geben, ist es vorteilhaft, dem Kinde Milch zu geben, die nach dem Absaugen des kräftigen Säuglings gewonnen worden ist. Diese Milch ist besonders fettreich, enthält also in kleiner Menge viel Energie, was nach dem oben Auseinandergesetzten für den Organismus der Frühgeburt von ganz besonderem Wert ist. Die

Kinder vertragen die fettreiche Kost meist ohne weiteres, und man kann von dieser Erfahrung auch entsprechenden Gebrauch machen, wenn man gezwungen ist, einen Versuch mit unnatürlicher Ernährung zu machen.

Oft macht es anfangs große Schwierigkeiten, das Kind überhaupt dazu zu bringen, daß es einige Nahrung aufnimmt. Am besten gelingt das noch mit der Pipette, mit der man tropfenweise die Nahrung zufließen läßt, wenn das Kind schlecht schluckt, durch die Nase.

Eine schwierige therapeutische Aufgabe ist es, die Lungenkomplikationen der Frühgeburten zu verhindern bzw. zu behandeln. Sie entstehen, wie oben auseinandergesetzt, durch die mangelhafte Lüftung der hinteren abhängigen Lungenpartien. Das beste Mittel, das es hiergegen gibt, besteht in der kalten Übergießung im warmen Bade, und wir machen bei den katarrhalischen Pneumonien gern davon Gebrauch. Dem steht aber hier entgegen, daß mit dieser Prozedur eine Abkühlung verbunden ist, die vermieden werden soll. Es ist schwer, hier im Einzelfalle das Richtige zu treffen, und es ist ganz unmöglich, allgemeine Regeln für das therapeutische Handeln aufzustellen. In manchen Fällen gelingt es, durch stärkeres Schütteln, durch Zwicken das Kind zum Schreien und damit zum kräftigen Atmen zu bringen, zuweilen ist das aber sehr wenig wirksam. Hier kommt man um das Übergießungsbad nicht herum und sieht oft auch einen guten Erfolg, wenn die notwendigen Manipulationen durch eine sehr geschickte Pflegerin mit größter Präzision und Schnelligkeit ausgeführt werden.

Eine weitere Aufgabe der Therapie bzw. Prophylaxe ist die Verhütung eitriger Infektionen. Die Frühgeburt hat nur eine ganz minimale Widerstandskraft gegenüber pathogenen Mikroorganismen, schon recht leichte Affektionen können zu schweren Allgemeinerkrankungen führen. Die gefährlichste Infektion dieser Art ist die des Nabels. Tritt hier eine septische Infektion ein, so ist das Kind verloren, denn wenn es auch möglich ist und bei einem leidlich kräftigen reifen Neugeborenen oft gelingt, dem Vordringen der Sepsis Einhalt zu tun, so ist das bei dem schwachen Organismus der Frühgeburt nicht möglich. Weitere Eingangspforten sind namentlich die Schleimhäute des Mundes und der oberen Luftwege. Ein Schnupfen mit anschließender Otitis media kann den Anfang der septischen Allgemeininfektion bedeuten. Die Unsitte des Mundauswischens führt sehr leicht zu Läsionen der Schleimhaut, und von da aus treten die Infektionen ein.

Die Pflege hat die Aufgabe, die Infektionsmöglichkeiten tunlichst einzuschränken, und es ist notwendig, bei Verpflegung von Frühgeburten in Anstalten die Grundsätze der Asepsis bei der Pflege besonders streng innezuhalten.

Drittes Kapitel.

Erkrankungen der Neugeborenen.

Der **Ikterus der Neugeborenen** ist eine Erscheinung, die sich bei etwa 80 Proz. aller Neugeborenen findet.

Zu ihrer Erklärung sind die verschiedensten Theorien aufgestellt worden, von denen die von Quincke mir am meisten wahrscheinlich ist. Danach wird die aus dem Darm resorbierte Galle, die durch die Pfortader der Leber wieder zugeführt werden soll, durch den noch nicht völlig geschlossenen Ductus venosus Arantii in den allgemeinen Kreislauf gebracht.

Die Verfärbung der Haut beginnt gewöhnlich vom zweiten Tage und verschwindet dann nach einigen Tagen wieder.

Eine ernste Bedeutung kommt dem einfachen Icterus neonatorum nicht zu, höchstens wird die Gewichtszunahme etwas aufgehalten und die Tätigkeit der Verdauung etwas gestört.

Beim echten Icterus neonatorum ist im Urin mit der Gmelinschen Reaktion kein Gallenfarbstoff nachweisbar. Erst wenn man den Urin stark einengt, lassen sich kleine Mengen nachweisen. Zum Teil ist das auf die sehr geringe Fähigkeit des Urins des Neugeborenen, Gallenfarbstoff zu lösen, zurückzuführen.

Dauert der Ikterus länger als eine Woche, so muß man an eine ernstere Affektion denken.

Zunächst findet sich stärkerer lang dauernder Ikterus bei angeborener Syphilis mit Leberveränderungen (s. S. 334).

Es gibt noch eine ganze Reihe von Möglichkeiten, wie Ikterus beim Neugeborenen entstehen kann, der nicht so harmlos ist, wie der eigentliche Icterus neonatorum.

Ein solcher kommt vor bei der Resorption großer Blutergüsse bei sehr großen Kephalhämatomen. In diesen Fällen muß auch mit Blutungen in inneren Organen, namentlich im Gehirn, gerechnet werden, wodurch die Prognose schlecht wird.

Ferner führen die verschiedenen Formen der Sepsis des Neugeborenen zum Ikterus, unter denen auch die Winkelsche und die Buhlsche Krankheit zu erwähnen sind (s. d.).

Von großer Bedeutung ist der habituelle Icterus gravis der Neugeborenen, der in einer Familie alle Kinder befällt oder nur das eine oder andere verschont, ohne daß man ein erbliches Moment erkennen könnte. Die Gelbfärbung der Haut beginnt am ersten Tage und steigert sich schnell zu hohen Graden. Daneben bestehen Katarrh der Schleimhäute mit Blutungen, Blutungen zeigen sich auch an den serösen Häuten und seröse oder serofibrinöse Ergüsse in die Körperhöhlen auch in die Hirnventrikel. Auffallend ist die besonders starke Verfärbung der großen Kerne im Gehirn und der Kerne in der Medulla.

Daneben besteht ein Katarrh der Schleimhaut des Magendarmkanals mit starken Durchfällen. Leber und Milz sind geschwollen. Im Urin ist Gallenfarbstoff nachweisbar. Die Kinder können genesen, doch ist die Sterblichkeit derartiger Fälle groß.

Die Ätiologie ist nicht klar. An eine Infektion läßt sich schwer denken, denn es wäre ein merkwürdiger Zufall, wenn alle Kinder einer Familie immer von derselben Infektion befallen würden.

Man hat daran gedacht, den Ikterus mit den bei Neugeborenen nicht seltenen Nebennierenblutungen in Verbindung zu bringen. Hier ist das unter „Frühgeburt" Gesagte zu berücksichtigen.

Therapeutisch kann Quecksilber versucht werden, daß sich mir auch in einem geheilten Fall als nützlich erwies. Daraus darf aber nicht geschlossen werden, daß es sich um syphilitischen Ikterus handelt. Dafür findet sich keinerlei Anhalt und die Wirkung des Quecksilbers bei ikterischen Lebererkrankungen ist bekannt.

Außer diesen Formen gibt es noch Mißbildungen, die zu einer Atresie der großen Gallengänge führen. Dieser Ikterus erreicht die höchsten Grade, die Stühle sind im Gegensatz zu den anderen Formen acholisch, Gallenfarbstoff ist im Urin nachweisbar. Leber und Milz werden größer und hart, oft kommt es zur Bildung von Ascites.

Der Zustand endet immer mit dem Tode, doch kann sich der Verlauf monatelang auch bis zum Ende des ersten Lebensjahres hinziehen. Der Tod erfolgt unter dem Bilde der Cholämie unter Sopor, Krämpfen und Blutungen.

Katarrhalischer Ikterus kommt beim Neugeborenen und Säugling so gut wie nie vor.

Über syphilitischen Ikterus s. u. Syphilis.

Die angeborene Asphyxie des Neugeborenen ist nach den in der Geburtshilfe herrschenden Regeln zu behandeln.

Die erworbene Asphyxie und Atelektase der Lungen stellt sich nach mehreren Tagen bei schwächlichen Kindern ein, nicht nur bei Frühgeburten, sondern auch bei rechtzeitig geborenen. Die Atmung wird oberflächlich, das vorher meist schon schwache Geschrei verstummt ganz, und das Kind nimmt immer schlechter Nahrung auf. Nach und nach werden die Haut und die Schleimhäute kühl und cyanotisch, und das Kind stirbt, wenn keine Hilfe geleistet wird.

Die Ursache ist meist in einer mangelhaften Erregbarkeit des Atemzentrums zu suchen, weswegen auch durch die oberflächliche Atmung und damit eintretende mangelhafte Sauerstoffversorgung keine Dyspnoe verursacht wird.

Diagnose. Man findet ein mattes, ganz apathisches Kind mit Untertemperatur, das kaum noch auf Reize (Zwicken u. dgl.) reagiert, blaß-cyanotisch aussieht, schlechten Puls und oberflächliche Atmung hat, nur sehr wenig Nahrung nimmt. Die physikalische Untersuchung der Lungen ergibt ganz leises Visikuläratmen und an den paravertebralen Partien auch feinstes Knistern. Niemals darf man die

Schwere des Falles nach dem physikalischen Lungenbefund allein beurteilen.

Prognose. Die Prognose ist bei geeigneter Therapie ziemlich günstig.

Therapie. Die Therapie besteht in Erwärmung wie bei der Behandlung der Frühgeburt angegeben und dann in energischer Anregung des Atemzentrums durch kalte Übergießungen im warmen Bade. Danach werden die Kinder kräftig frottiert und kurze Zeit ins Bett oder Couveuse usw. gelegt, dann angelegt. Sie trinken dann meist relativ gut. Einigermaßen kräftige Kinder mit leidlich guter Wärmeregulierung kann man auch unmittelbar nach dem Überguß anlegen.

Diese Bäder mit Überguß werden zwei bis drei Tage lang zweistündlich wiederholt, dann noch einige Tage zwei- bis dreimal gegeben, bis das Kind in normaler Weise schreit, atmet, Nahrung aufnimmt usw.

Das **Sklerödem der Neugeborenen** wird eine sonderbare Veränderung des Unterhautzellgewebes genannt, die in einer diffusen Schwellung des ganzen Gewebes besteht, an den Füßen beginnend und sich allmählich nach oben fortsetzend. Die Konsistenz der geschwollenen Teile ist eigentümlich fest, speckig, unterscheidet sich deutlich von der Konsistenz des Ödems.

Das Zustandekommen der Veränderung ist noch ganz dunkel, sie findet sich aber nur bei sehr starker Herabsetzung aller lebenswichtigen Funktionen des Organismus, bei mangelhafter Atmung und Herzkraft, schlechter Nahrungsaufnahme und schlechter Wärmeregulierung und Wärmebildung. Dementsprechend findet sich das Sklerödem namentlich bei schwächlichen asphyktischen Frühgeburten. Die mangelhafte Erwärmung des Körpers als Zeichen des ungenügenden Energieumsatzes spielt eine große, wenn wohl auch nicht die einzige Rolle beim Zustandekommen des Sklerödems der Neugeborenen, denn man sieht dies zuweilen in der Couveuse verschwinden, ohne daß sich auch das übrige schlechte Befinden, die oberflächliche Atmung, die ungenügende Herzkraft usw. im mindesten besserten.

Über die erhöhte Durchlässigkeit der Lymphgefäße s. unter Frühgeburt.

Nicht zu verwechseln ist das Sklerödem mit dem Fettsklerem bei schwerer alimentärer Intoxikation.

Die Prognose ist schlecht, da das Sklerem stets ein Zeichen äußerst geringer Lebensenergie ist.

Therapie. Die Therapie besteht in künstlicher Erwärmung, Anwendung der Analeptica, namentlich des Kampfers, und in der Anregung der automatischen Zentren in der Medulla durch kalte Übergießungen im warmen Bade. Es wurde schon S. 35 darauf hingewiesen, daß in den Fällen, in denen es sich um sehr lebensschwache Frühgeburten handelt, diese Manipulation besonders schnell und geschickt ausgeführt werden muß. Oft ist dies aber ganz unmöglich, beiden Indikationen,

Warmhaltung und kräftiger Anregung der Atmung, gleichzeitig zu genügen. Dann ist die Therapie völlig machtlos.

Melaena der Neugeborenen wird eine seltene Affektion genannt, die in dem Auftreten profuser Blutungen im Magendarmkanal besteht. Die Sektion zeigt in manchen Fällen Geschwürbildung im Magen und Darm, die ganz den Charakter des runden Magengeschwürs trägt. Die Entstehung dieser Geschwüre ist aber ganz unklar. In anderen Fällen handelt es sich um eine Flächenblutung der Schleimhaut.

Die Erklärung dieser Erscheinung ist in verschiedener Weise versucht worden.

Es wird einmal angenommen, daß es sich hier um einen septischen Prozeß handelt, bei dem Blutungen in diesem Alter eine noch größere Rolle spielen als später.

Anders faßt v. Franqué die Entstehung der Melaena neonatorum auf, der für die Entstehung der Magen- und Duodenalgeschwüre eine retrograde Embolie kleinster venöser Gefäße, welche Nekrose und Verdauung des betreffenden Gefäßbezirks zur Folge hat, verantwortlich macht. „Ursprungsort der Gerinnsel ist die Nabelvene, von wo sie bei den heftigen krampfartigen Atem- und Schreibewegungen der Neugeborenen auf dem kürzesten Wege durch das der Nabelvene und Pfortader gemeinschaftliche Gefäßstück in letztere und dann retrograd in die Magen- und Duodenalvene gelangen.“

Zu denken ist auch an die Blutungen, die auf S. 27 bei Frühgeburten beschrieben sind und auf der gesteigerten Durchlässigkeit und Zerreißlichkeit der Blutgefäße beruhen. Wenigstens kommt das in Betracht für frühgeborene und schwächliche Kinder.

Symptome. Die Symptome bestehen in dem Auftreten profuser Blutabgänge durch den Darm und in blutigem Erbrechen. Die Kinder werden blaß und verfallen schnell.

Diagnose. Die Diagnose macht nur insofern Schwierigkeiten, als die Melaena mit Blutbrechen und blutiger Darmentleerung, die auf andere Weise zustande kommen, verwechselt werden kann. Es ist z. B. möglich, daß aus Erosionen der mütterlichen Brust so viel Blut verschluckt wird, daß es zu Blutbrechen und zu blutigem Stuhl kommt, ebenso kann Nasenbluten des Neugeborenen an den Erscheinungen schuld sein. Man muß also stets die Brust der Mutter und die Nase und Rachenorgane des Kindes untersuchen, wenn man zu einem genauen Resultat kommen will. In den meisten Fällen wird auch das viel weniger schwer geschädigte Allgemeinbefinden dazu führen, einen Irrtum zu vermeiden.

Prognose. Die Prognose der echten Melaena ist nicht absolut ungünstig, indessen nehmen doch sehr viele Fälle einen tödlichen Ausgang.

Therapie. Die Therapie besteht außer in der sorgfältigen Warmhaltung des zu Kollapstemperaturen neigenden Kindes und der Anwendung der Analeptica namentlich in dem Gebrauche der Gelatine, die subkutan, per os oder per rectum angewendet werden kann. Man benutzt 2—5 proz. Lösungen, die bei subkutaner Injektion ganz besonders sorgfältig sterilisiert sein müssen (Tetanussporen), die auch in guter Qualität im Handel zu haben sind (Merck in Darmstadt). Bei der subkutanen Injektion benutzt man etwa 15 ccm, bei anderer Beibringung können auch noch größere Mengen genommen werden.

Die Infektionen der Neugeborenen.

In einem späteren Abschnitt (s. S. 132) ist auseinandergesetzt worden, daß der Säugling, je jünger er ist, gegen Infektionen verschiedenster Art eine um so geringere Widerstandskraft besitzt. Diese ist beim Neugeborenen ganz besonders gering, und das äußert sich in einigen Krankheitszuständen, die man nur oder doch wenigstens überwiegend beim Neugeborenen findet.

Die wichtigsten dieser Bilder seien hier kurz angeführt.

Die **Mastitis** des Neugeborenen entsteht in derselben Zeit, in der sich auch die Absonderung der sog. Hexenmilch findet. Sie gleicht vollständig der Mastitis der laktierenden Frau und entsteht namentlich leicht, wenn durch Herumdrücken an den sezernierenden Brüsten das Gewebe gereizt worden ist.

Diagnose. Die Diagnose ist selbstverständlich.

Prognose. Die Prognose ist bei zweckentsprechender Behandlung günstig.

Therapie. Die Therapie besteht bei der physiologischen Anschwellung der Drüsen in absoluter Schonung vor jedem Trauma; ist es zur Entzündung gekommen, so werden antiphlogistische Umschläge (essigsaure Tonerde) anzuwenden sein. Bei Abszeßbildung Inzision.

Der **Pemphigus neonatorum** ist eine Hautkrankheit, die durch die Entstehung einfacher, verschieden großer, mit trübem Inhalt gefüllter Blasen charakterisiert ist. Die Erkrankung setzt sich, meist am Rumpf beginnend, im Verlauf einiger Tage über den ganzen Körper fort. Sie hat nichts zu tun mit dem syphilitischen Pemphigus des Neugeborenen, der an Handtellern und Fußsohlen beginnt. Die Affektion ist sehr ansteckend für Neugeborene und junge Säuglinge. Das noch unbekannte Virus ist offenbar auch durch dritte Personen übertragbar, durch Wärterinnen auf Säuglingsstationen und durch Hebammen kann eine Endemie von Pemphigus hervorgerufen werden. Die Kinder leiden unter der Erkrankung der Haut natürlich sehr, sie sind unruhig, schlafen schlecht, haben viel Schmerzen beim Umkleiden usw. Die unkomplizierte Krankheit macht kein Fieber, sie besteht etwa 10 Tage, dann kommen keine neuen Eruptionen mehr, die roten Stellen, die dem Blasengrunde entsprechen, blassen ab, und die Abheilung erfolgt. So verhält sich der Verlauf aber nur, wenn keine sekundäre Infektion eintritt, zu der es natürlich bei den vielen des Epidermisschutzes beraubten Hautstellen sehr leicht kommen kann.

Diagnose. Die Diagnose ist bei der charakteristischen Beschaffenheit des Hautausschlages nicht schwer.

Prognose. Die Prognose ist bei einem nicht gar zu schwachen Kinde und bei Vermeidung eitriger Infektionen günstig. Treten diese Infektionen dagegen ein, so kann die Folge natürlich eine Sepsis sein usw.

Therapie. Die Behandlung besteht in leichten Fällen in Einpudern mit Bolus alba oder dgl. In schwereren Fällen, in denen größere nässende Flächen entstanden sind, verbindet man mit essigsaurer Tonerde, und bei starker Ausbreitung, namentlich der unteren Körperhälfte, werden Tanninbäder (20 g Acid. tannic. auf ein Säuglingsbad) oder Eichenrindenbäder mit nachfolgender Einpuderung mit Bolus alba und locker angelegtem Verband benutzt. Auch Pinselung mit 10 % Argent. nitric. und nachträgliche Puderung mit Bolus oder Lenicetpuder ist gut wirksam.

Die Eichenrindenbäder werden folgendermaßen hergestellt: Einige Hände voll Eichenrinde werden mit 1 Liter Wasser einige Zeit gekocht, die dunkelbraune Flüssigkeit durch ein feines Sieb von den festen Bestandteilen getrennt und dem Bade zugesetzt.

Die **Dermatitis exfoliativa des Neugeborenen** (Pemphigus malignus). Man bezeichnet so eine seltene eigenartige Veränderung der Haut, die verwandt mit dem Pemphigus ist, die in der Bildung einer spärlichen Exsudation in das Rete Malpighii besteht und zu einer ganz flachen, äußerlich nicht sichtbaren Abhebung der Hornschicht vom Papillarkörper führt. Die Veränderung ist über die ganze Körperoberfläche ausgebreitet. Die Krankheit beginnt mit der Bildung von Blasen in der Umgebung des Mundes, selten an anderen Stellen, die Blasen sind schlaff, neigen zu flächenhafter Ausbreitung und zum Zusammenfließen, die Blasendecke stößt sich bald ab und es entstehen große Flächen, in denen der Papillarkörper frei liegt. Die Zahl der Blasen ist sehr verschieden, zuweilen treten sie nur vereinzelt auf.

Die oben erwähnte Erscheinung der Epidermolysis zeigt sich zunächst in der Umgebung der Blasen, um sich dann auf den ganzen Körper auszudehnen. Sie steigert sich in ausgeprägten Fällen so stark, daß nur wenige Stellen des Körpers noch mit normaler Haut bedeckt sind und das Kind wie geschunden aussieht. Die Krankheit beginnt in den meisten Fällen in der ersten Lebenswoche, selten später in der dritten bis fünften Woche.

Der Verlauf ist in einigen Fällen sehr akut und endet dann nach einer bis drei Wochen ausnahmslos tödlich.

Es bildet sich ein Zustand heraus wie bei ausgedehnten Verbrennungen, starke Temperaturschwankungen von hochfieberhaften zu Kollapstemperaturen wechselnd, Koma, teils beschleunigte, teils langsame unregelmäßige Atmung, mehr oder weniger starke Muskelspannungen bilden sich aus.

Ist der Verlauf weniger akut, ist die Epidermolysis weniger ausgedehnt und erfolgt sie langsamer, dann ist die Heilung eher möglich, wenn es gelingt den Kindern Sekundärinfektionen fernzuhalten.

Die Krankheit ist wohl sicher parasitären Ursprungs, trat unter der früheren mangelhaften Spitalhygiene in Entbindungsanstalten, Findelhäusern usw. gehäuft auf und zeigt auch zuweilen außerhalb der Anstalten einen epidemieartigen Charakter. Es ist aber sicher sehr leicht ihre Übertragung zu verhindern, denn in den heutigen Anstalten wird eine Übertragung kaum beobachtet und wenn von einer solchen gesprochen werden kann, dann erfolgt sie in Form eines leichten Pemphigus.

Diagnose. Das auffälligste Symptom der Krankheit besteht darin, daß man an Stellen, an denen scheinbar die Haut gar nicht verändert ist, durch sanften Druck die Hornschicht wegschieben kann. Die Diagnose ist durch diese eigenartige Erscheinung leicht.

Prognose. Die Prognose hängt wesentlich von drei Bedingungen ab. Erstens von dem Allgemeinzustande des Kindes. Die Affektion befällt besonders häufig Kinder, die an und für sich lebensschwach sind, Frühgeburten und schwächliche Kinder, deren Resistenz von vornherein gering ist. Dadurch wird die Prognose natürlich getrübt. Zweitens ist es von größter Bedeutung, ob Frauenmilch vorhanden ist oder nicht. Im letzeren Falle ist die Aussicht auf Erhaltung des Lebens sehr gering. Drittens ist von Bedeutung, ob das Kind zur Behandlung kommt, bevor noch Sekundärinfektionen, denen die von der Hornschicht entblößte Haut natürlich weite Pforten schafft, eingetreten sind. Das Vorhandensein von sekundären Infektionen (mit Eiterkokken) ist in den meisten Fällen gleichbedeutend mit allgemeiner Sepsis.

Die Prognose der unkomplizierten subakut verlaufenden Krankheit bei einem kräftigen Neugeborenen ist zweifelhaft, doch darf man auf Heilung hoffen, namentlich wenn Frauenmilch gegeben werden kann. Die ganz akuten Formen sind, wie oben schon gesagt, immer ungünstig.

Therapie. Die Therapie besteht wesentlich in der Anwendung austrocknenden Puders, Bolus alba (sterilisiert), Lenicetpuder usw. Das Kind wird dick eingepudert und in weitmaschigen Mull gelegt, nicht in feste Verbände. Es soll möglichst wenig berührt werden, um weiteres Abstreifen des Epithels zu vermeiden. Ist die Eintrocknung vorgeschritten, können auch Bäder mit Eichenrinde gemacht werden. Die Ernährung muß unbedingt mit Frauenmilch erfolgen.

Die Infektion des Nabels.

Die Infektion der Nabelgefäße. Bei Lösung und Abfallen der Nabelschnur werden Lymph- und Blutgefäße eröffnet, deren Infektion für den Neugeborenen äußerst verderblich werden kann. Die Gelegenheit der Erwerbung derartiger Infektionen ist deshalb besonders günstig, weil durch die absterbende Nabelschnur ein ausgezeichneter Nährboden für Bakterien geschaffen wird, wenn nicht durch einen besonderen Verband dafür gesorgt wird, daß Infektionen nicht Platz greifen können (s. u.).

Diese Infektionen können drei Wege einschlagen: 1. Infektion des Thrombus der Nabelvene, 2. Infektion des Thrombus der Nabelarterien, 3. Infektion der Lymphscheiden der Arterien.

Die Infektion der Nabelvene führt schnell zur Sepsis und Pyämie, die Kinder gehen schnell zugrunde. Die Affektion ist selten.

Die Infektion der Nabelarterienthromben kommt etwas häufiger vor und kann durch Fortsetzung der Infektion bis zur Einmündung der Nabelarterien in das allgemeine Gefäßsystem ebenfalls zur Sepsis führen. Indessen kommt es nicht immer so weit; es bildet sich durch die gleichzeitige Erkrankung der Lymphscheiden der gleich zu besprechende Abszeß, nach dessen Eröffnung auch die Infektion des Arterienthrombus zur Abheilung kommt.

Die Infektion der Lymphscheiden der Arterien, die Periarteriitis des Nabels, ist die häufigste Form der tiefen Infektionen des Nabels.

Es bildet sich in der Umgebung der Arterien und der Fascie ein Abszeß, der zunächst eine röhrenförmige Gestalt hat. Er kann sich nach verschiedenen Richtungen hin ausdehnen, kann als Phlegmone bis in die Weichengegenden oder in das Scrotum sich erstrecken. Häufiger findet sich eine flache Ausbreitung des Abszesses neben der Nabelarterie, und wenn eine beiderseitige Periarteriitis besteht, so bildet sich zwischen den beiden Gefäßen ein flacher dreieckiger Abszeß, dessen Spitze nach oben gerichtet ist. Streicht man in einem solchen Falle vorsichtig von der Symphyse nach dem Nabel zu, so sieht man im Nabelgrunde einen Tropfen Eiter erscheinen.

Diagnose. Die Diagnose der Erkrankungen der Nabelgefäße ist deshalb nicht ganz leicht, weil sie äußerlich am Nabel und meist auch an der Bauchhaut keine Erscheinungen machen, weil sich der ganze Prozeß unter der Fascie abspielt. In den Fällen, in denen eine Infektion der Gefäßthromben eingetreten ist, kann es oft unmöglich sein, lokal irgendeine pathologische Veränderung zu finden, und nur der Allgemeinzustand des Kindes zeigt an, daß es eine septische Infektion erlitten hat. (Auf die Sepsis der Neugeborenen soll unten näher eingegangen werden, wenn auch die anderen, wichtigen Eingangspforten derselben besprochen sind.)

Etwas leichter ist die Diagnose schon bei den periarteriitischen Abszessen. In manchen Fällen zeigt die Haut zwischen Nabel und Symphyse deutliche Rötung und Schwellung und lenkt so schon die Aufmerksamkeit auf den Nabel hin; freilich trifft das nicht immer zu.

Man soll in jedem Falle, in dem sich ein fieberhafter Zustand beim Neugeborenen und jungen Säugling findet, oder wenn sich bei ihm auch nur eine Verschlechterung des Allgemeinbefindens, Blässe, Somnolenz, Abmagerung oder auch Diarrhöen und Husten einstellen, stets den Nabel untersuchen, weil 1. die von dort aus einsetzende Sepsis derartige Erscheinungen macht, und 2. auch allein das Vorhandensein der lokalen Eiterung das Allgemeinbefinden des Kindes

schwer schädigen muß (vgl. S. 132 ff.). Untersucht man den Nabel
dann genau, so findet man seinen Grund feucht und kann in der
vorher angedeuteten Weise aus ihm etwas Eiter herausdrücken. Das
gelingt freilich nicht immer. Man kann sich dann noch durch vorsichtige Sondierung von dem Bestehen eines Abszesses der oben
geschilderten Art überzeugen. Zuweilen dringt die Sonde, die natürlich ohne jeden Druck eingeführt werden muß, mehrere Zentimeter
nach der Symphyse zu ein und ist bei dem Herausziehen mit Eiter
bedeckt.

Prognose. Die Prognose der Nabelgefäßerkrankungen hängt bei
den Infektionen der Gefäßthromben ganz davon ab, wieweit die Vereiterung vorwärts geschritten ist. Ist nur ein kurzes Stück vereitert,
wie das öfter im Zusammenhang mit Periarteriitis und mit den
äußerlich sichtbaren Nabelerkrankungen (s. S. 43 und 45) vorkommt,
so heilt das unter sachgemäßer Behandlung ohne Folgen ab. Ist
aber der ganze Thrombus vereitert (das trifft bei den seltenen Fällen
der Infektion des Venenthrombus besonders zu), so fällt die Prognose
mit der einer septischen Allgemeininfektion des Neugeborenen und
jungen Säuglings zusammen. Die Prognose der häufigsten derartigen
Erkrankung, der Periarteriitis, ist verhältnismäßig gut. Genaue
Untersuchung des Kindes weist frühzeitig auf die drohende Gefahr
hin und veranlaßt zu dem unten beschriebenen therapeutischen Eingriff. Die Prognose wird schlechter, wenn sich bereits Abszesse in
der Weichengegend, im Scrotum usw. gebildet haben, und sie ist
ungünstig, wenn sich bereits Zeichen einer allgemeinen Sepsis bemerkbar machen.

Therapie. Die Therapie ist im wesentlichen eine chirurgische.
Man führt in den durch die Sonde nachgewiesenen Abszeß eine Hohl-
sonde ein und spaltet alles darüberliegende Gewebe. Die Abszeß-
höhle, so freigelegt, wird gereinigt, mit Vioformgaze tamponiert oder
auch mit Dermatol usw. bestreut und verbunden.

Die Heilung erfolgt durch Granulationen, gewöhnlich ziemlich
schnell. Ist der Prozeß noch rein lokal geblieben, so ist mit diesem
Eingriff die Gefahr beseitigt, und die etwa vorhandenen Allgemeinerscheinungen verschwinden schnell.

Es mag noch erwähnt werden, daß unter Umständen eine Spontanheilung in der Art eintritt, daß die Verbindung mit dem Nabel
fest verklebt wird und dann der Eiter des flachen Abszesses sich ein-
dickt und resorbiert wird. In anderen Fällen verklebt die Verbindung
zunächst auch, der Abszeß nimmt aber doch an Umfang zu und
bricht schließlich nach dem Nabel zu durch, und der Eiter fließt ab.
Auf eine solche Spontanheilung kann man sich aber nicht verlassen,
denn selbstverständlich kann sich der Abszeß auch ebensogut nach
unten ausdehnen, und vielfach wird auch angenommen, daß von ihm
aus noch nach längerer Zeit eine allgemeine Sepsis entstehen könnte.
Die tiefreichenden Vereiterungen der Gefäßthromben sind natürlich
der Therapie nicht zugänglich.

Bei kleinen nicht tiefgehenden periarteriitischen Abszessen habe ich auch ohne Operation gute Abheilung unter Anwendung der Bierschen Saugglocke gesehen.

Die oberflächlichen Erkrankungen des Nabels sind erheblich leichter zu erkennen und zu behandeln und geben dementsprechend nur viel seltener Anlaß zu allgemeinen, das Leben bedrohenden Affektionen.

Die **Blennorrhöe des Nabels** ist eine einfache eitrige Entzündung des Nabelgrundes.

Diagnose. Die Diagnose wird sofort gestellt, wenn man überhaupt den Nabel ansieht.

Prognose. Die Prognose ist gut. Sie kann nur getrübt werden durch gleichzeitige Arterienerkrankung. Eine mäßige Mitbeteiligung der Arterienthromben und der Adventitia an der Entzündung ist sehr oft vorhanden, heilt aber nach Beseitigung der Blennorrhöe ohne weiteres ab. Tiefergreifende Thrombo-Arteriitis und Periarteriitis gibt sich dadurch zu erkennen, daß man nach Entfernung des Eiters aus dem Nabelgrunde dort beim Streichen von der Symphyse nach dem Nabel von neuem Eiter hervorquellen sieht. Dadurch wird natürlich die Prognose, entsprechend den vorstehenden Auseinandersetzungen, getrübt.

Therapie. Die Therapie besteht bei der einfachen Blennorrhöe in Entfernung des Eiters und Pulververband. Bei stärkerer Mitbeteiligung der Gefäße in Eröffnung, wie oben angegeben, bei geringer Gefäßerkrankung wird neben dem Pulververband die Biersche Glocke angewandt.

Die **Granulationsgeschwulst der Nabelwunde**, Fungus umbilicalis, Fleischnabel genannt, ist eine ohne weiteres verständliche Affektion. Sie wird behandelt mit Höllensteinätzung oder Abbindung usw.

Die **Periomphalitis** ist eine Entzündung des Unterhautzellgewebes der Nabelumgebung. Sie trägt den Charakter einer phlegmonösen Entzündung und kann natürlich der Ausgang einer Allgemeininfektion werden. Der Nabelgrund ist dabei auch eitrig entzündet und die Nabelöffnung verklebt. Die Behandlung besteht in der Reinigung und Versorgung des Nabelgrundes und antiseptischen Aufschlägen, essigsaurer Tonerde usw., eventuell Spaltung der Phlegmonen.

Im Anschluß hieran kann es zur Gangrän der Nabelumgebung kommen, die nur bei sehr geringer Ausbreitung noch einige Aussicht auf Erhaltung des Lebens gibt.

Man sieht einzelne Teile der stark geröteten und geschwollenen Nabelumgebung sich blauschwarz verfärben, dann einsinken, dann in Fetzen abgestoßen werden. Die Gangrän breitet sich meist schnell aus, führt zur Sepsis oder auch zunächst zur eitrig-jauchigen Peritonitis und so zum Tode. Diese Affektion ist sehr selten geworden.

Therapie. Die Therapie besteht in der Anwendung antiseptischer feuchter Verbände. Zuweilen kommt es dabei bei frühzeitiger Anwendung zur Abstoßung des abgestorbenen Gewebes und zur Heilung, indessen ist die Aussicht darauf gering.

Andere Wege der Infektion.

Außer vom Nabel aus kann die Sepsis ihren Einzug beim Neugeborenen noch halten durch die Haut, die Lungen, den Verdauungsschlauch und die Harnwege.

Die Haut kann durch jede Entzündung, z. B. eine Intertrigo usw., zur Eingangspforte der septischen Infektion werden. Es ist deshalb bei dem Neugeborenen jede auch nur geringfügige Verletzung und Entzündung der Haut besonders sorgfältig zu beobachten und zu behandeln.

Die Lungen werden durch Inspiration von Keimen oder wohl auch durch Aspiration von Fruchtwasser usw. infiziert. Die hauptsächlich bedeutungsvollen Mikroorganismen sind hier, wie auch bei den anderen septischen Allgemeininfektionen des Säuglings und Neugeborenen, die Streptokokken.

Der Digestionsschlauch ist namentlich in seinem Anfange in der Mundhöhle nicht selten der Ausgang der septischen Infektion, und zwar durch die törichte Unsitte der mechanischen Mundreinigung. Hierbei wird in Betätigung eines kritiklosen Reinlichkeitstriebes, der besser den zur Pflege des Neugeborenen gebrauchten Händen zugute kommen sollte, die zarte Schleimhaut „abgewischt". Dabei sind Läsionen des Epithels unvermeidlich, die natürlich eine bequeme Eingangspforte für pathogene Bakterien bilden. In besonders krassen Fällen können an den Stellen, an denen die Schleimhaut über den Hamulus pterygoideus gespannt ist und dort weniger gut ernährt wird, Verschwärungen der Schleimhaut entstehen, und von diesen nekrotischen Stellen aus, den sog. Bednarschen Aphthen, kommt es dann leicht zur Aufnahme von Eiterkokken und damit zur Sepsis.

Der hauptsächlichste Schutz gegen diese Art der Sepsisentstehung ist die Vermeidung des gänzlich überflüssigen und gefährlichen Mundauswischens. Sind einmal die Verletzungen der Schleimhaut da, so kann man versuchen, durch Ausspülen des Mundes mit antiseptischen Flüssigkeiten und eventuell durch Ätzung der verschwärten Stellen Heilung zu schaffen. Zur Ausspülung eignen sich Wasserstoffsuperoxyd, essigsaure Tonerde, Salol und vor allem eine 5 proz. Ichthyollösung. Die Ätzung kann mit Arg. nitric. oder mit Karbol erfolgen.

Durch den Magen und Darm kann eine Sepsis dadurch eintreten, daß durch Blutungen, wie sie bei der Frühgeburt näher beschrieben wurden, Verletzungen der Schleimhaut gesetzt werden, die ein Eindringen von Keimen ermöglichen. In diesem Fall handelt es sich vorwiegend um Kolibazillen.

Oben wurde schon darauf hingewiesen, daß die Besiedelung des Darmes mit Bakterien abhängig ist von der Art der Nahrung. Wird ein Neugeborener künstlich ernährt, so überwiegt die für dieses Lebensalter fremde Gruppe der Kolibazillen, für die eine genügende Resistenz der Schleimhaut nicht immer vorhanden ist, so daß ein Eindringen der Keime erfolgen kann. Aber auch durch Eiterkokken können schwer enteritische Veränderungen besonders bei Kindern der ersten Lebenswoche gesetzt werden, die sich als eine hämorrhagisch-eitrige Entzündung namentlich der oberen Darmabschnitte zeigt. Als Erreger kommen Streptokokken, Diplokokken usw. in Betracht.

Die Erkrankung kann zu einer schweren membranösen Entzündung führen, ist aber jetzt recht selten geworden, nachdem die Pflege der Neugeborenen und jungen Säuglinge in Anstalten, wo diese Fälle namentlich vorkommen, an den meisten Stellen eine mehr zweckentsprechende geworden ist. Auch Entzündungen des Kolons kommen in diesem Alter vor, von denen später unter Infektionskrankheiten gesprochen wird.

Von allen diesen enteritischen Veränderungen aus kann es zum Übertritt von Bakterien und zur Sepsis kommen, ja das ist bei den jungen Kindern die Regel.

Das Krankheitsbild ist äußerst schwer und zeichnet sich aus durch schnell einsetzenden tiefen Verfall und Kollaps. Es besteht anfangs Fieber, das aber bald durch den Kollaps verdeckt wird. Die Diarrhöen sind sehr heftig und nicht charakteristisch im Gegensatz zur Kolitis und den ruhrähnlichen Dickdarmentzündungen, s. u. Der Eintritt der Sepsis zeigt sich im Auftreten von Petechien oder es bildet sich auch eine Peritonitis aus.

Die Diagnose ist nur mit Wahrscheinlichkeit zu stellen, da sich eine scharfe Abgrenzung von alimentär bedingten Durchfällen nicht während des Lebens ermöglichen läßt.

Die Prognose ist ganz schlecht, die Therapie ist außer der Fütterung mit Frauenmilch machtlos.

Schließlich kann von der Blase aus eine Infektion namentlich bei weiblichen Neugeborenen eine Sepsis bedingen, ferner auch die Rachenorgane und Ohren den Ausgang der Sepsis bilden, wovon später die Rede sein wird (s. S. 142 und 146).

Die klinischen Erscheinungen der Sepsis beim Neugeborenen sind zuweilen sehr wenig prägnant. Die Kinder verfallen, trinken nicht, werden blaß, nehmen dann eine erdfahle Farbe an, haben einen sehr schwachen schnellen Puls, niedrige Temperatur und gehen nach kurzer Zeit zugrunde.

In anderen Fällen sind die Erscheinungen deutlicher. Die Kinder haben Fieber, das ziemlich erheblich sein kann. Sie zeigen ein verfallenes Gesicht mit stark ängstlichem Ausdruck, die Augen sinken ein, der Lidschlag erfolgt wegen der eintretenden Benommenheit selten, und es entsteht deshalb eine Reizung der Conjunctiva, die diese stark injiziert erscheinen läßt. Die Kinder liegen meist ruhig und ganz apathisch da, zuweilen tritt aber ein Zittern in der Muskulatur auf und eigentümliche Bewegungen der Glieder, die an diejenigen bei den alimentären Intoxikationen erinnern. (Siehe d. S. 88.)

Beinahe stets sind Durchfälle vorhanden, die zur Entleerung sehr dünner, oft wäßriger Massen führen, und die mit Recht von vielen Autoren direkt auf eine Einwirkung der septischen Infektion auf den Darm zurückgeführt werden. Sie sind insofern besonders bemerkenswert, als sie häufig zu Fehldiagnosen Veranlassung geben. Es wird dann nur an eine Darmstörung gedacht, und die Kinder gelten bei dem meist eintretenden tödlichen Ausgange der Krankheit als an Darmkatarrh gestorben. Es wird gar nicht daran gedacht, daß die Erscheinungen von seiten des Darmes nur ein Symptom einer allgemeinen Sepsis sind, und es wird nach deren Ursache nicht geforscht.

Weiter finden sich in diesen Fällen ein Katarrh der feineren Bronchien und pneumonische Infiltrate.

An der Haut treten, namentlich bei länger dauernder Krankheit, Blutungen auf, denen dann meist der Tod bald zu folgen pflegt. Häufig ist die Haut ikterisch verfärbt, eine Erscheinung, die sich auch bei der gleich zu besprechenden pyämischen Form findet.

In allen diesen Fällen sind die pathologischen Veränderungen an der Leiche wenig charakteristisch. Es finden sich parenchymatöse Entartungen in Herz, Leber, Nieren, Milzschwellung, die aber nicht immer den eigentlichen Charakter der septischen Milz zu tragen braucht. Ferner sind Blutungen auf den serösen Häuten und in den inneren Organen zuweilen nachweisbar.

Der pathologisch-anatomische Befund ist nicht entscheidend, mehr kommt es auf die möglichst bald nach dem Tode vorgenommene bakteriologische Untersuchung an. Sie läßt im Herzblut und in der Milz die Streptokokken sehr häufig nachweisen.

In einer anderen Gruppe von Fällen kommt es zu multiplen metastatischen Eiterungen. In der Haut, in den Gelenken entstehen Abszesse, schwere Pneumonien, mit Empyem verbunden, treten auf usw., so daß also eine wirkliche Pyämie vorliegt. Der Verlauf ist hier meist langsamer als bei der vorher geschilderten Form, und es ist auch zu bemerken, daß diese multiplen Eiterungen oft erst längere Zeit nach der Geburt auftreten. Ihr Anfang dürften nicht selten die beinahe symptomlos verlaufenden, flachen, periarteriitischen Abszesse sein, die sich nach dem Nabel zu schließen (s. S. 43).

In diesem Falle ist natürlich auch das pathologisch-anatomische Bild reichhaltiger, und man findet embolische Eiterungen an allen möglichen Stellen des Körpers.

Die Behandlung der septischen Allgemeininfektion ist aussichtslos. Man kann nur durch die möglichst gründliche Behandlung des primären Infektionsherdes Hilfe schaffen, wenn eine Allgemeininfektion noch nicht eingetreten ist.

Für die Verhütung ist von ganz besonderer Bedeutung die Versorgung des Nabels. Der Verband der Nabelschnur muß auf jeden Fall so beschaffen sein, daß er eine schnelle Eintrocknung ermöglicht, es werden also am besten Pulverbände oder Alkoholverbände angewendet.

Mit den geschilderten septischen Zuständen verwandt sind wahrscheinlich folgende seltene Erkrankungen des Neugeborenen:

Die hämorrhagische Diathese des Neugeborenen ist ein Zustand, bei dem sich Blutungen aus dem Nabel unter der Haut usw. zeigen. Hierher gehören auch die Blutungen, die bei einzelnen Kindern aus der Nabelschnur vorkommen, wenn diese nicht ganz absolut fest unterbunden ist. (Das ist nicht normal. Beim gesunden Kinde steht die Blutung schnell, selbst ohne Unterbindung der Nabelschnur.) Diese Fälle dürften wohl stets einer allgemeinen Sepsis zuzurechnen sein. Sie finden sich namentlich bei syphilitischen Kindern. Die Prognose ist schlecht, die Therapie machtlos, man kann versuchen vorzugehen wie bei Melaena (s. S. 39).

Ferner seien noch erwähnt:

Die Buhlsche Krankheit ist eine akute Fettdegeneration der inneren Organe mit multiplen unstillbaren Blutungen und schwerer Asphyxie.

Es besteht Icterus und Cyanose, aber kein Fieber. Die fettige Degeneration in Leber, Nieren und Herz ähnelt der Phosphor- und Arsenvergiftung. Es handelt sich wahrscheinlich um eine Infektion noch nicht bekannten Ursprungs.

Der Tod erfolgt im Kollaps.

Die Winckelsche Krankheit ist epidemisch in Anstalten beobachtet worden. Sie geht einher mit Cyanose, Ikterus, Hämoglobinurie, Bluteindickung, starken Hautblutungen, Kollaps. Fieber besteht nicht. Im Blut Leukocytose. Blutungen an den serösen Häuten. Organdegeneration. Hämoglobininfarkt der geraden Harnkanälchen. Wahrscheinlich auch eine sept. Infektion unbekannten Ursprungs. Stets tödlich.

Die Augenblennorrhöe des Neugeborenen ist in den Lehrbüchern der Geburtshilfe und der Augenheilkunde nachzusehen.

Der Tetanus neonatorum wird hervorgerufen durch die Infektion des Nabels mit Tetanusbazillen oder deren Sporen. Die Bedingungen für die Entwicklung dieses Anaeroben sind am Nabel besonders günstig. Er findet hier ein absterbendes Gewebe, den Nabelschnurrest, der nicht mit Blut und damit mit Sauerstoff versorgt wird. Auch die Stümpfe der Nabelgefäße und ihre Lymphscheiden bieten in ähnlicher Weise einen günstigen Nährboden, als dort auch keine lebhafte Sauerstoffzufuhr stattfindet. Allerdings gehört noch etwas dazu, um den Tetanusbazillus gedeihen zu lassen und ihm die Möglichkeit der Giftbildung zu gewähren. Das ist die Anwesenheit Sauerstoff aufzehrender Bakterien, wie z. B. der Eiterkokken. Wenn man nun bedenkt, daß der Nabel auch die Eingangspforte der septischen Infektionen in

der Mehrzahl der Fälle ist, wenn man weiter bedenkt, daß die In
fektion mit Tetanusbazillen nur zustande kommt bei unsaubere
Versorgung des Nabels, so kann man sich gut vorstellen, daß es der
Tetanusbazillen oder -sporen wohl selten an der nötigen Begleitung
von Eiterkokken usw. fehlen wird, wenn mit ihnen der Nabel eine
Kindes infiziert wird.

Für das Krankheitsbild, die Prognose und die Therapie kommt
diese Symbiose sehr wesentlich in Betracht, denn man hat eben
eigentlich nie einen reinen Fall von Tetanus vor sich, sondern stets
eine mit Tetanus komplizierte Nabelsepsis.

Die Erkrankung beginnt gewöhnlich am fünften oder sechsten Tage
des Lebens mit Schreien und Unruhe. Es folgt ein krampfhafter
Kieferschluß, die Verweigerung aller Nahrung, große Erschwerung des
Schluckens. Dann tritt eine krampfhafte Verzerrung der Gesichtsmuskulatur auf, die Falte von den Nasenflügeln zu den Mundwinkeln
und zum Kinn vertieft sich, der Mund nimmt eine eigentümliche
Stellung ein, sardonisches Lächeln, die Augenbrauen sind finster zusammengezogen, die Augen geschlossen oder wenigstens die Lidspalte
stark zusammengezogen.

Die krampfhaften Bewegungen der Mundhöhlenwand und der
Zunge lassen Schaum vor dem Munde erscheinen.

Dann folgen die Krämpfe der Muskulatur des Rumpfes und der
Extremitäten. Der Rücken befindet sich in starkem Opistothonus,
die Bauchdecken sind bretthart, ebenso die Thoraxmuskulatur. Der
Krampf ist kein gleichmäßiger, die Muskulatur zeigt freilich dauernd
einen stark erhöhten Tonus, aber von Zeit zu Zeit, zehn- bis vierzig-
mal in der Stunde und öfter, erfolgt ein stärkerer Krampfstoß, gewöhnlich im Anschluß an irgendeinen sensiblen Reiz, sei er auch noch
so gering, z. B. ein lauter gesprochenes Wort usw. Es handelt sich
also um tonische Reflexkrämpfe.

Der Krampf beeinträchtigt natürlich in hohem Grade die Atmung,
denn auch das Zwerchfell ist von ihm mitergriffen, und namentlich
wenn mehrere starke Krampfstöße schnell aufeinanderfolgen, tritt
starke Zyanose auf, die auch während der ruhigeren Perioden nicht
ganz schwindet und in schweren Fällen sehr hohe Grade annimmt.

Die Temperatur steigt mit der vollen Ausbildung des Zustandes
schnell auf 40—41° und mehr. Gegen das Lebensende werden sehr
hohe Grade erreicht oder es tritt tiefer Kollaps ein.

Diagnose. Die Diagnose der ausgebildeten Krankheit ist leicht;
nicht so einfach ist es, die ersten Anzeichen richtig zu erkennen,
und gerade darauf kommt es an, wenn man sich auch nur einige
Hoffnung auf eine Erhaltung des kindlichen Lebens machen will.
Man achte besonders darauf, daß das Kind beim Versuch zu trinken
die Kiefer zusammenkneift, man denke bei jeder plötzlichen Nahrungsverweigerung seitens eines jungen Säuglings stets an Tetanus, dann
findet man bei genauerer Untersuchung den sonderbaren Gesichtsausdruck und eine bereits deutliche starke Reflexübererregbarkeit.

Prognose. Die Prognose ist ungünstig, wenn auch vereinzelte Fälle von Heilung vorkommen. Sie scheint relativ besser zu sein bei langer Inkubation (10—20 Tage nach der Geburt) und hängt davon ab, wann die Diagnose gestellt und mit der spezifischen Behandlung begonnen wird. Sie ist ferner günstiger in den sich hinziehenden Fällen, als in den rapid verlaufenden. Letztere enden nach 36 bis 96 Stunden tödlich, doch kann sich der Verlauf auf vierzehn Tage und mehr erstrecken und dann noch der Tod eintreten.

Therapie. Der Tetanus ist eine Toxinkrankheit wie die Diphtherie, und genau wie bei dieser läßt sich ein spezifisches Antitoxin herstellen und prophylaktisch und therapeutisch verwenden. Leider sind aber die Erfolge nicht annähernd so gut wie bei der Diphtherie. Der Grund liegt darin, daß die Wirkung der Antitoxine im wesentlichen sich auf den Anteil der Toxine beschränkt, der noch frei, noch nicht an Zellen gebunden ist. Beim Tetanus wird aber in den meisten Fällen die Diagnose erst gestellt, wenn schon ausgedehntere Partien des Zentralnervensystems vergiftet sind, das Gift also schon an die Zellen gebunden ist. Man erkennt eben die Krankheit erst an Symptomen, die durch die Vergiftung lebenswichtiger Zellgruppen bedingt werden, und es fehlen die für die Erkennung der Diphtherie so wertvollen Erscheinungen an der Eingangspforte. Es gelingt deswegen viel seltener, noch größere Mengen von Tetanusgift in freiem Zustande, bevor es an die Zellen herangetreten ist, durch das Antitoxin zu binden. Will man das mit einiger Wahrscheinlichkeit hoffen, so muß die Anwendung des Antitoxins sehr früh, wenigstens innerhalb der ersten 12—24 Stunden nach Beginn der ersten Erscheinungen erfolgen. Man wendet das Serum am besten so an, daß man 50 Immunitätseinheiten subdural (nach Spinalpunktion) injiziert und fünfzig an mehreren Stellen in der Umgebung des Nabels injiziert.

In neuerer Zeit hat die Erfahrung gelehrt, daß man bei der Diphtherie durch Einführung sehr großer Mengen von Antitoxin auch solche Krankheitserscheinungen noch günstig beeinflussen kann, die sicher eine schon eingetretene Bindung des Giftes an die Zelle zeigen (z B. Lähmungen). Nach dieser Erfahrung steht die Frage offen, ob es nicht doch gelingen kann, durch wesentlich höhere Dosen von Antitoxin, als man sie bisher gebraucht hat, eine Heilung auch des ausgebrochenen Tetanus zu erzielen. Die günstigen Erfahrungen, die man bei prophylaktischer Anwendung des Tetanusantitoxins im Kriege gemacht hat, sollten dazu veranlassen, bei jeder Erkrankung des Nabels sofort Tetanusantitoxin subkutan zu geben.

Im übrigen ist man auf die Narcotica angewiesen, von denen das Chloralhydrat mir am vorteilhaftesten erscheint. Allerdings ist es zuweilen schwierig, wegen der starken Spasmen ein Klystier damit zu machen; man hilft sich dann so, daß man das Kind zunächst mit Chloroform leicht narkotisiert, dann lassen die Spasmen nach, und es ist möglich, das Chloralhydrat (0,5 g pro dosi) beizubringen. Diese Dose oder auch eine kleinere von 0,2 g wird dann wiederholt nach Bedarf gegeben. Ist es möglich, dem Kinde etwas Nahrung beizubringen, so kann man dieser noch Brom zusetzen, täglich etwa 1 g.

Die Nahrung (Frauenmilch) wird am besten mittels Pipette durch die Nase beigebracht; ist das Schlucken ganz unmöglich, so muß man sich zur Schlundsonde und zu Nährklystieren entschließen, Prozeduren, die natürlich in möglichst tiefer Narkose vorgenommen werden müssen.

Anhang.

Einige klinisch wichtige Mißbildungen.

Es ist nicht möglich, hier auf alle Mißbildungen etwas näher einzugehen, sie haben auch größtenteils mehr anatomisches als klinisches Interesse, und sie sind auch ausführlich in den Lehrbüchern der pathologischen Anatomie behandelt.

Klinisch wichtig sind namentlich die unvollkommenen Ausbildungen des Verdauungsschlauches. Besonders häufig sind blinde Endigungen des Darmes. Die Möglichkeit, hier zu helfen, hängt davon ab, wie weit das blind endende Stück herabreicht.

Eine weitere, seltenere Anomalie ist eine blinde Endigung der Speiseröhre. Sie macht anfangs große diagnostische Schwierigkeiten, weil man natürlich zunächst bei der Inspektion des Neugeborenen nichts davon sieht. Gewöhnlich fällt zunächst auf, daß die Kinder eine große Menge von Schleim im Munde haben und dadurch am Atmen gehindert werden. Zunächst wird an eine der so oft vorkommenden Aspirationen von Schleim während der Geburt und dadurch bedingte Asphyxie gedacht. Wenn es dann gelungen ist, diese Asphyxie auf dem üblichen Wege zu beseitigen, so zeigt sich, daß nach einiger Zeit wieder Mund und Rachen voll Schleim sind, der von neuem ein Atmungshindernis bildet. Zu erklären ist das dadurch, daß jedes Verschlucken des Schleimes unmöglich ist. Noch deutlicher wird das Bild, wenn die ersten Versuche beginnen, dem Kinde Nahrung zu geben. Es saugt, versucht auch, zu schlucken, dann beginnt ein starkes Pressen und Würgen, und die aufgenommene Flüssigkeit wird zurückgegeben. Untersucht man dann mit der Sonde, so zeigt sich die vollständige Undurchgängigkeit der Speiseröhre. Die Therapie ist machtlos.

Weitere häufige Mißbildungen sind die Spalten in Lippen und Gaumen, die im wesentlichen ein chirurgisches Interesse haben, ebenso wie die häufigen Anomalien der Harnröhrenbildung bei Knaben. Für den Hausarzt kommt hier nur in Betracht, daß er solche Kinder, wenn es nur irgend möglich ist, mit Frauenmilch ernähren lassen soll, denn diese sind viel besser imstande, den Anforderungen, die die Operation an sie stellt, zu genügen, als Flaschenkinder (vgl. auch S. 14), sie sind viel sicherer vor Ernährungsstörungen und erreichen früher die nötige Erstarkung ihres Organismus, um sich der operativen Beseitigung der unangenehmen Störung unterziehen zu können.

Es braucht kaum näher auseinandergesetzt zu werden, daß Kinder mit Lippen- und namentlich Gaumenspalten meist nicht saugen können,

so daß man auf die mühsame Fütterung mit dem Löffel angewiesen
ist. Diese ist auch dem Trinken aus der Flasche vorzuziehen, weil
die Kinder um so leichter sich verschlucken, je größer das Flüssig-
keitsquantum ist, das sie in den Mund bekommen. Die Zufuhr jedesmal nur kleiner Flüssigkeitsmengen läßt sich aber mit dem Löffel
leichter erreichen als mit der Flasche.

Die Hirschsprungsche Krankheit.

Mit diesem Namen wird eine angeborene Dilatation und Hypertrophie des Dickdarms bezeichnet, wahrscheinlich mit Unrecht, denn
es handelt sich weniger um eine primäre Dilatation des Dickdarms
mit Hypertrophie seiner Wand, wie es die anatomischen Präparate
zeigen, als um einen sekundären Zustand, bedingt durch eine weiter
abwärts liegende Stenose. Diese entsteht durch eine anormale Lagerung
der Flexura sigmoidea gegen Colon descendens und Rectum. (Marfan.)

Die klinischen Erscheinungen bestehen in einer hartnäckigen Verstopfung und dem Ausbleiben von Blähungen, während sich der Dickdarm enorm auftreibt. Die Störung macht sich schon wenige Tage
nach der Geburt geltend.

Abführmittel helfen nichts, eine Entleerung läßt sich nur erreichen
durch hohe Einläufe und durch die Einlegung eines Darmrohres, wodurch namentlich die angesammelten Gase entfernt werden.

Durch methodisches Einlegen eines Dauerdarmrohres ist Göppert
die Heilung eines Falles gelungen, in dem sich eine Abknickung der
Flexur gegen das Rectum nachweisen ließ.

Bei nicht ganz sorgfältiger Pflege und ständiger ärztlicher Überwachung gehen die Kinder meist noch im Säuglingsalter zugrunde.

Über Geburtstraumen sind die Lehrbücher der Geburtshilfe nachzusehen.

Viertes Kapitel.

Verdauungs- und Ernährungsstörungen des Säuglings.

Die Verdauungs- und Ernährungsstörungen des Säuglings gehören
zu den interessantesten und schwierigsten Problemen der menschlichen Pathologie, und es ist trotz emsigster Arbeit noch nicht gelungen, für alle Erscheinungen, die uns hier begegnen, restlos befriedigende Erklärungen zu finden. Seit Jahren haben sich führende
Forscher im Gebiet der Kinderheilkunde bemüht, diese Zustände in
ein geschlossenes System klinischer Bilder zu bringen und die Ätiologie der einzelnen Formen festzustellen. Die Anschauungen haben
immer und immer wieder gewechselt, oft so schnell, daß die eine An-

schauung kaum in weitere Kreise der Ärzte eingedrungen war, als sie bereits durch eine andere abgelöst wurde. Neue Namen sind aufgetaucht, alte Namen wurden verworfen und bekamen den Stempel des Unwissenschaftlichen, so daß Mut dazu gehörte, an ihnen festzuhalten. Die neuen Namen deckten aber nicht zu allen Zeiten die gleichen Begriffe, bald war ihr begrifflicher Inhalt weiter, bald enger umgrenzt, und doch war niemals die Grenze befriedigend, denn immer wieder zeigten sich fließende Übergänge, zeigte sich die Unmöglichkeit der Trennung scharfer Krankheitsbilder.

Für den Lernenden erwächst daraus eine sehr große Schwierigkeit, denn wenn er ein „System" gelernt hat, erkennt er es später nicht wieder, weil alles immer ein bißchen anders ist.

Ich bin persönlich auch in den Zeiten der größten Systemfreudigkeit in der Pädiatrie ein arger Ketzer gewesen und habe behauptet, daß es ein System nicht geben kann und der Streit um Worte mit fließenden Begriffen schließlich keinen anderen Nutzeffekt hat als das bekannte Spiel der Katze, die sich in den Schwanz beißt.

So ist es auch erklärlich, daß alle diese Systeme nicht bei den Ärzten populär geworden sind und höchstens denen Freude gemacht haben, die es lieben, Begriffe fein säuberlich zu registrieren und einzuschachteln.

Gott sei Dank ist aber die gewaltige und imponierende Arbeit, die auf diese Bestrebungen verwandt wurde, nicht nutzlos gewesen. Eine große Menge von Einzeltatsachen sind dadurch gefunden worden, die unser Wissen vertieft und uns dem Verständnis der rätselhaften Vorgänge näher gebracht haben.

Zunächst muß man sich daran gewöhnen, daß man für scheinbar gleich aussehende Krankheitsbilder nicht immer dieselbe Ursache voraussetzen darf. Noch weniger ist es erlaubt sich vorzustellen, daß eine Noxe für allerlei Störungen verantwortlich gemacht werden darf, etwa so, daß alle akuten Verdauungsstörungen durch Infektionen hervorgerufen würden oder bestimmten schädlichen Einflüssen der Nahrung zuzuschreiben wären.

Infektionen verschiedener Art können schuld sein, ebenso Schädigungen durch Nahrung, die Bilder können sich sehr ähnlich sehen, und es ist zwecklos, den Versuch der Klassifizierung und Registrierung der einzelnen Bilder etwa nach ätiologischen Gesichtspunkten machen zu wollen.

Es ist aber auch nicht möglich, die Krankheitsbilder als solche nach ihren einzelnen Symptomen genau zu umgrenzen, denn die Bilder sind oft sehr unscharf, gehen ineinander über, zeigen bald diese, bald jene Kombination von Symptomen und machen so auch eine Klassifizierung sehr schwer. Ganz unmöglich ist es, von verschiedenen Krankheiten zu sprechen bei den Ernährungsstörungen, eher kann man versuchen, einzelne Stadien zu unterscheiden, doch darf man auch da nicht zu weit gehen und die Grenzen scharf ziehen wollen.

Zum Verständnis der Verdauungs- und Ernährungsstörungen des Säuglings muß man sich daran erinnern, daß schon physiologisch der Organismus durch die Erfüllung der Aufgaben der Ernährung sehr stark in Anspruch genommen ist, daß ein Mißverhältnis zwischen Aufgabe und Leistungsfähigkeit bei geringer Steigerung jener, bei geringer Verminderung dieser leicht eintreten kann, und daß ein solches Mißverhältnis einen krankhaften Zustand bedeutet, der verschieden sich äußern kann und verschiedenen Einfluß auf das Allgemeinbefinden hat.

Je weniger anpassungsfähig der Organismus ist an die Aufgaben des Lebens, je ungünstiger also seine Konstitution ist, desto leichter muß sich ein solches Mißverhältnis einstellen, je günstiger die Konstitution ist, desto leichter kann der Körper auch höheren Anforderungen gerecht werden. So kommt es, daß scheinbar dieselben äußeren Bedingungen ohne jeden ungünstigen Einfluß bleiben und das andere Mal zu ernsten Stimmungen führen.

Von der größten Bedeutung ist es ferner, in welchem Zustand ein Säugling von einer Störung getroffen wird. Wenn z. B. einem gesunden, kräftigen Säugling durch ein Zuviel an Nahrung eine akute Verdauungsstörung zugefügt wird, so hat das auf seine gesamte Entwicklung kaum einen nachhaltigen Einfluß. Trifft dieselbe Schädigung aber ein Kind, dessen Widerstandskraft durch vorherrschende Krankheit irgendwelcher Art stark herabgesetzt ist, z. B. einen Rekonvaleszenten nach Ruhr, so hat das eine ganz andere Bedeutung.

Abgesehen von der Schädigung als solcher sind also für die Entstehung des Krankheitsbildes die Bedingungen maßgebend, unter denen sie auf den Körper wirken können und diese werden bestimmt durch die Konstitution des Kindes und durch den Kräftezustand, in dem es von der Schädigung getroffen wird.

Wenn nachstehend der Versuch· gemacht wird, diese Verdauungs- und Ernährungsstörungen zu beschreiben, so muß stets an das eben Gesagte erinnert werden und betont, daß es hier vielleicht noch mehr als sonst in der ärztlichen Kunst notwendig ist, den kranken Menschen zu begutachten, nicht ein ganz bestimmtes Krankheitsbild konstruieren und erkennen zu wollen.

Mit einigen Worten soll nun auf die Art der Schädigungen eingegangen werden. Sie können direkt angreifen, also unmittelbar die Störung hervorrufen, sie können auch indirekt angreifen, das heißt den Körper unter Bedingungen setzen, in denen seine physiologische Leistungsfähigkeit gegenüber den Aufgaben der Ernährung sinkt und damit ein Mißverhältnis zwischen Aufgabe und Leistung erzeugt wird.

Man unterscheidet danach alimentäre Schädigungen, infektiöse Schädigungen und parenterale Schädigungen. Natürlich gehen diese alle ineinander über in der Art, daß ein an einer Infektion leidendes Kind leichter alimentär erkrankt und umgekehrt. Eine parenteral erfolgte Infektion kann zu einer enteralen werden, wenn die Infektionserreger auf die Darmwand selbst übergreifen.

Außer infektiösen Noxen kann noch die Außentemperatur als parenterale Schädigung des Stoffwechsels in Betracht kommen. Starke Überwärmung des Körpers setzt die Leistungsfähigkeit seiner Verdauungsorgane herab und stört seine Wärmeregulierung und damit seinen inneren Stoffwechsel.

Zu große Abkühlung steigert den Verbrauch an Energie, hindert den Ansatz, stört ebenfalls die Wärmeregulierung und begünstigt die Entstehung parenteral wirkender Infektionen. Zu diesen ätiologischen Momenten kommt dann noch, wie oben gesagt, die Konstitution hinzu und der Zustand, in dem sich das Kind beim Einsetzen der Ernährungsstörung befindet.

I. Störungen des Ansatzes.

Der sichtbarste Erfolg der Ernährung des Säuglings ist der Ansatz, die Gewichtszunahme des Kindes. Nach ihm wird von Eltern und Arzt der Erfolg beurteilt, oft zu weitgehend, wie wir später sehen werden.

Der Ansatz ist die am leichtesten verletzbare Funktion des Stoffwechsels, auf ihn wird vom Körper zuerst verzichtet, denn er ist zur Fortführung des Lebens nicht unbedingt notwendig.

Die leichteste Störung der Ernährung gibt sich deswegen in einem geringeren unregelmäßig und schließlich fehlenden Ansatz zu erkennen. Dabei kann eine erkennbare Verdauungsstörung ganz fehlen und auch das Allgemeinbefinden kaum sichtbar leiden. Höchstens sind die Kinder etwas unruhiger als andere, zeigen viel Hunger und leichte Temperaturschwankungen, die aber nur hervortreten bei häufigen auch nachts fortgesetzten Messungen.

Haut und Muskulatur zeigen zunächst auch keine Veränderung, können längere Zeit einen guten Turgor und gute Durchblutung zeigen. Handelt es sich um ältere Kinder, so findet man zuweilen eine etwas unzufriedene Stimmung, meist sind sie aber guter Laune und unterscheiden sich kaum von gesunden Säuglingen. Die Mütter fassen das in die Worte zusammen: „Das Kind ist ganz gesund, aber es nimmt nicht zu." Diesem Zustand geht eine Periode starker Gewichtsschwankungen voraus, die bei täglichen Wägungen deutlich hervortreten, bei selteneren Wägungen nicht bemerkt werden. Zunächst kann die wöchentliche Zunahme sogar noch befriedigen, allmählich wird sie aber geringer, läßt das Kind deutlich im Gewicht zurückbleiben und schließlich stillstehen.

Der anfangs gute Turgor von Haut und Muskulatur wird allmählich auch schlechter, die Kinder werden blaß und welk. Tritt diese Veränderung früher ein als der Rückgang der Zunahme, so ist sie oft der erste Grund, weswegen die Kinder zum Arzt gebracht werden.

Eine Verdauungsstörung kann, wie oben schon gesagt, nicht erkennbar sein, zuweilen zeigt sich aber eine mäßige Vermehrung der Stühle oder auch eine Obstipation und Entleerung weißbröcklicher, trockener Stühle, die viel Erdalkaliseifen enthalten, wovon später noch zu sprechen sein wird.

Jedenfalls wird die Funktion des Darmes nicht in den Vordergrund des Bildes gerückt.

Man begegnet einem solchen Zustand sowohl bei Brust- als bei Flaschenkindern, bei letzteren ungleich häufiger. Beim Brustkind verläuft die Störung so, daß von vornherein der Ansatz nicht in Gang kommen will, nach einiger Zeit wird er unregelmäßig und bleibt im Ganzen zurück. Auch die Temperatur zeigt stärkere Schwankungen als in der Norm, d. h. mehr als 0,6°.

(Die sogenannte Monothermie des Säuglings, d. h. das beinahe vollständige Fehlen der Tagesschwankung kann nur zugegeben werden für die ersten 4—6 Wochen des Lebens unter äußerst gleichmäßigen äußeren Bedingungen, wie sie eine gute Anstalt mit tadelloser Pflege zu bieten vermag. Sobald die Kinder anfangen sich stärker zu bewegen und Wachen und Schlafen sich deutlicher voneinander trennen, zeigen gerade genaueste Messungen, daß sie nicht besteht. Bei der gewöhnlichen Pflege im Hause besteht sie überhaupt nicht, ohne daß das Kind krank zu sein braucht. Sie ist mehr ein Produkt der Anstaltsbeobachtung als ein physiologisches Postulat. Richtig ist dagegen, daß beim ruhenden Säugling die Temperaturschwankungen nicht mehr als etwa 0,6° C betragen, was unter gleichen Bedingungen auch bei älteren Kindern zutrifft.)

Allmählich tritt ein Stillstehen des Gewichtes über eine Woche und länger ein, auch leichte Störungen der Verdauung in Form von zahlreicheren Stühlen, geringerem Appetit treten auf, ohne stärkere Grade anzunehmen. Hier handelt es sich um eine mangelhafte Konstitution, die auch mit der physiologischen Nahrung die Aufgaben der Ernährung nicht gut lösen kann. Diese Kinder gehören der exsudativen Diathese an, einer eigenartigen Konstitutionsanomalie, über die unten Näheres gesagt ist. Ihr wesentliches Charakteristikum scheint eine Schwäche im Fett- und Salzstoffwechsel zu sein.

Ähnliche Bilder zeigen sich auch bei künstlicher Ernährung und zwar sowohl, wenn die Kinder gleich künstlich genährt wurden, als auch wenn sie abgestillt wurden.

Werden die Kinder gleich künstlich genährt, so tritt freilich viel häufiger eine akute Verdauungsstörung ein, von der unten die Rede sein wird, es kann aber auch zu einer einfachen Störung nur des Ansatzes kommen ohne erkennbare Verdauungsstörungen.

Häufiger findet sich das Bild aber in den Fällen, wo die Kinder anfangs natürlich ernährt und dann abgestillt wurden. Sie sind zunächst noch bei der künstlichen Nahrung ganz wohl, nehmen auch gut zu, aber allmählich bildet sich der oben geschilderte Zustand stärkerer Gewichtsschwankungen, Abnahme des Turgors, unregelmäßige Temperaturen usw. heraus und schließlich kommt es zum Gewichtsstillstand.

Der Vorgang ist prinzipiell immer derselbe. Es besteht eine Unfähigkeit, die Stoffwechselarbeit so vollkommen zu leisten, daß ein fortlaufender Ansatz und ein gleichmäßiger Ablauf der Vorgänge zustande kommt. Der Stoffwechsel läuft wohl ab, es kommt nicht zu lebensbedrohenden Störungen, aber das Ergebnis ist unvollkommen namentlich bezüglich des Ansatzes und der normalen Gewebsbildung.

Der Beginn der Ernährungsstörung ist unscharf. Ganz allmählich gleitet das Kind aus dem guten Gedeihen in sie über und es wird dann vergeblich nach einem Grund für die nun schlecht gewordene Entwicklung gesucht. Das ist verständlich, denn oft haben die Kinder einige Zeit lang die sie krankmachende Nahrung ganz gut vertragen, so daß der Laie nicht verstehen kann, warum es nun nicht mehr geht. Man hat den Eindruck, daß sich bei der Verarbeitung der unzweckmäßigen Nahrung die Stoffwechselmaschine heißgelaufen hat und allmählich immer unregelmäßiger und auch langsamer läuft.

Je länger die Störung andauert, desto mehr bildet sich ein gleichmäßiger Zustand aus, in dem die Kinder wochen- und monatelang im Gewicht, von kleineren Schwankungen abgesehen, stillstehen, bei guter sorgsamer Pflege kaum stärkere Temperaturschwankungen zeigen und oft eine durchaus gute Stimmung haben. Sie wachsen dabei, wenn auch langsamer, und entwickeln sich auch geistig ganz gut. Ihr Aussehen ist mager, doch bleibt immerhin der Körperbestand in den so verlaufenden Fällen ein leidlicher, so daß die Kinder noch nicht das Bild stärkster Abmagerung, ein greisenhaftes Aussehen zeigen, wie wir es später besprechen werden. Sie haben auch oft einen ganz guten Appetit, so daß scheinbar nur der Ansatz fehlt. Die Funktionen des Sitzens usw. entwickeln sich allerdings nicht, die Muskulatur bleibt schlaff und unkräftig. Die Hautfarbe ist meist blaß, doch kommen auch Fälle vor, in denen die Kinder verhältnismäßig gut aussehen.

Der Ausgang dieser Fälle ist bei einigermaßen zweckmäßiger Ernährung oft ein guter, namentlich wenn es sich um Kinder jenseits des ersten Vierteljahres handelt, doch kann der Zustand auch in die noch zu besprechenden schweren Stoffwechselstörungen übergehen oder die Kinder erliegen bei ihrer geringen Widerstandskraft einer zufälligen Infektion.

Das geschilderte Bild entspricht zum Teil dem Milchnährschaden Czernys, zum Teil der Bilanzstörung Finkelsteins ohne sich genau mit ihnen zu decken. Es läßt sich eben nicht ganz scharf umreißen, weil Übergänge zu den folgend geschilderten Störungen in allen möglichen Variationen vorkommen. Für den Zustand des dauernden Gewichtsstillstandes war in früherer Zeit die Bezeichnung Atrophie gebräuchlich, der dann zu Unrecht ganz verlassen wurde. Ohne zu viel behaupten zu wollen, deckt diese Bezeichnung das Bild vollkommen, denn sie sagt nur, daß die trophischen Funktionen so gestört sind, daß das Ernährungsergebnis ein mangelhaftes wird.

Ich werde darauf unten noch zurückkommen.

Der Unterschied gegenüber den schwereren Störungen des Stoffwechsels ist nur ein gradueller. In unseren Fällen läuft der Stoffwechsel ab ohne Bildung schädlicher Schlacken, ohne daß es zu so tiefgreifenden Störungen kommt, daß eine Stoffwechselvergiftung eintritt, der Energieumsatz erfolgt so, daß genügende Mengen von Nahrung verarbeitet werden können, um das Leben und den Körperbestand zu erhalten, nur ist er so unökonomisch, daß trotz genügender Energiezufuhr kein Ansatz erfolgen kann, was man wohl auch als paradoxe Reaktion bezeichnet hat.

Die Atrophie

stellt also einen durch alimentäre Einflüsse hervorgerufenen Zustand des Säuglingsstoffwechsels dar, bei dem die Vorgänge noch vollständig ohne Schlackenbildung ablaufen aber unter so hohem eigenen Energieverbrauch, daß ein Ansatz nicht möglich ist. Wollte man einen solchen durch weitere Energiezufuhr erzwingen, so steigert man dadurch auch die Stoffwechselarbeit, damit steigt gleichfalls der innere Energieverlust und das Resultat bleibt, was den Ansatz betrifft, ungünstig. Durch eine zu starke Belastung wird aber der Stoffwechsel auch weiter geschädigt, es sinkt seine Leistungsfähigkeit und es rückt die Gefahr der Schlackenbildung näher. Bei dem Übergang der reinen Atrophie zu toxischen Stoffwechselstörungen spielt dieser Vorgang eine besondere Rolle, worauf später eingegangen wird. Der Stoffwechsel verhält sich hier wie eine schlecht geölte Maschine, die noch arbeitet, aber ihre Arbeit nur leisten kann unter höherem Energieverlust, deren Energieumsatz also ein schlechterer geworden ist. Der Teil der Energie, der beim gesunden Kind als Ansatz erscheint, verläßt den Körper mit den Endprodukten des Stoffwechsels, Kohlensäure, Wasser usw.

Fragt man, wo dieser vermehrte Energieverbrauch stattfindet, so ist eine genaue Antwort darauf nicht zu geben. Wahrscheinlich ist es, daß dieser Mehrverbrauch namentlich in der Drüsenarbeit steckt, die für Verdauung und Stoffwechsel nötig ist. Man kann das auch so ausdrücken, daß diese Organe zwar ihre Arbeit leisten, aber nur unter einem unverhältnismäßig großen Kraftaufwand, der ihre Leistung unökonomisch werden läßt.

Es mag zum besseren Verständnis noch erwähnt sein, daß wir einen Zustand in der Pathologie kennen, der diesen Vorgang, normale Leistung bei gesteigertem Energieverbrauch, sehr deutlich zeigt. Es ist dies der kompensierte Herzfehler. Wenn bei der Aorteninsuffizienz in jeder Diastole ein Teil des in die Arterien geworfenen Blutes in den linken Ventrikel zurückströmt, so läßt sich der normale Kreislauf nur so aufrechterhalten, daß mit jeder Systole eine entsprechend größere Menge von Blut in die Aorta hineingedrückt wird, damit nach Abzug der zurückfließenden Menge noch genug für den Kreislauf übrigbleibt. Diese größere Blutmenge verlangt naturgemäß eine größere Arbeit, die der Ventrikel auch zu leisten vermag, nachdem die Hypertrophie seiner Muskulatur ihn dazu besonders befähigt hat. Hier haben wir also ein sichtbares Beispiel, daß eine im Effekt nur normale Leistung von einem lädierten Organ wohl vollbracht wird, aber nur mit größerer Arbeit, die selbstverständlich auch einem größeren Energieverbrauch entspricht, als er für das normale Organ für dieselbe Leistung nötig wäre.

Die Schwierigkeit der Vorstellung für ähnliche Vorgänge beim Stoffwechsel ist hauptsächlich darin zu suchen, daß es sich hier um chemische, nicht um mechanische Arbeit handelt, und daß wir die Mehrarbeit nicht so leicht nachweisen können, wie es z. B. beim Herzen möglich ist.

Weiter ist die Frage berechtigt, ob wir diese eigentümliche Störung des Stoffwechsels in ihren Einzelheiten näher ergründen können. Das ist nur zum Teil der Fall. Es sieht so aus, als wenn einzelne Reaktionen verlangsamt wären bzw. nur unter einem zu großen Energieaufwand zustande kommen könnten, daß dadurch das Ineinandergreifen von Analyse und Synthese, das für das Zustandekommen eines regelmäßigen Ansatzes notwendig ist, gestört wird, so daß nicht mehr ein Aufbau, sondern wesentlich nur eine Verbrennung der aufgenommenen Nährstoffe möglich ist.

Diese Reaktionsverlangsamung läßt sich aber zurzeit noch nicht beweisen.

Etwas mehr wissen wir davon, an welcher Stelle des Stoffwechselgetriebes die Störung erfolgt.

Dafür ist mit größter Wahrscheinlichkeit die Verarbeitung des Fettes anzusehen derart, daß hier eine Störung mehr oder weniger schweren Grades einsetzt, die sich teilweise schon in den Vorgängen im Darm äußert (Kalkseifenstühle, s. a. S. 127), oder auch nur im inneren Stoffwechsel.

Dabei ist aber der Grundpfeiler des Stoffwechsels, die normale Kohlehydratverarbeitung, ganz unerschüttert, im Gegensatz zu den unten besprochenen toxischen Stoffwechselstörungen.

Eine solche Störung tritt am leichtesten ein bei länger anhaltender, zu reichlicher, stark fetthaltiger Nahrung, bei frühzeitiger Fütterung mit artfremder Nahrung, die an den Stoffwechsel besonders hohe Aufgaben stellt. Der Stoffwechsel des Säuglings scheint bei der Fettverarbeitung am leichtesten störbar zu sein und die Konstitutionsanomalie, die die Entstehung dieser Störung begünstigt, die exsudative Diathese, ist wesentlich auf eine Anomalie des Fettstoffwechsels und eine Unfähigkeit, größere Mengen von Fett zu verarbeiten, zurückzuführen.

Beim normalen Kind ist zweifellos die Fettverwertung bei Frauenmilch günstiger als bei künstlicher Nahrung, so daß bei dieser leichter die Störung eintritt als bei jener. Bei Kindern mit exsudativer Diathese kommt es oft genug auch bei Frauenmilch zu der besprochenen Ernährungsstörung.

Die Diagnose kann nur unter Berücksichtigung der Anamnese, des Gesamtbefindens des Kindes und aus seiner Gewichts- und zum Teil auch aus seiner Temperaturkurve gestellt werden; genaue einzelne Symptome lassen sich nicht aufstellen.

Das Bild ist nicht immer rein, sondern oft genug mit Verdauungsstörungen, wie sie später besprochen werden, gemischt, wodurch dann das Verständnis des betreffenden Falles erheblich erschwert wird.

Die Prognose ist, solange es sich um einen Zustand handelt, bei dem der Kohlehydratstoffwechsel in Ordnung ist, gut. Ist er gestört, so tritt eine erhebliche Verschlechterung ein.

Die Therapie hat auszugehen davon, daß man es mit einem in seiner Leistungsfähigkeit herabgesetzten Stoffwechsel zu tun hat, der keinerlei stärkere Belastung mit Fett verträgt.

Es genügt bei beginnenden Fällen oft eine einfache Herabsetzung der in zu großer Menge gereichten Nahrung, um zur Besserung und Heilung zu kommen.

Als Mischungen bei künstlicher Nahrung werden solche gewählt, die einen größeren Teil der Energie durch Kohlehydrate decken als durch Fett. Waren vorher starke Milchmischungen gegeben worden, so setzt man die Milchmenge herab und gibt eine stärkere Verdünnung mit mehr Kohlehydraten.

Wenn z. B. ein Kind erkrankt war unter einer Mischung von $^1/_2$ Milch, $^1/_2$ Zuckerlösung von gew. 5% Zucker, bezogen auf die ganze Nahrungsmenge, so gibt man $^1/_3$ Milch und setzt mehr Zucker zu. Um nicht durch den stärkeren Zuckerzusatz Gärungen zu begünstigen, wird als Zucker das Malz genommen, das die geringste Neigung zu Gärungen im Darm hat. Waren vorher dünne oder wenigstens mehrfache Entleerungen vorhanden, so nimmt man den Soxhletschen Nährzucker, der in Mengen von 5—10% verwandt werden kann. Waren die Entleerungen fest (Kalkseifenbildung), dann bewähren sich am besten Milchmischungen nach Art der Kellerschen Suppe. Diese besteht aus $^1/_3$ l Milch mit 50 g Mehl (Weizen), $^2/_3$ l Wasser und 100 g Malzsuppenextrakt. Sie führt etwas ab und hebt die bestehende Obstipation schnell auf. Ihre Zusammensetzung aus zwei Kohlehydraten, einem Polysaccharid und einem Disaccharid ist ganz besonders günstig, wenigstens für Kinder, die älter als sechs Wochen sind. In früherem Alter ist die Verdauungsfähigkeit für Mehl noch nicht genügend groß.

Eine andere kohlehydratreiche, fettarme Nahrung stellt die Buttermilch dar, bestehend aus 1 l Buttermilch mit 15 g Mehl und 60 g Zucker, wozu auch zweckmäßig Nährzucker verwandt wird. Gärungen sind bei dieser Nahrung beinah gar nicht zu befürchten.

Die Kellersche Malzsuppe hat im Liter 800, die Buttermilch 700 Kalorien. Natürlich können auch andere ähnliche Gemische gegeben werden. Sobald als möglich sucht man bei solchen Kindern von der einseitigen Milchnahrung loszukommen, gibt Breie und im siebenten Monat Gemüse wie Spinat, Möhren, Wurzelgemüse, Blumenkohl.

Die stark kohlehydratreichen Gemische sollen einige Wochen lang gegeben werden, dann ist es zweckmäßig, den Versuch mit geringen Fettzulagen zu machen, um einseitige Kohlehydratfütterung und ihre Folgen zu verhindern (s. u. Mehlnährschaden).

Bei Brustkindern hilft man sich so, daß man die Nahrung einschränkt oder auch einen Teil der Nahrung als künstliche kohlehydratreiche Mischung gibt. Zuweilen geht es auch so, daß man neben der eingeschränkten Brustnahrung nur eine Flasche mit Schleim und Nährzucker gibt, oder auch diesen zusammen mit verdünnter Magermilch. Immer kommt es darauf an, das Fett einzuschränken und geeignet durch Zucker zu ersetzen.

Je länger der Zustand dauert, desto kartnäckiger ist er, desto mehr ist es notwendig bei der Therapie Frauenmilch zu verwenden, aber immer nur in verhältnismäßig kleineren Mengen und bald unter Zusatz von Kohlehydraten, wie oben geschildert.

Wird die schädigende Nahrung sehr lange Zeit gegeben, so ist der Übergang in einen Intoxikationszustand möglich.

Ein solcher entwickelt sich in der Mehrzahl der Fälle aber aus akuten Verdauungsstörungen mit Schädigung des inneren Stoffwechsels und von diesen soll deswegen die Rede sein.

II. Die akuten Verdauungsstörungen.

Die akuten Verdauungsstörungen haben im Säuglingsalter eine ganz andere Bedeutung als später, und schon nach Vollendung des ersten Lebensjahres spielen sie in der Morbidität und Mortalität durchaus nicht mehr die Rolle wie beim Säugling und treten dann gegenüber anderen Krankheiten mehr und mehr zurück.

Im Säuglingsalter sind es wieder die ersten Lebensmonate, die besonders unter diesen Erkrankungen zu leiden haben, und in denen sie die Morbiditäts- und Mortalitätszahlen vollständig beherrschen.

Untersucht man, in welchem Verhältnis diese Erkrankungen zur Ernährungsart der Säuglinge stehen, so zeigt sich, daß die unnatürlich ernährten Säuglinge ganz vorwiegend gefährdet werden, ja daß die Brustkinder beinahe keinen Anteil an den Fällen akuter Verdauungsstörungen haben. Letztere kommen bei Brustkindern allerdings auch vor, haben aber für die Bedrohung des Lebens oder schwerere Schädigung der Gesundheit nicht entfernt die Bedeutung wie bei Flaschenkindern, ganz abgesehen davon, daß sie sich viel seltener ereignen.

Im folgenden wird deswegen zunächst nur von den praktisch wichtigen Verdauungsstörungen und Darmerkrankungen der Flaschenkinder geredet, die Störungen der Brustkinder werden dann in einem Anhange abgehandelt werden.

Für die Entstehung dieser Störungen gilt das oben bereits Gesagte. Sie können erstens entstehen durch quantitativ oder qualitativ unzweckmäßige Nahrung und werden dann als alimentäre Schädigungen bezeichnet.

Sie können ferner entstehen durch direkte Einwirkung von Bakterien, die mit der Nahrung oder auf dem Blutwege in den Darm gelangen: infektiöse Schädigungen, z. B. Dysenterie und Darmentzündungen bei septischen Vorgängen.

Ferner können sie entstehen durch Herabsetzung der Leistungsfähigkeit der Verdauungsorgane bei allgemeiner Schädigung des Organismus durch außerhalb des Darmes wirkende Noxen. Als solche kommen in Betracht Infektionen verschiedenster Art z. B. Pneumonien, Furunkulose, Ohrenerkrankungen usw., ferner Temperatureinflüsse, große Hitze, starke Abkühlung.

Hierdurch werden die Bedingungen des Organismus geändert. Man bezeichnet das als parenterale Schädigungen. Bei allem spielt außerdem die Konstitution eine große Rolle.

Die erste Gruppe ist die bei weitem wichtigere, was leider noch oft von Ärzten und Laien vollkommen verkannt wird, die gern auf alle möglichen Infektionen der Milch die akuten Darmerkrankungen zurückführen möchten. Dadurch sind die Vorstellungen entstanden, die in einer Sterilisierung der Säuglingsnahrung das allein richtige und ausreichende Vorbeugungsmittel sahen, und die bei bestehender Erkrankung das Heil in einer „Desinfektion" des Darmes suchten.

Es ist selbstverständlich richtig, daß man einem Säugling nur unverdorbene Milch geben darf, und es ist ebenso selbstverständlich, daß verdorbene, durch Bakterien stark veränderte Milch genau wie andere verdorbene Nahrungsmittel Veranlassung zu schweren Verdauungsstörungen, zu schweren Vergiftungserscheinungen geben kann. Dafür gibt es ja genug Analoga beim Erwachsenen. Es ist richtig, daß durch Kochen die Milch von einem großen Teil der in ihr enthaltenen Bakterien befreit und dadurch haltbarer gemacht werden kann, es ist ferner richtig, wenn mit allen Mitteln danach gestrebt wird, die Milchgewinnung so zu gestalten, daß eine möglichst saubere und keimarme Milch für die Kinder allein Verwendung finde, aber es ist falsch, wenn man glaubt, mit derartigen Maßnahmen allein die verderblichen Verdauungskrankheiten und ihre Folgen bekämpfen zu können. So nützlich diese Maßnahmen sind, so selbstverständlich sind sie auch, denn nicht nur für die Milch, für die gesamte menschliche Nahrung verlangt die Hygiene mit Recht einen tadellosen Zustand, und die öffentliche Gesundheitspflege bemüht sich auch, diesem Verlangen gerecht zu werden. Man muß sich aber darüber klar werden, daß man so nur einen Teil von Schädigungen für den Säugling beseitigt, daß aber noch eine große Gruppe anderer Schädigungen übrig bleibt, denen man durch derartige Maßnahmen nichts anhaben kann. Dahin gehören z. B. in der armen Bevölkerung die Wohnungsverhältnisse, deren Bedeutung bei der nach dem Kriege herrschenden Wohnungsnot jetzt noch gestiegen ist. Erstens ist es in den engen Quartieren und bei den mangelhaften Hilfsmitteln oft nicht möglich, die an und für sich gute gelieferte Milch richtig zu behandeln und vor dem Verderben in der Wohnung zu schützen. Als man das einsah, wurde von denen, die sich die Bekämpfung der Säuglingssterblichkeit angelegen sein lassen, verlangt, daß die Nahrung in trinkfertigen Einzelportionen geliefert werden solle, um sie vor allen Manipulationen im Hause zu schützen. So entstanden für die Leute, die etwas bezahlen können, die Milchkuranstalten à la Backhaus usw., die trinkfertige Einzelportionen einer Nahrung, die sie für richtig halten, in den Handel bringen. Für die arme Bevölkerung entstanden die Milchküchen, die ebenfalls trinkfertige Flaschen den Müttern zur direkten Verwendung frei oder gegen einen mäßigen Betrag zur Verfügung stellen. Auch hier werden an vielen Orten einige bestimmte Mischungen hergestellt, die nach Ansicht der Verfertiger die einzig richtige Zusammensetzung haben. Der Erfolg dieser Milchküchen war so gut wie Null. Denn immer wieder wird dadurch nur der Teil von Schädigungen des Säuglings getroffen, der in der Verfütterung verdorbener Nahrung besteht. Es bleiben dabei aber noch genug Möglichkeiten der Schädigung übrig, und zwar sind das die hauptsächlichsten und wesentlichsten, die in der unzweckmäßigen Zusammensetzung und Menge der Nahrung zu suchen sind, ferner der Einfluß einer ungesunden Wohnung auf den Säugling usw.

Diese Schädigungen werden durch die angeführten Maßnahmen nicht getroffen, und sie sind gerade die Ursache der meisten Darmerkrankungen und Ernährungsstörungen des Säuglings, ihnen fallen auch in großer Menge solche Kinder zum Opfer, denen durch die Fürsorge usw. eine an sich gute und einwandfreie Nahrung geliefert wurde.

Wir wollen uns zunächst mit der häufigsten und praktisch wichtigsten Ursache der akuten Verdauungsstörungen befassen, mit der Überfütterung und ihren Wirkungen auf die Verdauungsorgane.

Es ist schon oben auseinandergesetzt worden, daß die Verdauungsorgane des Säuglings, namentlich in der ersten Zeit des Lebens, schon in der Norm erheblich stärker belastet sind als die des Erwachsenen, so daß nicht viel dazu gehört, die Grenze ihrer Leistungsfähigkeit zu überschreiten. Geschieht das aber, so ist natürlich ein normaler Verlauf der Verdauungsvorgänge unmöglich.

Wird eine geeignete Nahrung in richtiger Menge in den Magen des Säuglings gebracht, so ist dieser nach etwa 3 Stunden mit der Magenverdauung fertig, d. h. der Magen ist leer und fähig zu neuer Arbeit.

Solange die Magenverdauung in Ordnung ist, werden aus der Nahrung nur die normalen Produkte gebildet, und dem normal sich verhaltenden Mageninhalt wird auch eine normale Bakterienflora entsprechen, die diesem Medium angepaßt ist. Tritt der normal sich verhaltende Mageninhalt dann in den Dünndarm über, so wird er dort physiologisch weiter verändert usw. Auch für den normalen Darminhalt bildet sich eine bestimmte Bakterienflora aus, die diesem Medium angepaßt ist.

Daß diese Bakterienflora bei unnatürlicher Ernährung eine andere ist als bei Frauenmilch und besondere Anforderungen an die Anpassung der Darmwand stellt, wurde oben schon betont.

Eine Schädigung der Verdauung wird eintreten müssen, wenn der Magen seiner Aufgabe nicht mehr gerecht werden kann, d. h. wenn die ihm zugemutete Arbeit seine Leistungsfähigkeit übersteigt. Das kann auf zweierlei Weise eintreten. Erstens ist das möglich durch eine zu häufige Darreichung der Nahrung, d. h. in Intervallen, die kleiner sind als die Zeit, die der Magen zur völligen Verarbeitung und zur völligen Entleerung braucht. Dann wird die neu aufgenommene Nahrung im Magen noch einen Rest der vorigen Mahlzeit vorfinden, es wird also jetzt ein größeres Quantum sich im Magen befinden als einer Einzelmahlzeit entspricht. Diese Menge wird innerhalb der zu kurzen Frist, die bis zur nächsten Mahlzeit zur Verfügung steht, wieder nicht völlig erledigt werden, es wird vielmehr noch ein größerer Rest im Magen zurückbleiben. Bei der nächsten Mahlzeit wird sich der Vorgang wiederholen usw. Durch diese permanente Belastung des Magens wird auch die Wirkung des Magensaftes ungünstig beeinflußt, denn dieser müßte in sehr großen Mengen geliefert werden, um eine normale Umsetzung der großen Speisemenge zu ermöglichen. Sobald das, wie sehr häufig, nicht mehr möglich ist, kommt die normale Magenverdauung nicht mehr zustande, und es befindet sich also der Mageninhalt in einem normwidrigen Zustand. Die Folge ist, daß sich in diesem anormalen Mageninhalt ein anormales Bakterienleben entwickelt, durch das pathologische Umsetzungen im Mageninhalt hervorgerufen werden. Die Umsetzungen zeigen sich namentlich in sauren Gärungen des Mageninhalts, in der Bildung niederer Fettsäuren, die wesentlich durch Vergärung des Zuckers entstehen. Es sind also die Kohlehydrate, an denen die Schädigung beginnt. Erreicht diese Fettsäurebildung einen gewissen Grad, so ruft sie einen Katarrh der Magenwand und damit eine Minderung der Funktionsfähigkeit hervor, d. h. es wird jetzt weniger Magensaft gebildet als zuvor, und damit werden die Bedingungen für die geschilderten pathologischen Veränderungen des Mageninhalts immer günstiger.

Man hat geglaubt, daß namentlich der Salzsäure des Magens ein wesentlicher Einfluß auf die Regulierung des Bakterienlebens zukomme. Das ist sicher nur in sehr geringem Umfang der Fall. Im Magen des Säuglings befindet sich nur so wenig Salzsäure, daß eine peptische Verdauung überhaupt nicht zustande kommt, so daß die Reaktion des Mageninhalts dadurch nicht wesentlich beeinflußt wird. Im Magen findet die Labung des Kaseins statt, eine Trennung der löslichen und festen Bestandteile der Nahrung und vielleicht eine geringe Fettspaltung. Wenigstens gilt das für den jungen Säugling der ersten Monate. Später ändert sich das Verhalten und wird dem beim Erwachsenen ähnlicher.

Genau ebenso muß natürlich eine Überfütterung durch zu große Nahrungsmengen wirken, wenn dabei auch Pausen zwischen den einzelnen Mahlzeiten gemacht werden, die für normale Nahrungsmengen genügen würden. In den meisten Fällen lehrt übrigens die Anamnese, daß beide Fehler gleichzeitig begangen wurden, d. h. daß das

Kind zu große Einzelmahlzeiten, und diese in zu kurzen Pausen bekommen hat.

Nach dem Vorstehenden mag es auffällig erscheinen, daß die Überfütterung nicht in jedem Falle schnell eine Erkrankung im Gefolge hat. Das erklärt sich daraus, daß der zunächst gesunde und leistungsfähige Magen über eine gewisse Reservekraft verfügt und versucht, den großen Ansprüchen, die an ihn gestellt werden, gerecht zu werden.

Diese Anpassungsfähigkeit ist sicher in den einzelnen Fällen verschieden, sehr groß kann sie indessen nie sein, weil ja schon die normale Verdauungsarbeit sehr große Ansprüche stellt.

Bei einigermaßen genauer Beobachtung zeigt übrigens das Allgemeinbefinden schon einige Zeit vor dem Auftreten der örtlichen Erscheinungen eine deutliche Störung. Die Kinder schlafen schlechter, sie sind schlechter Laune, kurze Zeit nach der Mahlzeit fangen sie an unruhig zu werden, weinen und schreien schließlich laut. Unglücklicherweise wird das Schreien dann vielfach für Hunger gehalten, und die Kinder, die schon in Gefahr sind, durch die Überfütterung zu erkranken, erhalten nun noch mehr Nahrung statt weniger.

Nach kürzerer oder längerer Zeit kommt es aber dann doch stets zu Störungen, die in der Mehrzahl der Fälle als akute Magen-Darmerkrankungen erscheinen; in einem kleineren Teil der Fälle treten diese Symptome gegenüber einer allgemeinen Stoffwechselstörung zurück, wovon später bei der Intoxikation die Rede sein wird.

Der Magen selbst reagiert auf diese Vorgänge zunächst damit, daß Appetitlosigkeit eintritt. Sie ist bei aufmerksamer Beobachtung des Kindes gewöhnlich das erste Zeichen der beginnenden Krankheit. Dann folgt, durch die Reizung der Magenwand, die wohl hauptsächlich durch die niederen Fettsäuren hervorgerufen wird, bedingt, das Erbrechen. In vielen Fällen setzt allerdings, bevor es zum Erbrechen kommt, die später zu schildernde Erkrankung des Darmes ein und beherrscht das Krankheitsbild vollkommen.

Zu gleicher Zeit treten auch Magenschmerzen auf, die Kinder ziehen die Beine an den Leib, sie krümmen sich und verweigern bald jede Nahrung. Zwingt der Durst sie zu trinken, so wird die Milch zunächst nach einiger Zeit und schließlich beinahe sofort nach dem Trinken erbrochen. „Das Kind bricht alles, was es bekommt,“ erzählen dann die Mütter.

Zu dieser Zeit wird auch der Darm in Mitleidenschaft gezogen, und die Schwere der Erkrankung hängt dann im wesentlichen davon ab, wie tiefgreifend diese Störung wird.

Der aus dem Magen in den Dünndarm übertretende Speisebrei enthält erstens die einzelnen Nährstoffe nicht in der Weise verändert, wie es bei der normalen Magenverdauung der Fall sein soll, und stellt dadurch den Darm schon vor eine nicht physiologische Aufgabe. Die Zersetzungen, die sich im Mageninhalt abgespielt haben, haben eine Reihe pathologischer Stoffe gebildet, die jetzt auf den Darm einwirken werden. Hier sind es wieder ganz besonders die Fettsäuren, die zunächst Beachtung verdienen.

Im Dünndarm wird die Säure des Mageninhalts durch Alkali abgesättigt, das zum Teil aus dem Darmsaft, zum größten Teil aber aus dem Pankreassaft stammt. Je mehr Säuren in dem Speisebrei enthalten sind, desto stärker ist der Reiz für das Pankreas, einen reichlichen, stark alkalireichen Saft abzusondern.

Sind durch die Bildung der niederen Fettsäuren infolge der krankhaften Zersetzungen der Nahrung große Mengen von Säuren gebildet, dann müssen auch große Mengen von Alkali zu ihrer Absättigung geliefert und verbraucht werden.

Die Inanspruchnahme des Alkalis durch die gebildeten Säuren stört sehr bald die Verseifung des Fettes: die Spaltung des Neutralfettes in Glyzerin und Fettsäuren ist meist gar nicht oder nicht wesentlich gestört, wohl aber die Verseifung, weil das dazu nötige Alkali durch die stärkeren niederen Fettsäuren, die den geschilderten pathologischen Umsetzungen ihre Entstehung verdanken, in Beschlag genommen wird. Zunächst ist der Organismus noch imstande, den gesteigerten Ansprüchen an die Alkalilieferung zu genügen, und solange das der Fall ist, bleiben tiefgreifende Störungen des Gesamtorganismus noch aus. Sie können aber jederzeit eintreten. Davon später. Die niederen Fettsäuren, die in den Darm gelangen oder auch dort durch eine Fortsetzung der sauren Gärung entstehen, üben natürlich auch auf die Darmwand einen Reiz aus, der mit stärkerer Peristaltik, mit Hyperämie der Schleimhaut und mit der Absonderung reichlicher Mengen von Darmsaft beantwortet wird. Dadurch gelangt der Darminhalt schnell in die unteren Teile des Darmes und wird durch den reichlichen Erguß von Darmsaft noch verdünnt. Das Resultat sind mehr oder weniger reichliche Diarrhöen, mit Schleim gemischt, der ebenfalls durch die Reizung der Darmwand in reichlicherer Menge zur Absonderung kommt. Die Entleerungen reagieren intensiv sauer und haben einen deutlichen Geruch nach niederen Fettsäuren. Sie greifen die Haut in der Umgebung des Afters stark an, so daß die Kinder schnell wund werden (Intertrigo)[1]. Die normale gelbe Farbe verwandelt sich gänzlich oder an einzelnen Teilen des gehackt aussehenden Stuhles in grün, infolge von Oxydation des gelben Farbstoffs.

Sind die pathologischen Vorgänge im Magen- und Darminhalt so weit gediehen, so haben wir das ausgeprägte Bild der Dyspepsie vor uns.

Hier stehen noch durchaus die lokalen Erscheinungen im Vordergrund: das Allgemeinbefinden ist nur insofern gestört, als die Kinder mißmutig und unruhig sind, schlecht schlafen, keinen Appetit haben und einen unregelmäßigen Verlauf ihrer Körpertemperatur zeigen, der wohl auch subfebrile Grade aufweisen kann. Das Gewicht steht still oder geht zurück, oft wird auch in wenigen Tagen ein Rückgang um mehrere hundert Gramm beobachtet. Es ist also auch eine Erkrankung des Gesamtorganismus bereits vorhanden, die indessen klinisch

---

[1] Therapie der Intertrigo s. S. 41 unter Pemphigus.

noch gänzlich von den lokalen Erscheinungen seitens des Magen-Darm-kanals beherrscht wird.

Das Krankheitsbild stellt die leichteste und häufigste Form der akuten Verdauungsstörung dar, es zeigt sich bei Kindern, die bisher gesund waren, und deren Ernährung und Pflege, abgesehen von der Überfütterung, auch eine sorgfältige war. Die Erkrankung wird hier in den meisten Fällen durch eine Überfütterung von nur kurzer Dauer hervorgerufen, so z. B., daß das Kind zunächst vernünftig genährt wurde und dann bei einer Verstärkung oder Vermehrung der Nahrung überfüttert wurde. Auch eine starke qualitative Änderung der Nahrung, namentlich der Übergang zur unnatürlichen Ernährung bei Brust-kindern, gibt oft Veranlassung zu einer solchen Erkrankung. Sehr häufig ist ja auch mit dieser qualitativen Nahrungsänderung eine Überfüt-terung verbunden. Vgl. auch S. 85 das über die Sommerdiarrhöen der Säuglinge Gesagte.

Die Diagnose ist nach dem Gesagten leicht; schwieriger ist es allerdings, die Anfangsstadien zu erkennen; indessen gelingt auch das bei einiger Übung. Mit Sorgfalt ist darauf zu achten, ob die schweren Allgemeinsymptome, wie sie später geschildert werden, fehlen oder vorhanden sind.

Die Prognose ist in diesem Zustande bei richtiger Therapie wohl immer gut, wenn es sich nicht um übermäßig schwache Kinder, z. B. Frühgeburten oder durch Ernährungsstörungen schon schwer geschädigte Organismen, handelt. Hier hat jede noch so geringe Verdauungsstö-rung natürlich eine ganz besonders üble Bedeutung.

Die Therapie muß nach dem Vorstehenden die Aufgabe erfüllen, den pathologisch veränderten Darminhalt zu beseitigen. Dazu ist erstens nötig, daß keine neue zersetzungsfähige Nahrung in den Magen und Darm gebracht wird, und zweitens kann es praktisch sein, die Entleerung durch ein Abführmittel zu beschleunigen. In vielen Fällen ist aber die Peristaltik so lebhaft, daß es einer Nachhilfe gar nicht bedarf. Als Abführmittel kann hier das so ungemein beliebte Kalomel dienen, dessen Anwendung früher neben Phosphor und Sirup. ferr. jodat. annähernd das ganze therapeutische Rüstzeug des Arztes bei den Erkrankungen des jungen Kindes darstellte. Man gibt es in Dosen von 0,03—0,05 g dreimal täglich in zwei- bis dreistündigen Pausen nur einen Tag lang. Damit wird gewöhnlich eine ausgiebige Entleerung des Darmes erzielt. Die Bedeutung des Mittels geht aber über diese Leistung nicht hinaus, eine „Desinfektion“ des Darmes, von der noch vielfach die Rede ist, und die sogar noch in manchen Lehrbüchern spukt, ist damit ganz unmöglich. Es ist sehr auffallend, daß sich diese falsche Vorstellung so lange halten konnte.

Desinfizierend kann das Kalomel als solches nicht wirken, denn es ist ein beinahe ganz unlöslicher Körper; es kann nur, soweit es sich in die lösliche Chlor-Quecksilber-Verbindung des Sublimats um-setzt, eine desinfizierende Wirkung ausüben. Diese ist aber wieder ab-hängig von dem Dissoziationsgrad des Sublimats, und diese Dissoziation ist neben anderem natürlich auch abhängig von der Konzentration der Chlor-Ionen in der betreffenden Lösung. Diese Konzentration ist durch das reichliche Vorhandensein von Chloriden im Darminhalt relativ groß, damit ist also die Dissoziation des $HgCl_2$ stark gehemmt. So können nur relativ wenig Hg-Ionen in Wirksamkeit treten, und von ihnen hängt doch, wie wir wissen, die Desinfektionswirkung allein ab.

Sieht man sich nach diesen Erwägungen die Mengen Kalomel an, die mit der Absicht, den Darm zu desinfizieren, gegeben werden, so wird man ohne weiteres einsehen, daß es sich hier um eine unmögliche Vorstellung handelt. Denn diese Menge beträgt gewöhnlich nicht mehr als dreimal 0,01 pro die, gegenüber der Menge des Darminhalts und der Menge der in ihm enthaltenen Bakterien also so wenig, daß von Desinfektion keine Rede sein kann.

Das Kalomel ist also als ein Abführmittel ev. zu gebrauchen, eine weitere Wirkung hat es nicht! Genau ebensogut kann man das Rizinusöl verwenden, und zwar gibt man alle zwei Stunden einen halben Teelöffel.

Die Hauptwaffe der Therapie ist aber in allen Fällen die Vermeidung der Darreichung von zersetzungsfähiger Nahrung während einer gewissen Zeit. Das wird am besten erreicht durch eine mindestens 24stündige Wasserdiät. Als solche wird aus praktischen Gründen am besten ein Tee verwandt. Die Mütter haben stets eine große Angst davor, daß ihr Kind verhungert, und entschließen sich deshalb schwer, ihm während voller 24 Stunden nur Wasser zu geben. Tee erscheint ihnen schon mehr als ein Nahrungsmittel, und man erreicht mit seiner Verordnung viel eher ein genaues Befolgen der Vorschrift. Es ist dabei ganz gleichgültig, welcher Tee genommen wird. Der gewöhnliche sog. schwarze Tee ist in einem dünnen Aufguß wohl geeignet, doch kann auch ohne Bedenken ein anderer Tee, Fenchel- oder Kamillentee, die besonders beliebt sind, verwendet werden. Der Tee soll nicht mit Zucker, sondern mit Saccharin gesüßt werden, um jeden zersetzungsfähigen Stoff auszuschalten.

Man erreicht auf diese Weise auch allein mit Sicherheit eine Änderung in der Darmflora, von deren Bedeutung unten noch zu reden sein wird. Nach 24 Stunden kann dann eine Nahrung gereicht werden, die auch einen absolut anderen Darminhalt und damit eine andere Darmflora schafft als die Milchnahrung.

In der überwiegenden Mehrzahl der Fälle eignen sich dazu einfache Mehlabkochungen, die von Hafermehl oder auch Weizenmehl hergestellt werden können und 2—5 prozentig sein sollen. Gesüßt wird diese Mehlabkochung mit Saccharin, nicht mit Zucker. Man gibt diese Nahrung etwa dreimal 24 Stunden, aber nicht viel länger, wenigstens nicht bei Kindern des ersten Lebenshalbjahres, gibt nicht mehr als 5 Mahlzeiten in 24 Stunden und hält die einzelne Mahlzeit an der unteren Grenze des für Alter und Gewicht des betreffenden Kindes normalen Quantums. Es handele sich z. B. um ein Kind von $2^1/_2$ Monaten mit einem Gewicht von 5000 g, also um ein Kind, das annähernd ein normales Gewicht hat. Ein solches Kind erhält pro Tag 850—1000 g, man wird demnach 850:5, d. h. 170 g pro Mahlzeit geben, je nachdem man 6 oder 5 Mahlzeiten geben will. Ein Kind desselben Alters, das ein geringeres Gewicht hat, z. B. nur 4000 g, würde weniger erhalten, etwa nur 5×150 ccm usw.

Bei Kindern unter 6 Wochen und in solchen Fällen, die unter einer mit Mehlzusatz bereiteten Nahrung krank geworden sind, ist es vorzuziehen, nicht eine Mehlabkochung, sondern einen Schleim zu geben.

Der Unterschied zwischen einer Mehlabkochung und einem Schleim besteht darin, daß bei jener nur der stärkehaltende Teil der Körnerfrucht verwendet wird, daß also die so gewonnene Suppe beinahe nur Kohlehydrate enthält, während bei diesem überwiegend die eiweißhaltenden peripheren Teile des Kornes verwendet werden und die fertige Nahrung weniger Kohlehydrate enthält. Man nimmt ungeschälte und geschrotete oder nur von der Hülse befreite Körner.

Czerny und Kellér geben folgende Anweisung zur Herstellung eines geeigneten Schleims:

Man läßt Gerstenkörner sorgfältig auslesen und abwaschen, zermahlt sie in einer Kaffeemühle und läßt sie mit Wasser versetzt lange kochen Ein brauchbarer Schleim läßt sich ferner herstellen, wenn man Reis oder Graupen (nicht die kleinen Perlgraupen) oder Hafergrütze lange bei gelindem Feuer kocht. Nach dem Kochen wird der Schleim von den sich absetzenden festen Bestandteilen abgegossen oder durch ein feines Sieb gegossen. Dabei dürfen aber keine Manipulationen vorgenommen werden, die die festen Bestandteile durch das Sieb hindurchpressen.

Je nach der Menge des Ausgangsmaterials und der Dauer des Kochens erhält man einen dünnen oder dicken Schleim, ersterer bleibt auch nach Abkühlung flüssig, letzterer erstarrt.

Für die Verwendung bei der Therapie der Dyspepsie dürfte der dünne Schleim vorzuziehen sein.

Nach 3 Tagen wird dann nach und nach wieder Milch gegeben, indem man an Stelle eines Teiles der Mehlnahrung oder des Schleimes Milch gibt. Diese Zugabe von Milch ist recht vorsichtig zu gestalten. Zunächst gibt man am besten 1 Teil Milch, 3 Teile der Mehlnahrung, nach 1—2 Tagen 1 Teil Milch und 2 Teile der Mehlnahrung und steigt dann langsam weiter. Handelt es sich um Kinder, die eine langdauernde Überfütterung mit Milch erlitten haben, so geht man noch langsamer vorwärts, indem man erst einem Teil der Mahlzeiten Milch zusetzt, 1—2 Flaschen, dann langsam mehr. Ebenso verfährt man dann auch bei dem Übergange von einer Mischung zur anderen. (Daß man in Fällen von sog. Milchnährschaden überhaupt milcharme Gemische für die Nahrung während längerer Zeit verwendet, wird später besprochen werden.)

Als Nahrung bei den akuten Verdauungsstörungen werden vielfach Kindermehle, die besonders präpariert sind, angepriesen und angewandt. In den Ankündigungen solcher Präparate wird oft alles mögliche versprochen, und oft nimmt die Reklame recht bedenkliche Formen an, wenn auch in dieser Beziehung in letzter Zeit einige Besserung eingetreten ist. Der Arzt, der diese Präparate zu benutzen wünscht, muß sich darüber klar sein, daß sie im wesentlichen eben nur als Mehle wirksam sein können und dabei nicht mehr leisten als ein gewöhnliches reines Mehl. Da wird dann von den Fabrikanten angeführt, das Mehl sei „aufgeschlossen", es sei mehr oder weniger stark in Malz übergeführt. Das ist in sehr vielen Fällen gar nicht erwünscht, weil diese Produkte für bakterielle Zersetzungen viel leichter angriffsfähig sind als das reine Mehl oder der Schleim, und ist es wirklich angezeigt, Malz der Nahrung zuzusetzen, so ist es eigentlich doch einfacher und richtiger, der Arzt bestimmt die Menge. Mehl und Malz lassen sich ja leicht in den verschiedensten Verhältnissen in einer Säuglingsnahrung kombinieren; wer also weiß, was er geben will, der hat es nicht nötig, sich nach den Angaben der Fabrikanten zu richten, von denen natürlich jeder einzelne den Stein der Weisen gefunden zu haben glaubt.

Die Kindermehle bieten nur dann einen wirklichen Vorteil, wenn es nicht möglich ist, ein reines natürliches Mehl mit Sicherheit zu erhalten; im übrigen kann der Arzt, der genügende Kenntnisse in der Ernährung des Säuglings und in der Behandlung der betreffenden Krankheiten besitzt, diese Präparate leicht entbehren, und es ist tief bedauerlich, wenn Ärzte sich gegen klingenden Lohn bereitfinden lassen, Aufsätze für diese Präparate zu verfassen, die dem Publikum in reklamehafter Weise als Urteile von Sachverständigen unterbreitet werden. In diesen Artikeln offenbart sich oft eine derartige Unkenntnis, daß man über die Ungeniertheit der betreffenden Autoren, sich nach jeder Richtung, nach der moralischen sowohl wie nach der wissenschaftlichen, zu blamieren, erstaunt sein muß. Als Zucker dient am besten ein Malzpräparat, weil die Maltose erstens den Vorteil gewährt, der Gärung weniger zugänglich zu sein und die Eigenschaft hat, auch als Disaccharid resorbiert, im Körper verbrennbar zu sein. Die Spaltung der Zucker im Darm bzw. Darmwand ist sowohl für den Rohrzucker, wie für den Milchzucker nach Dyspepsie gestört, so daß die Verwendung von Malz erhebliche Vorteile gewährt. Am günstigsten wirken Präparate wie der Soxhletsche Nährzucker, der zur Hälfte etwa aus Maltose, zur Hälfte aus Dextrinen besteht. Er kann ohne Zusatz von Mehl oder Schleim gegeben werden in Mengen von $3-5\%$ und mehr.

Einen ganz anderen Weg zur diätetischen Behandlung der Dyspepsie schlagen in neuerer Zeit Finkelstein und L. F. Meyer ein. Sie gehen davon aus, daß die Materie für die Gärungen bei der Dyspepsie wesentlich der Zucker ist (was stets angenommen wurde), und daß zur Unterbrechung dieser Gärungen eine vollständige Änderung in der Zusammensetzung des Magen-Darminhalts und damit des Nährbodens für Bakterien notwendig sei.

Sie glauben, daß eine geeignete Nahrung so zusammengesetzt sein kann, daß sie reichlich Eiweiß und Fett neben wenig Kohlehydrat enthält (vgl. die folgende Vorschrift).

Sie nennen die Mischung „Eiweißmilch" und geben für ihre Herstellung folgende Anweisung (Jahrb. f. Kinderheilkunde, 71. Bd. S. 537):

1 Liter Vollmilch wird mit einem Eßlöffel Simons Labessenz versetzt (eventuell ist auch der Zusatz von Pegnin wohl zu verwenden) und eine halbe Stunde im Wasserbad von etwa 42° Wärme stehen gelassen. Nach dieser Zeit haben sich das Kasein und das Fett zu einem Kuchen zusammengeballt und die Molke ausgepreßt. Nun wird die gesamte Masse durch ein Leinwandsäckchen filtriert, am besten eine Stunde lang darin aufgehängt. Man läßt die Molke durchtropfen. Das fest zusammengeballte Käsegerinnsel läßt sich leicht vom Koliertuch ablösen; es wird nun unter sanftem, ständigem Umrühren mit nur 1/2 Liter Leitungswasser mittels eines Klöppels durch ein Haarsieb getrieben, eine Prozedur, die, nachdem das Gerinnsel das Sieb passiert hat, noch einmal wiederholt wird. Die Mischung muß nun wie Milch aussehen und das Gerinnsel ganz fein verteilt sein. Dazu wird 1/2 Liter Buttermilch gesetzt. Der Zusatz von Buttermilch wurde gewählt erstens wegen des geringen Milchzuckergehalts, zweitens um die im gewissen Sinne anregende Wirkung der Milchsäure zu nutzen und drittens wegen der größeren Haltbarkeit der angesäuerten Nahrung.

Nach den Analysen der genannten Autoren hat die fertige Mischung folgende Zusammensetzung, der die der verwendeten Kuhmilch gegenübergestellt wird:

	Eiweißmilch:	Kuhmilch:
Eiweiß	3	3
Fett	2,5	3,5
Zucker	1,5	4,5
Asche	0,5	0,7

Der hohe Aschengehalt erklärt sich dadurch, daß bei der Labung ein erheblicher Teil der Kalksalze in das ausgelabte Käsegerinnsel mit eingeschlossen wird.

Es erscheint plausibel, daß durch eine derartig zusammengesetzte Nahrung ein Darminhalt erhalten wird, der für Gärungen wenig günstig ist. Zunächst ist überhaupt wenig gärungsfähiges Material vorhanden, sodann begünstigt die große Menge von Eiweiß die Fäulnisvorgänge, die den Gärungen entgegenwirken, schließlich wird durch die Anwesenheit von reichlich Fett und vielen Kalksalzen die Bildung von Kalkseifen begünstigt, die, in Wasser unlöslich, eine schnelle Eintrocknung des Darminhalts bedingen, wodurch der Boden für bakterielle Zersetzungen überhaupt verschlechtert wird. Die Erfolge, die Finkelstein und Meyer mit dieser Nahrung gehabt haben und die sie durch zahlreiche Krankengeschichten belegen, sind auch allgemein bestätigt worden. Es gelingt mit dieser Therapie mit ziemlich großer Sicherheit, die pathologischen Gärungen im Darminhalt zu unterbrechen und dabei den Hunger, der namentlich für junge Säuglinge sehr gefährlich ist, zu vermeiden. In Fällen, wo es sich um schon elende, heruntergekommene Kinder handelt, kann der Hunger geradezu dazu führen, aus einer einfachen Dyspepsie eine Intoxikation (s. u.) zu machen, und es ist von größtem Wert, daß wir imstande sind, ihn zu vermeiden.

Einen wesentlichen Einwand konnte man gegen die Methode allerdings machen. Die Eiweißmilch enthält verhältnismäßig viel Fett und wenig Zucker, so daß für den inneren Stoffwechsel Bedingungen entstehen, die leicht zu einer Azidose führen können. Man hat deswegen der Eiweißmilch von vornherein 1% Nährzucker (Soxhlet) zugesetzt, wodurch die Gefahr vermieden wird, ohne doch die gärungswidrigen Eigenschaften der Eiweißmilch zu gefährden.

Die praktische Behandlung würde sich also folgendermaßen gestalten: 6 Stunden lang Tee (mit Saccharin gesüßt), dann Eiweißmilch mit 1% Soxhlets Nährzucker (300 g), verteilt auf 5—6 Mahlzeiten. „Sobald die Stühle sich bessern und seltener werden, wird die Eiweißmilchmenge rasch gesteigert — jeden zweiten Tag um 100 g — bis eine Gesamtmenge von 200 g pro kg Körpergewicht (Energiequotient 80) erreicht ist. Werden geformte Stühle entleert, so ist mehr Zucker (Soxhlets Nährzucker oder verbesserte Liebigsuppe, Loefflunds Nährmaltose) oder Mehl (bei über 3 Monate alten Kindern) der Eiweißmilch zuzusetzen. Man beginnt mit 100 g Mehl oder 2% Zucker und steigt mit dem Zuckerzusatz, wenn die Zunahme nachläßt, allmählich bis 5%, in Ausnahmefällen sogar bis 6—7%.

Die Eiweißmilch ist auch bei der gleich zu besprechenden alimentären Intoxikation verwandt worden. Soweit es sich hier darum handelt, die Gärungen und Durchfälle zum Stehen zu bringen, ist das zweifellos berechtigt, wo aber die Stoffwechselstörung weit im Vordergrund steht, scheint mir die Verwendung von Frauenmilch vorzuziehen zu sein.

Auch für die Verwendung der Eiweißmilch als einfache Stopfnahrung, z. B. bei Dysenterie, kann ich mich nicht erwärmen. Sie ist ein ausgezeichnetes Mittel, um Gärungsvorgänge im Darm ohne Hunger zu unterdrücken, darüber hinaus hat ihr aber die Mode, die in der Kinderheilkunde immer noch eine sehr große Rolle spielt, Eigenschaften angedichtet, die ruhiger Beobachtung kaum standhalten.

Selbstverständlich ist die Eiweißmilch auch als Konserve zu haben. Sie wird von den Trockenmilchwerken in Böhlau bei Dresden hergestellt, und auch das Larosan ist ein Präparat, das als eine Art Eiweißmilch aufzufassen ist.

Bei der Fütterung mit Eiweißmilch kommt es, wenn auch selten, vor, daß die Fäulnisvorgänge ganz die Oberhand gewinnen und faulige dünne Stühle entleert werden. Diese Zustände sind sehr unangenehm und zwingen zum sofortigen Aussetzen der Nahrung.

Den schlimmsten Gefallen hat man der schönen und wichtigen Entdeckung dadurch getan, daß man für die Verwendung der Eiweißmilch versucht hat, ein Schema aufzustellen, was hier ebensowenig möglich ist, wie sonst bei der künstlichen Ernährung des Säuglings.

Die alimentäre Intoxikation.

Unter alimentärer Intoxikation — eine glückliche Bezeichnung, die namentlich durch die Veröffentlichungen Finkelsteins weiteren Kreisen bekannt geworden ist — versteht man einen Zustand, bei dem die pathologischen Veränderungen des inneren Stoffwechsels klinisch erkennbare Vergiftungserscheinungen herbeiführen, in ähnlicher Art, wie wir es beim Diabetes mellitus kennen, mit dem die hier zu beschreibenden Veränderungen auch sonst mancherlei Beziehungen haben.

Es ist wesentlich das Verdienst Czernys, darauf hingewiesen zu haben, daß die schweren Krankheitsbilder, die man im Anschluß an Verdauungsstörungen des Säuglings von der sog. Cholera infantum bis zur scheinbar einfachen Dyspepsie sieht, rein alimentären Ursprungs sind. Dies Verdienst ist um so höher zu bewerten, als Czerny zu dieser richtigen Überzeugung schon zu einer Zeit kam, in der man geneigt war, nicht nur alle schweren klinischen Erscheinungen seitens des Darmes, sondern auch alle anderen bei diesen Fällen beobachteten Krankheitssymptome auf die Wirkung von Bakterien zu beziehen. Finkelstein hat versucht, das Bild der Intoxikation einerseits klinisch besser zu umgrenzen, andererseits hat er darauf hingewiesen, daß die Erscheinungen der Intoxikation sich nicht nur bei ganz bestimmten Darmerkrankungen zeigen, sondern durch alle Schädigungen hervorgerufen werden können, die einen Zusammenbruch des Organismus herbeiführen. Letzteres dürfte mit einigen Einschränkungen zutreffen, wovon später die Rede sein soll.

Es ist nicht möglich, im Rahmen dieser Einführung alles anzuführen, was Finkelstein für seine Anschauung vorbringt, und was sich dagegen einwenden läßt. Es handelt sich hier ebenso wie bei anderen später zu besprechenden Arbeiten aus der neuesten Pädiatrie um Diskussionsthemata, nicht um abgeschlossene klinische Tatsachen, was zuweilen vergessen wird.

Es muß für die Einzelheiten auf Finkelsteins und seiner Schüler Originalarbeiten verwiesen werden.

Es sollen zunächst die wesentlichsten Erscheinungen geschildert und dann versucht werden, über die Erklärungsmöglichkeiten zu berichten.

Im Vordergrunde stehen hier auch für den Ungeübten sofort die schweren Allgemeinerscheinungen, die den Blick von einer alleinigen Beachtung der Vorgänge im Darm abziehen, namentlich in den Fällen, in denen starke Durchfälle oder gar choleriforme Stühle fehlen. Die Allgemeinerscheinungen werden beherrscht durch Symptome, die auf eine schwere Schädigung des Zentralnervensystems hinweisen und eine eigenartige Mischung von Reiz- und Lähmungserscheinungen zeigen, ein Bild, das in vielen Zügen täuschend an eine Meningitis erinnern kann.

Das Bewußtsein ist stark getrübt. Namentlich bei älteren Säuglingen, die schon ein erkennbares Interesse an den Vorgängen der Umgebung haben, zeigt sich deutlich zunächst ein Abgekehrtsein von der Außenwelt, der Gesichtsausdruck ist starr, der Blick leer, das Minenspiel gering, der Lidschlag erfolgt selten, oft sind die Mundwinkel herabgezogen, und es entsteht der Ausdruck des Ekels, hinweisend auf unangenehme Sensationen im Gebiet der Abdominalorgane.

Der Gesichtsausdruck ist dabei aber nur in einem kleineren Teil der Fälle einfach apathisch; meist prägt sich in ihm ein Gefühl ängstlicher Spannung aus, erkennbar an den weit aufgerissenen Augen, hochgezogenen Brauen und einer Angst im Blick, der an den eines gehetzten Tieres erinnert. Daneben zeigen sich im Gesicht motorische Reizerscheinungen, die sich in automatenhaft ausgeführten Bewegungen wie Gähnen, Kauen usw. äußern.

Diese motorischen Reizerscheinungen bleiben nicht auf das Gesicht beschränkt, sie zeigen sich auch in der Muskulatur der Extremitäten, wo an Stelle der lebhaften, ausfahrenden, willkürlichen Bewegungen des gesunden Säuglings, eigenartig abgerundete Bewegungen treten, die automatenhaft erfolgen, oft die Glieder in ganz absonderliche Stellungen führen und an athetotische Bewegungen erinnern können.

In einer Reihe von Fällen überwiegt die Lähmung; dann liegen die Kinder ganz schlaff da mit halb geöffneten Augen, oder auch es zeigt nur der ängstliche Ausdruck der weit geöffneten Augen, daß noch Erregungen in der Psyche ablaufen, während die Muskeln ganz erschlafft sind. Hin und wieder geht ein Zittern durch den Körper, einige der oben beschriebenen automatenhaften Bewegungen treten ein, dann ist wieder alles ruhig.

In anderen Fällen überwiegen die Reizerscheinungen. Die Angst steigert sich zur Unruhe, diese zur Jaktation, die Kinder zeigen einen Ausdruck von Todesangst, wie er in diesem Alter wohl nur bei der Intoxikation vorkommt. Die motorische Unruhe geht schließlich in Krämpfe über, die, in längeren oder kürzeren Pausen erfolgend, schließlich die ganze Szene beherrschen können.

Eine weitere Beeinflussung des Zentralsystems gibt sich durch eine eigenartige Form der Atmung zu erkennen. Diese wird (meist mäßig) beschleunigt und vertieft, sie erfolgt ohne Pause, so daß sich also an die Exspiration sofort die Inspiration anschließt. Dieser Atmungstypus vermehrt noch den Eindruck der ängstlichen Unruhe, den man bei der Betrachtung des Kindes hat. In schweren Fällen nimmt die Atmung direkt den Charakter der großen oder Säureatmung an, und erst in der sich allerdings oft sehr lang hinziehenden Agonie ändert sich der Atmungstypus, die Atmung wird schnappend, oberflächlich oder zeigt das Cheyne-Stockessche Phänomen.

Das Herz wird schwer geschädigt in der Mehrzahl der Fälle, zuweilen hält sich der Puls aber trotz des schlechten Allgemeinzustandes lange Zeit sehr gut. Der Blutdruck sinkt schnell, die peripher gelegenen Teile werden kühl und zyanotisch, die Hautfarbe wird zunächst blaß, um bald ein erdfahles Aussehen anzunehmen.

Ein höchst eigenartiges Verhalten zeigt die Temperatur. Man hat die hohen Temperaturen, die dabei eintreten, als Fieber bezeichnet. Wohl mit Unrecht; denn es läßt sich weniger ein bestimmter Gang der Temperatur erkennen, der in erkennbarer Abhängigkeit von dem Ablauf des pathologischen Prozesses stünde, als vielmehr eine außerordentliche Labilität der Temperatur, die einerseits abhängig ist von den Vorgängen des krankhaft veränderten Stoffwechsels, andererseits aber auch von der Außentemperatur. Derartige Kinder regulieren nicht nur schlecht, sie zeigen auch auf eine Erhöhung oder Erniedrigung der Umgebungstemperatur ganz enorme Ausschläge, die innerhalb kürzester Zeit Temperaturdifferenzen von 5° und mehr aufweisen.

Es kann z. B. vorkommen, daß ein Kind mit schwerer Intoxikation mit einer Untertemperatur von 34° und weniger zur Aufnahme in die Klinik kommt. Es kommt in ein durch Wärmeflaschen usw. gewärmtes Bett und zeigt, wenn nicht sehr sorgfältig aufgepaßt wird, bald eine Temperatur von 40° und mehr. Umgekehrt entstehen tiefe Untertemperaturen, wenn man ein Kind, das mit hoher Temperatur (40—41°) eingeliefert wird, abkühlt durch Bäder, Umschläge usw., sobald nicht ganz sorgfältig mit der Abkühlung vorgegangen wird.

Diese Thermolabilität ist nur eine pathologische Steigerung der Unzulänglichkeit des Säuglings, die Regulierung seiner Temperatur zu besorgen, bedingt durch die tiefe Störung seiner Stoffwechselfunktionen. Sie ist nicht abhängig von einzelnen Krankheitserscheinungen, und man kann nur sagen, daß die hohen Temperaturen sich meist bei Kindern finden, die noch eine übermäßige Erregbarkeit dauernd oder zeitweise erkennen lassen, namentlich bei Fällen, die mit Krämpfen kompliziert sind. Kinder, die schon im tiefen Kollaps, im Stadium einer allgemeinen Lähmung zur Beobachtung kommen, behalten ihre Neigung zur Untertemperatur bei, erwärmen sich unter entsprechenden Maßregeln nur wenig und erreichen nur schwer Temperaturgrade, die sich der normalen Grenze nähern, zeigen aber keine Übertemperaturen.

Eine Ausnahme hiervon machen die Fälle von Sommercholera der Säuglinge, die lediglich auf Überhitzung zurückzuführen sind. Hier besteht auch bei völliger Bewußtlosigkeit, Erschlaffung und Reaktionslosigkeit eine hohe Temperatur. Allerdings setzen auch hier sehr häufig Krämpfe ein, die die Szene unterbrechen; doch kann man nicht sagen, daß von ihnen die hohen Temperaturen abhängen. Diese sind vielmehr auch in langdauernder körperlicher Ruhe und Apathie vorhanden, und man hat mehr den Eindruck, daß die Krämpfe hier eine Folge der hohen Temperatur seien als umgekehrt.

Von der Bedeutung der Überhitzung wird später noch eingehender geredet werden.

Die schwere Zerrüttung des Organismus zeigt sich weiter in einer tiefgreifenden Störung des Wasserhaushalts.

In den meisten Fällen bestehen starke Durchfälle und machen einen starken Wasserverlust leicht erklärbar, besonders dann, wenn durch das heftige Erbrechen, das eine Nahrungsaufnahme unmöglich macht, oder durch die Verweigerung jeglicher Nahrung trotz des offenbar vorhandenen brennenden Durstes eine Ergänzung des verlorenen Wassers nicht möglich ist.

Die Folgen der Eintrocknung zeigen sich klinisch durch eine allgemeine Verminderung der Gewebsspannung.

Die Haut ist trocken und unelastisch, eine aufgehobene Falte bleibt lange stehen und gleicht sich erst nach längerer Zeit aus.

Das Blut zeigt deutliche Erscheinungen von Eindickung. Der Eiweißgehalt des Serums, der beim Säugling etwa 5—6% beträgt, steigt auf 9—11% an.

Die Gefrierpunkterniedrigung des Serums zeigt statt 0,56° 0,65° und mehr an. Wird auch die elektrische Leitfähigkeit untersucht, so findet man meist Werte, die trotz der Eindickung für einen Verlust an anorganischen Salzen sprechen. Die Säurekapazität des Blutes ist gesunken.

Die große Fontanelle ist eingesunken; der Druck im Innern des Schädels ist oft so weit gesunken, daß die Schädelknochen sich übereinander schieben.

Die Urinsekretion stockt ganz oder ist ungenügend. Eiweiß wird beobachtet, es schwindet wieder mit der einsetzenden Besserung, und selten kommt es zu einer Nierenstörung, die eine selbständige Bedeutung hat.

Beinahe stets wird Zucker gefunden, wenigstens wenn das Kind noch eine Nahrung erhält, die Zucker in nennenswerter Menge enthält. Auf die Bedeutung dieser Erscheinung wird später noch einzugehen sein.

Die Entstehung dieser vielfachen Erscheinungen, die das eigenartige Bild der Intoxikation zusammensetzen, ist nicht völlig geklärt. Schon heute darf aber als sicher angenommen werden, daß man die Intoxikation als einen Zusammenbruch der Funktionen des Organismus ansehen muß, die der Ernährung dienen, wobei sowohl die Vorgänge im Darm als im intermediären Stoffwechsel gemeint sind.

Zu dieser Auffassung haben wesentlich die Arbeiten Finkelsteins und seiner Schüler Material geliefert, wobei aber betont sein mag, daß man auch schon vor den Veröffentlichungen des genannten verdienstvollen Forschers nicht daran gezweifelt hat, daß man es hier mit einer Störung des Gesamtstoffwechsels zu tun hat.

Betrachten wir zunächst die Vorgänge im Darmkanal.

In den meisten Fällen geht dem Erscheinen der schweren Krankheitsbilder eine Störung der Funktionen des Verdauungsapparates voraus, die man (möglichst allgemein) dahin definieren kann, daß für irgendeine Funktion Leistungsfähigkeit und Aufgabe nicht mehr zusammenstimmen, daß dadurch eine von der Norm abweichende Beschaffenheit des Darminhalts Platz greift.

Wie wir uns eine solche Veränderung vorstellen können, mag aus der nachstehenden Schilderung entnommen werden.

Unter Dyspepsie ist auseinandergesetzt worden, wie die Entstehung des pathologisch veränderten Darminhalts zu denken ist, wobei betont wurde, daß es sich bei der Dyspepsie hauptsächlich noch um eine lokale Erkrankung handele, die den Organismus als Ganzes noch nicht wesentlich in Mitleidenschaft zieht. Geringe Störungen des Allgemeinbefindens fehlen bei aufmerksamer Beobachtung freilich niemals.

Nach dem früher Gesagten ist es verständlich, daß es von großer Bedeutung ist, in welchem Allgemeinzustand ein Kind von einer Dyspepsie befallen wird. Handelt es sich um einen bisher gesunden leistungsfähigen Organismus, dann wird die Störung leicht überwunden. ohne den inneren Stoffwechsel ernstlich zu gefährden, ist das Kind bereits durch Ernährungsstörungen geschädigt, ist sein Stoffwechsel bereits erschüttert, dann entwickelt sich schneller aus der Dyspepsie die Intoxikation.

Es ist einleuchtend, daß eine graduelle Steigerung der bei der Dyspepsie sich abspielenden Vorgänge schließlich in ihrer Wirksamkeit nicht auf den Darm beschränkt bleiben kann, sondern auf den inneren Stoffwechsel übergreifen muß. Je mehr das geschieht, desto mehr verliert das Krankheitsbild seinen Charakter als lokale Organerkrankung und zeigt sich als schwere Störung des ganzen Organismus. Verschieden kann dabei die Schwere der Erscheinungen seitens des Darmkanals sein, die diese Allgemeinerkrankung begleiten und ihr vorausgehen. Zuweilen sieht man nur die Erscheinungen der Dyspepsie, und ohne daß eine erkennbare wesentliche Steigerung der Durchfälle usw. eingetreten wäre, entwickelt sich das Bild der Intoxikation. In anderen Fällen allerdings kommt es vor und während des schweren Allgemeinzustandes zu profusen Durchfällen und Erbrechen, zu Zuständen, die man mit Cholera infantum, Enterokatarrh usw. bezeichnet hat.

Von Fällen letzter Art soll zunächst bei dem Versuch, eine Erklärung für die Entstehung der alimentären Intoxikation zu geben, ausgegangen werden. Zunächst soll die Wirkung der pathologisch gebildeten Säuren etwas näher erörtert werden. Es wurde schon auf S. 67 ausgeführt, daß die Anwesenheit dieser Säuren im Darm hohe Anforderungen an die Lieferung von Alkali stellt und andererseits die normale Verdauung des Fettes hindert. Sobald die Lieferung des Alkalis in den Darm, zu der der Körper gezwungen wird, den normalen Alkalibestand des Körpers gefährdet, wird dieser in seiner Gesamtheit schwer betroffen und gerät in die Gefahr einer Säurevergiftung, die ihm auch noch aus anderen Ursachen bei dieser Krankheit droht, wie wir später sehen werden. Der nachweisbare Verlust von anorganischen Salzen im Blutserum (s. u.) unterstützt die Annahme einer Alkalipenie.

Die eintretende Alkaliarmut, die Alkalipenie, gibt sich zunächst daran zu erkennen, daß der Anteil des Ammoniaks an der Stickstoffausscheidung im Urin ansteigt und schließlich Werte bis zu 50% erreicht. Dieses Ansteigen der Quotienten $\frac{NH_3}{N}$ bedeutet, daß der Körper nicht mehr imstande ist, die notwendigen physiologischen Alkali-Ausgaben mit fixem Alkali zu decken, und deswegen das Ammoniak vorschiebt, um sich vor der Gefahr der Übersäuerung zu schützen.

Läßt mit der Verarmung des Körpers an fixem Alkali[1]) auch die Sättigung der im Darm gebildeten Säuren nach, so werden diese auch als solche zur Resorption kommen und auch so den Körper der Gefahr der Säurevergiftung näher bringen. Dazu kommt noch, daß mit der mangelnden Sättigung der Säuren im Darminhalt dieser immer mehr eine stark saure Beschaffenheit annimmt, wodurch die Bakterienflora natürlich elektiv beeinflußt wird (vgl. auch oben S. 15 und 65). Es werden jetzt nur solche Bakterien hier leben können, die ein stark saures Nährmedium ertragen können, und das sind solche, die selbst starke Säurebildner sind. So kommt es, daß man in einem solchen Darminhalt und auch in den Stühlen eine Bakterienflora antrifft, die wesentlich aus starken Säurebildnern besteht. Das nähere Studium hat ergeben, daß die Säurebildung durch diese Bakterien aus zwei Quellen erfolgt, erstens aus dem Zucker und zweitens aus den der Nahrung entstammenden höheren Fettsäuren, die in niedere zerlegt werden. Die Anwesenheit solcher höheren Fettsäuren begünstigt außerdem das Wachstum der betreffenden Bazillen. Man sieht ohne weiteres, daß eine derartige Flora im Darm des in der besprochenen Weise erkrankten Kindes ein ausgezeichnetes Nährmedium finden muß; denn es ist Zucker da — vorausgesetzt natürlich, daß weiter Milch oder zuckerhaltige Nahrung gegeben wird —, und ebenso sind Fettsäuren vorhanden, wie aus dem oben Gesagten hervorgeht. Es werden also in großer Menge Säuren gebildet, die die Säurevergiftung des Organismus fördern müssen[2]).

Eine weitere direkte Folge der Darmerkrankung ist die Wasserverarmung des Körpers. Sie resultiert einmal aus der reichlichen Produktion von Darmsekret, hervorgerufen durch den Reiz des pathologisch veränderten Darminhalts, dann aus der wasseranziehenden Kraft der starken Säurelösung im Darmlumen, schließlich aus der gestörten Resorption, wenn diese auch keine so große Rolle spielt, als zuweilen angenommen wird.

Die direkte Folge dieser Wasserverarmung[3]) ist eine Eindickung

---

[1]) Eine Verarmung an fixem Alkali läßt sich direkt erschließen aus dem Verhalten der elektrischen Leitfähigkeit des Blutserums in solchen Fällen. Sie ist trotz der im übrigen nachweisbaren Eindickung des Blutes stark herabgesetzt, was nur möglich ist durch den Verlust anorganischer Salze. Hierbei ist natürlich der Einfluß des durch die Eindickung vermehrten Eiweißes in Rechnung gezogen.

[2]) In der Literatur findet sich mehrfach die irrtümliche Auffassung, ich schriebe den Säurebildnern eine ätiologische Rolle zu, dergestalt, daß die Entstehung der Vergiftungserscheinungen die Anwesenheit dieser Bakterien zur Voraussetzung habe. Ferner wird berichtet, daß ich das Fett als hauptsächliche oder gar alleinige Quelle der Säuren ansehe, und ein Autor sagt sogar, ich hätte behauptet, diese Bakterien zerlegen das Neutralfett. Dem gegenüber möchte ich feststellen, daß ich entsprechend der obigen Darstellung das Auftreten der starken Säurebildner stets als eine Folge, nicht als die Ursache der pathologischen Veränderung des Darminhalts angesehen habe.

[3]) Ruß behauptet, daß die normalen Schwankungen im Lichtbrechungsvermögen des Serums, bezogen auf dessen Eiweißgehalt, ebensogroß oder größer seien als die unter den pathologischen Vorgängen schwerer Durchfälle usw. be-

des Blutes (s. oben) und dadurch bedingte Schädigung der Herztätigkeit und des Kreislaufs; die Hautoberfläche und namentlich die Extremitäten werden schlecht mit Blut versorgt, sie sind blaß und kühl. Die Wasserverarmung zeigt sich ferner in einem Schwinden des normalen Turgors der Haut, die schlaff wird, und eine aufgehobene Hautfalte bleibt deswegen stehen und gleicht sich nur langsam aus.

Unter der Störung der Zirkulation und dem geringen Wassergehalt des Körpers leiden sichtlich die Nieren. Die Harnmenge wird sehr gering, ja es kann zur Anurie kommen. Der in sehr geringer Menge ausgeschiedene Urin ist hochgestellt, und durch die Retention harnfähiger Substanzen findet eine Reizung statt, die zur Ausscheidung von Eiweiß in oft recht erheblicher Menge führt. In den Nieren an Intoxikation gestorbener Kinder finden sich vielfach ausgedehnte Harnsäureinfarkte.

Wie weit die Störung der Gehirntätigkeit, die weiter unten noch eingehender erörtert werden soll, eine direkte Folge der Wasserverarmung ist, muß dahingestellt bleiben. Jedenfalls ist diese aber mit im Spiel, denn man sieht oft genug, daß nach der Beseitigung der Wasserarmut durch subkutane Infusionen auch die Hirnerscheinungen sich bessern. Andererseits gibt es aber auch Krankheitserscheinungen des Zentralnervensystems hierbei, die sicher einen anderen Grund haben.

Bisher ist von den Veränderungen im Darminhalt und von ihrer Rückwirkung auf den gesamten Organismus die Rede gewesen; es wäre aber falsch, das schwere Krankheitsbild, dessen Symptome unten zusammengestellt sind, allein durch diese Darmstörungen erklären zu wollen. Es bliebe dann ganz unverständlich, warum in vielen Fällen die Kinder trotz intensiver Durchfälle keine schwerere Erkrankung des Gesamtorganismus zeigen und sich bei einigermaßen zweckmäßiger Therapie schnell erholen, während andere einen schweren Allgemeinzustand schon bei einer Darmstörung zeigen, die an sich zunächst noch keine sehr große Intensität zeigt, oder der Intoxikation verfallen, ohne Durchfälle zu zeigen. In der ersten Kategorie der Fälle muß erst eine Häufung von Schädigungen eintreten, weitere Fütterung mit Milch und fettreichen Mischungen usw., um den Zustand lebensbedrohend werden zu lassen; in der zweiten Kategorie gelingt es auch der besten Therapie nicht oder nur nach langem Kampfe, das Kind zu retten, und die endliche Genesung erfordert sehr lange Zeit. Dabei ist es durchaus nicht nötig, daß die akute Darmerkrankung, an die sich der schwere Allgemeinzustand schließt, besonders heftig ist.

Die Erklärung hierfür ist in dem Zustand des Organismus vor dem Eintritt der akuten Krankheit zu suchen. Trifft eine Schädigung einen vorher gesunden Organismus mit einem normalen Stoffwechsel, so wird es meist keine schwerere Schädigung des Allgemein-

---

obachteten. Das ist unrichtig. Die Beobachtungen des Autors geben nirgends Recht zu dieser Behauptung. 9—11% Eiweiß, refraktometrisch bestimmt, kommen beim normalen Säugling nicht vor, finden sich aber bei der Intoxikation.

körpers geben, wenn die alimentäre Noxe, die zu der Darmstörung geführt hat, nicht gar zu lange einwirkt. Das System der Stoffwechselfunktionen befindet sich hier in einem guten Gleichgewichtszustand und kann, durch die Darmerkrankung erschüttert, bald wieder zu jenem zurückkehren, wenn die Schädigung beseitigt ist.

Ganz anders aber wird sich gegenüber einer solchen Schädigung ein Organismus verhalten, der schon eine Störung seines Stoffwechsels erlitten hat, wie sie besonders durch eine zu große Belastung des ganzen Stoffwechsels oder einiger seiner Funktionen herbeigeführt wird. Dann befindet sich das System der Stoffwechselfunktionen nur in einem labilen Gleichgewicht, und ein kleiner Stoß genügt, um eine Unordnung im Ablauf der Vorgänge hervorzurufen, deren Beseitigung schwierig oder auch unmöglich ist.

Ein solcher Zustand wird geschaffen vor allem durch die Überfütterung. Durch sie werden alle oder auch nur einzelne Funktionen des Stoffwechsels dauernd überlastet und dadurch der äußersten Grenze ihrer Leistungsfähigkeit genähert. Wird diese überschritten, so ist der normale Ablauf der Stoffumsetzung nicht mehr möglich, es werden pathologische Produkte gebildet, und es kommt zur Intoxikation. Dasselbe muß natürlich eintreten, wenn die überlastete Funktion durch irgendeine Schädigung in ihrer Leistungsfähigkeit herabgesetzt wird; auch dann kommt es zu einem normalen Ablauf der Vorgänge und ihrer Folgeerscheinungen. Dabei müssen nicht notwendig die Symptome seitens des Magen-Darmkanals in den Vordergrund treten, vielmehr kann der Zusammenbruch des Stoffwechsels bei schwer geschädigten Kindern auch eintreten, ohne daß es zu heftigen Verdauungsstörungen kommt.

Bei der Überfütterung, der häufigsten Ursache sowohl der Darm- als der Stoffwechselstörungen, ergänzen sich die schädigenden Momente aus der Darmerkrankung und aus der Stoffwechselstörung in höchst unerfreulicher Weise. Wir haben oben gesehen, daß bei einer schweren Darmerkrankung, hervorgerufen durch eine Inkongruenz zwischen verlangtem Arbeitspensum und vorhandener Arbeitsfähigkeit des Darmes, die hauptsächliche Schädigung durch die Entstehung saurer Produkte, durch die Entziehung von Alkali und Wasser und schließlich auch wohl durch die Resorption der Säuren geschaffen wird, daß also diese Vorgänge im Darm den Organismus mit einer Säurevergiftung gefährden.

Die Überfütterung hat aber dafür gesorgt, daß auch der innere Stoffwechsel in einer Weise geschädigt ist, die eine Säurevergiftung begünstigt.

Es wurde in der Einleitung schon auseinandergesetzt, daß die Stoffwechselarbeit des Säuglings, bezogen auf die biologische Einheit, ganz erheblich größer ist als beim Erwachsenen und sich schon in der Norm der oberen Grenze der Leistungsfähigkeit nähert. Das gilt besonders für die Funktionen des Stoffwechsels, die die Hauptarbeit des Stoffumsatzes zu besorgen haben, die Schaffung der notwendigen

Wärme. Das sind die Verbrennungsprozesse von Kohlehydraten und Fett. Hier scheint die erste Schädigung einzusetzen bei der Kohlehydratverbrennung[1]). Wie weit dabei die qualitative Zusammensetzung der Nahrung eine Rolle spielt, ist nicht sicher zu sagen (einseitige Mehlüberfütterung s. S. 110). In den meisten Fällen werden ja die Kinder bei unnatürlicher Ernährung (um diese handelt es sich ja vornehmlich) allerdings mit einer Nahrung überfüttert, deren hauptsächlicher Brennwert auf die Kohlehydrate fällt. Andererseits ist bekannt, daß gerade die relativ fettreichen Nahrungen ganz besonders intensive Schädigungen und früher ein Versagen der Darm- und Stoffwechselfunktionen herbeiführen als die weniger fettreichen. Aus dem Nachstehenden wird ersichtlich werden, wie man sich das erklären kann.

Die Verbrennung von Fett und Kohlehydraten steht in einem gewissen Abhängigkeitsverhältnis, dergestalt, daß die regelrechte Fettverbrennung sozusagen eine Funktion der normalen Kohlehydratverbrennung darstellt, mit deren Störung sie auch in ihrem Ablauf gehindert und gestört wird. Es ist noch nicht klar, welche chemischen Vorgänge hier gestört sind, und an welcher Stelle des Fett-Kohlehydrat-Umsatzes die Schädigung angreift. Tatsache ist aber, daß bei Kohlehydratkarenz und Zufuhr von Fett, im Hunger, bei dem ja ein ähnlicher Stoffwechsel wie bei Kohlehydratkarenz und Fett-Eiweiß-Fütterung anzunehmen ist, und bei solchen Zuständen, in denen durch Krankheit eine normale Ausnutzung und Verbrennung der Kohlehydrate nicht möglich ist, die Fettverbrennung leidet und wohl auch abnorme Bahnen einschlägt. Am bekanntesten ist das vom Diabetes mellitus, bei dem der Kohlehydratabbau mehr oder weniger schwer gestört ist, und als Folge davon saure Produkte, Azetessigsäure, β-Oxybuttersäure, in großer Menge auftreten und im Urin ausgeschieden werden. Beim Kinde tritt entsprechend der normalerweise schon erheblich stärkeren Anspannung des Stoffwechsels jeder Mangel an Kohlehydraten oder jede Störung der Kohlehydratverbrennung besonders deutlich auch in einer Beeinflussung des Fettabbaus hervor. So hat sich gezeigt, daß ein Kohlehydrathunger und auch ein allgemeiner Hunger vom Kinde noch schlechter vertragen wird als vom Erwachsenen, daß es, je jünger das Kind ist, um so schneller zum reichlichen Auftreten dieser sauren Produkte kommt, die oben genannt wurden. (Aus dieser Tatsache erhellt die große Bedeutung der Eiweißmilch, s. o.) Tritt also bei der Ernährung des Säuglings aus irgendeinem Grunde eine Störung des Kohlehydrat-

---

[1]) Es ist wiederholt von Finkelstein mit Recht hervorgehoben worden, daß dem Zucker eine wesentliche und hauptsächliche Bedeutung als materia peccans zukommt. Die Ansicht Finkelsteins dürfte mit der von mir im Jahre 1906 in meiner Habilitationsschrift vorgetragenen Anschauung übereinstimmen, daß die primäre Schädigung des inneren Stoffwechsels im Kohlehydratstoffwechsel zu suchen sei. Die Bedeutung des Fettes ist selbstverständlich stets eine sekundäre.

umsatzes ein, so wird die Folge eine schnelle Änderung des Gesamtstoffwechsels nach der Richtung einer stärkeren (relativen) Säuerung des Organismus sein.

Es ist oben gesagt worden, daß die Kohlehydratverbrennung bei alimentären Schädigungen des kindlichen Stoffwechsels zuerst und am schwersten leidet. Direkt ist das bei den außerordentlichen Schwierigkeiten, die sich den Stoffwechselversuchen beim Säugling entgegenstellen, kaum nachzuweisen, dürfte auch deshalb kaum möglich sein, weil wir über den Chemismus der Zuckerverbrennung noch nicht genügend klare Vorstellungen haben; es darf aber mit großer Wahrscheinlichkeit aus der Tatsache geschlossen werden, daß bei allen schweren Schädigungen des Stoffwechsels, die beim Säugling zur Beobachtung kommen, die Grenze für die Verbrennung des Zuckers sehr tief steht und erst mit der völligen Genesung wieder eine normale Höhe erreicht.

Nach dem Gesagten dürfte es nicht schwer verständlich sein, daß eine Erkrankung des Darmes in der oben geschilderten Art eine um so schlimmere Bedeutung hat, wenn sie ein Kind befällt, dessen Stoffwechselfunktionen vorher schon durch Überlastung an die Grenze ihrer Leistungsfähigkeit gebracht, oder schon in der so ungemein wichtigen Funktion, der normalen Zuckerverbrennung, verletzt sind.

Eine kurzdauernde Überfütterung bei einem vorher vernünftig genährten Kinde wird deswegen nur durch eine Überspannung der Darmfunktionen zu einer lokalen akuten Störung führen, die den Gesamtorganismus nur wenig und bei richtiger Behandlung nicht nachhaltig treffen, eine chronische Überfütterung aber schafft die Bedingungen nicht nur für eine chronische Stoffwechselstörung, sondern auch für eine das Leben unmittelbar bedrohende akute Erkrankung, sobald der malträtierte Magen und Darm seine normale Tätigkeit einstellt, was oft durch eine an sich scheinbar belanglose Ursache ausgelöst wird, oder der überlastete Stoffwechsel zusammenbricht.

Diese Betrachtung lehrt, daß die chronische Überfütterung die größte Gefahr für den Säugling bedeutet, sie lehrt ferner, daß zwischen den chronischen Stoffwechselstörungen und dem akuten Zusammenbruch der gesamten der Verdauung und Ernährung dienenden Funktionen, wie wir sie bei den „toxischen" Erkrankungen treffen, kein prinzipieller, sondern nur ein gradueller Unterschied besteht. Ob es zu einer akuten Erkrankung und zu stürmischen Erscheinungen kommt, das hängt wesentlich von der Fähigkeit des Darmes ab, den gesteigerten Ansprüchen zu genügen. Sobald der Darm versagt, sind die Bedingungen für eine schwer akute Erkrankung bei solchen überfütterten Kindern gegeben.

Es bleibt noch die Frage offen, warum gerade in der warmen Jahreszeit und in der Zeit, die der größten Sommerwärme folgt, so besonders viele akute Darmerkrankungen schlimmster Art vorkommen.

Man hat sich früher die Erklärung sehr einfach gemacht. In der warmen Jahreszeit, sagte man, ist es viel schwerer, die Nahrung des

Säuglings vor dem Verderben zu schützen, es wird deshalb viel leichter vorkommen, daß eine zersetzte oder doch durch ein intensives Bakterienwachstum gefährlich gewordene Milch zur Verabreichung an den Säugling kommt. Namentlich in einer Zeit, in der jede Krankheit und beinahe jedes Symptom einen Bazillus haben mußte, lag eine derartige Vorstellung dem ärztlichen Denken besonders nahe.

Diese Vorstellung ist zunächst berechtigt, aber doch nur für einen wahrscheinlich nicht allzu großen Teil der Fälle.

Wir kennen Vergiftungen durch verdorbene Nahrungsmittel verschiedenster Art, wir sprechen von Fleisch-, von Wurst-, von Fisch-, von Konservenvergiftung, wir kennen zum Teil genau die Mikroorganismen, die diese Vergiftungen bzw. die Entstehung der giftigen Stoffe in diesen Nahrungsmitteln verschulden. Es darf als sicher gelten, daß auch die Milch in dieser Weise zu einem giftigen Nahrungsmittel werden kann, und die Bakteriologie hat uns Tatsachen gelehrt, die diese Annahme als durchaus berechtigt gelten lassen. So mag denn auch mancher Fall an schwerer tödlicher Darmerkrankung im Hochsommer auf diese Weise entstehen, für die große Masse der Erkrankungen an sog. Sommerdiarrhöe der Säuglinge spielt diese Ätiologie aber keine Rolle.

Das ergibt sich für jeden unbefangenen Beobachter aus der Tatsache, daß auch Kinder, die mit hygienisch tadelloser und mit größter Sorgfalt zubereiteter Milch an schwerster Cholera infantum (s. u.) erkranken, und daß von Kindern, die von derselben Quelle mit Milch versorgt werden, bei denen in der Sorgfalt der Behandlung der Milch im Hause und ihrer Zubereitung ein merklicher Unterschied nicht besteht, ein Teil erkrankt und der Krankheit zum Opfer fällt, während ein anderer Teil ganz gesund bleibt oder allfällige Darmstörungen leicht überwindet. Das zeigt sich ferner aus der Tatsache, daß das Abkochen der Milch und das Soxhletsche Sterilisierungsverfahren, auf das in der bakteriologischen Ära so übertriebene Hoffnungen gesetzt wurden, an der Sommersterblichkeit der Säuglinge nichts Wesentliches geändert haben.

Die erhöhte Zersetzungsmöglichkeit der Milch im Sommer und die Begünstigung des Bakterienwachstums in der Milch kann die kardinale Ursache der Häufung schwerer Darm- und Stoffwechselerkrankungen der Säuglinge im Sommer nicht sein, wenn sie auch als Gelegenheitsursache in Betracht kommen mögen.

Die Hauptsache ist vielmehr die Herabsetzung der Funktion der Verdauungsorgane bei großer Hitze (Parenteralschädigung). Diese Herabsetzung wird vom Erwachsenen bei der Auswahl der Speisen instinktiv gewürdigt, und er genießt im Winter Speisen und bevorzugt Speisenzusammenstellungen, die ihm im Sommer als zu „schwer" widerstehen. Es dürfte kaum ein verständiger Mensch bei großer Hitze Eisbeine oder reichliche Portionen Gänsebraten verzehren, und jeder weiß, daß eine Überlastung des Magens und Darmes in der heißen Jahreszeit viel leichter und schneller zu unangenehmen Störungen führt als im Winter. Diese Erfahrung des täglichen Lebens wird sonderbarerweise bei der Ernährung des Säuglings nicht berücksichtigt. Diesem wird in heißen und kalten Tagen dasselbe Quantum verabreicht und zuweilen während der heißen Tage sogar noch mehr, um das natürlich gesteigerte Durstgefühl zu befriedigen. Dabei wird natürlich nicht bedacht, daß die Milch für den Säugling Nahrung bedeutet und nicht nur Getränk ist.

Durch Salle an Heubners Klinik wurde durch schöne Tierversuche bewiesen, daß diese Auffassung richtig ist und experimentell erhärtet werden kann.

Müssen wir annehmen, daß bei großer Hitze die Arbeitsleistung des Darmes herabgesetzt ist, so gilt das gleiche auch von den Vorgängen des inneren Stoffwechsels. Deren Intensität muß zum Teil von der für den Organismus notwendigen Wärmelieferung abhängig sein, und diese hängt selbstverständlich auch von der Außentemperatur ab. Ganz besonders trifft das für den Säugling zu, dessen große relative Oberfläche alle Temperaturschwankungen besonders fühlbar macht, und dessen Kleidung meistens nur sehr wenig im Sommer und Winter differiert. Man kann beinahe überall im Sommer in der größten Hitze Kinder dick mit Federkissen zugedeckt spazieren fahren sehen.

Nach dem Vorstehenden ist es klar, daß die Überfütterung, also eine Inkongruenz zwischen verlangtem Arbeitspensum und Leistungsfähigkeit der Verdauungsorgane und des Stoffwechsels, besonders leicht dann eintreten muß, wenn eben diese Leistungsfähigkeit herabgesetzt ist, wie es in der heißen Jahreszeit der Fall ist[1]).

Es bleibt aber noch ein Punkt zu erklären. Die weit überwiegende Menge der Erkrankungen findet sich bei der unbemittelten oder wenig bemittelten Bevölkerung, viel seltener bei Kindern, deren Eltern sich in guten sozialen Verhältnissen befinden, so daß man schon die Sommersterblichkeit der Kinder als direkt abhängig von schlechten sozialen Verhältnissen, namentlich von schlechter Wohnung angesprochen hat. Das ist nach der allgemeinen Erfahrung sicher richtig, und die Erklärung ist auch nicht allzu schwer.

Je weniger günstig die Verhältnisse liegen, desto seltener wird es vorkommen, daß die unnatürliche Ernährung des Säuglings ärztlich überwacht wird, desto weniger werden leichte Störungen, die der schweren Katastrophe vorauszugehen pflegen, Beachtung finden. Daher kommt es, daß bei solchen Kindern alimentäre Schädigungen meist lange Zeit einwirken können und Verdauungsorgane und Stoffwechsel in ihrer Leistungsfähigkeit herabsetzen. Es ist klar, daß solche Individuen besonders gefährdet sein müssen.

---

[1]) Die Bedeutung der Übererwärmung des Körpers, der Wärmestauung usw. für die Entstehung der gefürchteten „Sommerdiarrhöen" der Säuglinge haben in neuerer Zeit Finkelstein und Rietschel besonders betont und damit eine erfreuliche Übereinstimmung bekundet mit den früher (1906) von mir in meiner Habilitationsschrift vorgetragenen Anschauungen, worauf die Autoren selbst allerdings nicht hingewiesen haben.

Dazu kommt ferner, daß eine große Sommerhitze sich in den engen, dicht bewohnten, schlecht zu lüftenden Wohnungen der unbemittelten Bevölkerung natürlich viel unangenehmer bemerkbar macht, als in hygienisch guten Wohnungen. Auf diese Frage hat besonders Meinert und in neuerer Zeit Rietschel hingewiesen. Wer mit etwas Verständnis derartige Wohnungen im Hochsommer besucht, der wird oft geradezu entsetzt sein von der Vorstellung, daß hier eine Anzahl Menschen hausen müssen.

Das trifft nicht nur für die großen Städte zu, sondern auch für die mittleren und kleinen, ja, man trifft gerade hier oft auf recht naive Vorstellungen, was alles in der Wohnungshygiene erlaubt ist.

Im engsten Zusammenhang mit der mangelhaften Wohnung und den schlechten sozialen Verhältnissen steht die Pflege des Kindes und die Sorgfalt, die auf die Reinhaltung seines Inventars verwandt wird. Es ist ja ganz selbstverständlich, daß es in einem bequemen, mit reichlichen Hilfsmitteln versehenen Haushalt relativ leicht ist, die notwendige Sorgfalt auf die Pflege des Kindes zu verwenden, während das nur sehr schwer oder gar nicht möglich ist in der engen Wohnung und bei den beschränkten Mitteln des Arbeiters.

Mit dieser mangelhaften Sauberkeit ist selbstverständlich die Gelegenheit zu allen möglichen Infektionen gegeben, die man wohl als Schmierinfektionen bezeichnen kann. Es ist bei der Einleitung zu dem Abschnitt über Infektionskrankheiten ausführlich auf die Bedeutung derartiger Infektionen für den Säugling hingewiesen und gezeigt worden, wie groß die Belastung des Gesamtorganismus durch die Abwehr derartiger Infektionen ist. Sie bedingen eine Herabsetzung der gesamten Leistungsfähigkeit, schädigen also auch die der Verdauungsorgane und des Stoffwechsels und tragen so mittelbar zur Entstehung alimentär bedingter Störungen bei und können den als Intoxikation sich zeigenden Zusammenbruch des Stoffwechsels beschleunigen oder auch hervorrufen (Parenteralschädigung).

In gleicher Weise beeinträchtigen die gedachten Verhältnisse die Sauberkeit bei der Aufbewahrung der Milch und bei der Zubereitung der Nahrung, und dieses Moment wird sich besonders in der heißen Jahreszeit, die ein Verderben der Nahrung begünstigt, geltend machen. Es ist durchaus nicht immer notwendig, daß es sich um weitgehende Zersetzungen, um die Entstehung · schwer toxisch wirkender Stoffe handelt, oder eine pathogene Flora sich in der Nahrung entwickelt hat, es genügt schon, daß diese nur so weit verändert ist, um eine gewisse Schädigung der Verdauungsorgane zu verursachen. Beim ganz gesunden Kinde wird diese Schädigung freilich kaum eine größere Bedeutung haben, bei einem überfütterten oder durch andere Schädigungen (häufige Infektion) geschwächten Organismus kann aber diese an sich leichte Krankheitsursache das Maß zum Überfließen bringen und die Katastrophe herbeiführen.

Schließlich ist noch zuzugeben, daß auch eine schwerere Zersetzung der Nahrung unter diesen Bedingungen leichter erfolgen kann als unter guten sozialen Verhältnissen, so daß also auch die Entstehung der schweren Darmstörungen durch bakterielle Zersetzung der Nahrung hier eine relativ, wenn auch nicht absolut große Rolle spielen kann.

Leider ist bei der Bekämpfung der Sommersterblichkeit der Säuglinge beinahe nur auf diesen letzteren Punkt Bedacht genommen worden, und man hat gehofft, durch den Soxhlet und durch Beschaffung sterilisierter Milch das Übel an der Wurzel zu fassen. Der Erfolg ist ausgeblieben überall da, wo nicht zu gleicher Zeit eine ärztliche Belehrung der Mutter und eine Überwachung des Kindes eingeleitet wurde, womit sich in Pflege und Ernährung wenigstens die gröbsten Fehler beseitigen ließen.

Schließlich noch einige Bemerkungen zu der auffallenden Beobachtung, daß in vielen Fällen die Anhäufung der schweren Fälle von Sommerdiarrhöen nicht unmittelbar zusammenfällt mit der Periode der größten Hitze, sondern erst eintritt am Ende einer solchen Hitzperiode oder auch n a c h einer solchen. Bekannt ist das hohe Ansteigen der schweren Fälle Ende August und im September, Zeiten, in denen das Tagesmittel weit hinter Anfang August und Juli zurückbleibt.

Die Erklärung ist nach den obigen Ausführungen naheliegend. Die große Hitze schafft Bedingungen, unter denen eine Überfütterung und eine Stoffwechselstörung besonders leicht zustande kommt, und es ist verständlich, daß die Folgen dieser zunächst langsam wirkenden Schädigung sich erst nach einiger Zeit geltend machen, so daß die Katastrophe erst erfolgt, wenn die Momente, die zu der Schädigung geführt haben, kaum noch erkennbar sind.

Das vorausgeschickt, wollen wir uns jetzt mit dem klinischen Bilde der schweren akuten Darmerkrankungen und der in ihrem Verlauf vorkommenden alimentären Intoxikationen beschäftigen.

Der Beginn der Erkrankung kann ein ganz allmählicher, oft so langsam sein, daß es für die Mutter schwer zu sagen ist, wann der Zustand ein bedrohlicher geworden ist. In anderen Fällen, und das ist nach meinen Erfahrungen die Mehrzahl, bestand schon längere Zeit eine Dyspepsie, und schnell, oft ganz plötzlich, ändert sich das Krankheitsbild; das Kind macht nun auch der Mutter einen schwer kranken Eindruck und wird dann erst zum Arzte gebracht. In wieder anderen Fällen kommt die schwere Erkrankung in Gestalt eines Anfalls, und das gilt geradezu als charakteristisch für die schwerste Form, für die C h o l e r a i n f a n t u m. Forscht man hier aber genau nach, so stellt sich beinahe immer heraus, daß das Kind vorher schon nicht mehr über einen normalen Stoffwechsel verfügte und unzweckmäßig genährt, meist überfüttert wurde.

Der Eintritt des bedrohlichen Zustandes gibt sich weniger an Symptomen des Magens und des Darmes zu erkennen, als am Allgemeinbefinden. Die Kinder werden blaß, und der Gesichtsausdruck wird eigentümlich ängstlich, das Spiel der mimischen Gesichtsmuskeln wird ganz gering, so daß das Gesicht auch ein maskenartiges Aussehen bekommt. Bald machen sich auch nervöse Störungen bemerkbar, und zwar sowohl in der Richtung der Reiz- wie der Lähmungserscheinungen des Zentralnervensystems. Die ersteren zeigen sich in einer außerordentlich großen Unruhe, die sich bis zu Krämpfen und Jaktation steigern kann, begleitet von einer Übererregbarkeit der Reflexe. In den meisten Fällen hält dieses Stadium indessen nicht lange an, oder es wird durch Zeiten von Ruhe vielfach unterbrochen, eine Ruhe, die schließlich in völlige Apathie übergeht und in der die Lähmungserscheinungen im Vordergrunde stehen. Die Kinder liegen jetzt tief blaß, mit ängstlich verstörtem starren Gesichtsausdruck da, die Augen sind ins Leere gerichtet, der Lidschlag erfolgt nur selten, es kommt schnell zur Reizung der Konjunktiva, die sich in starker Injektion zu erkennen gibt, das Konjunktivalsekret wird nicht entfernt, es bilden sich Schleimfäden, die über die Kornea wegziehen. Der Lidreflex ist sehr herabgesetzt oder erloschen, ebenso lassen sich die anderen Reflexe nur noch schwer auslösen[1]). Der Muskeltonus ist herabgesetzt, die Glieder sind völlig schlaff und werden nur wenig bewegt. In sehr vielen Fällen finden sich ferner höchst auffällige und charakteristische Reizerscheinungen, die mit Lähmungen in eigenartiger Weise kombiniert sind, worauf oben schon hingewiesen wurde. Während die Kinder bereits den starren, ängstlichen Gesichtsausdruck zeigen, während der Lidschlag schon sehr selten geworden ist und auch die Glieder im allgemeinen völlig erschlafft sind, zeigen sich automatische langsame Bewegungen der Gesichtsmuskulatur und der Arme und Hände. Die Kinder gähnen, machen Kaubewegungen, recken die Arme aus und zeigen athetosenhafte wunderliche Bewegungen der Hände und Finger. Die Bewegungen werden völlig automatenhaft ausgeführt. Zuweilen bleiben die Arme in Stellungen, die man ihnen passiv gegeben hat, lange Zeit stehen, so daß man an die Flexibilitas cerea erinnert wird.

Das Bewußtsein ist mit dem Eintritt des schweren Zustandes sofort gestört, die Kinder reagieren nicht mehr auf Anrufen, zeigen kein Interesse für die Umgebung und sind schließlich völlig bewußtlos.

Der Kreislauf ist ebenfalls schwer geschädigt. Der Puls ist sehr schnell und klein, oft kaum fühlbar und zählbar. Am Herzen sind die Töne leise und dumpf, es wird schwer, den ersten und zweiten Ton zu unterscheiden, und schließlich ist nur noch ein dumpfer Ton zu hören.

Man ist sich nicht einig darüber, ob dies der erste oder zweite Ton ist. Mir ist wahrscheinlicher, daß der zweite Ton verschwindet; denn der erste, als Muskelton aufzufassende, muß so lange zustande kommen, als das Herz sich noch kontrahiert, der zweite, der Klappenton, aber hängt wesentlich vom Blutdruck ab. der in diesen Fällen stark sinkt. Erfolgt dadurch der Klappenschluß nicht schnell, so wird der entstehende Ton sehr leise und unhörbar werden. Es spricht ferner

---

[1]) Irrtümlich wird hier oft von Kornealreflex gesprochen. Dieser kann auch bei jungen gesunden Säuglingen fehlen.

für diese Auffassung, daß der Charakter des übrigbleibenden Tones vollständig dem des ersten Herztones entspricht, nicht dem eines Klappentones.

An der Peripherie des Körpers macht sich der schlechte Kreislauf durch die schlechte Versorgung der betreffenden Teile mit Blut besonders stark bemerkbar. Die sichtbaren Schleimhäute werden blaß, die Nase, die Finger und Zehen werden kühl, die Haut bekommt eine tief blasse, leichenartige Färbung, die durch die gleich näher zu besprechende schlechte Versorgung mit Sauerstoff einen lividen Ton bekommt.

Der Turgor wird schlecht, dadurch sinken die Augen ein, die Mundfalten treten deutlich hervor, die Nase wird spitz, die unangenehme Sensation, die das Kind in seinen Digestionsorganen hat, lassen außerdem noch einen Ausdruck der Mundpartie entstehen, der deutlich das Gefühl des Ekels erkennen läßt.

Die Atmung zeigt eine sehr auffällige Veränderung. Anfangs ist sie (von den ganz rapid in den schwersten Intoxikationszustand verfallenden Kindern abgesehen) nur beschleunigt und etwas angestrengt, bald aber, ziemlich gleichzeitig mit dem Eintreten der Apathie und Erschlaffung des ganzen Körpers, wird sie in ganz eigenartiger Weise vertieft und in vielen Fällen auch tönend. Die Zahl der Atemzüge bleibt erhöht, die einzelnen Inspirationen sind verlängert und vertieft, die Atemzüge erfolgen ohne Pause, so daß die Inspiration sich unmittelbar an die Exspiration anschließt. Das ganze Bild erinnert ganz außerordentlich an die sogenannte große oder Säureatmung, wie man sie namentlich beim Coma diabeticum beobachtet. Je weiter die Vergiftung fortschreitet, desto deutlicher prägt sich dieser Atmungstypus aus. Erst gegen Ende des Lebens, wenn die allgemeine Lähmung in den Vordergrund tritt, ändert sich auch die Atmung. Die einzelnen Atemzüge bleiben tief und seufzend, aber zwischen dem einzelnen Atmungsakt werden immer größere Pausen gemacht, und gleichzeitig wird die Sauerstoffversorgung noch geringer und die Cyanose wird noch stärker. In einer Reihe von Fällen kann man dann auch einen Übergang der Atmung in den Cheyne-Stokesschen Typus sehen, und dieser sowie das Einsetzen der großen Atmungspausen, auf die dann tiefe Inspirationen folgen, zwingen zu der Annahme, daß wir es hier mit einer toxisch bedingten Herabsetzung der Anspruchsfähigkeit des Atmungszentrums zu tun haben. Erst wenn sich starker Sauerstoffmangel bzw. CO_2-Überladung des Blutes bemerkbar macht, tritt eine genügend kräftige Reizung des betreffenden Zentrums ein.

Führt die Vergiftung nicht schnell zum Tode, so macht sich der Wasserverlust durch die Diarrhöen bemerkbar, die Elastizität der Haut läßt nach, die aufgehobene Hautfalte bleibt längere Zeit stehen, ehe sie sich ausgleicht, die Schleimhäute werden trocken, der Gewebsturgor sinkt noch mehr, als es schon durch den geringen Blutdruck bedingt wurde. Besonders charakteristisch ist das Einsinken der großen Fontanelle und in hochgradigen Fällen das Zusammensinken des ganzen in seinen einzelnen Teilen ja noch beweglichen Schädels. Die Knochen schieben sich an den Nähten übereinander, die Umkleidung der Schädelhöhle wird sozusagen faltig, weil ihr Inhalt infolge des Wassermangels kleiner geworden ist. Diese Symptome können in manchen Fällen einen differentialdiagnostischen Wert haben, wenn es sich um die Unterscheidung einer derartigen Intoxikation von einer Meningitis handelt. Im Anfang kann eine Unterscheidung der beiden Zustände selbst dem Geübten Schwierigkeiten machen, und dann ist es entscheidend, daß die Fontanelle tief eingesunken ist, während umgekehrt bei der Meningitis ihre Spannung zunimmt. Auch im Blut läßt sich der Wasserverlust direkt durch Bestimmung des Eiweißes mit dem Refraktometer zeigen. Während der Eiweißgehalt des Blutserums auf diesem Wege beim gesunden Säugling zu etwa 6% ermittelt wird, zeigen sich hier Werte von 9—11% (s. a. oben).

Unter der Wasserverarmung leidet natürlich auch die Nierentätigkeit, die auch ungünstig durch den niederen Blutdruck beeinflußt wird. Es wird ein sehr spärlicher, konzentrierter Harn entleert, es kommt zur Reizung der Nieren und zur Eiweißausscheidung, es kann schließlich vollständige Anurie eintreten.

In einem solchen Falle kann es vorkommen, daß der schwere Allgemeinzustand, daß namentlich die Bewußtseinsstörung, Krämpfe und andere Erscheinungen von seiten des Zentralnervensystems als urämische gedeutet werden. Das dürfte kaum zutreffen, denn wir sehen diese schweren Intoxikationserscheinungen auch in Fällen, in denen sich die Zeichen der Wasserverarmung noch nicht bemerkbar machen und die Nierentätigkeit noch besteht.

Mit der Wasserverarmung einher geht eine rapide Abnahme, so daß oft in wenigen Tagen ganz enorme, kaum glaubliche Gewichtsverluste beobachtet werden, die eine völlige Entstellung des ganzen Kindes zur Folge haben, die so hochgradig sein kann, daß man das Kind kaum wiedererkennt. Hierzu ist natürlich notwendig, daß der Tod nicht schon in den ersten 24 bis 48 Stunden nach Beginn des schweren Zustandes eintritt.

Als Zeichen der schweren Störung des Stoffwechsels findet sich in den akuten Fällen im Urin eine Vergrößerung des Quotienten $\frac{NH_3}{N}$, eine Vermehrung der Azetonkörper und in beinahe allen Fällen Zucker. Hierbei handelt es sich meist um Laktose und Galaktose. Die Ausscheidung von Laktose bedeutet eine Schädigung der in der Darmwand sich vollziehenden Spaltung von Laktose in Glukose und Galaktose, die Ausscheidung von Galaktose bedeutet eine Minderung der Zuckerverwertung im inneren Stoffwechsel, die wohl noch einen Abbau und eine Verbrennung der Glukose, aber nicht mehr der schwerer angreifbaren Galaktose zuläßt. Bei schwerster Störung wird auch ein Teil der Glukose nicht verbrannt.

Ein sehr auffälliges Verhalten zeigt die Körpertemperatur. Es ist schon in der Einleitung hervorgehoben worden, daß die Regulierung der Körpertemperatur beim Säugling viel unvollkommener ist als beim Erwachsenen und beim älteren Kinde. Die Vorgänge, die diese Regulierung besorgen, befinden sich offenbar in einer Art von labilem Gleichgewicht, das schon durch wesentlich geringere Einwirkungen gestört werden kann als beim Erwachsenen. Es ist ja auch eine dem Publikum bekannte Tatsache, daß höhere Temperaturen beim Kinde leicht eintreten: „Kinder bekommen leicht Fieber!"

Man hatte sich daran gewöhnt, eine Erhöhung der Körpertemperatur stets auf eine Infektion zu beziehen, und in der Tat trifft das ja auch für die weitaus größte Zahl von Fällen zu, und namentlich beim Erwachsenen spielen andere Ursachen kaum eine große Rolle.

Die schon wiederholt hervorgehobene Intensität des kindlichen Stoffwechsels zusammen mit der geringen Regulationsfähigkeit läßt es aber leicht erklärlich erscheinen, daß beim Säugling noch eine andere Ursache für Störungen des Temperaturverlaufs existieren muß, nämlich Störungen der Stoffwechselvorgänge. Das zeigt folgende Überlegung.

Die Erhaltung der Eigenwärme verlangt 1. die Erzeugung der notwendigen Wärmemenge durch den Ablauf chemischer Vorgänge, bei denen Wärme frei wird, 2. die Regulierung dieser Vorgänge und die Regulierung der Wärmeabgabe. Tritt eine Störung des Stoffwechsels und damit in den chemischen Vorgängen ein, die die Wärme erzeugen, so mag zunächst durch die Regulierung eine äußerlich erkennbare Störung der Wärmebilanz vermieden werden können. Die Grenzen für die Möglichkeit dieses Ausgleichs werden um so enger sein, je schwerer einerseits die Schädigung des Stoffwechsels und je geringer andererseits die Regulierungsfähigkeit ist. Oben (S. 2) ist schon auseinandergesetzt worden, warum schwere Schädigungen des Stoffwechsels beim Säugling so viel leichter eintreten als später, und ferner wissen wir aus Erfahrung, daß die Regulationen beim Säugling sehr unvollkommen sind. Es ist also sehr leicht erklärlich, wenn hier Schädigungen des Stoffwechsels zu Störungen des Wärmehaushalts führen, die sich auch äußerlich bei der Temperaturmessung zu erkennen geben[1]).

Man nennt diese Störungen alimentäres Fieber. Der Ausdruck ist vielleicht nicht ganz glücklich, denn nach allgemeinem Usus nennt man Fieber eine Erhöhung der Körpertemperatur über einen gewissen Grad hinaus, während wir es hier mit einer Änderung des normalen Temperaturablaufs zu tun haben, der in leichten Fällen nur durch häufige Messungen bei Tag und Nacht erkennbar ist, und

---

[1]) Wahrscheinlich ist es, daß diese Verschlechterung der Temperaturregulierung mit einer pathologischen Änderung des Salzgehalts zusammenhängt. Die bisherigen Untersuchungen genügen aber noch nicht, um das mit Sicherheit behaupten zu können. Die osmotische Spannung des Blutes bei der alimentären Intoxikation ist gesteigert, dabei aber der Gehalt an anorganischen Salzen gleichzeitig herabgesetzt.

bei dem fieberhafte Temperaturen im gewöhnlichen Sinne ganz fehlen können. Auch ist hier ein Abweichen nach unten ebenso wichtig als ein solches nach oben in die Region der fieberhaften Temperaturen hinein.

Diese Temperaturschwankungen werden um so intensiver sein, je schwerer und tiefgreifender die Stoffwechselschädigung ist, und werden sich deshalb bei den akuten Prozessen ganz besonders deutlich zeigen.

Bei den akuten Intoxikationen, von denen hier die Rede ist, sehen wir eine äußerst heftige Störung im Wärmehaushalt. In der Zeit, in der sich überall Reizerscheinungen geltend machen, zeigen sich starke Temperaturanstiege, die, namentlich in den mit Krämpfen komplizierten Fällen, bis zu 41° und mehr erreichen können. Dies „Fieber" hält meist mit mäßigen Schwankungen zwei bis drei Tage an, und in den hyperakut verlaufenden Fällen kann es vorkommen, daß die Kinder unter Krämpfen in diesen hohen Temperaturen zugrunde gehen.

In den meisten Fällen fällt aber die Temperatur nach kurzer Zeit ab, und nun entwickelt sich ein Bild der Temperaturkurve, das man als ein Delirium der Temperatur bezeichnen könnte. Fieberhafte Temperaturen wechseln mit Kollapstemperaturen oft erstaunlich schnell ab; zuweilen überwiegen letztere, namentlich in den Fällen, in denen sich ein längeres Stadium allgemeiner Erschöpfung einstellt. Dieses Delirium der Temperatur ist anfangs sehr ausgeprägt, dann werden die Schwankungen geringer und gehen in Heilungsfällen allmählich in die normale Kurve über, bei ungünstigem Verlauf tritt kurz vor dem Ende entweder ein neuer heftiger Anstieg der Temperatur ein, oder es kommt unter tiefem Kollaps zu abnorm niedrigen Temperaturen, wonach der Tod bald eintritt. Der terminale Anstieg der Temperatur kann bis zum Tode anhalten, der dann oft unter Krämpfen erfolgt, oder er geht plötzlich in eine tiefe Kollapstemperatur über, worauf dann unmittelbar der Tod eintritt. Vgl. die Kurven (Abb. 4 und 5, S. 93).

Für die Beobachtung dieser Fälle ist der Temperaturverlauf von der allergrößten Wichtigkeit. Solange noch stärkere Temperaturschwankungen da sind, muß größte Vorsicht im Verstärken und Vermehren der Nahrung beobachtet werden.

Die Erscheinungen von seiten der Verdauungsorgane haben eine ganz verschiedene Intensität in den einzelnen Fällen, ohne daß man berechtigt wäre, daraus allein eine gute oder schlechte Prognose abzuleiten.

Es können Fälle nur verhältnismäßig geringe derartige Erscheinungen aufweisen und doch prognostisch ungünstig sein, es kommen umgekehrt Fälle zur Beobachtung, in denen starke Durchfälle und heftiges Erbrechen nur eine vorübergehende, wenn auch augenblicklich schwere Schädigung des Kindes bedingen, die sich bei zweckentsprechender Therapie leicht wieder ausgleicht.

Es muß immer wieder darauf hingewiesen werden, daß
es grundfalsch ist, bei derartigen Erkrankungen nur auf den
Magen-Darmkanal zu achten und wohl gar aus dem Verhalten des
Stuhles sichere Schlüsse für Prognose und Therapie zu ziehen. Ausschlaggebend ist stets das Allgemeinbefinden, und die vor-

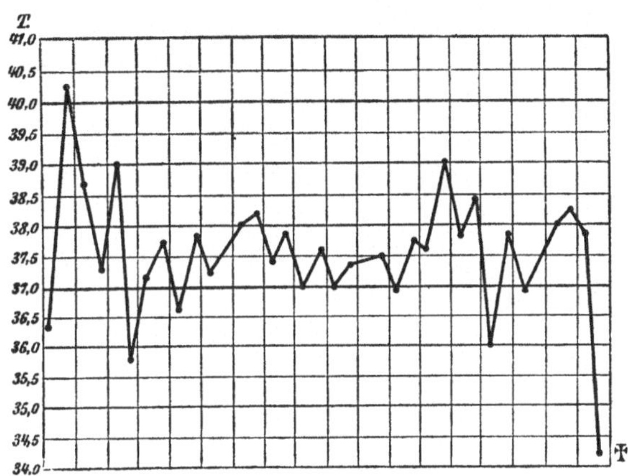

Abb. 4.

stehenden Erörterungen dürften gezeigt haben, daß es sich um eine
große Anzahl von Symptomen handelt, die alle beobachtet und zu
einem Krankheitsbilde zusammengestellt werden müssen, wenn man
ein wirkliches Urteil über den Fall haben will. Leider war man nicht

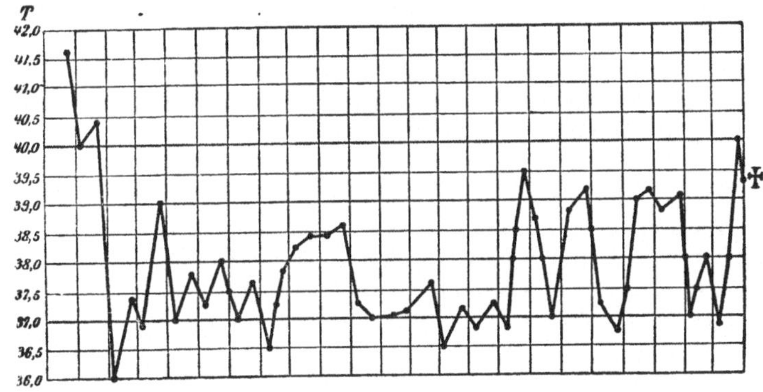

Abb. 5.

immer von dieser Notwendigkeit überzeugt, sondern begnügte sich
damit, einen nach eigener und nach Ansicht der Mutter einigermaßen
„normalen" Stuhl bei dem Kinde erzielt zu haben, ja man wollte
nach dem Stuhle den ganzen Zustand des Kindes so genau beurteilen
können, daß eine weitere Untersuchung desselben überflüssig und

quasi eine Behandlung par distance möglich wäre. Das geht nicht! Die Beobachtung der Tätigkeit der Verdauungsorgane, die Untersuchung des Stuhles usw. sind selbstverständlich bei den Darm- und Ernährungsstörungen des Säuglings notwendig und können von großer Wichtigkeit für die Diagnose sein, aber niemals darf danach der Zustand des Kindes allein beurteilt werden. — —

In den meisten Fällen zeigt sich nach dem anfänglichen Appetitverlust eine dünnere Beschaffenheit der Stühle und eine Zunahme ihrer Zahl, doch steigt diese nicht zu so hohen Ziffern wie bei den ruhrartigen Erkrankungen, von denen später die Rede sein wird. Es werden selten mehr als 6—10 Stühle beobachtet.

Zunächst haben die Stühle noch einen fäkulenten Charakter, eine kleine Menge findet sich in der Windel, die aber in großer Ausdehnung durch Aufsaugung des reichlich entleerten Wassers feucht wird, „einen großen Wasserhof" zeigt. Der Geruch ist zunächst noch fäkulent, mäßig stinkend, bald aber macht sich mehr und mehr der Geruch nach niederen Fettsäuren geltend, der schließlich der alleinherrschende ist. Mehr und mehr geht dann der fäkulente Charakter des Stuhles verloren, er wird rein wässerig, die Entleerung erfolgt spritzend, vielfach mit Blähungen untermischt, geräuschvoll, und der in einer Schale aufgefangene Stuhl sieht zunächst aus wie gelbes Wasser mit ganz kleinen Bröckchen darin, nach und nach wird er immer weniger gallig gefärbt und schließlich ganz reiswasserähnlich. Er reagiert stets stark sauer, wenigstens so lange, als das Kind Milch bekommt oder nimmt. Verweigert das Kind frühzeitig die Nahrung, oder wird diese bald zum größten Teil oder vollständig erbrochen, dann kann auch ein reiswasserähnlicher, neutraler oder auch alkalischer Stuhl entleert werden. Sein Zustandekommen dürfte sich folgendermaßen erklären lassen.

Zunächst entsteht ein stark saurer, niedere Fettsäuren enthaltender Darminhalt, der auf die Darmwand einen Reiz ausübt, zum vermehrten Erguß von Darmsaft (s. a. o. S. 67) Veranlassung gibt. Hört jetzt durch Nahrungsverweigerung oder durch Erbrechen oder durch die Therapie die Zufuhr von Nahrung auf, so fehlt damit auch das Material für die weitere Säurebildung im Darm, und der gereizte Darm liefert seinen alkalischen Darmsaft als Hauptbestandteil des Stuhles. Um Mißverständnissen vorzubeugen, sei besonders betont, daß diese Erklärung mit der oben vorgetragenen Auffassung der Säurevergiftung durchaus im Einklang steht. Die Säuren haben ihre schädigende Wirkung eben schon entfaltet, wenn der Darm in den Hungerzustand gerät, der die Stuhlbildung beinahe allein aus dem Darmsekret erfolgen läßt. Sehr häufig nehmen diese alkalischen Entleerungen einen fäulnisartigen Geruch, ja aashaften Gestank an. Eine sichere Erklärung läßt sich dafür nicht geben. Immerhin ist zu bedenken, daß schon beim gesunden Flaschenkind sich Fäulnisvorgänge im Darminhalt bemerkbar machen, die den leichten Gestank der Fäzes dieser Kinder bedingen. Wird durch die Nahrungsentziehung der Nährboden für die Säurebildner, die ohne Zucker nicht fortkommen, ungünstig beeinflußt, so können in dem eiweißreichen, alkalischen Darmsaft die Fäulniserreger die Oberhand gewinnen. Vollkommen befriedigt diese Erklärung indessen nicht, denn der Hungerstuhl des gesunden oder leicht dyspeptischen Säuglings zeigt diese Vorgänge nicht, allerdings zeigt derselbe auch sonst eine durchaus andere Beschaffenheit.

Es ist nicht nötig, daß alle genannten Stadien der Stuhlveränderung sich in jedem einzelnen Falle ausbilden oder in einzelnen erkennbaren Phasen durchlaufen werden, oft unterscheidet sich der Stuhl kaum von dem einer starken Dyspepsie, oft wird mit einer solchen Schnelligkeit der Reiswasserstuhl erreicht, daß die Mutter angibt, ganz plötzlich seien rein wässerige Entleerungen eingetreten. Letzteres wird namentlich in Fällen beobachtet, in denen eine längere Vorbereitung auf die akute Erkrankung durch chronische Überfütterung stattgefunden hat, wo schon häufig leichtere Dyspepsien die Überarbeitung des Darmes angezeigt haben, und wo das rapid einsetzende, profuse Erbrechen sehr schnell eine weitere Nahrungszufuhr unmöglich macht. In noch anderen Fällen treten die Erscheinungen des Magen-Darmkanals ganz zurück, so daß das Krankheitsbild durch die — ja stets hauptsächliche — Störung des inneren Stoffwechsels allein beherrscht wird.

Das Erbrechen ist in den einzelnen Fällen in seiner Bedeutung für das Krankheitsbild ganz verschieden. Einerseits kann es so heftig sein, daß es kaum gelingt, dem Kinde einen Teelöffel kalten Wassers beizubringen, ohne daß Erbrechen erfolgt, andererseits kann es ganz fehlen oder wenigstens gegenüber dem übrigen Krankheitsbilde ganz zurücktreten. Je heftiger das Erbrechen ist, je profuser die Reiswasserstühle sind, und je stärker sich dementsprechend der Wasserverlust ausbildet, desto mehr hat man das Bild des Brechdurchfalls, der Cholera infantum, vor sich.

Die Diagnose der Krankheit ist nach dem Gesagten nicht schwer, wenn man sich daran gewöhnt, das Allgemeinbefinden des Säuglings als ausschlaggebend zu betrachten. Die schweren Vergiftungserscheinungen sind leicht zu erkennen, und nur im Anfang können sie so gering sein, daß ihr Erkennen Schwierigkeiten macht. Dazu kommen noch in den meisten Fällen die Durchfälle und das Erbrechen, so daß es kaum möglich ist, die Diagnose zu verfehlen.

Differentialdiagnostisch kommt, wie oben schon kurz erwähnt, namentlich die Meningitis in Betracht. Indessen ist hier auch die Unterscheidung nicht schwer. Zunächst ist die Fontanelle bei der Meningitis gespannt, bei den Intoxikationen eingesunken. Der Bauch zeigt bei der Meningitis eine stärkere Kontraktion seiner Muskeln, er ist eingezogen, der Darm ist kontrahiert, der Stuhl sehr angehalten. Bei den akuten Darmstörungen ist der Bauch zunächst aufgetrieben, die Därme befinden sich in großer Unruhe, später, wenn die allgemeine Erschlaffung eintritt, sind die Bauchdecken ganz schlaff, matschig anzufühlen, lassen aber nichts von der brettartigen Spannung und von der kahnförmigen Gestaltung des Leibes wie bei Meningitis erkennen. Ferner fehlen bei der Meningitis, so schnell die Zerrüttung des Körpers auch vorwärts geht, doch vollkommen die schweren Erscheinungen des Wasserverlustes, während andererseits die charakteristischen Veränderungen der Herztätigkeit, wie sie sich bei der Meningitis finden, bei den akuten Darmstörungen und Intoxikationen vermißt werden.

Eine weitere Verwechslung kommt vor mit den schweren infektiösen Darmentzündungen. Eine solche ist eigentlich nur bei sehr oberflächlicher Beobachtung und Untersuchung möglich, sie ist leider gefördert worden durch den unglücklichen Begriff der Gastroenteritis. Hiermit wird nur ausgedrückt, daß irgendwo im Magen und Darm etwas nicht in Ordnung ist, und das dürfte ja stets richtig sein, wenn ein Kind bricht und Durchfall bzw. schleimig-eitrige Stühle hat.

Die Differentialdiagnose ist hier meist nicht schwer. Sie stützt sich namentlich auf die Beschaffenheit des Stuhles, die für die infektiösen Darmentzündungen charakteristisch ist (s. S. 328). Auch das Allgemeinbefinden unterscheidet sich bei beiden Zuständen. Während bei den Intoxikationen eben die allgemeinen Erscheinungen einer schweren Vergiftung, die Zerstörung des gesamten Stoffwechsels, im Vordergrunde steht, macht die schwere Entzündung des Darmes ein Krankheitsbild, das mehr eine schwere Infektion darstellt. Es ist selbstverständlich, daß zwischen beiden Zuständen fließende Übergänge stattfinden. Wer sich den Unterschied klarmachen will, der denke an das Bild des Allgemeinbefindens beim gewöhnlichen schweren Scharlach und bei seiner schlimmsten Form, dem sog. toxischen Scharlach. Gerade die eigentümliche Veränderung des Allgemeinbefindens hat Veranlassung gegeben, auch bei dieser typischen Infektionskrankheit von einem Vergiftungszustande zu sprechen. Es sei hier auf das unter „Verhalten des kindlichen Organismus gegen Infektionen" auf S. 132 und 136 Gesagte hingewiesen. Es geht daraus hervor, daß nicht nur durch alimentäre, sondern auch durch infektiöse Schädigungen eine Minderung der Arbeitsfähigkeit des Stoffwechsels herbeigeführt werden kann. Dann können natürlich auch Intoxikationserscheinungen entstehen, die den durch alimentäre Schädigung entstandenen völlig gleichen. Es ist eben schließlich gleichgültig, wodurch die Tragpfeiler des geordneten Stoffwechsels gestürzt werden, der Endeffekt muß derselbe sein.

In der Mehrzahl der Fälle ermöglicht aber das klinische Bild doch unschwer eine richtige Bewertung der auslösenden Ursache.

Prognose. Die Prognose ist bei einer Krankheit, die so tief in das Getriebe des Organismus eingreift, selbstverständlich stets zweifelhaft. Innerhalb der ersten 24 bis 48 Stunden ist es auch für einen erfahrenen Arzt oft ganz unmöglich, vorauszusagen, ob die Erhaltung des Lebens und die Wiederherstellung der Gesundheit gelingen wird. Gelingt es, durch eine geeignete Therapie das Kind noch 24 Stunden nach dem Eingreifen am Leben zu erhalten und die schwersten Erscheinungen der Vergiftung zum Schwinden zu bringen, so ist selbst in verzweifelt aussehenden Fällen auf einen günstigen Ausgang zu hoffen, vorausgesetzt, daß man in der Lage ist, die nachstehend bei der Therapie beschriebenen Bedingungen zu erfüllen. Für den ersten Eingriff aber können wir zurzeit den Hunger nicht umgehen, wir werden aber sehen, daß diese wichtige und segensreiche Waffe der Therapie gerade bei diesen Zuständen recht zweischneidig sein und Wunden schlagen kann von ganz ähnlicher Art, wie die sind, die man zu heilen bestrebt ist.

Gelingt es, die Kinder über die ersten stürmischen Erscheinungen hinwegzubringen, so muß die Prognose doch noch immer vorsichtig gestellt werden, denn es ist noch ein weiter Weg, bis man das Kind wieder so weit hat, daß es eine vollständig die Bedürfnisse deckende Nahrung verträgt. Diese Zeit der „Reparation" ist noch reich an üblen Zwischenfällen, die die schon sichere Hoffnung zuschanden werden lassen. Ungünstig für die Prognose sind im allgemeinen heftige Krämpfe, große Herzschwäche, die auch auf energische Anwendung der Analeptika sich nicht bessert, und ein Anhalten der oben beschriebenen großen Atmung nach Einleitung der Hungerkur, sowie starke Temperaturschwankungen.

Als ein günstiges Zeichen dagegen ist es anzusehen, wenn schon 24 Stunden nach dem Aussetzen jeder Nahrung eine völlige Klärung des Bewußtseins eintritt, wenn ferner die Temperatur keine großen Schwankungen mehr aufweist und ihr Mittel sich ungefähr in der Höhe von 36,6 bis 37 bewegt.

Therapie. Die Therapie hat zunächst als vornehmste Aufgabe eine weitere Schädigung und Zerrüttung des Stoffwechsels zu verhüten. Das kann sie zunächst nur dadurch tun, daß sie jede Nahrungszufuhr ausschaltet; denn leider kennen wir keine Nahrung, die in diesem Zustand vertragen wird. Nach den Veröffentlichungen Finkelsteins und und L. F. Meyers scheinen die genannten Autoren geneigt zu sein, ihrer „Eiweißmilch" (s. o. S. 72) auch für die Fälle der alimentären Intoxikation eine besondere Bedeutung zuzusprechen. Ich kann das nach meinen Erfahrungen nur für verhältnismäßig leichte Fälle zugeben.

In den Fällen, in denen jede Inanspruchnahme des Magens sofort mit Würgen und Erbrechen beantwortet wird, ist es unmöglich und unzweckmäßig, irgendetwas zu geben; andererseits zwingt der brennende Durst der Kinder und die Austrocknung der Mundhöhle doch zur Darreichung von Flüssigkeit. Man hilft sich so, daß man dem Kinde die Lippen und den Mund in kurzen Pausen mit kleinsten Mengen kalten abgekochten Wassers oder mit kaltem Tee benetzt. Zur Ausführung benutzt man eine Tropfpipette, mit der man Tropfen für Tropfen auf die Lippen und in den Mund des Kindes bringt. Bei einer derartig vorsichtigen Darreichung, die allerdings sorgfältigste und aufopfernde Pflege erfordert, gelingt es meist, verhältnismäßig große Mengen Flüssigkeit dem Kinde beizubringen, ohne daß es zum Erbrechen kommt.

Ist das Erbrechen nicht so heftig, so kann man den Tee oder das abgekochte Wasser teelöffelweise oder auch in einzelnen größeren Mahlzeiten aus der Flasche geben, bei Brechneigung kalt, sonst warm. Ist keine Brechneigung vorhanden, so wird man größere Mengen Tee bis zu der dem betreffenden Alter entsprechenden Flüssigkeitsmenge geben, denn durch reichliche Flüssigkeitszufuhr wird dem vorhandenen oder drohenden Wassermangel wirksam entgegengearbeitet und die Alkali anziehende Kraft der Säuren im Darmkanal vermindert und somit ein direkter Nutzen geschaffen.

Das Wasser oder der Tee sollen nicht mit Zucker gesüßt werden. Das ist ein geeigneter Nährstoff für Bakterien und namentlich eine Quelle für die Säurebildung, die gerade vermieden werden muß. Es soll vielmehr mit dem unvergärbaren Saccharin gesüßt werden. Von den bekannten Tablettchen genügt eine viertel oder halbe Tablette für $1/4$ bis $1/2$ l. Diese Hunger- bzw. Wasserdiät ist 24 bis höchstens 48 Stunden fortzusetzen.

Zu gleicher Zeit muß aber versucht werden, auch auf anderem Wege dem Wasserverlust und der Säurevergiftung entgegenzuarbeiten. Das geschieht am besten durch die subkutanen Infusionen.

Als Infusionsflüssigkeit dient physiologische (0,9 prozentige) Kochsalzlösung oder noch besser die Ringersche Flüssigkeit: Chlornatrium 0,7%, Chlorkalzium 0,02%, Chlorkalium 0,01%, doppeltkohlensaures Natron 0,01%. Man infundiert 120 bis 150 ccm ein- bis zweimal am Tage. Die Infusionen werden am besten an der Bauchhaut vorgenommen, wo sie das Kind wenig stören, und wo auch die Einstiche einer Infektion nur wenig ausgesetzt sind. Die Injektion muß langsam erfolgen, wenn man Zerreißungen des Unterhautzellgewebes und Blutungen vermeiden will.

Neben diesen Eingriffen muß stets energisch mit Analepticis vorgegangen werden. Man gibt anfangs 0,2 Kampfer subkutan und wiederholt dann die Dose von 0,06 bis 0,1 mehrmals täglich, kann sie auch in der ersten Zeit unbedenklich zwei- bis dreistündlich wiederholen. Die anregende Wirkung auf das Herz bleibt dann selten aus, während kleine Dosen oft ganz unwirksam sind. Daneben reichlich Koffein.

Ein besonderes Eingreifen erfordert die Körpertemperatur, verschieden nach dem Verhalten derselben.

In den Fällen, in welchen hohe und hyperpyretische Temperaturen vorhanden sind, tun laue Bäder mit kühlen Übergießungen gute Dienste. Noch besser wirken die kalten, alle zehn Minuten oder Viertelstunden erneuerten Einpackungen, die man eine Stunde lang fortsetzt. (Vgl. a. S. 207.) Hierbei muß man allerdings an die schwere Störung der Temperaturregulierung denken, die es mit sich bringt, daß der Organismus in hohem Maße von seiner Umgebungstemperatur abhängig wird. Die hohen Temperaturen werden oft erstaunlich schnell durch derartige Eingriffe heruntergedrückt über den gewünschten Grad hinaus in die Kollapstemperaturen hinein. Es empfiehlt sich deswegen die Vorschrift, nach dem zweiten Wickel mit einem Minutenthermometer die Temperatur festzustellen.

Umgekehrt ist die Aufgabe, wenn die Kinder mit tiefen Kollapstemperaturen zur Behandlung kommen.

Steht eine Couveuse zur Verfügung, und ist das Kind nicht zu groß, um darin untergebracht werden zu können, so kann man diese Form der Wärmezufuhr benutzen; in den meisten Fällen wird man aber auf Wärmflaschen angewiesen sein und kann mit diesen auch ganz gut auskommen. Die Technik entspricht im wesentlichen der auch für Frühgeburten angewendeten. Es werden auf jede Seite des Kindes zwei Wärmflaschen, bestehend aus irdenen Flaschen und Krügen gelegt, die durch herumgewickelten Flanell oder dgl. möglichst gut isoliert sind. Jede Stunde wird eine Flasche mit kochendem Wasser gefüllt; das Auswechseln der Flaschen hat über Kreuz zu erfolgen. Man erreicht so eine ziemlich gleichmäßige Temperatur von 30° C in der unmittelbaren Umgebung des Kindes.

Die schlechte Wärmeregulierung solcher Kinder macht sich auch in diesen Fällen bemerkbar. Die Kinder zeigen schnell eine Wärmestauung und werden nicht bloß von der Kollapstemperatur bis zu einer einigermaßen normalen Temperatur gebracht, sondern sie zeigen oft überraschend schnell hohe Fiebertemperaturen, und bei nicht genügender Aufsicht kann es vorkommen, daß das Kind unter einer hyperpyretischen Temperatur und unter Krämpfen zugrunde geht.

Es kommt hier alles auf die sorgfältige und verständnisvolle Pflege an, ohne die gerade bei der Behandlung des Säuglings die Therapie nicht viel auszurichten vermag. Nur speziell ausgebildete Schwestern sollen mit der Pflege solcher Kinder betraut werden.

Die Nahrung. Nachdem es gelungen ist, die schwersten Vergiftungserscheinungen zu beseitigen, muß der erste Versuch mit einer nicht schädigenden Nahrung gemacht werden. So wenig wir den Hunger im Anfang unserer Behandlung entbehren können, so gute Dienste er uns bei der Beseitigung des schweren Intoxikationszustandes leistet, so gefährlich ist es doch, ihn länger als 24 bis höchstens 48 Stunden einwirken zu lassen. Es hat das folgende Gründe. Der Stoffwechsel beim Hunger muß die Energie im wesentlichen durch die Verbrennung von Fett schaffen, die Kohlehydrate (Glykogen) treten dagegen ganz zurück, so daß also ein Chemismus entsteht, der saure Produkte begünstigt. (S. a. S. 72 und 82.) Die Folge muß sein, daß ein längerer Hunger die Säurevergiftung des inneren Stoffwechsels begünstigt wenn er auch auf die Veränderungen des Darminhalts günstig einwirkt, je länger er andauert.

Aus diesem Grunde ist es nicht ratsam, die Kinder länger als die angegebene Zeit vollständig hungern zu lassen bzw. ihnen nichts weiter als Wasser zu geben.

Als erste Nahrung wird vielfach eine dünne Schleim- oder Mehlabkochung gegeben. Sie ist insofern günstig, als eine stärkere Zer-

setzung und Säurebildung hier ausbleibt, stellt aber andererseits eine
Nahrung dar, die nur einen sehr geringen Energiegehalt hat. Im
wesentlichen kann man sie nur als eine Art von Ruhediät bezeichnen,
die man an die Hungerkur anschließt, bevor man wieder eine wirkliche Ernährung beginnt.

Diese Schleimdiät darf aber nur wenige Tage, etwa drei, fortgesetzt
werden, sonst bringt sie Schaden. Denn erstens hungert das Kind ja
dabei schließlich doch, zweitens wird eine gänzlich fettlose, nur aus
Eiweiß und Kohlehydrat bestehende Nahrung gereicht und damit eine
Gefahr heraufbeschworen, die in der Besprechung des Mehlnährschadens
näher gewürdigt ist. Die klinische Erfahrung lehrt, daß die Kinder
sich bei einer solchen Nahrung längere Zeit scheinbar ganz wohl fühlen.
Es wird aber immer schwieriger, den Übergang zur Milch zu bewerkstelligen. Mißlingt dann ein solcher Versuch, Milch zu geben, so kehrt
man immer wieder zum Schleim oder Mehl zurück, und schließlich
machen sich die verderblichen Folgen des Hungers oder des Mehlnährschadens bemerkbar.

Will man nach der Hungerperiode direkt oder auch nach einigen
Tagen von Schleimdiät zur Milch übergehen, so muß dieser Übergang
äußerst vorsichtig gemacht werden. Vor allem muß jede fettreiche
Nahrung sorgfältig vermieden werden. Der Grund ist nach dem oben
(s. S. 82) Gesagten leicht einzusehen. Einmal wird dadurch die Entstehung von Säuren im Darm begünstigt, und es werden gute Bedingungen für eine säureproduzierende Bakterienflora geschaffen, ferner
aber gibt auch das resorbierte Fett jenseits des Darmes Veranlassung
zur Bildung saurer Produkte und verschlimmert dadurch den Zustand. Es kann dadurch zu einem erneuten Ausbruch der schon ge-
schwundenen Vergiftungserscheinungen und sogar zur tödlichen Katastrophe kommen.

Eine Gefahr dieser Art besteht auch bei der Ernährung solcher
Kinder mit Frauenmilch. Die klinische Erfahrung, daß solche Kinder,
die nach der Hungerperiode sich scheinbar wohl befinden, unter den
schwersten Erscheinungen zugrunde gehen können, wenn man sie an
die Brust legt, war schon Widerhofer bekannt, ist aber leider viel
zu wenig gewürdigt worden. Weitere Beobachtungen und Untersuchungen haben gezeigt, daß wesentlich das Fett das schädigende
Agens in diesen Fällen ist, und daß bei einer Ausschaltung desselben ganz erheblich bessere Resultate mit der Frauenmilch zu erzielen sind[1]).

Die Ausschaltung des Fettes kann auf verschiedene Weise erfolgen.
Man kann es durch die Zentrifuge entfernen, oder man kann sich
Frauenmilchmolke herstellen, die natürlich auch so gut wie fettfrei

---

[1]) Um Mißverständnissen vorzubeugen, betone ich nochmals, daß die primäre Schädigung bei der alimentären Intoxikation im Kohlehydratstoffwechsel
zu suchen ist. Das Fett spielt nur eine sekundäre, deshalb aber nicht weniger
wichtige Rolle, die bei der zu frühzeitigen Ernährung mit fettreichen Gemischen,
also auch mit Frauenmilch, besonders deutlich hervortritt.

ist. Von einer solchen entfetteten Frauenmilch werden anfangs ganz geringe Mengen, 30—50 ccm, auf mehrere Mahlzeiten verteilt, gegeben, und nur langsam darf man unter ständiger Kontrolle des Kindes mit der Menge steigen. Mit der fettarmen Frauenmilch beginnt man am besten unmittelbar nach einer Wasserdiät von einem Tage.

Der Grund, warum man auch nach der Entfernung des Fettes aus der Frauenmilch nur geringe Mengen anfangs geben darf, ist darin zu suchen, daß der schwer geschädigte Organismus zunächst auch nicht imstande ist, größere Quantitäten von Zucker zu verarbeiten, so daß auch hier Störungen die Folge einer zu schnell gesteigerten Zuckerzufuhr sein müssen und auch tatsächlich sind.

Geht man zu schnell vorwärts, so gibt sich das an dem Befinden der Kinder deutlich zu erkennen. Während sie schon einen ganz freien Gesichtsausdruck zurückgewonnen und wieder Interesse an ihrer Umgebung haben, werden sie still, in sich gekehrt, mißlaunig, der Blick wird träumerisch oder gar leer. Zu gleicher Zeit zeigt auch die Temperatur, die in dieser ganzen Zeit sorgfältig beobachtet werden muß, starke Schwankungen[1]), oft deutlich hervorspringende Zacken, die sich scharf von dem übrigen Temperaturverlauf abheben. Im Urin tritt wieder Zucker auf, der, anfangs vorhanden, schon wieder verschwunden war. In solchen Fällen muß dann die Nahrung schleunigst wieder reduziert werden.

Ist es nicht möglich, die Frauenmilch zu entfetten, so muß man mit ihrer Zuführung ganz außerordentlich vorsichtig sein. Man kann dann noch folgenden Kunstgriff anwenden, um eine möglichst fettarme Milch zu bekommen. Um die Funktion der Brustdrüsen zu erhalten, muß man stets ja noch das Kind der Amme dabei haben; dies läßt man erst trinken, nachdem man aus der ausgeruhten Brust die erste Milch durch Abdrücken für das kranke Kind gewonnen hat. Bekanntlich sind ja die ersten Portionen des Sekrets arm an Fett, das dann während der Mahlzeit kontinuierlich ansteigt. Von dieser fettarmen Brustmilch gibt man dann dem Kinde tropfenweise, am besten mit der Pipette, zu trinken (vgl. S. 35).

Ist Frauenmilch gar nicht zu haben, so muß man sich mit Kuhmilchmolke behelfen. (Unter Umständen gibt die Molke von Eselinnen noch bessere Resultate, indessen ist diese Milch viel zu schwer erhältlich und so teuer, daß sie als Säuglingsnahrung praktisch eine Rolle nicht spielen kann.) Man stellt sie her aus guter Vollmilch mittels Labung. Diese wird entweder mit Labessenz oder mit Pegnin (einem pulverförmigen Labpräparat) vorgenommen. Das entstehende Kaseingerinnsel schließt beinahe vollständig alles Fett ein und preßt die Molke aus, die dann in vorsichtiger Weise, anfangs 20—50 ccm pro Tag, dem Kinde gegeben wird. Ist man von einer keimarmen

---

[1]) Wird die Temperatur nachts gemessen, so zeigt sich die erste Störung durch die Abflachung oder das Verschwinden der Nachtsenkung.

Vollmilch ausgegangen, so kann man die Molke, die natürlich sofort gekühlt wird, roh geben, denn die Bakterien befinden sich zum größten Teil in dem Gerinnsel.

Man kann damit oft recht gute Resultate erzielen, indessen ist der Erfolg doch nicht annähernd so sicher als bei der Anwendung der Frauenmilch. Der Grund hierfür ist nicht ohne weiteres ersichtlich. Zuerst wird durch die Frauenmilch die für den Darm des Kindes am besten passende Bakterienflora geschaffen, was sicher von Vorteil ist; wie aber die Frauenmich zu der günstigeren Einwirkung auf die Gesundung des inneren Stoffwechsels kommt, ist nicht klar. Der hauptsächliche Unterschied zwischen Frauenmilch und Kuhmilchmolke liegt in der Menge und Verteilung der Salze, und es ließe sich vielleicht daran denken, daß der durch die Alkalienentziehung usw. schwer gestörte Salzhaushalt durch die Salzzufuhr der natürlichen Nahrung besser und leichter in Ordnung gebracht werden kann. (Vgl. Anm. S. 91.) Unsere Kenntnis in dieser Beziehung ist aber noch so gering, daß es nicht möglich ist, hier näher darauf einzugehen.

Ist es auf die eine oder andere Weise gelungen, das Kind am Leben zu erhalten und es so weit zu bringen, daß es ohne Störung des Allgemeinbefindens und ohne stärkere Temperaturschwarkungen größere Quantitäten dieser fettarmen Milch verträgt, so geht man vorsichtig dazu über, wieder eine volle, alle Nährstoffe enthaltende Nahrung zu geben. Wenn irgend möglich, soll das Frauenmilch sein. Der Übergang soll auch langsam und vorsichtig gemacht werden. Wo in Anstalten reichlichere Mengen von abgedrückter Frauenmilch vorhanden sind, da geht man am besten so vor, daß man kleine Mengen genuiner Frauenmilch der entfetteten bei den einzelnen Mahlzeiten zusetzt, dann diese Mengen vermehrt und schließlich die entfettete Frauenmilch ganz zurückzieht. Dann ist es auch Zeit, das Kind anzulegen. Auch jetzt wird man aber noch eine möglichst geringe Fettmenge geben und dazu das Kind stets nur die ersten Portionen trinken lassen, während die vollständige Entleerung der Brust durch ein gesundes Kind zu erfolgen hat. In einer mit Ammen ausgestatteten Kinderstation ist das ohne große Schwierigkeiten möglich, im Privathaus muß man sich, ähnlich wie bei der Ernährung der Frühgeburt, dazu entschließen, das gesunde Ammenkind mit aufzunehmen.

Bald ist es dann möglich, das Kind ganz anzulegen.

Jetzt wird in vielen Fällen eine sehr auffallende Beobachtung gemacht.

Während die schweren Gewichtsverluste, die im Anfang der Krankheit eingetreten waren, sich inzwischen zum großen Teil, namentlich durch Wasseraufnahme, wieder ausgeglichen haben, nimmt jetzt das Kind trotz genügender Energiezufuhr nicht zu. Das Gewicht bleibt stehen oder schwankt um eine mittlere Linie auf und ab.

Es ist das der Ausdruck dafür, daß der Stoffwechsel immer noch nicht ganz normal arbeitet, daß die leichtest lädierbare Funktion, der Ansatz, noch nicht in Ordnung ist. Der Grund ist also in dem Organismus des Kindes zu suchen, der sich noch im Stadium der Reparation befindet, nicht etwa in der Qualität der Milch, wie das häufig die Eltern und unerfahrenen Ärzte tun. Diese falsche Auffassung führt dann dazu, daß man diese Amme fortschickt und sich eine neue mietet. Oft geht es aber auch mit dieser nicht besser, und sie muß bald einer dritten und diese einer vierten Amme Platz machen usw. Schließlich tritt die Zunahme ein, und Arzt und Eltern sind froh, nach vielen Enttäuschungen endlich die richtige Amme gefunden zu haben, die Eltern nicht ohne einen gewissen Groll gegen den Arzt, daß er ihnen nicht gleich eine richtige Amme ausgesucht und ihnen damit viele Aufregungen und Kosten (jede Amme kostet unter Umständen 40 M. und mehr Vermittlungsgebühr) erspart hat. In Wirklichkeit ist die Sache so, daß die Reparation bei der Wirksamkeit aller gebrauchten Ammen vorwärts gegangen ist, und die letzte so glücklich war, zu einer Zeit anzutreten, in der die Reparation vollendet war und damit der Ansatz einsetzte. Hätte man die erste Amme während der ganzen Zeit behalten, so wäre der Erfolg genau derselbe gewesen. Zuweilen wird wegen Unkenntnis dieser Dinge nicht nur die Amme, sondern auch der Arzt gewechselt.

Ist es nicht möglich, die Gesundung des Kindes bei Frauenmilch sich vollziehen zu lassen, so wird der Molke nach und nach in steigender Menge Milch zugesetzt, bis man schließlich die Molke ganz verlassen und eine verdünnte Milch reichen kann. Bei den Nahrungen, die für die Kinder in Frage kommen, sollen fettreiche Mischungen vermieden und solche Zusammensetzungen gegeben werden, die ihren hauptsächlichen Energiewert in Kohlehydraten enthalten. Denn zunächst muß erst eine genügende Fähigkeit, Kohlehydrate in ausreichender Menge zu verwerten, erwiesen sein, bevor eine erhebliche Zufütterung von Fett, die einen normalen Abbau des Kohlehydrats voraussetzt, erfolgen darf. Hier scheint namentlich die Maltose günstige Bedingungen zu geben, so daß man am besten mit einer stark verdünnten Milch beginnt, deren Energiegehalt durch Zusatz von Malzzucker erhöht ist[1]). Die Steigerung der Nahrung darf nur ganz langsam erfolgen, und auf keinen Fall darf man sich durch ein relativ gutes Befinden des Kindes und ein gutes Aussehen der Entleerungen verleiten lassen, schnell mit der Nahrung zu steigen, um einen Ansatz zu erzielen. Man muß damit so lange warten, bis die Temperatur, die hier ein äußerst feiner Indikator ist, keine irgendwie erheblichen Schwankungen mehr aufweist, und z. B. die Differenz der Temperatur um 10 Uhr morgens und 6 Uhr abends nicht mehr als 0,5—0,6° beträgt. Ferner soll der Urin zuckerfrei sein. Auch dann

---

[1]) Die Maltose ist, wie oben schon gesagt, ein Disaccharid, das auch, ohne im Darm eine Spaltung in Monosaccharide zu erleiden, im Organismus verbrennbar ist und gibt so bessere Bedingungen als der Milchzucker, für den eine Spaltung durch die Laktase des Darmes in Glukose und Galaktose unbedingt notwendig ist, wenn er nicht unbenutzbar den Körper wieder verlassen soll.

ist immer noch Vorsicht geboten, und man muß sich gegenwärtig halten, daß die Reparation bei der unnatürlichen Nahrung bei weitem nicht so sicher vor sich geht wie bei Frauenmilch. Besonders leicht wird man zu einer Steigerung der Nahrung verleitet durch den Umstand, daß stärkere Schwankungen des Gewichts in dieser Periode namentlich bei unnatürlicher Nahrung vorkommen, und daß es zuweilen so aussieht, als wenn das Gewicht glatt in die Höhe steigen wollte. Man kann dann oft ganz enorme Gewichtszunahmen erzielen; indessen sind diese nicht immer durchaus ein gutes Zeichen, sondern plötzlich erfolgt ein Zusammenbruch, und das Kind befindet sich von neuem in einem schweren Vergiftungszustande, in dem wieder die Störung der Kohlhydratverbrennung deutlich durch Zuckerausscheidung zutage tritt. Gewöhnlich ist es dann äußerst schwer, wieder Ordnung zu schaffen, man muß ganz von vorn anfangen und kommt ohne Frauenmilch kaum zum Ziele.

Es muß noch mit einigen Worten auf die Neben- und Nachkrankheiten dieser Zustände eingegangen werden. Die Störung der Nierenfunktion gleicht sich meist vollständig mit der übrigen Wiederherstellung des Kindes aus.

Die Ohren erkranken äußerst häufig unter dem Bilde der durch Pneumokokken hervorgerufenen Mittelohrentzündung. In den meisten Fällen ist diese Entzündung bei dieser Grundkrankheit gutartig. Immerhin ist zu bedenken, daß solche Kinder durch die schwere Allgemeinschädigung äußerst widerstandslos sind, und Infektionen, wie immer sie auch geartet sein mögen, mehr zu bedeuten haben als bei einem ganz gesunden Kinde. Deswegen muß sorgfältig auf die Ohren geachtet und zur rechten Zeit durch die Paracentese der Eiter entleert werden. Zieht sich die Eiterung längere Zeit hin, tritt trotz guten Eiterabflusses remittierendes Fieber ein, so ist stets an eine Beteiligung der Nebenhöhlen zu denken, auch wenn sich diese an den bekannten Veränderungen am Warzenfortsatz noch nicht zu erkennen gibt. Ich habe in vielen Fällen, in denen ich den Otiater erst zur Aufmeißelung mühsam überreden mußte, meine Annahme bestätigt gefunden. Eine chronische Eiterung muß natürlich die Gesundung und Kräftigung des Organismus sehr aufhalten (vgl. auch S. 136), so daß oft mit der Beseitigung dieser Schädigung eine deutliche Besserung einsetzt. Daraus ist der sonderbare Schluß gezogen worden, daß die Ohrenerkrankungen bei den akuten und chronischen Ernährungsstörungen der Säuglinge eine Hauptrolle spielen, ja daß sie wesentlich das Schicksal des Kindes bestimmen. Das geht natürlich viel zu weit. Es handelt sich um eine Komplikation, die Aufmerksamkeit verdient, aber nicht die Hauptkrankheit darstellt.

Außerdem kommen natürlich bei den schwer geschädigten Kindern alle möglichen Sekundärinfektionen vor, wie Schnupfen, Bronchitis, Pneumonie, Furunkulose, Zystitis usw., die alle hier eine verstärkte Bedeutung haben. Durch sorgfältige, verständnisvolle Pflege lassen sich viele dieser üblen Zufälle vermeiden.

III. Die Folgen der akuten Ernährungsstörungen.

In einer Reihe von Fällen schließt sich an die akute Störung ein eigenartiger Zustand an.

Nachdem die akute Erkrankung, bald eine scheinbar leichte Dyspepsie, bald eine schwer akute Intoxikation, völlig abgelaufen ist, und das Kind sich wieder wohl befindet, gelingt es nicht, einen Ansatz zu erzielen. Zunächst kann man an die oben beschriebene Reparationszeit denken. Der Zustand dehnt sich aber länger und länger aus und es entsteht das oben beschriebene Bild der Atrophie. In günstig liegenden Fällen bleibt dabei das Allgemeinbefinden der Kinder gut. Sie nehmen genügend Nahrung auf, zeigen keine Verdauungsstörungen, sind etwas labil in der Temperatur, doch läßt sich diese mit einiger Sorgfalt doch gut halten, der Gesichtsausdruck ist frei, Turgor und Hautfarbe leidlich. Es ist möglich, den Kindern eine genügende Energiemenge zuzuführen, mit der sie zunehmen könnten, ein Ansatz kommt aber nicht zustande, das Gewicht schwankt hin und her, bleibt aber, wenn man längere Zeiträume betrachtet, doch stehen, ohne daß eine starke Abnahme erfolgt.

Das Bild der reinen Atrophie ist da, unterscheidet sich aber in den meisten Fällen von diesem dadurch, daß eine weitere Steigerung der Nahrung zu Störungen des Allgemeinbefindens führt, die eine große Ähnlichkeit mit der Intoxikation zeigen, und nur weniger stürmisch verlaufen.

In solchen Fällen gelingt es aber doch, durch längere Gewährung von Frauenmilch den Zustand allmählich zu beseitigen. Der Ansatz beginnt wieder langsam und schließlich genesen die Kinder.

In einer Reihe von Fällen zeigt sich aber eine schwerere Störung.

Die Kinder verlieren wohl die Erscheinungen der Intoxikation, besonders wenn diese nicht im Vordergrund standen; es schwinden die Erscheinungen der Dyspepsie, aber sie sehen schlecht aus, der Turgor ist schlecht, die Hautfarbe blaß und grau, die Temperatur ist sehr labil, es besteht große Neigung zu Untertemperaturen und Kollapsen. Das Gewicht zeigt starke Schwankungen und mehr oder weniger schnell nehmen die Kinder ab, zeigen bei der geringsten Ernährungsstörung starke Gewichtsstürze. Die Haut wird welk, mit fortschreitendem Gewichtsverlust und dem vollständigen Schwinden des Fettpolsters umgibt sie in großen Falten den mageren Körper und nimmt eine schmutzig graue Farbe an. Die Herztätigkeit ist geschwächt, der Puls klein mit der Neigung zur Verlangsamung, die Extremitäten sind schlecht durchblutet, sie werden kühl. Das Gesicht verfällt, die Augen sinken tief ein, es wird greisenhaft. Der Gesichtsausdruck ist weinerlich, verstört, nur in wenigen Fällen kommt in diesem Stadium noch ein freier Gesichtsausdruck oder gar ein Lächeln zustande, das dann auf dem greisenhaften Gesicht ganz eigenartig wirkt.

Sieht man sich jetzt an, wie solche Kinder sich ernähren lassen, so zeigt sich, daß nur kleine Mengen an Nahrung vertragen werden, oft weniger als zur Erhaltung des Körpers notwendig wäre. Wird mehr gegeben, auch Frauenmilch, dann ändert sich der Zustand im Sinne einer Intoxikation, die Kinder verfallen rapid, alle oben geschilderten Erscheinungen der Intoxikation können auftreten, doch überwiegen dabei die Lähmungserscheinungen, so daß die Kinder schließlich in einen soporösen oder komatösen Zustand verfallen.

Wird die Nahrung dann wieder weiter herabgesetzt, so kann wieder ein Zustand der Ruhe eintreten, wobei aber das Gewicht sinkt, denn es kann eben nicht soviel Energie zugeführt werden, als zur Erhaltung des Körperbestandes nötig wäre. Bald wird auch die bisherige Nahrungsmenge nicht mehr vertragen, es kommt zu neuer Intoxikation und so gehen die Kinder allmählich zugrunde.

Der Darm zeigt dabei ein verschiedenes Verhalten. In der Mehrzahl der Fälle besteht eine sehr geringe Leistungsfähigkeit und schon bei geringer Belastung zeigen sich Gärungen und damit dünne dyspeptische Stühle. Zeitweise ist wohl durch Nahrungsbeschränkung namentlich durch Verminderung der Kohlehydrate eine Besserung zu erzielen, die Stühle können an Zahl abnehmen, gebunden werden und normal erscheinen, aber bald versagt der Darm wieder und von neuem treten dyspeptische Stühle auf. In weniger zahlreichen Fällen treten die Erscheinungen seitens des Darmes nur wenig hervor.

In diesen Zustand, der charakterisiert ist durch eine stark verminderte Leistung des gesamten Stoffwechsels, durch Senkung der Toleranz für Nahrung unter die für die Erhaltung des Lebens nötige Menge, kommen die Kinder vorwiegend nach schweren akuten Störungen, nach Dyspepsien und Intoxikationen, können aber auch dazu geführt werden durch zunächst einfache Störungen des Ansatzes, wie sie oben beschrieben wurden, wenn die diese bedingenden Schädigungen nur lange genug einwirken können. Freilich wird sich dann meist eine Darmstörung einschalten, die als Dyspepsie erscheint und eine akute Wendung zum schlechteren bringt. Man kann sich das so vorstellen, daß der Stoffwechsel nur noch auf ganz schwachen Stützen steht, die die schwere Störung noch verdecken, aber allmählich zusammenbrechen oder durch irgendeine geringfügige äußere Schädigung umgestürzt werden.

Natürlich sind auch andere äußere Schädigungen imstande, die Entstehung dieser schweren Stoffwechselstörung zu begünstigen, und hier kommen wieder Infektionen und Hitze besonders in Betracht.

Ein Kind, das bisher das Bild der einfachen Atrophie darbot, kann durch Einwirkung der Hitze entweder direkt im Sinne einer Übererwärmung geschädigt werden, oder es erleidet eine relative Überfütterung, sein Darm versagt und der labile Stoffwechsel wird so geschädigt, daß seine Toleranz tief sinkt und nicht mehr die Leistungsfähigkeit hat, die zur Erhaltung des Körperbestandes notwendig ist.

Das gleiche gilt von Infektionen. Dem Körper wird eine neue schwere Arbeit zugemutet, er ist bereits geschädigt durch eine chronische

Ernährungsstörung und versagt. Seltener schließt sich der schwere Zustand an eine Infektion des vorher stoffwechselgesunden Kindes an, doch ist auch das möglich. Der Organismus des Säuglings ist eben schon physiologisch äußerst stark belastet und die Mehrarbeit der Überwindung einer schweren Infektion kann ihn so schädigen, daß sein Stoffwechsel leistungsunfähig wird. Namentlich nach enteralen Infektionen, wie Dysenterie, ist das öfter zu beobachten. Dabei ist aber zu betonen, daß im Verlauf solcher Infektionskrankheiten sich gewöhnlich schon alimentäre oder Verdauungsstörungen einstellen, daß allein schon der Hunger, der mit solchen Krankheiten durch die bestehende Appetitlosigkeit verbunden ist, eine schwere Stoffwechselschädigung bedeutet.

Es steht nicht sicher fest, ob alle Zustände dieser Art, die sich nach alimentären und infektiösen Schädigungen ereignen und klinisch keine Unterscheidung zulassen, nun auch wirklich auf demselben pathologischen Geschehen beruhen. Die Vorgänge im inneren Stoffwechsel und namentlich die Vorgänge der Zellenernährung, des Ansatzes und Wachstums sind noch so wenig geklärt, daß eine vollkommene Sicherheit der Erkenntnis ganz unmöglich ist.

Finkelstein hat diese Zustände mit dem Namen Dekomposition bezeichnet (zeitweise wurde der Begriff der Dekomposition auch weiter gefaßt) als Ersatz für die früher übliche Bezeichnung als schwere Atrophie. Er verteidigt diese Bezeichnung, die eine Störung der Mischungsverhältnisse der Körpersubstanz bezeichnet und glaubt, daß eine solche sicher vorhanden ist. Von besonderer Bedeutung soll dabei der Salzverlust des Körpers sein, der für schwere Fälle, wie später unter Mehlnährschaden auseinandergesetzt, tatsächlich nachgewiesen werden kann. Er nimmt ferner eine Art chronische Säurevergiftung vom Darm aus an, die in ihrer Entstehung und Wirkung sich kaum von dem auf S. 78 Gesagten unterscheidet. Er spricht von einer so tiefgreifenden Störung des Kohlehydratstoffwechsels, daß eine der wichtigsten Funktionen der Kohlehydrate, die Quellung und dadurch bedingte Zurückhaltung von Wasser und damit auch von Salzen, gestört oder ganz vernichtet ist. Die Säuren im Darm erzeugen starke Alkalientziehung und Wasserverlust, der Körper kann sich dagegen nicht mehr wehren und so kommt es zum Zerfall in den einzelnen Bausteinen, die getrennt den Körper verlassen. Außerdem spricht er noch von einem Verlust an vitaler Energie, von einer „hochbedeutsamen aktiven" Substanz, wobei es offen bleibt, was das ist. Gedacht wird an einen fermentartigen Stoff oder eine ähnliche Substanz.

Die Ausführungen Finkelsteins, die ausführlich in seinen Arbeiten nachgelesen werden müssen, sind sehr interessant und haben sicher einen großen heuristischen Wert. Man darf aber nicht vergessen, daß es vielfach doch nur Hypothesen und Vorstellungen eines geistvollen Forschers sind, die zum größten Teil noch bewiesen werden müssen. Bewiesen ist für solche Fälle die Säurewirkung und der Salzverlust, letzterer in einem Grade (vgl. S. 79), daß damit bereits eine intensive Schädigung aller Lebensvorgänge unbedingt verbunden sein muß. Störungen im Salzstoffwechsel wirken zurück auch auf alle kolloidalen Vorgänge, sie beeinflussen ungünstig die Oxydationen, erschweren die Kohlensäureabfuhr usw., d. h. es werden Schädigungen geschaffen, die in ihren Folgen den ganzen Bestand des Organismus gefährden. Dagegen spricht auch nicht, daß es nach Auffüllung mit anorganischer Substanz nicht sofort gelingt, die Stoffwechselfunktion wieder herzustellen. Lebendes Gewebe, das durch Salzverlust geschädigt oder in seiner Zusammensetzung zerstört ist, kann nicht einfach durch Salzzulage wieder aufgebaut werden. Inzwischen ist seine chemische Eigenart, sind namentlich seine kolloidalen Eigenschaften gründlich geändert und es ist durchaus nicht gesagt, daß durch Mischung der Reste der vorher lebenden Substanz mit Salzen wieder funktionsfähig lebende Substanz entstehen kann.

Auch auf die Wirkung organischer Katalysatoren, an die Finkelstein bei seiner „aktiven" Substanz offenbar denkt, ist der Salzgehalt der Lösung und die Zusammensetzung der Salzlösung von größter Bedeutung. (Leider wissen wir bisher wohl etwas von dem Salzverlust im allgemeinen bei so geschädigten Organismen, aber so gut wie nichts von den Veränderungen der Zusammensetzung der Salzlösung, deren Erforschung im Blut bei solchen Kindern enormen Schwierigkeiten begegnet.)

Auch die geringe Widerstandskraft, die solche Kinder gegen Infektionen zeigen, erklärt sich aus dem Salzverlust, denn er schädigt jede Zellfunktion und damit auch die Bildung von Abwehrstoffen.

Das Wesentliche scheint mir also die Säurewirkung und die in ihrem Gefolge auftretende Verminderung des Salzbestandes des Organismus zu sein, woraus. die übrigen, den Stoffwechsel im tiefsten Grunde erschütternden Schädigungen des Zellstaates sich notwendig ergeben müssen.

Ein weiterer Faktor ist bei der Überfütterung die Überlastung des zarten Stoffwechsels und damit eine Schädigung seiner Leistungsfähigkeit, von deren innerem Wesen wir bisher ebensowenig wissen wie davon, warum einige Kinder bei künstlicher Nahrung gut gedeihen, bei anderen ein normaler Aufbau des Körpers unmöglich erreicht werden kann.

Bei der Betrachtung dieser schwersten Fälle von Atrophie, bzw. nach Finkelstein „Dekomposition", fällt die Ähnlichkeit mit der Intoxikation in die Augen. In beiden Zuständen eine schwere Schädigung des inneren Stoffwechsels mit lebensbedrohender Beeinträchtigung wesentlichster Vorgänge. Bei der Intoxikation aber handelt es sich um eine heftige Reaktion eines noch annähernd normalen Körpers gegen vergiftende Vorgänge, bei der schweren Atrophie um einen gewordenen Zustand, in dem der Körper ohne wesentliche Abwehr, ohne Reaktion der lebenserhaltenden und aufbauenden Funktionen seines Stoffwechsels beraubt, dem Tod entgegengeht. Dabei ist aber prinzipiell in der Art der Schädigung kaum ein Unterschied. Säurewirkung und Alkaliverlust sind in beiden Fällen die wesentlichste Ursache für die Entstehung, nur ist bei der schweren Atrophie bereits ein chronischer Zustand erreicht, bei der Intoxikation sehen wir als Krankheitsbild den Kampf des Organismus gegen die Vergiftung.

Finkelstein stellt beide Zustände in folgenden Worten einander gegenüber: „Bei der Dekomposition klares Bewußtsein, subnormale Temperaturen, Pulsverlangsamung, ungestörte Nierentätigkeit, keine intermediäre Säuerung, sondern durch enteralen Mineralstoffverlust bedingte Alkalipenie und als wesentlichste Eigenart in immer weiterem Umfang das Versagen der stoffbindenden und aufbauenden Funktionen; bei der Intoxikation Benommenheit, Fieber, Pulsbeschleunigung, Nierenreizung, wirkliche, durch intermediär entstandene Säuren erzeugte Azidose infolge Zellschädigung durch Einbruch körperfremder Stoffe in die Zirkulation und als Grundlage aller Symptome die Lähmung der stoffzersetzenden und abbauenden Kräfte."

Finkelstein sucht also einen Gegensatz zu konstruieren und sagt sogar, daß das eine in vollem Gegensatz zum anderen stehe.

Ich glaube, daß dieser Gegensatz nur ein scheinbarer ist. Bei der Intoxikation zeigt sich freilich zunächst die Störung im Stoffabbau, bedingt durch starke Herabsetzung der oxydativen Energie, durch Salzmangel und Säuerung, aber der Stoffaufbau ist ebenfalls gestört, so daß damit ein Gegensatz nicht konstruiert werden kann. Bei der sog. Dekomposition Einstellung des Organismus auf einen Stoffumsatz, der zu gering ist, um das Leben zu erhalten, chronischer Hungerzustand, Unfähigkeit den Stoffumsatz soweit zu erhöhen, daß eine Erhaltung des Lebens möglich ist. Solange der geringe Umsatz nicht überschritten wird, fehlen die akuten Vergiftungsvorgänge, versucht man ihn zu steigern durch Nahrungsvermehrung, dann tritt Vergiftung ein in derselben Art wie bei der alimentären Intoxikation, d. h. die der Stoffzersetzung dienenden Vorgänge genügen nicht, es kommt zur Schlackenbildung und Vergiftung. Da die Toleranz für Nahrung, d. h. die Leistungsfähigkeit des Stoffwechsels gesunken ist, so führt eine Vermehrung der Nahrung hier leichter und schneller zum Versagen auch der abbauenden Kräfte und es tritt Vergiftung ein.

Im Endstadium der schweren Atrophie kommt es zuweilen zu deutlichen Vergiftungserscheinungen. Das dürfte auf eine Schädigung durch Hunger zu beziehen sein, dessen der alimentären Intoxikation ähnliche Wirkung schon erwähnt wurde. Beim Hunger kommt es zur intermediären Säuerung, und damit zum Bilde der alimentären Intoxikation, und es ist bei der Entstehung wieder mit einer Unfähigkeit des normalen Stoffabbaues zu rechnen, so daß also ein Gegensatz in prinzipieller Art zwischen sogenannter Dekomposition und alimentärer Intoxikation nicht konstruiert werden kann.

Natürlich hat eine Intoxikation bei einem schwer atrophischen Kind eine ganz andere Bedeutung als bei einem bisher gesunden oder nicht tiefgreifend geschädigten Kind. Hier ist sie eventuell reparabel, dort nicht.

Das Endstadium der sog. Dekomposition ist entweder ein allmählliches Erlöschen des Lebens, oder aber ein kurzer Vergiftungszustand von oft nur 1 oder 2 Tagen, der häufig unter Krämpfen den Tod bedingt.

Im Anschluß an die schwere Atrophie sei eine besondere Form derselben, der Mehlnährschaden, besprochen und dann soll erst von der Therapie die Rede sein.

IV. Der Mehlnährschaden.

Hiermit wird nach Czerny eine Ernährungsstörung der Säuglinge bezeichnet, die durch alleinige oder hauptsächliche Ernährung mit Mehl oder anderen Kohlehydraten entsteht.

Die Schädigung ist schwerer, aber auch weit seltener als die Störung durch Milchüberfütterung, sie wird gehäuft nur in Gegenden beobachtet, in denen die Ernährung der Kinder mit Mehl oder wenigstens mit mehlreichen Gemischen zur Volksgewohnheit geworden ist. Das ist verhältnismäßig nur in wenigen Gegenden der Fall, weil die allgemeine populäre Gewohnheit eben Milch als die geeignetste Säuglingsnahrung bezeichnen läßt.

Die Ursache für das Entstehen der Gewohnheit, die Kinder mit Mehl zu füttern, kann verschieden sein. Sie entsteht z. B. durch die Unmöglichkeit, geeignete Milch zu beschaffen. Trifft das für eine Bevölkerung zu, die nicht zum größten Teil ihre Säuglinge natürlich nährt, so wenden sich die begüterten Familien an die verschiedenen Milchkonservenpräparate bzw. lassen sich sterilisierte Milch aus anderer Gegend kommen, und die Unbemittelten machen sich eine Säuglingsnahrung aus Mehlabkochungen und ähnlichem zurecht, unterstützt hierin noch durch die in Menge angebotenen Kindermehle, denen die Leute bei jedem Dorfkaufmann, bei jeder Drogenhandlung begegnen. Die Ankündigungen in den Reklameschriften und auf den Büchsen dieser Präparate sind natürlich ganz dazu gemacht, die Mutter für diese fehlerhafte Ernährung ihres Kindes zu gewinnen, ja in ihr die Vorstellung wachzurufen, daß sie mit der Verfütterung des gepriesenen Kindermehles ihrem Kinde etwas ganz besonders Gutes antut.

Erfreulich ist es, daß die Ärzte, denen die Schäden der Milchüberfütterung vielfach noch nicht klar sind, sich gegen eine derartige Unsitte anstemmen und ihrer Ausbreitung hinderlich sind. Freilich auch nicht überall. Wo es wirklich schwierig ist, brauchbare Säuglingsmilch zu beschaffen, da erlahmt der Widerstand, zumal die mangelhafte Vorbildung in der Säuglingsernährung dem Ärzte nicht immer die nötige Kritik gegenüber den Anpreisungen der Kindermehlfabrikanten ermöglicht.

Eine weitere Erfahrung begünstigt die Ausbreitung dieser fehlerhaften Ernährung. Das ist die Tatsache, daß manche Kinder die vorwiegende Ernährung mit Mehl wirklich ohne Störung vertragen und auch später keinerlei Erscheinungen darbieten, die auf eine

Schädigung durch diese Nahrung während der Säuglingsperiode hinweisen. Das sind aber Ausnahmen. Es gibt eben Kinder, deren Organismus schon in diesem zarten Alter imstande ist, sich den verschiedensten Bedingungen anzupassen und trotz ihrer zu gedeihen. Mit diesen wenigen Glücklichen kann man aber nicht rechnen.

Noch ein Umstand ist es, der oft zur Entstehung eines Mehlnährschadens beiträgt. Bei der Therapie der Störungen, die infolge von Milchüberfütterung eintreten, namentlich bei den akuten, auch dem Laien erkennbaren Verdauungsstörungen, wird mit Recht eine Ernährung mit Mehl und eine vorwiegende Mehlkost angewendet. Der Arzt weiß, daß das nur eine vorübergehende Maßnahme ist, die nicht zu einer dauernden Ernährung des Kindes in dieser Art führen darf; die Mutter aber weiß das nicht. Sie sieht, daß die Darmstörung sich bessert, sie sieht, daß die Unruhe des Kindes sich bessert, daß das Gewicht auch steigt und so bleibt sie bei der Nahrung, die nach ihrer Anschauung dem Kinde ja ausgezeichnet bekommt, sie setzt selbständig vielleicht zu der reinen Mehlabkochung etwas Milch zu, und nun geht alles nach ihrer Meinung ausgezeichnet.

Man sollte jeder Frau, deren Kind Mehl oder überhaupt eine vorwiegend Kohlehydrat enthaltende Nahrung verordnet wird, einen Zettel in die Hand geben, auf dem außer der Art der Nahrungsbereitung noch angegeben ist, wie lange das Kind diese Nahrung erhalten darf, und wann es zum Zweck der weiteren Verordnung wieder gezeigt werden muß.

Trotz dieser Vorsichtsmaßregel kommt es oft genug vor, daß die Mutter nicht zur rechten Zeit wiederkommt, sondern erst später mit der Angabe, es wäre dem Kinde doch lange Zeit sehr gut gegangen, es hätte so schön zugenommen, und jetzt erst finge es an, im Gewicht still zu stehen usw. — —

Dem Mehlnährschaden fehlt es an so augenfälligen Symptomen, wie es z. B. der Seifenstuhl beim Milchnährschaden ist. Der Stuhl ist breiig, stark gallig gefärbt und zunächst auch ohne besonders unangenehmen Geruch. Er reagiert sauer. Erst wenn starke Gärungen mit Produktion von niederen Fettsäuren bei der Überlastung des Darmes mit Mehl einsetzen, dann nimmt der Stuhl den charakteristischen Geruch nach Fettsäuren an. Es kann auch weiterhin durch Reizung der Darmwand zu reichlicher Sekretion derselben und zur Fäulnis der Darmsekrete kommen, so daß dann ein stark nach Fäulnisprodukten riechender Stuhl entleert wird. Das findet sich aber meist in Fällen, die schon sehr lange in dieser unzweckmäßigen Weise ernährt worden sind.

Das Allgemeinbefinden der Kinder ist zunächst ein sehr gutes, sie zeigen einen guten Turgor, gute Farben, sind sehr lebhaft und bewegen sich viel. Das steht also im Gegensatz zu dem Verhalten beim Milchnährschaden, und besonders deutlich tritt ferner ein Unterschied diesem gegenüber in dem Zustand der Muskulatur hervor.

Während bei den mit Milch überfütterten Kindern die Muskulatur ebenso wie der Gewebsturgor schlaff ist, fühlt sie sich hier eher etwas derb an, und während passive Bewegungen bei den Milchkindern außerordentlich leicht und widerstandslos auszuführen sind, so daß man beinahe denselben Eindruck hat, wie bei einer schlaffen Lähmung, fühlt man hier einen mehr oder weniger starken Widerstand, der wieder eher an einen spastischen Zustand der Muskulatur erinnert. Man nennt diesen Zustand Hypertonie. Er zeigt sich ferner in einer Überregbarkeit der Reflexe und auch gegenüber dem galvanischen Strome, doch trifft letzteres nicht immer zu.

Auf jeden Fall bedeutet aber diese Hypertonie, einigermaßen deutlich ausgeprägt, bereits eine tiefe, nur schwer zu reparierende Schädigung des Stoffwechsels, die der später kommenden Abmagerung vorausgeht und das Zeichen zu energischem Eingreifen sein muß.

Das Gewicht der Kinder nimmt, wie anfangs schon gesagt, bei der Mehlfütterung zu. Handelt es sich nicht um reine Mehlfütterung, sondern um eine Fütterung mit viel Kohlehydraten und wenig Milch (die daraus resultierende Schädigung entspricht dem Mehlnährschaden), so werden sogar ganz enorme Zunahmen erzielt, die bei der Mutter staunende Bewunderung und die Überzeugung hervorrufen, nun die richtige Nahrung gefunden zu haben.

Es ist einleuchtend, daß diese schnelle starke Zunahme nur durch eine Retention von Wasser möglich ist.

Nach einiger Zeit hört aber die Zunahme auf, das Gewicht steht still und beginnt langsam zu sinken. Dies langsame Sinken wird bald erheblich beschleunigt durch das Einsetzen von Infektionen, die bei der Pathologie des Mehlnährschadens von großer Bedeutung sind und gleich näher gewürdigt werden sollen. Diese Neigung zu Infektionen zeigt sich, wie oben gesagt, bei jeder schweren Atrophie, bei der der Kohlehydratstoffwechsel gestört ist. Sie treten bei den „Mehlkindern" aber ganz besonders in den Vordergrund. Es sind meist solche durch gewöhnliche Eiterbakterien.

Ist ein Kind, das einseitig mit Kohlehydraten überfüttert wurde, so weit gekommen, daß es nicht mehr zunimmt, sondern an Gewicht verliert, so befindet es sich bereits in Lebensgefahr und kann oft nur durch Frauenmilch gerettet werden.

Man muß wohl annehmen, daß die Resistenz des Organismus durch diese Stoffwechselstörung ganz besonders leidet, daß er weniger als der gesunde zur Abwehr der ihn stündlich bedrohenden Infektionen imstande ist. Unter dem Kapitel Infektion ist eingehender die Beziehung von Ernährung und Stoffwechsel gewürdigt worden, und es gibt ein bestimmtes Beispiel dafür, daß die natürliche Immunität durch eine Stoffwechselstörung leidet: der Diabetes mellitus. Diese Stoffwechselstörung gibt sich in einer Schädigung der Kohlehydratverwertung zu erkennen, und da der sog. Mehlnährschaden die Folge einer relativen und absoluten Überlastung des Kohlehydratumsatzes ist, so dürfte es nicht fernliegen, eine große Ähnlichkeit der inneren Ursachen der Verminderung der natürlichen Immunität bei beiden Zuständen anzunehmen.

Wie später mitzuteilen ist, werden beim Mehlnährschaden die anorganischen Bestandteile des Blutes stark vermindert, was ebenfalls zur Erklärung der auffallend geringen Resistenz herangezogen werden kann.

Die Infektionen äußern sich in verschiedenster Weise. Bald sind es Furunkulosen, bald ist es eine Otitis media mit besonders hartnäckigem Verlauf, bald sind es katarrhalische Affektionen der Atmungsorgane, die als Bronchitiden und Pneumonien auftreten, bald sind es Blasenentzündungen usw. Die Blasenentzündungen, namentlich die Kolizystitis, die ja auch sonst bei Säuglingen, namentlich weiblichen, oft vorkommt, sind bei Kindern mit Mehlnährschaden ganz besonders hartnäckig und zeigen die Tendenz zur Mitbeteiligung von Nierenbecken und Niere.

Es ist klar, daß das Befinden der Kinder durch diese Infektionen, denen wohl kaum ein mit Mehlnährschaden behaftetes Kind entgehen dürfte, schwer geschädigt, ja daß ihr Leben direkt bedroht wird.

Das äußert sich auch in dem klinischen Bilde. Die Erscheinungen der rein alimentären Schädigung werden nur selten bis zu Ende ungestört beobachtet werden können, weil stets vorher Infektionen das Krankheitsbild komplizieren und unter Umständen beherrschen und den tödlichen Ausgang herbeiführen. Wem der Zusammenhang zwischen der Ernährungsstörung und der Infektion nicht bekannt ist, der sieht dann nur die infektiöse Erkrankung und kümmert sich nicht um die eigentliche Ursache des Zustandes.

Fällt das Kind den Infektionen nicht frühzeitig zum Opfer, so nimmt die Abmagerung des Körpers ganz enorme Grade an. Die Kinder sind ganz ausgedörrt, Fettgewebe scheint ganz zu fehlen, die Haut ist trocken, zeigt eine grau-blasse Farbe, die Muskeln sind stark hypertonisch, das Kind liegt steif ausgestreckt da, die Glieder sind rigid. Die Kinder sind — von der Zeit unmittelbar vor dem Tode abgesehen — unruhig, schlafen nur sehr wenig.

Die Temperatur zeigt starke unregelmäßige Schwankungen, namentlich besteht eine große Neigung zu Untertemperaturen.

Die Diagnose ergibt sich aus dem geschilderten Bilde und aus der Anamnese.

Prognose. Das Schicksal der Kinder hängt davon ab, wann die Ursache ihrer Ernährungsschädigung entdeckt wird, und ob die Möglichkeit zu ihrer Beseitigung, vor allem, ob die Möglichkeit der Darreichung von Frauenmilch vorhanden ist. Sind die Kinder bereits stark abgemagert und zeigen einen hohen Grad von Hypertonie, der so weit gehen kann, daß man die Kinder am Nacken wie einen Stock heben und horizontal halten kann, so ist nicht mehr viel Hoffnung auf Erhaltung des Lebens vorhanden. Hier zeigt sich die tiefe Störung des Stoffwechsels auch schon darin, daß bei einigermaßen reichlicher Zuckerzufuhr dieser im Urin auftritt.

Die Prognose wird weiter getrübt durch ein sehr jugendliches Alter. Je jünger der Säugling ist, wenn ihn die Schädigung trifft, desto weniger günstig die Prognose.

Die **Therapie** des Mehlnährschadens, dieser schwersten Form der Atrophie bzw. Dekomposition, deckt sich mit der Therapie dieser Zustände überhaupt. Sie hat zur Aufgabe, langsam die Toleranz gegen Kohlehydrate soweit zu heben, daß sich die Ernährung wieder aufbauen läßt, eine Nahrung zu geben, die den enormen Verlust an Salzen, der unten noch näher geschildert wird, ausgleichen kann und den Körper vor weiteren Schädigungen schützt. Zu solchen Schädigungen gehört besonders das neue Auftreten von Gärungen und von Infektionen.

Einen besonderen und nicht zu ersetzenden Wert hat die Frauenmilch, die sowohl auf die Heilung der beinahe stets bestehenden Gärungsdyspepsie, wie auf die Erhöhung der Widerstandskraft gegen Infektionen und den Wiederaufbau des Organismus den günstigsten Einfluß ausübt. Ihrer Verwendung ist nur der hohe Fettgehalt hinderlich, denn bei diesen Kindern ist die Kohlehydrattoleranz stark gesunken und damit ist es unmöglich, größere Mengen von Fett zu geben, ohne in die Gefahr der Säurevergiftung zu kommen.

Die Nahrung muß also ähnlich zusammengesetzt sein, wie es bei der Intoxikation besprochen wurde.

Man gibt entweder entfettete Frauenmilch, die nach meinen Erfahrungen in mäßigen Mengen stets vertragen wird, oder beginnt mit sehr kleinen Mengen von Frauenmilch, die man dem Tee, den die Kinder als Getränk erhalten, zusetzt. Dazu kann man vorsichtig noch kleine Mengen von Nährzucker geben, wobei man natürlich nur tastend vorgehen darf, um nach Möglichkeit eine Überschreitung der Toleranz für Kohlehydrat zu vermeiden. Man steigt dann allmählich auf eine Energiemenge von 60—70 Kal. pro kg, d. h. soviel, daß das Leben erhalten werden kann und kein Hungerzustand mehr besteht. Bei dieser Nahrungsmenge bleibt man längere Zeit stehen und gibt erst mehr, wenn das Allgemeinbefinden erkennen läßt, daß der Organismus sich erholt.

Tritt Besserung ein, so zeigt sie sich zunächst in einem Verschwinden der Hypertonie und in einer Änderung der Hautfärbung. Die Haut ist bei Kindern, die unter dem Mehlnährschaden atrophisch geworden sind, eigentümlich schmutzig grau und blaß. Diese Farbe geht bei eintretender Heilung wieder in eine mehr normale über.

Ferner zeigt sich ein günstiger Einfluß auf die Infektionen. Dieser macht sich namentlich auch geltend auf die Heilung von Wunden. Furunkelwunden usw. zeigen bei diesen Kindern, namentlich in extremen Fällen, nur eine sehr geringe Tendenz zur Heilung (auch hier das gleiche Verhalten wie beim Diabetes mellitus). Das ändert sich auffallend, wenn einige Zeit Frauenmilch gegeben wurde.

Weiter bessert sich das Allgemeinbefinden. Die Kinder schlafen besser, und ihre Temperatur, die vorher unregelmäßig hin und her schwankte, wird konstant und nimmt mehr den Typus beim normalen Kinde an.

Die Temperatur ist auch hier ein äußerst wichtiges Symptom.

Jede Nahrung, die den Fähigkeiten des pathologisch veränderten Stoffwechsels nicht entspricht, hat eine Änderung im Temperaturverlauf zur Folge, eine stärkere Erhebung nachmittags und eine tiefere Senkung in der Frühe. Wo genaue zweistündige Messungen gemacht werden, da sieht man noch deutlicher, daß sich in diesem Falle nicht bloß die Differenz zwischen Maximum und Minimum vergrößert, sondern daß sich die ganze Kurve auch qualitativ verändert.

So wenig erwünscht der Übergang zur künstlichen Nahrung ist, so gut kann man von ihr neben der Frauenmilch Gebrauch machen, wenn erst die geschilderte Besserung erzielt ist. Man steigert dann nicht die Frauenmilch weiter, sondern ergänzt sie durch fettarme, kohlehydratreiche Mischungen, die auch möglichst viel Eiweiß und Salze enthalten sollen, um den großen Verlust an diesen Stoffen (s. u.) ausgleichen zu helfen. Dabei ist zu bemerken, daß dieser Ausgleich viel besser erfolgt, wenn gleichzeitig Frauenmilch gegeben wird. Sie vermag die Regulationsfähigkeit des Organismus wiederherzustellen, so daß die angebotenen Stoffe richtig verwandt werden, während das sonst nicht immer der Fall ist, z. B. die Salze zu Ödemen führen, die bei allen Fällen von schwerer Atrophie bzw. Mehlnährschaden sehr leicht eintreten, weil die Regulierung der osmotischen Spannung bei diesen Zuständen schwer geschädigt ist. Näher kann auf diese noch nicht in allen Punkten klaren Vorgänge hier nicht eingegangen werden.

Als solche Zusatznahrung eignete sich z. B. die Buttermilch ohne Zusatz von Mehl und anfangs nur mit 1 % Nährzucker, der dann langsam auf 5—6 % gesteigert wird. Ferner kann Molke mit Nährzuckerzusatz gegeben werden, wobei allerdings der geringe Eiweißgehalt weniger günstig ist. Schließlich kann man sich auch mit einfachen Milchverdünnungen helfen und gibt dann $1/3$ Milch mit Zusatz von nur 1—2 % Nährzucker.

Ist man auf künstliche Nahrung angewiesen, so ist am meisten zu erwarten von der Eiweißmilch mit 1 % Zusatz von Nährzucker (das Fett wird hier zum Teil nicht resorbiert) und von der Buttermilch, ebenfalls mit nur 1 % Nährzucker.

Um eine schnellere Anreicherung mit Salzen zu erzielen, kann man auch statt des Tees neben der Frauenmilch Ringerlösung geben. Man soll das aber erst tun, wenn bereits eine gewisse Menge von Frauenmilch, etwa 300 g, gut vertragen werden, sonst bekommt man sehr leicht Ödeme. Diese stellen sich auch ein bei subkutanen Infusionen von physiologischer Kochsalzlösung und Ringerlösung, doch kann man auf diese Infusionen in vielen Fällen nicht ganz verzichten, sondern hier wie bei der Intoxikation müssen sie in den Kauf genommen werden, weil es ohne die Infusionen nicht gelingt, dem Körper überhaupt soviel Wasser zuzuführen, daß er wieder reaktionsfähig wird. Man kann versuchen, hypotonische Lösungen, etwa nur von 0,5 % NaCl, anzuwenden, die oft besser ertragen werden, weil sie bei dem enormen Salzverlust für den kranken Körper eher als isotonisch gelten können. Größere Mengen von Salzen lassen sich durch die Infusionen nicht hineinbringen.

Ist es wirklich gelungen, das Kind am Leben zu erhalten und beginnt die Zunahme, dann muß man noch monatelang sorgfältig jede Überlastung mit Kohlehydrat, aber vor allem auch mit Fett vermeiden. Erst wenn die Kinder gemischte Kost ertragen, darf man zuversichtlicher sein. Je jünger der Säugling, desto weniger Aussicht auf Erfolg hat die Therapie.

Eine Erklärung des Mehlnährschadens ist bei dem Stande unserer jetzigen Kenntnisse nicht mit Sicherheit zu geben. Es sind hier drei Dinge, die ins Auge gefaßt werden müssen. Zunächst ist der Ausfall eines wichtigen Nährstoffes, des Fettes, von Bedeutung. Der Ausfall von Fett bedingt bei reichlicher Kohlehydratzufuhr eine solche Zusammensetzung des Organismus, daß er reich an Wasser, arm an Trockensubstanz ist. Ferner wird durch die vorwiegende Ernährung mit Kohlehydraten, die dann beinahe allein das Brennmaterial für den Stoffwechsel liefern müssen, eine einseitige Überlastung einer Stoffwechselfunktion hervorgerufen werden, die früher oder später zu einer Störung dieser Funktion führen wird. Schließlich werden diese Kinder außerordentlich salzarm ernährt. Namentlich fehlt auch eine genügende Menge Chlor in der Nahrung, was sich nach Untersuchungen von Keller auch in der Chlorausscheidung im Urin zu erkennen gibt. Insofern ist eine Ähnlichkeit mit dem Milchnährschaden vorhanden, als bei diesem durch die Überfütterung mit Fett ein Alkaliverlust erzeugt wird, während bei der Fütterung mit Mehl überhaupt zuwenig Salz zugeführt wird. Dazu kommt noch, daß bei der reichlichen Fütterung mit Kohlehydraten die Kinder beinahe stets zu irgendeiner Zeit Gärungsdyspepsien bekommen, die durch Säurebildung zur Alkalientziehung beitragen, wie unter Intoxikation näher geschildert.

Eigene Untersuchungen haben mir gezeigt, daß die ausschließliche Fütterung beim jungen Säugling — im ersten und zweiten Monat besonders — deswegen besonders gefährlich sind, weil in diesem Alter die Fähigkeit, auch unter ungünstigen äußeren Bedingungen Salzgehalt und osmotischen Druck im Blutserum konstant zu erhalten, noch sehr wenig ausgeprägt ist. Man begegnet bei solchen Kindern Werten für die Gefrierpunktserniedrigung von 0,46—0,41, d. h. gegenüber der Norm eine Differenz nach unten von 20—25 %. Entsprechend verhält sich die Leitfähigkeit. In manchen Fällen gelingt es dann trotz Frauenmilch nicht, wieder normale Werte für die physikalischen Eigenschaften des Blutes zu gewinnen. Bei älteren Säuglingen sind weder die Ausschläge so groß, wenn auch ein Salzverlust nachweisbar ist, noch so schwer auszugleichen, als beim ganz jungen Säugling. Durch methodische Versuche hat Schulz an meiner Klinik zeigen können, daß beim jungen Hund dieselben Verhältnisse vorliegen[1]). Nun sind hier entsprechend der viel kürzeren Säugungsperiode die Zeiten der unzu-

---

[1]) Bei den älteren Tieren, die die salzarme Fütterung lange aushalten, steht das Wachstum still oder wird sehr verlangsamt, worin man eine äußerst wirksame Regulation gegenüber dem Salzverlust erblicken darf.

reichenden und der ausreichenden Fähigkeiten der Erhaltung eines
genügenden Salzbestandes näher aneinander gedrängt als beim Menschen. Die Kinder, bei denen eine Wiederherstellung des normalen
physikalischen Verhaltens des Blutes auch bei Frauenmilchnahrung
nicht möglich ist, entsprechen der schwersten Form von Dekomposition
nach Finkelstein.

Eine derartig schwere Salzverarmung findet sich übrigens nicht
nur bei ausschließlicher Mehlfütterung, sondern auch dann, wenn junge,
künstlich genährte Kinder durch frühzeitig einsetzende Verdauungsstörungen in einen Hungerzustand versetzt werden und überhaupt bei
allen Fällen der schweren Atrophie bzw. Dekomposition.

Im übrigen ist es die tiefgreifende Störung des Kohlehydratstoffwechsels, die hier wie bei der Intoxikation alles umstürzt. Die
Fähigkeit, Kohlehydrat zu verbrennen, ist tief gesunken, damit hört
auch die Regulierung der Wasserbindung auf, im nötigen Umfang vorhanden zu sein, die Kinder können gar nicht einen geordneten Wasser-
haushalt führen, denn ein solcher ist eben an eine normale Verarbeitung der Kohlehydrate gebunden.

Das Verhältnis der Kolloide zu den Salzen wird tief gestört, damit
wird ein großer Teil der lebenden Substanz direkt vernichtet, ein
anderer so geschädigt, daß er funktionsuntüchtig wird. So erscheint es
verständlich, daß der Organismus so tief geschädigt wird, daß oft
keine Wiederherstellung mehr möglich ist.

Die schwere Zerstörung gibt sich auch in dem Eiweißgehalt des
Blutserums zu erkennen, der von 6,5 bis auf 3 % sinken kann. Hier
zeigt sich ein Gegensatz zur Intoxikation, wo der Wasserverlust eine
Eindickung des Blutes bedingt, so daß sein Eiweißgehalt auf 10 und
11 % ansteigt. Hier handelt es sich um Kinder, die mit normaler
Körperzusammensetzung in die Schädigung eintreten, dort um einen
chronisch geschädigten, im Zerfall begriffenen Organismus. Diese
Kinder sind auch wasserarm, wie ihr ganzes Aussehen beweist, und
trotzdem ist ihr Blut nicht eingedickt, sondern hydrämisch, weil der
Verlust von organischer und anorganischer Substanz soweit geht, daß
nicht einmal das Blut eine annähernd normale Zusammensetzung
festhalten kann.

V. Der Milchnährschaden.

Die Störungen des Ansatzes, bei denen eine Intoleranz gegen Fett,
bei erhaltener Toleranz gegen Kohlehydrat das Bild charakterisiert,
decken sich, wie oben schon gesagt, wesentlich mit dem Begriff des
Milchnährschadens, wie ihn Czerny aufgestellt hat. Die chronische
Überfütterung mit Milch ist aber in ihren Folgen so wichtig und
spielt in der Praxis eine so große Rolle, daß eine etwas ausführlichere
Darstellung des „Milchnährschadens" angezeigt erschien.

Mit „Milchnährschaden" bezeichnet man nach dem Vorgange
Czernys eine Ernährungsstörung, die durch unzersetzte Milch zu-

stande kommt, d. h. durch die Nahrung als solche, nicht durch etwa in ihr vorhandene Verunreinigungen oder pathogene Keime.

Wird ein Kind mit Kuhmilch (Milchverdünnungen) ernährt, so sind drei Möglichkeiten denkbar. 1. Das Kind erhält die seinem Gewicht usw. angemessene Menge und nimmt entsprechend zu, 2. das Kind erhält zuwenig, nimmt nicht zu, bleibt auf seinem Gewicht stehen oder nimmt ab, 3. das Kind erhält zuviel und zeigt nach einiger Zeit Schädigungen, die auf die Überlastung von Darm und innerem Stoffwechsel zu beziehen sind. Die tägliche Erfahrung lehrt, daß an die dritte Möglichkeit eigentlich nie von dem Laien gedacht wird, sondern daß alle Störungen, die bei dem Säugling hervortreten, mit besonderer Vorliebe auf eine Unterernährung bezogen werden. So kommt es, daß Überfütterungen so sehr oft zustande kommen, gerade auch in den Fällen, in denen bereits ein Nährschaden das Befinden des Kindes zu stören beginnt.

Wird ein Kind mit Milch überfüttert, so kann eine geraume Zeit vergehen, bevor sich die ersten Zeichen der Schädigung geltend machen. Diese können erstens in dem Eintritt akuter Verdauungsstörungen bestehen, wenn der Darm die verlangte Arbeit nicht zu leisten vermag, oder wenn Zersetzungen der Milch akute Erkrankungen des Verdauungsapparates begünstigen; oder der Darm leistet zunächst die von ihm verlangte Arbeit, und allmählich stellen sich erst Störungen in der Darmtätigkeit und im ganzen Ernährungszustande des Kindes ein.

Von letzterem soll hier die Rede sein.

Zunächst macht sich bei dem Kinde, das bisher gut, ja für die Mutter oft ausgezeichnet gut an Gewicht zunahm und sich völlig wohl befand, eine leichte Störung des Allgemeinbefindens geltend. Die Kinder schlafen weniger gut, sind nachts oft unruhig, wechseln leicht die Stimmung, lächeln weniger. Zu gleicher Zeit ändert sich die Temperaturkurve. Die physiologische Nachtsenkung wird flacher und verschwindet ganz, die Tagesschwankungen werden etwas größer. Diese Änderung der Temperaturkurve ist aber nur bei sehr genauer Beobachtung zu erkennen, denn fieberhafte Temperaturen werden nicht erreicht.

Etwas später leidet die Agilität der Kinder. Sie bewegen sich weniger, liegen ruhig, beinahe apathisch im Bett, sind schwer anzuregen.

Der Gewebsturgor wird schlechter, die Muskulatur wird schlaff, die Hautdecke wird blaß.

Am Stuhl vollzieht sich in den meisten Fällen eine eigenartige Veränderung. Er wird heller, beinahe tonfarben, enthält mehr und mehr trockene, weißliche Bröckel, bis schließlich unter eintretender Verstopfung der Stuhl im ganzen trocken und weißlich wird, nicht mehr an der Windel haftet, sondern sich leicht von ihr abschütteln läßt.

Alle die Erscheinungen, die dem Erfahrenen schon genügenden Grund zum energischen Eingreifen geben, werden vielfach noch übersehen; dagegen macht die Mutter sich sofort Sorge um ihr Kind, wenn dieses jetzt aufhört, an Gewicht zuzunehmen, oder gar abnimmt. Zunächst wird das auf eine zu geringe Nahrungsmenge bezogen, und dem Kinde wird noch mehr Nahrung gegeben, ohne daß der erwartete Effekt eintritt. Die Mütter werden dann um so mehr zu dieser Ansicht gebracht, wenn sie bereits früher, nachdem die Zunahme des Kindes mangelhaft wurde, mit Erfolg die Nahrung gesteigert hatten. Noch häufiger werden sie freilich durch die törichten Tabellen und Anleitungen zur Säuglingsernährung, wie sie als Reklameschriften der Nährmittelfabrikanten der Mutter zugesandt werden, dazu veranlaßt, dem noch vollständig genügend zunehmenden Kinde eine konzentriertere oder vermehrte Nahrung zu geben. Nimmt jetzt das Kind wegen des eintretenden Nährschadens nicht zu, so wird gefolgert, man habe eben noch nicht genug für das Alter des Kindes gegeben, man legt weiter zu — und so weiter.

Bestärkt werden die Mütter in ihrem Irrtum auch durch das Verhalten des Kindes. Die Unruhe wird auf Hunger bezogen, die geringere Frische und Agilität ist Schwäche, weil das Kind nicht kräftig genug genährt wird, und steckt das Kind nun noch den Finger in den Mund, so würde es die Mutter für eine Roheit halten, wenn sie ihrem Kinde nicht mehr Nahrung gebe. Es ist aber dem Laien absolut unverständlich, wie es möglich sein soll, daß durch eine Nahrungsvermehrung nicht auch eine entsprechende Gewichtszunahme, sondern eher das Gegenteil erreicht wird.

Wirkt die Schädigung weiter ein, so geht das Körpergewicht mehr und mehr zurück trotz reichlicher Milchzufuhr, und schließlich haben wir einen Zustand vor uns, der mit Atrophie bezeichnet werden muß. Dabei ist das Kind blaß, apathisch, schläft schlecht, hat einen sehr schlechten Gewebsturgor, schlaffe Muskulatur und den oben beschriebenen weißlich-bröckeligen Stuhl, der in den einzelnen Fällen ganz verschieden stark ausgeprägt sein kann. Besonders auffallend ist die außerordentliche Muskelschwäche bei Kindern, die schon den Kopf halten oder sitzen konnten. Diese Fähigkeit geht entweder ganz verloren oder sie verschlechtert sich wenigstens sehr, so daß die Kinder bei dem Versuche, sich zu setzen, in sich zusammensinken, und der Kopf bald kraftlos hin- und herschleudert, lediglich dem Gesetze der Schwere folgend.

Der schlechte Turgor und Muskeltonus macht sich ferner besonders an den Bauchdecken geltend, und die Beschaffenheit der Bauchdecken hat eine große prognostische Bedeutung. Je schlaffer und dünner die Muskulatur hier ist, desto schwerer liegt der Fall, und bei den höchsten Graden des Milchnährschadens sieht man die Konturen der Därme durch die Bauchdecken hindurch, zumal stets ein gewisser Meteorismus besteht. Im Urin zeigt sich ein mäßiges Ansteigen des Quotienten $\frac{NH_3}{N}$, wobei aber nicht so hohe Werte erreicht werden wie bei den akuten Intoxikationszuständen.

Begleitet ist der Milchnährschaden sehr häufig von Rachitis, ohne daß man aber von einer direkten Beziehung der beiden Krankheiten zueinander oder gar von einer Identität derselben sprechen könnte (dieser Irrtum hat offenbar zu der Hypothese geführt, daß Rachitis durch Überfütterung entsteht): denn man kann Fälle von schwerer Rachitis sehen, wo die Überfütterung mit Milch sicher keine Rolle spielt, und man sieht andererseits schwere Fälle von Milchnährschaden mit nur geringen Zeichen der Rachitis.

Ich hatte Gelegenheit, einen Fall besonders schweren Milchnährschadens während der Zeit von drei Jahren zu beobachten; das Kind war bei Beginn der Beobachtung eindreiviertel Jahre alt, zeigte nur Spuren von Rachitis, die Behandlung hatte bei der lange bestehenden, tiefgreifenden Störung natürlich zunächst keinen Erfolg, und erst im Herbst 1908 wurde unter dem Einfluß des Hochgebirges eine Besserung erzielt. In dieser ganzen Zeit entwickelte sich keine Rachitis, im Gegenteil, die geringen Reste derselben gingen zurück.

Für die Prognose wichtig ist ferner das Verhalten des Herzens. Sind auch bei weit vorgeschrittener Atrophie die Herztöne scharf und gut getrennt voneinander zu hören, so besteht keine Lebensgefahr, werden sie aber undeutlich, schlecht zu trennen, und verschwindet schließlich der zweite Herzton, so ist das Kind in schwerer Lebensgefahr. In diesen sehr schweren Fällen handelt es sich aber eigentlich nicht mehr nur um einen reinen Milchnährschaden, sondern bereits um eine Störung der Kohlehydrattoleranz, also um eine schwere Atrophie bzw. Dekompsition, die sich aus einer chronischen Milchüberfütterung auch entwickeln kann. Das war auch in dem oben kurz erwähnten Fall zutreffend.

Die Diagnose der geschilderten Ernährungsstörung ist bei Berücksichtigung des oben Gesagten nicht schwer in einigermaßen ausgeprägten Fällen. Befindet sich die Störung dagegen erst im Beginn der Entwicklung, so muß eine sorgfältig aufgenommene Anamnese zur Beurteilung des Falles hauptsächlich benutzt werden. Die Aufnahme einer solchen Anamnese ist nicht leicht. Auch in besseren Kreisen finden wir eine sonderbare Abneigung der Frauen, sich nach Zahl, Maß und Gewicht bei der Ernährung ihrer Kinder zu richten, so daß es große Schwierigkeiten macht, über die Zahl der Mahlzeiten, über die Menge der Nahrung in 24 Stunden Aufschluß zu erhalten. Die Mischung selbst haben sie sich oft gemerkt.

In den unteren Volksklassen ist das noch schwerer. Hier sind auch die Angaben über die Art der Mischung höchst ungenau und es gehört viel Geschick und noch mehr Geduld dazu, aus der Mutter einigermaßen brauchbare Angaben herauszubekommen. Namentlich muß man sich daran gewöhnen, besonders nach dem Zucker zu fragen, der der verdünnten Milch zugesetzt wurde, denn dieser wird von den Frauen vielfach nicht als Nahrungsmittel, sondern als Genußmittel angesehen und deswegen als unwesentlich verschwiegen.

Es ist aber notwendig, sich darüber genau zu unterrichten, ob die Überfütterung wesentlich mit Milch oder mit Kohlehydraten erfolgt ist, wie aus den früheren Ausführungen erhellt, da das therapeutische Eingreifen je nach der einen oder anderen Art der Überfütterung verschieden sein muß.

Die Prognose der durch Milchüberfütterung geschädigten Kinder hängt zunächst ab von der Dauer der fehlerhaften Ernährung und von dem Grade der bereits gesetzten Veränderungen des Organismus. Je hochgradiger die Abmagerung ist, je mehr die Hypotonie der Muskeln und namentlich der Bauchdecken ausgeprägt ist, desto größer ist die Gefahr, desto schwerer ist es, die Störung zu heilen.

Getrübt wird die Prognose natürlich durch jede sekundäre Infektion oder anderweitige Erkrankung, da die Resistenz dieser in ihrem Stoffwechsel schwer geschädigten Kinder herabgesetzt ist. So machen akzidentelle Darmerkrankungen, Pneumonien, Eiterungen dem Leben oft vorzeitig ein Ende, noch ehe der höchste Grad der Abmagerung erreicht worden ist. Namentlich trifft das für Kinder zu, die sich in schlechten sozialen Verhältnissen befinden und vor sekundären Schädigungen nicht zu schützen sind. Werden bei sorgfältiger Pflege derartige sekundäre Schäden vermieden, so können die Kinder oft sehr lange am Leben bleiben, bis schließlich in schwerster Atrophie der Tod erfolgt, wenn nicht eine zweckmäßige Therapie noch rechtzeitig den Prozeß unterbricht. In solchen Fällen kommt es stets auch zu einer großen Intoleranz gegen Kohlehydrate.

Ungünstig für die Prognose sind ferner die Fälle, in denen noch sehr junge Kinder schon deutliche Zeichen des Milchnährschadens zeigen, ungünstig namentlich deshalb, weil die Fütterung mit einer kohlehydratreichen Nahrung, von der unter Therapie die Rede sein wird, bei sehr jungen Kindern nicht leicht und auch nicht ohne Gefahr durchzuführen ist.

Die Therapie muß die Schädigung, die zu der Störung führt, ausschalten, also die Zufuhr von Milch einschränken. In der Tat genügt zuweilen eine Reduktion der Nahrungsmenge bis auf eine dem Gewicht angepaßte Menge allein, um die Symptome zum Verschwinden zu bringen. Dabei muß oft die Grenze der notwendigen Energiezufuhr unterschritten werden.

Auf diesem Wege wird man aber nur in leichten Fällen Erfolg haben. In schweren Fällen ist eine durchgreifende Änderung in der Zusammensetzung der Nahrung notwendig, zu welchem Ende man sich darüber klar sein muß, welcher Stoff in der Milch es ist, der hauptsächlich vermieden werden muß.

Vor noch nicht langer Zeit nahm man an, daß die harten, weißen Bröckel in dem Stuhl dieser Kinder aus unverdautem Kasein beständen. Diese Annahme ist nie bewiesen worden, sie ist aber wie ein fest bewiesenes Dogma geglaubt und immer wiederholt worden. Man stellte sich deswegen vor, daß das Kasein der Kuhmilch an der Störung schuld sei und bemühte sich, Mischungen herzustellen, die möglichst wenig von diesem schädigenden Eiweiß enthielten. Eine ganze Industrie ist auf diesem Irrtum hin entstanden, die es sich zur Aufgabe machte, Nährgemische herzustellen, die eiweißarm und fett- und zuckerreich waren, so daß eine grobe Annäherung an die Frauenmilch erreicht wurde. Daß andere Bestandteile der Milch für die Entstehung von Störungen verantwortlich sein könnten, daran dachte niemand; denn die Lehre vom groben Eiweißgerinnsel und vom schädlichen Nahrungsrest beherrschte alles so sehr, daß sich niemand getraute zu fragen, was denn davon eigentlich bewiesen sei.

Die weißen Bröckel im Stuhle dieser Kinder sind aber kein Kasein, sondern sind Erdalkaliseifen.

Sie bedeuten also eine Störung in der Fettverdauung.

Es wäre nun durchaus verfehlt, diese Störung der Fettverarbeitung im Darm als die Hauptsache, als den Ausgangspunkt des ganzen Zustandes anzusehen. Wäre das so, dann könnte man sich mit der Beseitigung dieser Bröckel aus dem Stuhl zufrieden geben, und leider geschieht das noch oft genug. In Wirklichkeit ist es nichts weiter als ein Symptom. Die Fettverarbeitung ist offenbar auch im inneren Stoffwechsel schwer gestört; denn die Erfahrung lehrt, daß der Milchnährschaden zu seiner Heilung einer Ernährungsweise bedarf, bei der Fett möglichst vermieden oder eingeschränkt wird. Eine Ausnahme macht hier bis zu einem gewissen Grade die Frauenmilch, wovon später die Rede sein wird.

Muß man die Kinder künstlich nähren, dann ist es nötig, solche Nährgemische zu verwenden, die bei einem geringen Fett- einen hohen Kohlehydratgehalt haben. Von den in Betracht kommenden Kohlehydraten ist der Michzucker wenig geeignet, gut brauchbar dagegen ist die Maltose und auch der Rohrzucker, ferner das Mehl. Am einfachsten ist es, die Milch stärker zu verdünnen und den verlorenen Nährwert durch Kohlehydrate zu ersetzen. Als solches eignet sich am besten der Malzzucker, der leicht resorbierbar ist, auch ohne Spaltung als Disaccharid im Stoffwechsel verwertbar ist und am wenigsten zu Gärungen Veranlassung gibt. Nächst ihm ist der Rohrzucker brauchbar und am wenigsten der schwerer resorbierbare Milchzucker, der am leichtesten zur Entstehung von Gärungen führt. Diese sollen aber nach Möglichkeit vermieden werden, denn jede Störung der Kohlehydratverdauung und in ihrem Gefolge des Kohlehydratstoffwechsels trübt sehr die Prognose und beraubt die Therapie ihrer besten Waffe. Gut geeignet als Zusatz ist der Nährzucker oder ein ähnliches Maltosepräparat.

In schweren Fällen, bei bereits längere Zeit bestehender Abmagerung ist es vorzuziehen, eine Nahrung zu geben, die zwei Kohlehydrate, ein Polysaccharid und ein Disaccharid enthält. Man wählt dazu Mehl und Malz oder Rohrzucker, wie es in der Kellerschen Malzsuppe und in der Buttermilchsuppe geschieht.

Die bekannteste und auch brauchbarste Form einer solchen milcharmen, zwei Kohlehydrate enthaltenden Nahrung (von dem Milchzucker, der zur Herstellung der Nahrung benutzten Milch ist hier abgesehen) ist die Kellersche Malzsuppe.

Sie wird hergestellt wie folgt (zitiert nach Keller):

50 g Weizenmehl werden in $^1/_3$ Liter kalter Kuhmilch eingequirlt und die Mischung durch ein Sieb durchgeschlagen, um die dabei sich bildenden unver-

meidlichen Mehlklumpen zu entfernen. In einem anderen Gefäß werden 100 g Malzsuppenextrakt ein Malzextrakt der Firma L ö f f l u n d in Stuttgart, der durch Zusatz von Kal. carbonic. alkalisch gehalten wird) in 2/3 Liter lauem (abgekochtem) Wasser gelöst und dann mit der Mehl-Milch-Mischung vereinigt. Das Ganze wird unter beständigem Quirlen bis zum Aufkochen erhitzt.

Für Kinder unter 3 Monaten empfiehlt der genannte Autor eine Herabsetzung des Mehles und des Malzextraktes auf 30 bzw. 60 g, um die Gefahren zu vermeiden, die jede kohlehydratreiche Nahrung für das Kind der ersten Monate hat.

Eine andere verwendbare Nahrung ist die Buttermilchsuppe.

Sie wird hergestellt aus reiner Buttermilch (aus saurem Rahm gewonnen), der man 15 g Mehl und 60 g Rohrzucker oder auch Malzzucker Nährzucker) zusetzt. Die Nahrung neigt nur sehr wenig zu Gärungen, sie wirkt weniger stark abführend als die Malzsuppe, regt aber durch den mäßigen Säuregehalt doch die Peristaltik genügend an.

Wird eine solche kohlehydratreiche Nahrung, sei es nun solche mit nur einem Kohlehydrat, gegeben oder auch in schwereren Fällen die Malzsuppe, so ändert sich als erstes Zeichen der Besserung die Beschaffenheit der Stühle. Sie werden häufiger, weicher, reagieren sauer, während sie vorher alkalisch waren, zeigen eine gallige bis bräunliche Färbung, und die weißen Bröckel verschwinden aus ihnen. Bald setzt auch eine Gewichtszunahme ein, die zuweilen eine ganz außerordentlich große ist, auch wenn von dieser Nahrung keine besonders großen Quantitäten gegeben wurden. Diese sind bei der außerordentlich kalorienreichen Malzsuppe (800 Kalorien im Liter) verhältnismäßig sehr gering. Diese starke Zunahme ist nicht erwünscht, sie bedeutet eine Überfütterung mit Kohlehydraten und kann zu den erörterten Schädigungen führen. Man schränkt sie in einem solchen Falle durch Verminderung der Kohlehydrate ein.

Die starke Gewichtsvermehrung beruht auf Wasserbindung durch die Kohlehydrate mit starken Quellungsvorgängen. Diese Wasserbindung ist erwünscht und notwendig, um einen geordneten Stoffwechsel wieder in Gang zu bringen, darf aber nicht übertrieben werden. Es kommt sonst zu starken Ödemen, dann zu einer Störung des Verhältnisses von Wasser, Mineralstoffen und Kolloiden. Der Körper wehrt sich dagegen durch energische Wasserausfuhr, die einen katastrophalen Gewichtsverlust herbeiführt. Dabei gehen auch Salze in Menge verloren und es können Verhältnisse wie beim Kohlehydratnährschaden entstehen.

Es ist daran zu denken, daß das Fett nicht nur als Brennmaterial zu betrachten ist, sondern daß ihm eine wichtige Rolle beim Ansatz der Salze und bei der Regulierung des richtigen Verhältnisses zwischen Trockensubstanz und Wasser zukommt.

Die kohlehydratreiche, fettarme Nahrung wird 4—6 Wochen lang gegeben, und es ist im allgemeinen nicht angezeigt, in dieser Zeit schon Versuche mit einer andersartig zusammengesetzten Nahrung zu machen. Andererseits soll man aber diese Nahrung auch nicht allzu lange fortsetzen, weil sich sonst Schädigungen bemerkbar machen, die auf die einseitige Ernährung mit Kohlehydraten und den Ausfall oder die starke Einschränkung des Fettes zu beziehen sind.

Nach der Ernährung mit Malzsuppe oder einer anderen kohlehydratreichen Nahrung wird dann allmählich der Übergang zu einer fettreicheren, an Kohlehydraten ärmeren Nahrung gesucht, der aber möglichst vorsichtig erfolgen soll. Nicht jeder Versuch gelingt gleich; man darf es dann nicht erst wieder zu harten, weißlichen Stühlen und anderen Erscheinungen des Milchnährschadens kommen lassen, sondern muß sofort mit der Milch, d. h. also namentlich mit dem Fett, zurückgehen.

Wiederhergestellt ist das Kind erst dann, wenn es die für sein Alter passende Nahrung in angemessener Menge verträgt und sich dabei gut entwickelt. Man darf sich also nicht damit zufriedengeben, mit der kohlehydratreichen Kost vorübergehend eine Besserung erzielt zu haben, sondern man darf den Fall erst dann aus der Behandlung entlassen, wenn die eben angeführten Bedingungen erfüllt sind.

Hier sei noch auf einen Fehler hingewiesen, der von Ärzten gemacht wird, denen das klinische Bild des Milchnährschadens fremd ist. Sie suchen den harten, weißlichen, bröckligen Stuhl dadurch zu verbessern, daß sie die Kinder mit einer verdünnten Sahne ernähren, also eine Nahrung geben, die wenig Eiweiß, viel Fett, mäßig viel Zucker (etwas wird gewöhnlich zugesetzt) und wenig Salze enthält. In der Tat wird dann der Stuhl weicher, die Kalkseifenbildung geht zurück, weil im Verhältnis zum Fett nicht genug Salze da sind, sieht auch mehr gelblich aus, so daß Mutter und Arzt zunächst sehr zufrieden sind. Selbstverständlich ist diese Nahrung wegen ihres hohen Fettgehaltes ganz ungeeignet; denn es kommt hier ja nicht darauf an, lediglich eine Obstipation zu beseitigen und dem Stuhl ein anderes Aussehen zu geben, sondern auf die Beseitigung der Stoffwechselstörung.

In einer Reihe von Fällen gelingt es nicht, auf dem eben geschilderten Wege ans Ziel zu kommen. Namentlich junge Kinder im ersten Lebensvierteljahr sind, wie schon oben erwähnt, nicht geeignet für eine Nahrung, die wesentlich aus Kohlehydraten besteht. Hier sieht man nach Einsetzen der kohlehydratreichen Nahrung keinen Fortschritt, vielmehr machen sich bald Störungen bemerkbar, die zu einem Abbruch dieser Ernährung zwingen (s. a. S. 110).

In diesen Fällen ist man gezwungen, die Reparation der Störung durch Frauenmilch zu erstreben.

Zunächst scheint das ein Widerspruch gegenüber den obigen Ausführungen zu sein, die darin gipfelten, daß zur Beseitigung des Milchnährschadens eine fettarme, kohlehydratreiche Kost gereicht werden müsse. Eine solche Nahrung ist die Frauenmilch sicher nicht. Sie enthält im Gegenteil erheblich mehr Fett, als man bei den üblichen unnatürlichen Nährgemischen zu geben pflegt, und eine Kohlehydratmenge, die hinter der der Malzsuppe z. B. weit zurückbleibt. Trotzdem sehen wir in einer Reihe von Fällen direkt eine Reparation des

Milchnährschadens unter Frauenmilch eintreten. Freilich nicht in allen Fällen. Bei schweren Fällen und bei langem Bestehen der Ernährungsstörung genügt die Frauenmilch allein nicht zur Reparation, es muß ein Teil der Nahrung aus einer kohlehydratreichen Nahrung bestehen. Man hat hier den Eindruck, daß der heilenden Wirkung der Frauenmilch ihre für diesen Zweck ungünstige Zusammensetzung, ihr Fettreichtum, hinderlich ist. Man darf sich nicht vorstellen, die Frauenmilch sei nur ein Nährmittel, aber kein Heilmittel. Stellt man sich auf diesen Standpunkt, dann bleibt die Wirkung der Frauenmilch bei der Reparation des Milchnährschadens völlig unklar. Dann müßte es doch möglich sein, durch eine Nachahmung der Frauenmilch in einem Nährgemisch, das die Zusammensetzung der Frauenmilch in dem Verhältnis der einzelnen Nährstoffe zueinander enthält, den gleichen Erfolg zu erreichen. Das ist aber tatsächlich n i c h t der Fall, so daß nichts übrig bleibt, als der Frauenmilch noch eine besondere Wirkung zuzuerkennen, die wir freilich heute noch nicht analysieren können. Von einer vollständigen wissenschaftlichen Erklärung der empirisch und rein klinisch festgestellten Tatsachen der Ernährungsstörungen der Säuglinge und der für sie gültigen Behandlungsmethoden sind wir aber überhaupt noch so weit entfernt, daß ein Rechnen mit Imponderabilien nicht zu vermeiden ist, so wenig das auch zu befriedigen vermag[1]).

Die Verwendung von Frauenmilch setzt folgendes voraus: Erstens soll man sich zunächst mit einer kleinen Menge von Frauenmilch begnügen, weil sonst das Fett als schädigender Faktor gegenüber der günstigen Wirkung der Frauenmilch überwiegt. Zweitens soll man das Kind möglichst nur mit dem fettarmen Anteil jeder Brustmahlzeit ernähren, also es zuerst trinken lassen und den Rest der Brust durch ein gesundes Kind entleeren oder (weniger zu empfehlen) ihn abdrücken lassen. In Säuglingsheimen, in denen es leicht ist, größere Mengen abgedrückter Frauenmilch zu gewinnen, wird man dem Kinde eine möglichst fettarme, eventuell durch die Zentrifuge entrahmte Frauenmilch geben, wodurch die Reparation noch sicherer und schneller erfolgt, als wenn eine fettreiche Frauenmilch gereicht wird. Auf keinen Fall darf man aber bei der Frauenmilch mit einer schnellen Reparation und Zunahme rechnen, auch dann nicht, wenn genügend Frauenmilch aufgenommen wird, um das Energiebedürfnis des Kindes vollständig zu decken. Dabei pflegt das Allgemeinbefinden sich allerdings zu heben, das Gewicht nimmt aber nicht zu, und das ist dann oft Veranlassung, daß man glaubt, die Amme passe nicht für das Kind, und eine andere nimmt. Das kann sich dann noch einige

---

1) Vielleicht ist es später möglich, die sehr erhebliche Differenz in der Salzverteilung in der Frauen- und Kuhmilchmolke für den Unterschied der Wirkung heranzuziehen, worauf von Finkelstein und seinen Schülern besonderer Wert gelegt wird. Trotz der zahlreichen Arbeiten auf diesem Gebiet halte ich die Frage noch nicht für genügend geklärt, um an dieser Stelle näher darauf einzugehen.

Male wiederholen, und ich kenne Fälle, in denen acht Ammen ihre Kunst bei dem betreffenden Kinde versuchen mußten, bis die richtige gefunden war. In Wahrheit ist die Sache so, daß die Reparation der Ernährungsstörung während der Ernährung bei allen Ammen fortschritt und schließlich bei der letzten Amme so weit gediehen war, daß Gewichtsansatz erfolgen konnte. Hierauf wurde oben schon hingewiesen. Man muß sich merken, daß die Frauenmilch diejenige Nahrung ist, bei der das Leben des Kindes am sichersten erhalten bleibt, und die die Aussicht gewährt, auch verzweifelte Fälle noch zu retten, die aber nicht besonders günstig ist dafür, schnell einen Ansatz bei solchen Patienten zu erzielen.

In einer Reihe von Fällen stellt sich aber die Gewichtszunahme nicht ein bei der Brustnahrung, auch wenn man viele Wochen Geduld hat. Dann ist es Zeit, ein Allaitement mixte einzuleiten, indem man zunächst eine Brustmahlzeit durch eine künstliche, kohlehydratreiche Nahrung, also z. B. Malzsuppe, ersetzt. Man geht hier natürlich vorsichtig vor, denn hin und wieder kommt es vor, daß namentlich sehr junge Kinder diese kohlehydratreiche Nahrung schlecht vertragen, und man sich wieder für einige Zeit ganz auf die Frauenmilch beschränken muß. Man soll sich diesen Rückzug stets offen halten und nicht etwa schnell von der Frauenmilch zu der künstlichen Nahrung übergehen. Wird die kohlehydratreiche Nahrung gut vertragen, dann kommt das Kind schnell vorwärts, und man tut gut, es bei diesem Regime zu lassen, bis es auch bei einem Allaitement mixte vorwärtskommt, das aus Frauenmilch und einer einfachen Milchverdünnung besteht, ohne besonders großen Gehalt von Kohlehydraten. Erst wenn das erreicht ist, mag man an das Abstillen denken.

Anhang.

Versuch einer Erklärung des Milchnährschadens.

Die Schädigung, um die es sich hier handelt, besteht in einer Intoleranz gegen Fett, bei erhaltener Fähigkeit Kohlehydrate zu verarbeiten. Bei einer dauernden Überfütterung mit Milch kann es natürlich auch zu einer Schädigung des Kohlehydratstoffwechsels kommen und dann zur Intoxikation, die auf dem Boden eines bestehenden Milchnährschadens ungünstiger verläuft, als bei einem bisher gesunden Kinde. Die Störung des Fettstoffwechsels beim Milchnährschaden geht einher mit einer Schädigung des Mineralbestandes des Körpers. Fettverdauung erfordert die Lieferung großer Mengen von Alkalien mit dem Pankreas- und Darmsaft und es kann dabei leicht zu Verhältnissen kommen, bei denen die für den Anwuchs und auch für die Erhaltung des Körpers notwendige Salzmenge nicht mehr zur Verfügung steht. Diese Verluste mögen zunächst nur gering sein, schädigen aber doch den Körper offenbar genügend, um ihn bei schwererer Störung, bei einem Versagen des Kohlehydratstoffwechsels oder bei dem Eintreten stärkerer Säuerungen vom Darm aus, schwer und schnell in seiner Zusammensetzung und Widerstandkskraft zusammenbrechen zu lassen.

Das auffallende Symptom der Erdalkaliseifen im Stuhl, wodurch dieser weißlich und trocken wird, ist für den Fettstoffwechsel nicht von so großer Bedeutung, wie man früher wohl angenommen hat. Er kommt zustande bei alkalischer Reaktion des Darminhalts, der einer Bildung dieser Seifen besonders günstig ist. Bei starker Milchfütterung ohne genügend Kohlehydrat fehlt es an der Entstehung genügender Säuremengen im Darminhalt und so kommt es zur Bildung der Erdalkaliseifen, womit aber nicht notwendig eine schlechte Ausnutzung von Fett oder Erdalkalien verbunden sein muß. Allein genügt also dies Symptom nicht, um von einem Milchnährschaden zu sprechen, es gehört dazu, daß auch die oben beschriebene Veränderung der Körperbeschaffenheit, der Gewichtsstillstand usw. vorhanden ist. Man kann nur daraus schließen, daß dem Kinde soviel Milch gegeben wird, daß ein alkalischer Darminhalt entsteht und darf annehmen, daß eine gewisse Überfütterung mit Milch und damit auch mit Fett vorliegt.

Die Störung im Alkalibestand des Körpers gibt sich zu erkennen, in der bald vorhandenen erhöhten Ammoniakausscheidung. In der Zeit, in der besonders große Mengen von Fett aufgenommen und resorbiert werden, sind außerdem die Bedingungen für die Entstehung reichlicher intermediärer Säuren gegeben, zu deren Sättigung bei dem gefährdeten Alkalibestand des Körpers Ammoniak herangezogen werden muß. Der Milchnährschaden wäre also aufzufassen als bedingt durch eine langsam sich vollziehende Veränderung des Stoffwechsels im Sinne einer Azidose, einmal bedingt durch eine Verteilung von Fett und Kohlehydrat, die die Entstehung von Säuren im inneren Stoffwechsel begünstigt (viel Fett im Verhältnis zum Kohlehydrat), andererseits durch den Verlust Säure bindender Valenzen.

Dieser Verlust geht langsam vor sich und beginnt mit einem Verlust der Erdalkalien, dem später Natrium usw. folgt. Wieweit dieser Verlust an Erdalkalien, der hier zustande kommt, die qualitative Zusammensetzung des Organismus verändern kann, ist nicht sicher, da eine Deckung aus dem Bestande an solchen Mineralien aus den Knochen möglich ist. Wenn man annimmt, daß eine gewisse Unterbilanz von Erdalkalien gegenüber den anderen Komponenten des Salzgemisches entsteht, so würde das von Bedeutung sein für die Erklärung der anfänglichen starken Wasserzunahme, denn eine derartige Verschiebung des Salzgemisches begünstigt die Quellbarkeit der Kolloide und die Wasserretention. Tritt dann später auch ein fühlbarer Verlust an Natrium und Kalium ein, so muß Wasser abgegeben werden, wenn nicht schwere Störungen der osmotischen Vorgänge eintreten sollen.

Je weiter der Salzverlust geht, desto größeren Einfluß muß er auf die gesamte Leistungsfähigkeit des Organismus gewinnen, seine oxydative Energie herabsetzen und damit den Stoffwechsel im Grunde erschüttern. Dann versagt auch die Verarbeitung der Kohlehydrate und es treten Lebensbedingungen ein, wie oben bei Besprechung der schweren Atrophie auseinandergesetzt.

Die Entstehung der Störung ist zweifellos an gewisse konstitutionelle Eigentümlichkeiten gebunden, denn es gibt Kinder, die eine Milchüberfütterung lange Zeit ohne Störung ertragen, oder bei denen sich erst spät eine solche geringen Grades zeigt, während andere schnell ernstlich erkranken und bei längerer Fortsetzung der fehlerhaften Ernährung der Intoxikation verfallen.

Die schwersten und deutlichsten Fälle von Milchnährschaden sieht man deswegen bei der exsudativen Diathese, von der unten gesprochen wird.

VI. Andere Nährschäden.

Einen eigentlichen Eiweißnährschaden läßt die klinische Beobachtung nicht nachweisen. Höchstens kann man sagen, daß eine zu reichliche Eiweißzufuhr unzweckmäßig ist, weil das Kind eben nur wenig Eiweiß braucht und alles übrige unnützer Ballast ist. In den meisten Fällen, in denen viel Eiweiß gegeben wird, geschieht das bei gleichzeitiger Überfütterung mit Milch, und dann entsteht eine Schädigung, bei der hauptsächlich das Fett das schädigende Agens ist. Jedenfalls kennen wir kein klinisch definierbares Krankheitsbild, das auf eine alimentäre Schädigung durch Eiweiß zu beziehen wäre, wie wir es für das Fett bei Milch- und für das Kohlehydrat beim Mehlnährschaden kennen.

Czerny beschreibt dann noch kurz einen sog. Leimnährschaden. Darunter wird eine wesentlich den Darm betreffende Schädigung verstanden, die sich in dem Auftreten von Diarrhöe äußert, die blutigen Schleim aufweist. Man lernte diese Störungen kennen bei Gelegenheit von Untersuchungen, die sich mit der N-Zufuhr mittels Leimsubstanzen beim Säugling beschäftigen. Praktisch ist die Schädigung deshalb wichtig zu erkennen, weil Diarrhöen mit Blutbeimischung bei Kindern vorkommen, die mit den beliebten Kalbsfußabkochungen usw. gefüttert wurden. Man erzielt in diesen Fällen Heilung, wenn man die Leimfütterung aussetzt.

Anhang.

Die Verdauungs- und Ernährungsstörungen der Brustkinder.

Unter der physiologischen Nahrung treten Störungen viel seltener ein als unter einer unnatürlichen Nahrung. Hier fällt von vornherein die Aufgabe für den Säugling fort, sich einer artfremden Nahrung anzupassen, und als schädigendes Moment bleibt nur bestehen einerseits die unzweckmäßige Form der Darreichung und die falsche Bemessung der Nahrungsmenge, andererseits eine Konstitutionsanomalie, die selbst unter physiologischen äußeren Bedingungen einen normalen Ablauf der Ernährungsvorgänge nicht zustande bringt.

Der erstere Entstehungsmodus für die Verdauungsstörungen an der Brust ist der häufigere und praktisch wichtigere.

Die natürliche Nahrung bedingt eine physiologische Bakterienflora; das aber nur so lange, als Magen und Darm imstande sind, den ihnen gestellten Aufgaben gerecht zu werden.

Eine Überfütterung tritt ein durch zu häufiges Darreichen der Nahrung (das ist an der Brust die bei weitem häufigste Form der Überfütterung) oder durch eine absolut zu große Nahrungsmenge. In beiden Fällen machen sich dieselben Störungen geltend, die oben unter Dyspepsie geschildert wurden. Die Überlastung der Verdauung führt zu einer Insuffizienz derselben, die chemische Umsetzung im Magen und Darm ändert sich, es entsteht ein unnormaler Inhalt, der eine andere als die natürliche Bakterienflora begünstigt, es treten Zersetzungen ein, die wesentlich als Gärungsvorgänge gedeutet werden müssen.

Das Prinzip der Störung ist also genau dasselbe, das oben bei der Entstehung der Dyspepsie beim künstlich genährten Säugling vorgetragen wurde. Hier ist aber eine intensivere Störung seltener, und vor allem geht sie nicht auf den inneren Stoffwechsel über, führt nicht zu einem Intoxikationszustand, sondern bleibt auf dem Stadium einer Verdauungsstörung stehen, die den Allgemeinzustand nur so weit in Mitleidenschaft zieht, als der Ansatz ausbleibt.

Nicht einmal so weit geht aber in den meisten Fällen die Störung. Es kommt noch ein Ansatz zustande, freilich oft ein ungenügender, und der Arzt wird nur konsultiert, weil die Stühle zerfahren und grün sind, nach Fettsäuren riechen, Intertrigo verursachen usw. In diesen Fällen tritt es recht deutlich zutage, daß es sich nur um Störung in der Zusammensetzung des Darminhalts handelt.

Diese Fälle sind nicht selten, weil vielfach die Mütter jedes Geschrei des Kindes mit der Darreichung der Brust beantworten. Bildet sich dann eine Dyspepsie aus, so schreien die Kinder wegen der unangenehmen Sensationen, die sie im Abdomen haben, erst recht viel, werden wieder gefüttert usw., bis die entstehende Überfütterungsdyspepsie zu einer Leistungsverminderung des Magens, zu Appetitlosigkeit und Erbrechen führt.

Die Diagnose des Zustandes ergibt sich aus der Beschaffenheit der Stühle (grüne, zerfahrene, schleimige Entleerungen), aus der Unruhe des Kindes, schlechtem Schlaf, Appetitlosigkeit, Erbrechen.

Die Prognose ist gut.

Die Therapie ist prinziell dieselbe wie beim künstlich genährten, dyspeptisch gewordenen Säugling. Die Nahrung wird 12—24 Stunden ausgesetzt, eine gründliche Entleerung des Darmes vorgenommen. Dazu werden Klistiere, Glyzerinzäpfchen usw. angewandt und als Abführmittel Rizinusöl (6—8 mal täglich $^1/_2$ Teelöffel oder Kalomel 3 mal 0,03 g). Dann wird die Nahrung regelmäßig in großen Pausen, $3^1/_2$—4 stündig, gereicht.

Schwerer sind die Zustände verständlich, bei denen nicht eine Überfütterung vorliegt, sondern im Gegenteil eine zu geringe Menge Frauenmilch gereicht wird. Zunächst ist hier nur ein Gewichtsstillstand oder eine Abnahme zu erwarten, häufig treten aber zu gleicher Zeit Verdauungsstörungen auf, die nur als Dyspepsie bezeichnet werden können.

Eine Vermehrung der Nahrung, auch durch Zufütterung von Kuhmilchmischungen, bringt. nicht nur Ansatz, sondern auch ein Verschwinden der Dyspepsie.

Eine sichere Erklärung für diesen Vorgang gibt es nicht.

Man kann sich das Geschehen vielleicht vorstellen, wie folgt. Jede Leistung der Verdauungsdrüsen erfolgt auf den adäquaten Reiz. Dieser Reiz setzt zu seinem Zustandekommen zunächst die Anwesenheit des betreffenden Nährstoffs überhaupt voraus, dann aber auch seine Anwesenheit in genügender Menge.

Ist zuwenig Nahrung da, so fällt der Reiz zu gering aus, die Sekretion der Verdauungssäfte erfolgt nicht in genügender Weise, der normale Chemismus im Darminhalt kommt nicht zustande, und damit wird die Flora des Darminhalts geändert. Das Resultat kann dann dasselbe sein wie bei der Überfütterung. Bei dieser kommt eine Inkongruenz zwischen Aufgabe und Leistungsfähigkeit dadurch zustande, daß letztere absolut überschritten wird; bei der Unterernährung tritt die notwendige Leistung nicht ein, weil der genügende Reiz fehlt.

Selbstverständlich ist die vorgetragene Erklärung nur als Hypothese aufzufassen.

Eine weitere Störung bei der natürlichen Ernährung stellt sich ein, wenn eine anormale Konstitution des Säuglings vorliegt, wie wir ihr bei der exsudativen Diathese begegnen. Hier besteht von vornherein eine besondere Minderwertigkeit der der Alimentation dienenden Funktionen, jede stärkere Belastung erzeugt ein Versagen der Verdauungsfunktionen und Störungen des inneren Stoffwechsels, wie sie später bei Abhandlung dieser Konstitutionsanomalie beschrieben werden. Die eigentümliche Überempfindlichkeit dieser Kinder gegen Fett tritt bei der Ernährung mit der fettreichen Frauenmilch hervor und läßt Zustände entstehen, die dem Milchnährschaden sehr nahe stehen. Dazu gehört eine bald einsetzende hartnäckige Verstopfung und die seltene Entleerung stark eingetrockneter bröckliger Massen, die allerdings nicht den Charakter der Kalkseifenstühle tragen, was bei der Zusammensetzung der Frauenmilchmolke und bei der sauren Reaktion des Darminhalts bei natürlicher Ernährung nicht auffallen kann.

Ob ein besonders langer Darm, wie Heubner meint, die Ursache dieser Verstopfung ist, muß als zweifelhaft bezeichnet werden, denn Messungen des Darmes an der Leiche sind sehr trügerisch, weil es nicht möglich ist, den Kontraktionszustand richtig in Rechnung zu ziehen. Wahrscheinlicher erscheint mir, daß die Muskelschwäche der mit exsud. Diathese behafteten Kinder an der Darmträgheit schuld ist.

Auch die Fälle, in denen die Frauenmilch nicht vertragen wird, gehören wohl oft in das Gebiet der exsudativen Diathese. Einerseits wird hier eine reichlich fließende Brust leicht zu der bei dieser Konstitutionsanomalie besonders ungünstig wirkenden Überfütterung führen, andererseits wird die ungünstige Wirkung des Fettes auf derartige Kinder dann deutlich hervortreten, wenn es sich um eine besonders fettreiche Frauenmilch handelt.

Eine solche findet sich bekanntlich oft dann, wenn die Menge der Milchsekretion gering ist, so daß es vorkommen kann, daß ein Kind an Volumen nicht zuviel oder scheinbar zuwenig erhält und doch mit Fett überfüttert wird.

In solchen Fällen kann Besserung und Heilung auf folgenden Wegen erreicht werden.

Bei einer zu großen Frauenmilchmenge wird diese eingeschränkt durch größere Trinkpausen und Verkürzung der Trinkdauer, bei einer zu fettreichen Milch, oder wenn die oben genannte Maßnahme nicht genügt, wird man sich einem Allaitement mixte zuzuwenden haben, bei dem ein Teil der notwendigen Energie nicht durch die fettreiche Frauenmilch, sondern durch eine fettärmere, kohlehydratreiche künstliche Nahrung gedeckt wird.

Hierher gehören auch die Fälle, in denen eine Amme bei dem betreffenden Kinde kein günstiges Resultat gibt, während das Kind bei einer anderen Amme gut gedeiht. Zuweilen kann sich so die eigene Mutter als ungeeignet erweisen.

Es soll damit nicht gesagt werden, daß diese Erklärung für alle, übrigens recht seltenen Fälle zutrifft, in denen tatsächlich die Milch einer Amme sich als ungeeignet für den betreffenden Säugling erweist.

Ob es wirklich eine durch pathogene Mikroben bedingte „Enteritis" an der Brust gibt, die namentlich von Moro als „Staphylokokkenenteritis" der Brustkinder hervorgehoben wird, erscheint mir sehr zweifelhaft. Jedenfalls muß sie sehr selten vorkommen; ich habe sie nie gesehen.

Das Verhalten des kindlichen Organismus gegenüber Infektionen.

Unter Infektionskrankheit verstehen wir pathologisch veränderte Lebensvorgänge, die durch die Einwirkung eines parasitären Lebewesens auf den Wirtsorganismus hervorgerufen werden.

Das Krankheitsbild wird in Form und Intensität durch zwei Faktoren bestimmt: 1. durch die Beschaffenheit der pathologischen Wirkung des Parasiten, 2. durch die größere oder geringere Fähigkeit des Organismus, sich der parasitären Schädigung zu erwehren.

Der Parasit kann durch die Art seiner Wirkung als solcher bereits eine schwere oder auch tödliche Erkrankung zur Folge haben, z. B. Lyssa, Pest usw., ferner kann aber auch ein Parasit dadurch gefährlich oder weniger gefährlich werden, daß er mehr oder weniger zu dem Kampfe mit dem menschlichen Organismus gerüstet, mehr oder weniger mit seinen Lebensvorgängen auf den menschlichen Organismus eingestellt ist. Diese Anpassung ist vielen Bakterien eigen, sie sind imstande, sich auf das Leben in verschiedenen Tierspezies besonders einzurichten, wie das namentlich bei den Streptokokken deutlich hervortritt. Man sagt dann, der betreffende Parasit ist für den betreffenden Organismus, Mensch oder Tier, virulent, und wenn er sich an den Organismus einer Tierspezies nicht anpassen kann, ist er für das Tier nicht virulent. Je weiter die Anpassungsmöglichkeit reicht, und je weiter diese Anpassung vollzogen ist, desto mehr ist die „Virulenz" gesteigert. Um das an einem Beispiele deutlicher zu machen, sei folgendes erwähnt: Es gibt Streptokokkenstämme, namentlich solche von menschlichen Tonsillen, die für weiße Mäuse nur sehr wenig virulent sind, so daß große Mengen von diesen Mikroorganismen nötig sind, um ein Tier zu töten. Wird aus dem Blute der Maus der Stamm weitergezüchtet, so braucht man jetzt weniger Streptokokken, um ein zweites Tier zu töten; züchtet man aus diesem Tiere wieder weiter, so steigt die Virulenz weiter, und setzt man den Versuch in derselben Weise fort, dann erhält man schließlich eine so hohe Virulenz der Streptokokken, daß ganz minimale Mengen genügen, um ein Tier in kürzester Frist zu töten.

Für die Intensität der Infektionskrankheit wird es also von größter Bedeutung sein, ob der betreffende Stamm des Parasiten dem menschlichen Organismus gut angepaßt, für ihn hoch virulent ist oder nicht. Umgekehrt kann sich der Organismus auch dem Kampfe, der ihm von den Parasiten aufgezwungen wird, anpassen, kann sich dagegen rüsten und seine Verteidigungsmaßregeln verbessern.

Zum Teil ist die Fähigkeit, sich gegen Parasiten zu wehren, eine integrierende Eigenschaft des Körpers, zum Teil wird sie durch das Überstehen einer Infektionskrankheit gegen die betreffende Noxe besonders verstärkt (s. u.).

. Diese Fähigkeit, die Angriffe eines Parasiten mit mehr oder weniger großer Energie abzuwehren, bestimmt die Disposition des Organismus. Sie ist von verschiedenen Faktoren abhängig, Alter, Geschlecht, Ernährungszustand, überstandene oder bestehende Krankheiten, und auch davon, an welchen Teilen des Organismus die Noxe angreift, welche Organe durch die Parasiten oder deren Gifte geschädigt werden. Alle diese Faktoren können von großer Bedeutung für das Krankheitsbild und den Krankheitsverlauf sein; uns interessiert hier besonders, ob es eine Altersdisposition des Kindes in bezug auf Infektionskrankheiten gibt, und ob die Bedeutung der verschiedenen Infektionen dadurch für das Kindesalter besonders bewertet werden muß. Die große Häufigkeit von Infektions- und Konstitutionskrankheiten, die das Kindesalter aufweist, macht es dann weiter notwendig, zu untersuchen, ob und wie die Disposition des kindlichen Organismus gegenüber einer parasitären Invasion durch das Bestehen oder Überstehen einer Infektions- oder Konstitutionskrankheit verändert wird.

Über letzteres wird bei der speziellen Behandlung der einzelnen Krankheiten das Nötige gesagt werden, hier soll allgemein auf die Altersdisposition des Kindesalters näher eingegangen werden.

Der junge Organismus ist sehr viel weniger geeignet zu einer Abwehr parasitärer Schädigungen als der des Erwachsenen, das lehren Erfahrung und Experiment. Letzteres zeigt, daß die Immunisierung sehr junger Tiere sehr viel schwieriger ist als diejenige älterer Tiere, daß die Bildung der Antikörper dem jungen Organismus in viel geringerem Maße gelingt als dem älteren, und daß er dadurch viel mehr angestrengt wird und unter der Arbeit, die stets mit der Bildung von Antikörpern verbunden ist, viel schwerer leidet als der erwachsene Organismus.

Der schädlichen Einwirkung der Parasiten kann also der kindliche Körper nur einen relativ geringen Widerstand leisten, oder mit anderen Worten, das Kindesalter als solches schafft eine besondere Disposition für bakterielle Erkrankungen.

Wie sich aus den obigen Darlegungen ergibt, ist die Art und Intensität des Krankheitsbildes abhängig von dem Verhältnis von Virulenz der Parasiten einerseits und Disposition des befallenen Körpers andererseits. Bei großer Disposition des Organismus wird deswegen auch schon bei geringer Virulenz des angreifenden Parasiten eine schwere Schädigung des Organismus möglich sein, und die so entstehenden Krankheitsbilder sind es, denen wir beim Kinde so oft

und beinahe nur beim Kinde begegnen. Die gewöhnlichen Eitererreger, Staphylokokken, Streptokokken, Pneumokokken, erzeugen beim
Kinde und namentlich beim Säugling so schwere Erkrankungen, wie
wir sie beim Erwachsenen nur selten oder gar nicht sehen.

Jede Herabsetzung der natürlichen Resistenz, mag sie durch fehlerhafte Ernährung, durch Erkältung usw. herbeigeführt sein, läßt schnell
die pathogenen Bakterien die Oberhand gewinnen und zeitigt eine
infektiöse Erkrankung, die hier eine viel ernstere Bedeutung hat als
beim Erwachsenen. Ein einfacher Schnupfen, der für den Erwachsenen
eine leichte, meist kaum beachtete Krankheit ist, bedeutet in vielen
Fällen für den Säugling eine wesentliche, ja eine ernste Erkrankung,
die sein Leben bedroht. Leichte Bronchialkatarrhe werden bei jungen
Kindern zu Bronchopneumonien. Hier kommt zu der Disposition des
Gesamtorganismus noch eine lokale Begünstigung der Krankheit durch
die geringe Lüftung einzelner Lungenteile und die Enge der Luftwege.
Eine solche lokale Begünstigung liegt auch bei den so häufigen Mittelohrentzündungen der Säuglinge vor und ist namentlich in der Kürze
und Weite der Tube zu suchen.

Eine weitere lokale Disposition wird z. B. durch die häufige Beschmutzung des Unterkörpers mit Stuhl und Urin geschaffen. Bei
nicht ganz guter Pflege werden die Kinder hier wund, und Infektionen
haften besonders leicht. Die törichte Sitte des Mundauswischens
schafft Verletzungen der Mund- und Gaumenschleimhaut und erleichtert dadurch das Eindringen von Infektionserregern. So gibt es
eine Reihe von Beispielen, die zeigen, daß das schon im allgemeinen
gegen Infektion schlecht geschützte Kind durch die Eigenart seiner
Organe und seiner Lebensweise noch ganz besonders zu Infektionen
disponiert ist.

Eine weitere Steigerung erfährt die kindliche Disposition
zu Infektionskrankheiten durch Ernährungsstörungen, und
zwar macht sich deren Wirkung um so mehr geltend, je jünger das
Kind ist, je mehr also schon eine geringe Störung der normalen Ernährungsvorgänge für den Gesamtorganismus von Bedeutung ist. Die
Art der Ernährungsstörung ist hierbei nicht gleichgültig, und es scheint
richtig zu sein, daß ganz besonders solche Kinder an Staphylokokken-
infektion zu leiden haben, die mit Mehl längere Zeit überfüttert wurden und dadurch geschädigt sind (vgl. S. 113). Eine bündige Erklärung
dafür haben wir nicht; denn der Versuch, dies Verhalten auf den
großen Wasserreichtum solcher Organismen zurückführen und annehmen zu wollen, daß sie analog dem toten Nährboden der Laboratorien
durch den größeren Wassergehalt ein besseres Nährmedium für die
Bakterien abgeben, ist kaum durchführbar, da es nicht gut angeht,
einen toten Nährboden und einen lebenden Organismus, in dem sich
biologische Reaktionen in größter Mannigfaltigkeit abspielen, miteinander zu vergleichen. Der größere (pathologische) Wassergehalt dieser
Kinder ist ein Zeichen des pathologisch veränderten Ernährungszu-
standes, man hat aber nicht das Recht, aus ihm allein die Neigung

zu eitrigen Prozessen abzuleiten, denn man findet genug dürre Kinder, bei denen von einem übermäßigen Wassergehalt nicht die Rede ist, und die an der hartnäckigsten Furunkulose leiden. Maßgebend ist vielmehr die Ernährungsstörung als solche, die auch die biologischen Vorgänge ungünstig beeinflußt. Man kann sich dabei gut vorstellen, daß die Art der Ernährungsstörung nicht gleichgültig ist, und daß bei der einen Gruppe von Schädigungen die biologischen Vorgänge, die der Abwehr parasitärer Angriffe dienen, mehr getroffen werden, bei der andern weniger. Genaueres kann man zurzeit darüber noch nicht sagen; je mehr aber die Erkenntnis fortschreitet, desto mehr wird sich der innige Zusammenhang zwischen den Wirkungen der alimentären Schädigung und der Bedeutung von Infektionen erweisen, um so mehr wird sich zeigen, daß der kindliche Organismus, weniger fest in seinem chemischen Gefüge als der des Erwachsenen, durch eine richtige oder falsche Ernährung beeinflußt, mehr oder weniger für eine Infektionskrankheit disponiert sein kann. Für die Erklärung der auffallend geringen Widerstandskraft solcher Kinder, die an einem Mehlnährschaden leiden, mag betont werden, daß dieser Nährschaden namentlich bei jungen Säuglingen der ersten 2—3 Lebensmonate stets mit einem starken Verlust an anorganischer Substanz einhergeht (s. o. S. 116). Das trifft auch für die dürren Kinder zu. Diese mögen keinen vermehrten Wassergehalt gegenüber der Gesamttrockensubstanz des Körpers aufweisen, aber im Blut zeigt sich sowohl ein Zurückgehen des Eiweißes als der unorganischen Bestandteile und damit eine tiefgreifende Systemänderung, die eine geringe Resistenz des Organismus durchaus verständlich erscheinen läßt.

Noch eine andere Überlegung ist hier am Platze. Es wurde im ersten Kapitel dieses Buches gezeigt, daß der kindliche Organismus allein für die Erhaltung seines Lebens eine Arbeitsmenge zu bewältigen hat, die, auf die Einheit der lebenden Substanz bezogen, mehr als doppelt so groß ist beim Säugling als beim Erwachsenen, und auch noch in den ersten folgenden Lebensjahren, die für die Biologie des Kindesalters die wichtigste Zeit darstellen, noch die Leistung des Erwachsenen weit übertrifft.

Es ist weiter hier darauf hingewiesen worden, daß der Zellstaat des Kindes weit weniger geeignet ist, wie Erfahrung und Experiment zeigen, den Kampf mit Infektionen durchzuführen. Mit einer gewissen Wahrscheinlichkeit darf ein Zusammenhang zwischen der Belastung mit den Aufgaben der Ernährung und den mangelhaften Fähigkeiten des kindlichen Organismus, sich parasitärer Angriffe zu erwehren, angenommen werden. Denn schließlich ist es immer die einzelne Zelle, die sowohl für die Aufgaben der Ernährung, für den Ablauf der allgemeinen Lebensvorgänge überhaupt in Frage kommt, als auch für den Kampf gegen fremde Schädlinge, die auf sie eindringen. Es ist verständlich, daß eine Zelle, die mit den erstgenannten Aufgaben bereits bis zur Grenze ihrer Leistungsfähigkeit belastet ist, nur noch schwer auch die Abwehr gegen äußere Feinde übernehmen kann.

Wenigstens wird sie das oft nicht können, ohne ihre physiologischen Funktionen zu gleicher Zeit vernachlässigen zu müssen. Da ist es dann leicht verständlich, daß die nutritiven Funktionen des kindlichen Organismus Not leiden, sobald es gilt, diesen Organismus gegen eine Infektion zu verteidigen. Wir beobachten vielmehr, und das lehrt die klinische Erfahrung in unzähligen Fällen, daß selbst scheinbar ganz leichte Infektionen die Ernährung des Kindes stark beeinflussen. So sehen wir, daß ein einfacher Schnupfen genügt, um bei einem bisher gut gedeihenden Säugling die Zunahme zu verlangsamen oder zu sistieren, so sehen wir, daß schwerere Infektionen den Entwicklungsgang auf längere Zeit hemmen, das Kind abmagern lassen und auch noch nach dem Schwinden der klinischen Symptome der Infektionskrankheit den Ernährungserfolg lange Zeit stark beeinträchtigen[1]). Das läßt sich ungezwungen nur so erklären, daß die Zellen durch den Kampf mit der Infektion so geschädigt sind, daß sie auf längere Zeit nicht in der Lage sind, der von ihnen geforderten physiologischen Arbeit, die Ernährung usw. betreffend, voll nachzukommen. Man versteht dann, warum sich nach dem Überstehen einer schweren Infektionskrankheit beim Säugling und jungen Kinde erst eine „Atrophie" anschließt, die von einer ganz außerordentlichen Hartnäckigkeit sein kann. Daß durch alimentäre Schädigungen ganz ähnliche Resultate hervorgerufen werden können, wurde schon oben erwähnt.

Einerseits also sind die durch ihre physiologischen Funktionen bis an die Grenze der Leistungsfähigkeit beanspruchten Zellen nicht oder nur unvollkommen imstande, die biologische Mehrarbeit zu leisten, die bei der Abwehr einer Infektion von ihnen gefordert wird, andererseits leiden die physiologischen Funktionen, namentlich die der Ernährung, sobald die Zellen zu diesem Kampfe doch gezwungen werden. Oder anders ausgedrückt: die mit ihren physiologischen Aufgaben bereits stark belasteten Zellen des kindlichen Organismus werden auch durch Noxen, die für die Zellen des Erwachsenen ohne jede Bedeutung sind, schon so schwer geschädigt, daß sie versagen und einen schweren, oft lange andauernden Ausfall ihrer Funktionen zeigen.

Man kann sich das gut an einem Beispiel klar machen. Eine nur wenig belastete Maschine wird ihre Arbeit auch noch fortsetzen können, wenn z. B. der Reibungswiderstand ihrer Teile eine Steigerung erfährt; eine Maschine aber, die beinahe maximal belastet ist, wird sofort bei der kleinsten Unordnung in ihrem Getriebe versagen.

Was oben für die Ernährungsstörungen gesagt wurde, das gilt auch für die Infektionskrankheiten: die physiologisch bedingte starke Arbeitsbelastung des kindlichen Organismus macht diesen empfindlicher und mehr disponiert für alimentäre sowohl, als auch für infektiöse Schädigungen.

---

[1]) Vgl. auch die alimentären Intoxikationszustände S. 73.

Fünftes Kapitel.

Die eitrigen Infektionen des Säuglings- und angrenzenden Kindesalters.

Als Erreger dieser Infektionen kommen praktisch in Betracht: die Gruppe der Staphylokokken, Streptokokken und Pneumokokken; andere Bakterien, die gelegentlich auch zu eitrigen Prozessen Veranlassung geben, Influenza-, Kolibazillen, Meningkokken usw., werden bei den betreffenden Krankheiten erwähnt werden.

Die Staphylokokken können verschiedenartige Erkrankungen hervorrufen; die häufigsten sind die Furunkel, die sich beim Säugling viel häufiger als beim Erwachsenen zu einer wirklichen Krankheit, zur Furunkulose, ausbilden. Namentlich elende, heruntergekommene Kinder und solche mit schweren Ernährungsstörungen verfallen diesem Leiden und unter letzteren besonders solche Kinder, die einen Kohlehydratnährschaden erlitten haben (s. o.).

Furunkulose der Säuglinge.

Die Entstehung der Furunkulose wird begünstigt durch Unsauberkeit und dadurch entstehende Hautreizungen. So kommt es oft vor, daß sich die Furunkulose auf dem Boden einer Intertrigo entwickelt, die durch Unreinlichkeit (ungenügendes Trockenlegen) oder auch bei Durchfällen entsteht.

Es kommt dann zunächst zur Bildung eines oder mehrerer, auf der intertriginösen Fläche disseminiert stehender Furunkel. Werden diese nicht sofort sachgemäß behandelt, so gehen sie schließlich auf, ihr infektiöser Inhalt wird verschmiert, es entsteht eine größere Anzahl weiterer Furunkel, womit dann wieder die Möglichkeit der weiteren Infektion zunimmt. Dabei braucht sich die Furunkulose nicht auf entzündete Hautstellen zu beschränken, wenn sie dort auch oft beginnt, sondern sie geht auch auf die nicht entzündete Haut über. Wer einen mit Furunkulose behafteten Säugling in mangelhafter Pflege in einer Arbeiterwohnung beobachtet, der versteht ohne weiteres, daß sich die Furunkulose rapid über den ganzen Körper des Kindes verbreitet. Da werden die Hände nicht gewaschen, mit denen das Kind trocken gelegt wird, da wird das Kind nicht verhindert, sich zu kratzen; es faßt mit den Händen nach den schmerzenden und juckenden Stellen hin, kratzt sich dann an anderen Stellen und verimpft so selbst das Virus auf die verschiedenen Teile seiner Haut. Genau dasselbe vermögen natürlich auch die mit Staphylokokken beschmutzten Hände der Pflegeperson. Da ist nicht genügend Wäsche vorhanden, um die mit dem Eiter beschmutzten Umhüllungen des Kindes genügend oft zu wechseln und sorgfältig zu waschen, und so kommt es, daß das Kind, sobald es auch nur ein paar Furunkel hat, bald von allen Seiten von der Infektion mit Staphylokokken bedroht ist, die an seinem eigenen Körper eine hohe Virulenz erreicht haben.

Die Kinder leiden unter der Infektion sehr schwer. Einmal haben sie viel Schmerzen, sind deswegen sehr unruhig und schreien viel, schlafen wenig, sind unlustig zur Nahrungsaufnahme. Dann aber wird der Körper auch direkt durch den Kampf, den er gegen die massenhaften Infektionen zu führen hat, stark angegriffen.

Wie sehr das der Fall ist, kann man am besten an Kindern erkennen, die sich in einem guten Ernährungszustande befinden und auch an keiner Ernährungsstörung leiden. Solche Kinder bekommen selten Furunkel; tritt ein solcher oder einige aber einmal durch einen unglücklichen Zufall auf, so zeigt sich sofort eine schwere Schädigung des Wohlbefindens und ein Stillstehen oder ein Heruntergehen des Gewichts. Hat man Gelegenheit, bei solchen Kindern vor und nach der Infektion das Blutserum zu untersuchen, so kann man die schwere Arbeit, die der Organismus zu leisten hat, direkt erkennen. Ich habe vor einigen Jahren Gelegenheit gehabt, derartige Untersuchungen anzustellen, die zeigten, daß das Antistaphylolysin im Blutserum auf das Zehnfache des früheren Wertes anstieg, nachdem das Kind an einigen Furunkeln erkrankt war.

Bekanntlich produziert der Staphylokokkus ein lösliches Toxin, das in seiner Kulturflüssigkeit nachweisbar ist, und das die Eigenschaft hat, die roten Blutkörperchen einer Reihe von Tieren aufzulösen. Es liegt auf der Hand, daß ein solches Gift vom Körper unschädlich gemacht werden muß, wenn er nicht schwer geschädigt oder zugrunde gerichtet werden soll. In der Tat wird auch ein solcher Stoff gebildet und ist bei den meisten Menschen in einer geringen Konzentration bereits stets vorhanden.

Das Blutkörperchen auflösende Gift der Staphylokokken nennt man Staphylolysin, das Gegengift Antistaphylolysin.

Durch eine geeignete Versuchsanordnung kann man die Menge des im Blutserum befindlichen Antistaphylolysins messen und beobachten, ob sich unter dem Einfluß von Staphylokokkenerkrankungen diese Menge ändert. Das ist in der Tat der Fall. Schon nach wenigen Tagen steigt die Menge des im Blutserum enthaltenen Antistaphylolysins an, bis zum Zehnfachen des früheren Wertes. Hier läuft also ein Immunisierungsvorgang ab, und der kostet dem Kinde eine große Menge Energie, so daß es nicht verwunderlich erscheint, wenn schon wenige Furunkel einen so merkbar ungünstigen Einfluß auf den Ernährungszustand haben.

Trifft die Furunkulose schwer heruntergekommene Kinder, so kann sie diese durch die Erschöpfung zugrunde richten, oder aber auch der Widerstand läßt nach, die Staphylokokken brechen in das Innere des Körpers ein, und wir haben eine Staphylokokkensepsis vor uns, die dann alle Erscheinungen dieser Krankheit zu zeigen pflegt. Im Vergleich zu der Häufigkeit der Staphylokokkeninfektionen beim Säugling ist dieser Ausgang aber nicht gerade häufig, vielmehr sterben die Kinder an allgemeiner Erschöpfung schon, bevor es zur Staphylokokkenseptikämie kommt.

Die Größe der einzelnen Eiterherde ist sehr verschieden. Bald handelt es sich um kleine kirschkerngroße Furunkel, bald bilden sich große gewaltige Abszesse oder Phlegmonen, die zuweilen über die ganze Hälfte des Rückens sich erstrecken. Es ist ein zweifelloses Verdienst der Säuglingsfürsorge, daß man den schwersten Fällen dieser Art immer seltener begegnet.

Prognose. Die Prognose der Erkrankung ergibt sich ebenso wie die Diagnose der Krankheit aus dem Vorstehenden ganz von selbst. Es ist klar, daß die Prognose im wesentlichen von dem Zustande abhängt, in dem den Säugling die Krankheit trifft, und von dem hygienischen Milieu, in dem er sich befindet. Einige Furunkel bei einem bisher gut gediehenen Kinde in einer hygienischen Umgebung werden ziemlich wenig zu bedeuten haben, während ein elendes Kind in schlechter Wohnung und ärmlichen Verhältnissen daran zugrunde gehen kann.

Thérapie. Die Therapie der Furukulose besteht einerseits in der Behandlung der lokalen Veränderungen, andererseits in einer geeigneten Ernährung. Die lokale Therapie hat die Aufgabe, die einzelnen Furunkel oder Abszesse zu eröffnen und dabei dafür zu sorgen, daß der Eiter nicht auf die noch gesunde Haut gerät und damit zur weiteren Verimpfung der Staphylokokken und zur Entstehung neuer Furunkel Veranlassung gibt. Es gibt verschiedene Möglichkeiten, das zu erreichen. Eine einfache und praktische Methode ist die, das Operationsfeld mit einer zähen Salbe, z. B. Zinkpaste, zu bestreichen und dann die Furunkel zu eröffnen. Der Eiter wird dann durch die dicke Salbenschicht von der Haut ferngehalten und mit jener entfernt. Eine andere Methode besteht darin, die Kuppe des Furunkels mittels eines zugespitzten Glasstabes mit reiner Karbolsäure zu ätzen; der Furunkel wird dann bald in einen trockenen Schorf verwandelt, der leicht entfernt werden kann.

So kann man indessen nur bei nicht zu großen und nicht zu dicht stehenden Furunkeln vorgehen, sonst versagt die Methode; es bildet sich kein Schorf, sondern aus der Ätzstelle quillt Eiter, der dann doch die umgebende Haut benetzt. Bei sehr zahlreichen Furunkeln ist die Anwendung von Karbolsäure auch deswegen nicht unbedenklich, weil zuviel davon resorbiert werden kann. Auch mit dem Thermokauter hat man diese Furunkel beseitigt.

Läßt sich eine Beschmutzung der Haut nicht vermeiden, so muß diese auf jeden Fall sorgfälltig gereinigt werden, am besten mit Sublimatabwaschungen. Man kann auch mit Vorteil versuchen, die Haut durch adstringierende Bäder etwas weniger aufnahmefähig für das Virus zu machen. Dazu eignen sich am besten Tannin- oder Eichenrindenbäder, die in 1 prozentiger Lösung gegeben werden. Vgl. Dermatitis exfoliativa und Pemphigus neonatorum S. 40 und S. 41.

Die Anwendung von Sublimatbädern, die vielfach empfohlen wird, bringt die Gefahr mit sich, daß zuviel von dem Sublimat durch die Wunden aufgenommen wird. Das führt zu der sehr unangenehmen Quecksilberenteritis, die unter dem Bilde einer schweren eitrig-blutigen Dickdarmentzündung verläuft und die Kinder ernstlich gefährden kann.

Es ist auch empfohlen worden, die Furunkulose der Säuglinge mit innerer Darreichung von Hefepräparaten zu behandeln. Ich habe trotz Anwendung der verschiedensten Präparate einen Erfolg davon nie gesehen. Ferner hat man durch Vakzination mit abgetöteten Staphylokokkenstämmen, die von dem Patienten selbst gewonnen waren, eine Anregung der aktiven Immunisierung versucht. Ich habe, namentlich beim Säugling, dabei keinen ermutigenden Erfolg gesehen.

Die allgemeine Behandlung hat auf eine vernünftige und zweckentsprechende Ernährung zu sehen. Ist z. B. das Kind längere Zeit einseitig mit Kohlehydrat überfüttert worden — es wurde oben schon gesagt, daß solche Kinder besonders häufig an Furunkulose erkranken — so wird man mit dieser Ernährung sofort zu brechen haben (vgl. S. 110).

Wo es sich irgend erreichen läßt, soll Frauenmilch gegeben werden. Einmal wird dadurch am sichersten die vorhandene Ernährungsstörung repariert, dann aber kommen Eigenschaften der Frauenmilch in Betracht, die bereits oben im allgemeinen besprochen wurden. Unter der Ernährung mit Frauenmilch bessert sich schnell, und längst bevor der Ernährungszustand äußerlich sichtbar sich verändert hat, die Resistenz des Organismus. Wenn man bedenkt, daß manche hier besonders wichtige Nährschäden, wie namentlich der Mehlnährschaden, tief in das chemische Gefüge des Organismus eingreifen, wenn man ferner bedenkt, daß auf keine andere Weise so schnell und sicher als durch Ernährung mit Frauenmilch das Gefüge geordnet werden kann, so ist ihr heilender Einfluß wohl verständlich auch ohne die Annahme, daß ihr bestimmte bakterizide Eigenschaften zukommen, die ihr auch zugesprochen wurden.

Steht Frauenmilch nicht zur Verfügung, so muß nach den oben (S. 115) gegebenen Anweisungen verfahren werden.

Der Schnupfen der Säuglinge.

Der Schnupfen der Säuglinge und der Kinder der nächsten Altersstufe verhält sich zu der gleichen Erkrankung des Erwachsenen ungefähr ebenso wie die Furunkulose. Auch hier zeitigt die geringe Widerstandsfähigkeit und dadurch bedingte Disposition bei dem gleichen Infekt ein erheblich schwereres Krankheitsbild als beim Erwachsenen und ist für den Allgemeinzustand von einer ganz anders wesentlichen Bedeutung, als wir es bei diesem kennen.

Das zeigt sich zunächst wieder in dem Einfluß der Krankheit auf die Ernährung. Schon ein ganz mäßiger Schnupfen ist imstande, die Gewichtszunahme des Kindes zum Stillstand zu bringen oder sogar in eine Abnahme umschlagen zu lassen. Zur Erklärung ist oben das Notwendige schon gesagt worden.

Auch in anderer Weise zeigt sich ein schädigender Einfluß der Affektion. Die Kinder zeigen Unregelmäßigkeiten in der Temperatur oder gar Fieber. Bei aufmerksamer Beobachtung zeigt sich, daß die stets in der Nacht eintretende Temperatursenkung ausbleibt, daß sich diese Senkung abflacht, dann geht auch die Tages- und namentlich die Abendtemperatur in die Höhe und erreicht subfebrile Grade.

Das Allgemeinbefinden ist deutlich gestört, und die Kinder zeigen durch ihr Benehmen, daß sie ein subjektives Krankheitsgefühl haben. Als solches ist beim Kinde äußerlich das Abgekehrtsein von den Vorgängen der Umgebung hauptsächlich auffällig. Lebhafte Kinder, die mit großem Interesse alles verfolgen, was sich in ihrer Umgebung ereignet, haben plötzlich dafür nichts mehr übrig, und wenn man versucht, ihre Aufmerksamkeit künstlich anzuregen, ihnen zuspricht usw., so empfinden sie das unangenehm, wenden sich ab und schreien.

Der Appetit läßt nach, zuweilen besteht eine vollständige Anorexie; der Stuhl kann unverändert sein, doch kommen auch oft dyspeptische Entleerungen vor. Beim Brustkinde wird das Saugen erschwert.

Der Schlaf der Kinder ist gestört, sie wachen viel auf, sind unruhig, schlafen mit offenem Munde.

Die Nase zeigt eine oft sehr starke Vermehrung der Sekretion, das Sekret ist schleimig-eitrig und bringt häufig auf der Oberlippe Exkoriationen hervor.

Differentialdiagnostisch kommt gegenüber dem einfachen Schnupfen noch der syphilitische und der dyphteritische Schnupfen in Frage. Ersterer ist dadurch ausgezeichnet, daß er im Gegensatz zum einfachen Schnupfen keine reichliche Sekretion, sondern vielmehr Borkenbildung und trockene Schwellung der Schleimhaut zeigt. Der diphteritische Schnupfen ist weit schwieriger von dem gewöhnlichen Schnupfen zu unterscheiden. Verdächtig für Diphtherie ist es immer, wenn dem Sekret Blut beigemischt ist, und wenn man bei der Inspektion des Naseninnern Membranbildung beobachtet. Den Ausschlag muß hier oft die bakteriologische Untersuchung geben, wenn man auch bei verdächtigen Fällen diese nicht abwarten, sondern sofort zum Heilserum greifen soll.

Prognose. Die Prognose ist meist gut, und wenn die Kinder auch in ihrem Wohlbefinden durch die Affektion erheblich geschädigt werden, so gleicht sich die Störung doch bald wieder aus. Die Prognose kann aber getrübt werden durch sekundäre Erkrankungen, die sich im Anschluß an den Schnupfen entwickeln (s. u. Otitis media).

Die Therapie kann in leichten Fällen rein exspektativ sein. Handelt es sich aber um einen Schnupfen mit stark eitriger Sekretion und starker Schleimhautschwellung, die die Nasenatmung stark beeinträchtigt, so muß eingegriffen werden, schon um den Kindern (namentlich Brustkindern) das Trinken wieder zu ermöglichen. Man erreicht am meisten mit der Anwendung der Nebennierenpräparate, die in Lösungen von 1 : 1000 bzw. 1 : 10 000 mehrmals täglich in die Nase geträufelt werden. Die Sekretion wird hierdurch stark eingeschränkt, die Nasenatmung wird freier, und das Weitergreifen auf benachbarte Schleimhäute (Mittelohr) wird so am besten verhindert.

Außerdem habe ich noch von der Anwendung des Sozojodols, das pulverförmig in die Nase geblasen wird, Nutzen gesehen.

Die Otitis media der Säuglinge

ist eine außerordentlich wichtige Erkrankung dieses Alters, auf die der Arzt nicht genug achten kann.

Die Kürze der Tube, ihr relativ großes Lumen beim Säugling, zusammen mit der geringen Widerstandsfähigkeit dieser Kinder gegen eitrige Affektionen, läßt es verständlich erscheinen, daß so außerordentlich häufig die Paukenhöhle erkrankt. Die Erkrankung kann sich freilich auch ohne einen nachweisbaren Schnupfen einstellen; indessen in den meisten Fällen ist ihr doch ein solcher vorhergegangen oder begleitet sie.

Außer der Erkrankung der Nase und des Rachens ist es noch der Brechakt der leicht zur Infektion des Mittelohrs führt, weil hierbei infektiöses Material an den Tubeneingang geworfen wird. Die Mikroorganismen, die diese Erkrankung bedingen, sind in der überwiegenden Mehrzahl der Fälle Pneumokokken. Die Erkrankung ist in mehrfacher Hinsicht für den Säugling von Bedeutung. Zunächst haben die Kinder unter nicht unbeträchtlichen Schmerzen zu leiden, sie sind sehr unruhig, schlafen sehr schlecht oder gar nicht, werfen sich hin und her, machen namentlich mit dem Kopfe alle möglichen Bewegungen, drehen ihn hin und her, bohren ihn in die Kissen usw., alles ein Ausdruck dafür, daß die Kinder unangenehme und schmerzhafte Sensationen· am Kopfe haben, die ihnen keine Ruhe lassen. Man soll bei einer derartigen Unruhe, die stets von einem mehr oder weniger hohen Fieber begleitet ist, an eine Erkrankung der Ohren denken und sich sofort informieren, ob diese Annahme zutrifft. Eine einfache und zur Orientierung ausreichende Untersuchung besteht in einem Druck auf den Tragus in der Richtung gegen das Innere des Schädels. Liegt eine Mittelohrentzündung vor, so wird dadurch ein intensiver Schmerz ausgelöst, der das Kind zusammenzucken läßt. Ist dies Symptom auch nicht ganz eindeutig und auch nicht ganz konstant, so gibt es doch in der Mehrzahl der Fälle einen wünschenswerten Fingerzeig.

Abgesehen von dieser Beeinflussung des subjektiven Befindens äußert sich die Mittelohrentzündung· aber auch in einer höchst unangenehmen Weise auf den Gesamtorganismus. Es handelt sich eben hier um einen Eiterherd, ähnlich wie bei der Furunkulose, und ähnlich wie bei dieser wird der Körper zu einem Kampfe gegen parasitäre Mikroorganismen gezwungen, der ihm eine große Arbeit aufbürdet und einen großen Energieverbrauch bedingt. So ist es denn zu erklären, daß die mit einer Mittelohreiterung behafteten Kinder in ihrem Ernährungszustand Schaden leiden und nicht zunehmen oder gar abnehmen.

Es ist danach ohne weiteres ersichtlich, daß diese Erkrankung des

Ohres namentlich dann von großer Bedeutung für den ganzen Organismus ist, wenn dieser schon durch anderweitige Störungen alimentären oder infektiösen Ursprungs in seiner Widerstandskraft geschwächt ist. Zu den alimentären Störungen sind hier pathologische Veränderungen der Verdauungsfunktionen und des Stoffwechsels zu rechnen, zu den infektiösen Störungen alles, was durch das Eindringen von pathogenen Keimen zu einer Schädigung des Organismus führen kann.

Hierbei ist es zunächst gleichgültig, welcher Art die Störung ist, stets wird durch sie die schon vorhandene Prädisposition des Säuglings zur eitrigen Mittelohrentzündung durch Verminderung der natürlichen Widerstandskraft gesteigert. Hierbei wird zunächst noch abgesehen von bestimmten Krankheiten, die eine besondere Bedeutung für die Entstehung der Ohrenentzündung haben. Über diese wird besonders beim Scharlach, bei den Masern, beim Keuchhusten und bei den infektiösen Darmkrankeiten gesprochen werden.

Die Tatsache, daß einerseits alle Störungen der Ernährung die Widerstandskraft des Säuglings gegenüber eitrigen Infektionen herabsetzen, und daß zu den häufigsten Äußerungen dieser Infektionen die Mittelohrentzündungen gehören, daß andererseits durch das Bestehen derartiger Eiterungen die Ernährung des Organismus stark beeinträchtigt wird, hat zu einer irrtümlichen Auffassung geführt, die namentlich bei Ohrenärzten viel Glauben gefunden hat. Man war geneigt, in der Erkrankung des Ohres beim Säugling den Grund für mancherlei Ernährungsstörungen des Säuglings und namentlich für sog. Pädatrophie zu sehen, und schloß das im wesentlichen aus der Tatsache, daß nur selten atrophische Kinder auf den Sektionstisch gelangen, die nicht eine Erkrankung des Mittelohres nachweisen lassen. Hier wird eben der Eigenart des Säuglingsorganismus, der für ihn besonders wichtigen und bedeutungsvollen Wechselwirkung zwischen Infektion und Ernährung, nicht Rechnung getragen, sondern ohne weiteres eine Affektion in kausalen Zusammenhang zu einer anderen gebracht. Bei dem geringen Interesse, das man lange Zeit den physiologischen und pathologischen Zuständen des kindlichen Organismus entgegenbrachte, ist dieser Irrtum leicht erklärlich. In Wirklichkeit spielt die Mittelohrentzündung in bezug auf den Ernährungszustand und auf den Gesamtorganismus keine andere Rolle als andere Infektionen und lokale Eiterungen auch, eine Rolle, die aus dem oben, S. 136, Gesagten genügend deutlich hervorgeht. Die Mittelohrentzündung der Säuglinge beansprucht nur eine besondere Beachtung, als eine Affektion, die einerseits ganz außerordentlich häufig, andererseits nicht so der oberflächlichen Untersuchung zugänglich ist, wie andere eitrige Prozesse, z. B. Schnupfen und Furunkel.

Diagnose. Die Diagnose wird aus der Untersuchung des Ohrs gestellt, und diese sollte bei einem kranken Säuglinge nie versäumt werden, namentlich dann nicht, wenn Fieber vorhanden ist, für das eine sichere Ursache nicht zu finden ist. Abgesehen von dem oben genannten Symptom der Schmerzempfindung bei Druck auf den Tragus, das wertvoll für die Orientierung ist, muß die Untersuchung mit dem Ohrenspiegel erfolgen. In dieser Untersuchungsmethode muß jeder praktische Arzt so weit geübt sein, daß er die wichtigsten Erkrankungen diagnostizieren kann. Auf die Einzelheiten dieser Untersuchung und Diagnose kann hier nicht eingegangen werden, sie müssen in den entsprechenden Lehrbüchern nachgesehen werden.

Prognose. Die Prognose der Mittelohrentzündung ist im allgemeinen eine gute, doch kommt es hier sehr auf den einzelnen Fall an, weil ja nur in wenigen Fällen die Erkrankung für sich allein besteht, sondern meist mit anderen Störungen, sei es infektiöser, sei es alimentärer Art, vergesellschaftet ist. Der durch diese Kombination geschaffene Zustand des Kranken ist maßgebend, nicht das Verhalten und die Schwere der Otitis media allein.

Die Krankheit selbst kann Komplikationen und auch einen ungünstigen Ausgang zeigen durch ein Übergreifen auf die benachbarten Gebiete, auf Antrum und Warzenfortsatz. Auf Einzelheiten kann hier auch nicht eingegangen werden, nur sei darauf hingewiesen, daß die Erkrankung des Warzenfortsatzes beim Säugling durchaus nicht immer nach außen leicht erkennbare Veränderungen zeitigen muß. Das erklärt sich aus der sehr geringen Ausbildung der Zellen des Warzenfortsatzes in diesem Lebensalter. Eine Schwellung und Rötung der Weichteile über dem erkrankten Warzenfortsatz kann vollständig fehlen, und oft deutet nur das hartnäckige Fortbestehen der Eiterung und des Fiebers trotz genügenden Abflusses des Ohres darauf hin, daß hier ein tieferer Prozeß zugrunde liegt.

Therapie. Man hat darüber gestritten, ob es richtiger sei, dem Sekret, mag es nun schon eitrig sein oder nicht, gleich einen Ausweg zu verschaffen durch Spaltung des Trommelfells, oder ob man zunächst ohne Operation eine Rückbildung des Prozesses anstreben soll.

Ohne mich auf eine Erörterung darüber einzulassen, die ja wesentlich Sache der Otiater ist, muß betont werden, daß jeder länger andauernde eitrige Prozeß einen sehr ungünstigen Einfluß auf die Ernährung und das Allgemeinbefinden des Säuglings hat, und daß es von diesem Gesichtspunkte aus richtig erscheint, dem Eiter möglichst früh Abfluß zu verschaffen. Nach meinen Erfahrungen ist es jedenfalls ganz unbedenklich, die Durchschneidung des Trommelfells frühzeitig vorzunehmen. Will man sich zu dieser kleinen Operation nicht entschließen, so tut man am besten, warme Umschläge auf beide Ohren zu applizieren. Auch hier sind die Ansichten wieder geteilt, ob man mit der Anwendung der Kälte oder der feuchten Wärme weiter kommt. Ich ziehe nach meinen Erfahrungen die letztere entschieden vor, schon deswegen, weil die Säuglinge die Anwendung von Kälte nur schlecht ertragen, unruhig werden usw.

Zuweilen geht unter solchen warmen Umschlägen der Prozeß in der Tat zurück, die Schmerzen lassen bald nach, und das Wohlbefinden stellt sich wieder ein. Zur Unterstützung dieser Therapie kann man noch schmerzstillende Einträufelungen von 10 prozentigem Karbolglyzerin anwenden. Sie sind häufig von ganz ausgezeichneter Wirkung.

Mit diesen Maßnahmen wird man aber doch immer nur dann auskommen, wenn eine wenig intensive Erkrankung vorliegt, und die Diagnose sehr früh gestellt wird. Sobald eine Eitersammlung hinter dem Trommelfell besteht, muß dieser Eiter unbedingt durch die Paracentese entfernt werden. Man erkennt bei nur einigermaßen ausreichender Übung den Zeitpunkt der unbedingt notwendigen Paracentese daran, daß das gerötete oder von stark gefüllten Gefäßen durchzogene Trommelfell in der Mitte anfängt zu erblassen, was durch den Druck des dahinterbefindlichen Eiters zu erklären ist.

Wer schon früher paracentesiert bei nur gerötetem oder getrübtem Trommelfell, wird das aber auch kaum bereuen.

Auf keinen Fall soll es passieren, daß das Trommelfell spontan durchbricht. Erstens erfolgt der Durchbruch nicht immer an der günstigsten Stelle (im hinteren unteren Quadranten), und zweitens ist die Öffnung nicht schnittförmig, sondern lochartig, rund, sie heilt also viel schwerer als der glatte Schnitt, den die Paracentese schafft.

Nach der Eröffnung des Trommelfells ist für einen guten und vollständigen Abfluß des Eiters, der oft in erstaunlichen Mengen produziert wird, zu sorgen. Dazu eignet sich am besten die trockene Tamponade mit steriler Gaze und die täglich vorgenommene sorgfältige Säuberung des Ohres mit steriler Watte. Wird diese Säuberung versäumt oder nicht mit der notwendigen Sorgfalt vorgenommen, so kommt es zu einer Stauung des Eiters, damit zu neuem Fieber und lokal zu einem Ekzem des äußeren Gehörganges. Das ist eine sehr unangenehme Komplikation. Denn erstens wird der Abfluß des Eiters durch die Schwellung der entzündeten Gehörgangswände noch weiter gehindert, und dann hört auch die Möglichkeit beinahe auf, den Gehörgang und das Trommelfell übersehen zu können, was bei dem von Natur schon sehr engen Gehörgange ja von vornherein relativ schwierig ist.

Handelt es sich um ein sehr zähes Sekret, oder hat sich eine Ablagerung davon durch nicht genügende Sorgfalt bei der Reinigung gebildet, dann kann man sich oft dadurch helfen, daß man zur Reinigung Wattetampons verwendet, die mit Wasserstoffsuperoxyd getränkt sind.

Weiteres über die Behandlung und Bedeutung der Erkrankung des Ohres beim Säugling muß den otiatrischen Lehrbüchern überlassen bleiben. Hier kam es mir darauf an, die Wichtigkeit der Ohrenerkrankungen in der Pathologie des Säuglings zu betonen und darauf hinzuweisen, daß jeder praktische Arzt, der gewissenhaft Säuglinge zu behandeln unternimmt, mit diesen Dingen sich genügend beschäftigen muß. Seine Fähigkeiten müssen zum mindesten für eine genaue Stellung der Diagnose ausreichen, wenn er das weitere dann einem Ohrenarzte zu überlassen in der Lage ist. Besser ist es freilich, wenn er auch gelernt hat, eine Paracentese beim Säuglinge auszuführen. Es ist das ohne große Mühe zu erlernen.

Eine weitere Erkrankung, die sich an den Organen des Rachenraumes abspielt, ist die

Erkrankung der hinteren Rachenwand und der dort vorhandenen lymphatischen Gebilde.

Einerseits erkranken diese Teile bei einem vorhandenen Schnupfen sehr leicht mit und führen dann zu einer Fortsetzung der Infektion auf die Tube und das Mittelohr, andererseits kann sich aber der Prozeß der eitrigen Entzündung dort lokalisieren, ohne daß ein erheblicher Schnupfen die Erkrankung der oberen Respirationsschleimhaut äußerlich anzeigt. Das ist von großer Wichtigkeit, denn die dort sich abspielenden Prozesse werden leicht übersehen und gehören zu den Dingen, auf die man bei unklarem Fieber der Säuglinge und jungen Kinder besonders zu achten hat.

Die objektive Beobachtung der Erkrankung ist beim Säuglinge und bei Kindern des angrenzenden Lebensalters nicht leicht, denn die Spiegelung mißlingt meist. Bei aufmerksamer Beobachtung sieht man aber zuweilen bei der Inspektion des Rachens an dessen Hinterwand Eiter hinablaufen, und findet außerdem eine Anschwellung der Drüsenkette hinter dem Sternokleidomastoideus.

Die Erkrankung gewinnt nach verschiedenen Richtungen eine besondere Bedeutung.

Zunächst erkrankt von den Entzündungen der hinteren Rachenwand aus besonders oft das Ohr, wie schon betont, und es kommt zu Zuständen, wie sie oben geschildert wurden; ferner kann die eitrige Entzündung von der Rachentonsille aus weitergreifen, es kann zur Infektion der Submukosa kommen und dann zu Eiterungen, die unter der Schleimhaut um sich greifen. Relativ günstig ist es noch, wenn sich ein Abszeß bildet; viel ungünstiger ist es dagegen, wenn sich die Eiterung als Phlegmone nach unten ausbreitet. Dann kommt es zur Infektion von Pleura und Mediastinum, und das Kind ist verloren. Diese schwerste Folge der Entzündung der lymphatischen Gebilde des Nasenrachenraumes habe ich allerdings nur bei Streptokokkeninfektion gesehen, die die schwerste Form derartiger Infektionen darstellt.

Etabliert sich an dieser Stelle eine chronische Infektion, so kommt es zur Hyperplasie der lymphatischen Gebilde, die dann schließlich zu den bekannten adenoiden Wucherungen im Nasenrachenraum werden. Damit ist ein fortdauernder Infektionsherd gesetzt, der natürlich auf das Allgemeinbefinden alle die nachteiligen Wirkungen ausübt, die oben S. 136 geschildert wurden. Diese Wirkung zeigt sich bei lange bestehenden adenoiden Wucherungen, also eines Infektionsherdes, besonders deutlich in einer stetig zunehmenden Anämie, die durch die Beseitigung des Infektionsherdes gehoben wird.

Die mechanischen Störungen der Atmung, die durch diese adenoiden Wucherungen hervorgerufen werden, sind zuweilen recht bedeutende. Die Nasenatmung ist oft ganz unmöglich, die Kinder müssen mit stets offenem Munde atmen und schnarchen nachts stark. Bei dieser Form der Atmung wird der Rachen leicht trocken, und es kommt dadurch zum Hustenreiz; ferner wird Staub usw. nicht zurückgehalten, sondern direkt bis an den Kehlkopf herangetragen. Es ist erklärlich, daß die Kinder, die zu dieser Atmung gezwungen sind, sich sehr leicht sekundäre Infektionen der Rachenorgane zuziehen und viel unter Hustenreiz zu leiden haben.

Schließlich ist noch eine Folgeerscheinung zu erwähnen, die die geistige Entwicklung der Kinder betrifft.

Die chronische Entzündung an der Rachenmandel usw. schafft meist auch eine Blutüberfüllung in den benachbarten Schleimhäuten und namentlich in der Nase und ihren Nebenhöhlen. Das permanente Gefühl eines starken Druckes und zuweilen auch Kopfschmerzes macht die Kinder unlustig und unfähig zu geistiger Arbeit, so daß sie in der Schule zurückbleiben und für dumm gelten.

Diagnose. Die Diagnose kann sehr leicht sein, andererseits aber auch ganz erhebliche Schwierigkeiten bieten. Sind große Wucherungen vorhanden, die die Nasenatmung unmöglich machen, so sind die Symptome kaum zu verkennen. Offener Mund beim Atmen, namentlich nachts, Schnarchen, häufiger oder permanenter Schnupfen, das sind Erscheinungen, die leicht auf die richtige Diagnose führen. Diese wird dann durch die Digitaluntersuchung erhärtet. Mit einem Mundsperrer oder dergleichen wird das Kind am Beißen verhindert, und man tastet dann mit nach oben gekrümmten Zeigefinger den Nasenraum ab, in dem man die Wucherungen unschwer erkennen kann.

Schwieriger ist die Diagnose, wenn es sich weniger um Wucherungen handelt als um die Infektion als solche. Hier muß man sich mit den oben angegebenen Symptomen, Eiter an dem sichtbaren Teile der hinteren Rachenwand und Schwellung der Nackendrüsen, begnügen.

Prognose. Aus dem Gesagten erhellt ohne weiteres, daß die Prognose hier immer nur mit Berücksichtigung des einzelnen Falles gestellt werden kann. Die einfachen Schwellungen der Rachenmandel usw. sind ja meist gutartig, und nach der unten zu erörternden Entfernung derselben heilt der ganze Prozeß ab. Anders steht es mit der Fortsetzung der eitrigen Entzündung in der Art, wie sie unten S. 154 geschildert wird. Derartige Wendungen der Affektion bedrohen direkt das Leben. Für das junge Kind genügt außerdem, wie nach dem S. 136 Gesagten leicht verständlich, allein die Existenz eines Infektionsherdes, um es schwer zu schädigen und zu gefährden, da natürlich von dort aus ebensogut wie von anderen Stellen eine Allgemeininfektion des Körpers eintreten kann. Es handelt sich dann meist um Streptokokken. Weiter wird die Prognose durch die Miterkrankung des Ohres bestimmt. Für die Bewertung des Krankheitsprozesses ist stets auch die Konstitution des Kindes heranzuziehen. Besonders ungünstig verhalten sich Kinder mit exsudativer Diathese, worauf unten S. 369 noch hingewiesen werden wird.

Therapie. Die Therapie ist gegen die eitrigen Entzündungen meist nicht gerade wirkungsvoll. Zunächst mag erwähnt sein, daß eine Entfernung der Rachenmandel, während sie sich im Zustande der Entzündung befindet, beim jungen Kinde und Säugling äußerst gefährlich ist. Sehr häufig tritt danach eine deutliche Verschlimmerung des eitrigen Prozesses ein, die Wunde belegt sich eitrig, und es kommt zur Aufnahme von putridem Material und zur Sepsis. Deswegen ist eine Operation in diesem Stadium also abzulehnen.

Gefährlich bis zum gewissen Grade sind auch Ausspritzungen der Nase. Man kann ja dadurch allerdings eine mechanische Reinigung des Nasenrachenraumes erreichen, gibt aber andererseits dem Eiter Gelegenheit, durch das Spritzen in die Tuben zu gelangen und von da aus eine Mittelohrentzündung hervorzurufen oder eine bestehende zu verschlimmern. Immerhin wird die Furcht vor einer mechanischen Reinigung durch Spülungen vielfach übertrieben, allerdings müssen einfache Ausgießungen der Nase angewandt werden, keine Ausspritzungen, wobei die Flüssigkeit unter Druck steht. Zu derartigen Ausgießungen eignen sich gut dünne Tanninlösungen, Resorzin usw.

In vielen Fällen haben sich die Einträufelungen von Nebennierenpräparaten in die Nase gut bewährt, die auch beim Schnupfen die besten Dienste leisten (s. S. 141). Die stark adstringierende Wirkung, die die Nebennierenpräparate ausüben, beseitigt die Hyperämie der Schleimhaut und schränkt damit die Sekretion stark ein. Die Nase wird frei, und es geht wieder Luft hindurch. Allein schon dadurch wird eine erhebliche Erleichterung geschaffen. In vielen Fällen ist der Schnupfen die primäre Erkrankung, und nach seiner Beseitigung heilt auch die Entzündung der benachbarten Schleimhaut ab. In anderen Fällen ist allerdings der Schnupfen nicht das Wesentliche, und dann ist der Erfolg weniger sicher. Immerhin sieht man auch in solchen Fällen von den Einträufelungen Vorteil. Man verwendet eine Adrenalinlösung 1 : 1000 oder eine entsprechende Verdünnung eines anderen Nebennierenpräparates. Es werden am besten einige Tropfen der Lösung auf ein kleines Wattebäuschchen gebracht, dieses wird in den Naseneingang gebracht und bei rückwärts geneigtem Kopfe des Kindes ausgedrückt. Diese Prozedur wird drei- bis fünfmal täglich wiederholt. Nicht selten findet sich, auch bei mäßig starker Endzündung der hinteren Rachenwand, ein starker Würge- und Brechreiz, verbunden oft mit Appetitlosigkeit. Das Erbrechen tritt namentlich morgens auf und befördert eine Menge nachts verschluckten Schleim zutage.

In solchen Fällen bewährt sich die Anwendung des Weilbacher Schwefelwassers oft gut, von dem morgens $1/_2-1$ Wasserglas gegeben wird.

Die adenoiden Vegetationen, die sich im Nasenrachenraum vieler Kinder bilden, sind erstens ein Herd, an dem Infektionen besonders leicht haften, zweitens schädigen sie auch, wie schon oben gesagt, die freie Nasenatmung. Sie müssen so bald als möglich entfernt werden, was sich vom dritten Jahre an auch leicht erreichen läßt. Bei Säuglingen ist, wie oben angedeutet, die Gefahr der Allgemeininfektion von der Wunde aus eine zu große, und zwar trifft das auch für die Fälle zu, in denen vorher eine eitrige Endzündung nicht vorhanden war.

Das Nähere hierüber ist in einschlägigen Lehrbüchern zu finden.

Die Angina.

Die Erkrankung der lymphatischen Gebilde der Gaumenbögen, der Tonsillen, ist vom zweiten bis dritten Jahre an aufwärts wohl die häufigste Erkrankung, die durch die Eiterkokken hervorgerufen wird. Der Säugling wird dadurch weniger häufig getroffen, namentlich im Vergleich zu den sehr häufigen Erkrankungen, die eben besprochen wurden.

Auf der stark geröteten und geschwellten Schleimhaut der Tonsillen bildet sich ein eitriges Exsudat. Während es von der Oberfläche der Tonsille durch den Schluckakt, durch Getränk und dergl. weggeschwemmt wird, bleibt es in den Schleimhautfalten, in den Lakunen der Tonsille sitzen, und bei der Betrachtung sieht es so aus, als ob im Gewebe der Tonsille eitrige Pfröpfe säßen. Das ist, wie sich aus dem Gesagten ergibt, nicht der Fall, vielmehr handelt es sich lediglich um eine Erkrankung der Schleimhaut. Als Erreger kommen Staphylokokken und Streptokokken hauptsächlich in Betracht.

Ähnlich wie bei Entzündungen anderer Schleimhäute sind die durch Streptokokken hervorgerufenen Affektionen erheblich ernster als die durch Staphylokokken, Pneumokokken usw. verursachten, zeigen viel stärker die Tendenz und Fähigkeit, sich weiter auszubreiten und zu Allgemeininfektionen zu führen.

In den meisten Fällen von Angina, mögen sie durch welche Kokken immer hervorgerufen sein, ist das Krankheitsbild ein relativ schweres. Die Kinder sind sehr matt, klagen über Kopfschmerzen, verlangen ins Bett, haben zuweilen Erbrechen, unter starkem Frostgefühl steigt das Fieber schnell an und erreicht oft hohe Grade, 40 und mehr. Der Schluckakt ist erschwert und schmerzhaft, oft in einem solchen Grade, daß die Kinder sich weigern, irgend etwas zu nehmen. Die Sprache klingt gedeckt und gaumig. Die Inspektion des Rachens zeigt die geschwollenen und geröteten Gaumenteile und in den Lakunen der Tonsillen die eitrigen Pfröpfe. Die Schleimbildung ist stark vermehrt, oft so stark, daß man erst den Mund ausspülen oder einige Schluck Wasser trinken lassen muß, um eine gute Übersicht zu gewinnen. Die Lymphdrüsen am Unterkieferwinkel schwellen mehr oder weniger stark an, werden auch schmerzhaft. Es kommt hier zuweilen zu großen Drüsentumoren und auch wohl zu Drüsenabszessen, indessen ist das doch im Verhältnis zu der Häufigkeit der Anginen ein seltenes Ereignis, jedenfalls viel seltener als bei der Streptokokkeninfektion der Tonsillen und des übrigen Quellgebiets dieser Drüsen bei Scharlach, wo ja bekanntlich die Infektion dieser Drüsengruppe von großer Bedeutung ist (s. S. 199).

Die Infektion muß sich nicht in allen Fällen auf den örtlichen Prozeß an den Tonsillen beschränken, sondern kann von dort aus sich über den ganzen Körper ausbreiten und zu septischen Erscheinungen führen. Hierher gehören z. B. multiple Gelenkeiterungen, ferner eine akute, zuweilen schwere hämorrhagische Nephritis usw. Hingewiesen muß noch auf eine ganz eigentümliche Fernwirkung der die Tonsillitis hervorrufenden Bakterien werden, auf die Appendizitis. Es ist das um so interessanter, als der anatomische Bau der Appendixwand eine zweifellose große Ähnlichkeit mit dem der Tonsillen hat, so daß man den Eindruck hat, es handle sich hier um eine Metastase in einem anatomisch ähnlich gebauten Gewebe. Jedenfalls ist es sehr auffallend, daß sich an eine Angina die Entzündung der Appendix oft anschließt. Beim Scharlach wird S. 200 erwähnt werden, daß auch hier nicht gar so selten eine Appendizitis unter den vielen Lokalisationen purulenter Entzündung angetroffen wird, also bei einer Krankheit, die mit einer besonderen intensiven Endzündung der Rachenorgane einhergehen pflegt und besonders günstige Bedingungen für die Streptokokken schafft.

Die Erkrankung dauert einige Tage, bei unkomplizierten Fällen wohl niemals länger als eine Woche. Die erwähnten Komplikationen können natürlich die Krankheit lange hinziehen.

Während der Angina besteht ein ziemlich hohes kontinuierliches oder auch unregelmäßig schwankendes Fieber.

Der Abfall der Krankheit und die Abheilung der örtlichen Veränderungen pflegt sich schnell zu vollziehen. Die entzündeten Teile schwellen ab, die Beläge und Pfröpfe verschwinden schnell, und das Fieber sinkt ab innerhalb 24 bis 48 Stunden.

Diagnose. Die Diagnose der Krankheit ergibt sich aus dem Gesagten. Differentialdiagnostisch kommt Diphtherie, die Scharlachangina und die Angina Vincentii in Betracht, worüber bei der Besprechung dieser Krankheiten das Nötige gesagt ist.

Prognose. Die Prognose ist in den meisten Fällen eine gute. Sie wird etwas getrübt durch gleichzeitige starke Drüsenanschwellungen, von denen niemals mit Sicherheit gesagt werden kann, ob diese Drüsen bald zurückgehen oder längere Zeit entzündet bleiben oder zur Vereiterung kommen, womit natürlich die Krankheit ganz erheblich verlängert wird. Weiter wird die Prognose getrübt durch das Auftreten einer Nephritis; denn wenn diese auch abheilt und nur selten in eine chronische Form übergeht, so ist ein solcher Ausgang doch immerhin möglich.

Sehr getrübt bzw. direkt ungünstig wird die Prognose, wenn die septischen Komplikationen, die erwähnt wurden, eintreten. Hier wird es sich darum handeln, welchen Umfang diese Prozesse annehmen, und ob es gelingt, ihnen bald Halt zu gebieten oder nicht.

Therapie. Im ersten Beginn Eiskrawatte, die mit einer Binde, die vom Unterkiefer schräg nach hinten oben zum Scheitel verläuft, befestigt wird. (Der rings um den Hals gelegte Eisschlauch trifft die eigentlich entzündeten Stellen nicht.) Ältere Kinder kann man daneben auch Kunsteis schlucken lassen. Ist die Erkrankung schon einige Tage alt, so wird der feuchtwarme Umschlag angebracht und zwar wird er ebenso befestigt wie die Eiskrawatte. Daneben muß der Mund sauber gehalten und für eine Entfernung des Schleimes gesorgt werden. Dazu dienen entweder Gurgelungen mit antiseptischen Flüssigkeiten oder entsprechende Ausspülungen. Letztere werden in derselben Weise vorgenommen und mit denselben Flüssigkeiten, wie bei Scharlach, S. 206, angegeben wurde. Bei älteren Kindern können auch Formaminttabletten gegeben werden. Sehr beliebt sind die Gurgelungen mit Kali chloricum oder auch die innerliche Verabreichung dieses Salzes (teelöffelweise in 1prozentiger Lösung). Man soll dabei aber stets daran denken, daß es sich hier um ein Gift handelt, das namentlich imstande ist, die Nieren schwer zu schädigen. Man soll deswegen die Mittel stets ganz genau dosiert verschreiben, und es ist unstatthaft, Kali chloricum als Schachtelpulver zu verschreiben und seine Dosierung „messerspitzenweise" usw. anzugeben. Besser wird von diesem Mittel ganz abgesehen und das unschädliche Wasserstoffsuperoxyd oder Ichthyol gegeben (s. Scharlach).

Eine Bekämpfung des Fiebers ist meist nicht nötig. Haben die Kinder starke Kopfschmerzen, so wird meist eine kühle Kompresse auf dem Kopf sehr angenehm empfunden, und bei sehr hohen Fiebergraden kann man sich mit hydrotherapeutischen Methoden helfen, wie sie S. 206 angegeben sind. Wird es notwendig, ein Medikament gegen das Fieber anzuwenden, so ist am meisten das Chinin zu empfehlen. Man gibt abends und morgens so viel Dezigramm, als das Kind Jahre zählt, am besten als Suppositorium oder per os als Aristochin. Die Herabsetzung des Fiebers bessert das Allgemeinbefinden, und die Kinder sind dann eher geneigt, etwas Nahrung aufzunehmen.

Neben dieser wichtigsten Tonsillitis findet sich dann noch eine leichte katarrhalische Form, bei der es nur zu einer mäßigen Rötung und Schwellung ohne Bildung eines entzündlichen Exsudats (wenigstens nicht in nennenswertem Grade) kommt. Die Kinder haben ein mäßiges Fieber und mäßige Beschwerden beim Schlucken, die nach einigen Tagen wieder verschwinden. Komplikationen sind nicht zu befürchten.

Prognose gut.

Therapie wie bei Angina lacunaris.

Eine weitere Erscheinungsform der eitrigen Infektion der Tonsillen ist

die Tonsillitis parenchymatosa, der Mandelabszeß.

Die Affektion findet sich häufiger beim Erwachsenen, kommt aber auch bei älteren Kindern vor.

Die Erkrankung macht ein recht schweres Bild. Schnell tritt hohes Fieber ein, das mit starken Delirien, mit großer Unruhe und Jaktation verbunden sein kann. Im Rachen werden starke Schmerzen empfunden, schnell schwillt die betreffende Tonsille (oder auch beide) maximal an, so daß eine wirkliche Verengerung des Schlundes eintritt. Diese Verengerung behindert die Atmung und die Sprache, macht das Schlingen ganz unmöglich und schafft zusammen mit den Schmerzen und mit den schweren Allgemeinerscheinungen ein recht ernstes Krankheitsbild. Die Erkrankung besteht in einer Entzündung des Tonsillengewebes selbst, die in den meisten Fällen zur eitrigen Einschmelzung, zur Abszeßbildung führt.

Prognose. Die Prognose ist im allgemeinen gut. Die spontane Heilung tritt meist nach einigen Tagen mit Durchbruch des Abszesses in die Mundhöhle ein, oder es kommt auch zuweilen zur Rückbildung des Abszesses.

Therapie. Die Therapie besteht ganz im Anfange der Erkrankung in Eiskrawatte und Eisschlucken; kommt man aber nicht im ersten Anfange dazu, so ist damit nicht viel zu erreichen.

Man tut gut, dann lieber durch warme Breiumschläge, die ebenso angelegt werden, wie oben für die Eiskrawatte usw. gesagt wurde, die Abszedierung zu beschleunigen und den Abszeß zu spalten. Innerhalb des Mundes wird als besonders wohltätig für den Patienten eine Malvenabkochung in Milch empfohlen. Es werden dazu etwa 20 g Fol. Malv. mit 200 g Milch gut gekocht und dann durchgeseiht. Der Abszeß bricht meist nach dem vorderen Gaumenbogen zu durch; sobald sich dort eine Vorwölbung zeigt, ist zu indizieren.

Die Neigung, an Mandelentzündungen zu erkranken, ist im Kindesalter an und für sich schon sehr groß; bei einer Reihe von Kindern, deren Konstitution die unter exsudativer Diathese beschriebenen Anomalien zeigt, wird sie direkt zu einer Kalamität (s. S. 377).

Kaum ist eine solche Affektion abgeheilt, so erkrankt nach einigen Wochen das Kind von neuem usw. Die immer sich wiederholenden Entzündungen führen dann zu einer Vergrößerung der Tonsillen, die beiderseits weit in die Mundhöhle hineinragen, sich wohl auch berühren und den Durchgang stark versperren. Dadurch wird das Schlucken stark gehindert, die Kinder atmen mit offenem Munde, weil meist gleichzeitig eine Schwellung auch der Rachentonsille besteht, die Schleimhaut des Schlundes wird ausgetrocknet, und es entsteht ein permanenter Hustenreiz, der die Kinder sehr quält und auch oft nachts den Schlaf stört.

In diesen Fällen ist es unbedingt notwendig, die Tonsillen zu amputieren. Damit wird mit Sicherheit das mechanische Hindernis und seine Folgezustände beseitigt, nicht aber die Neigung zu rekurrierenden Entzündungen. Hier ist es notwendig, sich zu erinnern, daß es sich meist um Kinder handelt mit einer Konstitutionsanomalie (s. S. 372).

Man wird deshalb versuchen, auf diese Konstitution einzuwirken, indem man die Kinder vorwiegend mit pflanzlicher Kost, Gemüse und Obst ernährt und fette Speisen nach Möglichkeit ausscheidet. Ferner soll man versuchen, solche Kinder vorsichtig abzuhärten, weil sie meist äußerst widerstandslos gegen Witterungseinflüsse sind und sich alle Augenblicke erkälten. Zu warnen ist hier aber, gleich mit Kaltwasserprozeduren zu beginnen, wie das leider vielfach geschieht. Man beginnt vielmehr mit trockenen Abreibungen des ganzen Körpers morgens und abends, bei denen die Haut ordentlich rot frottiert wird. Dann, nach 10—14 Tagen etwa, ersetzt man diese trockenen Abreibungen durch solche mit lauwarmem Wasser, denen auch wieder ein tüchtiges Frottieren des ganzen Körpers bis zum Rotwerden folgt. Nach wieder 10—14 Tagen geht man dann mit der Temperatur des Wassers etwas herunter und fährt so in denselben Abständen fort, bis man schließlich zu ganz kalten Abreibungen kommt. Dabei ist aber sorgfältig darauf zu achten, daß das Kind nach Beendigung der Prozedur nicht friert. Tritt Frostgefühl ein, womöglich äußerlich erkennbare Zeichen des Frostes (Zähneklappern, bläuliche Lippen, Gänsehaut), so ist das ein Zeichen, daß man viel zu schnell vorwärts gegangen ist, und man muß dann wieder zu milderem Vorgehen sich entschließen.

In sehr vielen Fällen gelingt es auf diesem Wege, die Kinder gegen Witterungseinflüsse ganz erheblich resistenter zu machen, und man kann dann durch vernünftige Anwendung kalter Fluß- oder Seebäder die Widerstandsfähigkeit noch weiter steigern. Einen besonders günstigen Einfluß sieht man von einer vorsichtigen Abhärtung während eines Aufenthalts im Hochgebirge.

Die Wirkung derartiger Methoden besteht in einer Übung der Vasomotoren, wie aus folgender Beobachtung hervorgeht. Viele dieser Kinder zeigen ein eigentümliches Verhalten der Haut gegenüber leichten Reizen. Ein kleiner, ganz sanfter Schlag, ein leichter Strich mit dem Finger über die Haut genügt, um die gereizte Stelle intensiv zu röten. Die Rötung hält oft ganz erstaunlich lange an. Ist der Reiz ein wenig stärker, so sieht ein Strich, den man mit dem Stiel eines Perkussionshammers gemacht hat, aus wie ein Peitschenhieb. Die Haut ist an der Stelle nicht nur gerötet, sondern auch aufgelaufen, geschwollen. In einer Reihe von Fällen kann man nun beobachten, daß mit der Anwendung der oben geschilderten Abhärtungsmethoden das Verhalten der Haut sich ändert und einem normalen Verhalten Platz macht. Man kann das nicht gut anders erklären, als daß durch die Übung die Vasomotoren jetzt besser imstande sind, sich den Reizen, die die Haut treffen, in normaler Weise anzupassen. Da auf dieser Fähigkeit ja ein großer Teil der Wärmeregulierung beruht, so ist es verständlich, wenn durch diese bessere Übung der Vasomotoren eine größere Widerstandskraft gegen Witterungseinflüsse erreicht wird, und Erkältungen weniger oft vorkommen.

Der Retropharyngealabszeß.

Diese Affektion beruht auf der Infektion und Entzündung der Lymphdrüsen, die zwischen der Schleimhaut des Pharynx und dem prävertebralen Bindegewebe liegen. Infektionen im oberen Gebiet des Pharynx sind es, die mit dem Lymphstrom die Entzündungserreger dieser Drüsengruppe zuführt. Sie erkrankt viel seltener als die anderen Lymphdrüsengruppen, deren Quellgebiet sich ebenfalls im Pharynx befindet, und die Erkrankung ist beinahe ganz auf das Säuglingsalter beschränkt. (Von den sekundären Retropharyngealabszessen nach primärer Wirbelerkrankung ist hier abgesehen.)

Die Entzündung dieser Drüsen führt zunächst zu einer Geschwulst, die über dem Kehlkopfeingang am seitlichen und hinteren Teile der Rachenwand, einseitig, sich befindet. In den meisten Fällen vereitert die Drüsengeschwulst, und es kommt zur Bildung eines Retropharyngealabszesses, einer Erkrankung, die in höchst charakteristischer Weise das Befinden der Kinder stört und sie auch in große Gefahr bringt.

Die Krankheitserscheinungen sind folgende: das Allgemeinbefinden ist schwer gestört, die Kinder sind unruhig, matt und haben hohes Fieber. Das Schlingen wird bald ganz unmöglich, und die Kinder verweigern vollständig jede Nahrung und jedes Getränk. Auf dieses Symptom ist mit besonderem Nachdruck deswegen hinzuweisen, weil es eine Unterscheidung des Krankheitsbildes von der Kehlkopfstenose ermöglicht, mit dem es sonst in vielen Punkten große Ähnlichkeit hat, wie aus der weiteren Beschreibung hervorgehen wird.

Die Atmung ist stark behindert. Es wurde oben gesagt, daß die Geschwulst oberhalb des Kehlkopfeingangs ihren Sitz hat, und es ist verständlich, daß dadurch, bei den kleinen Verhältnissen des Säuglingskörpers namentlich, ein erhebliches Hindernis für das Einströmen der Luft geschaffen wird. Dies Hindernis kann so groß werden, daß ein ganz ähnliches Bild entsteht wie bei der Kehlkopfstenose. Die Kinder atmen angestrengt, beanspruchen die Hilfsmuskeln, sind sehr unruhig, können nicht liegen, bekommen den ängstlichen Gesichtsausdruck, wie er sich bei Lufthunger ausbildet, zeigen Zyanose und auch wohl am Jugulum und Epigastrium inspiratorische Einziehungen (vgl. a. S. 254). Die Atmung wird auch hörbar bei In- und Exspirium. Es handelt sich um ein gurgelndes, röchelndes Geräusch, nicht aber um das ominöse Sägen, wie es beim Krupp beschrieben ist (s. S. 254).

Die Stimme ist nicht heiser und tonlos wie bei Krupp, sie klingt aber gedeckt, stark nasal, gaumig.

Tastet man bei Säuglingen, die einen derartigen Symptomenkomplex bieten, die Rachenwand mit dem Finger ab (durch die Inspektion gelingt es nicht, ein deutliches Bild zu bekommen), so findet man eine deutliche Geschwulst an der oben genannten Stelle, die zuweilen auch schon Fluktuation erkennen läßt.

Diagnose. Die Diagnose dürfte wohl stets leicht gestellt werden können, wenn überhaupt auf Retropharyngealabszeß untersucht wird. Leider wird aber gerade diese Form der eitrigen Entzündungen im Gebiete des Rachens sehr oft verkannt. Eine Verwechslung mit Kehlkopfstenose liegt ja zunächst nahe. Aber bei dieser fehlen die Schlingbeschwerden, die Stimme ist heiser und tonlos, nicht gaumig und nasal, die Atmung läßt das typische Stenosengeräusch hören, das bei dem Retropharyngealabszeß fehlt oder durch ein Röcheln und Gurgeln ersetzt ist.

Prognose. Die Prognose richtet sich wesentlich nach der rechtzeitigen Stellung der Diagnose. Ist diese gestellt, so dürfte die gleich zu besprechende Therapie wohl in den meisten Fällen zum guten Ausgang führen.

Wird die Diagnose nicht gestellt, so ist das Kind in Erstickungsgefahr. Der Abszeß kann allerdings durchbrochen und damit zur Selbstheilung führen, es kann aber andererseits durch ein Weitergreifen der Entzündung ein Glottisödem entstehen, das dann den Erstickungstod bedingt.

Therapie. Spaltung des Abszesses von der Mundhöhle aus. Man sucht mit dem Zeigefinger der linken Hand die Geschwulst auf und führt an diesem ein Messer ein, das nur eine kurze, am besten zweischneidige Klinge hat. Die käuflichen Messer dieser Art haben eine viel zu lange Klinge, man verkürzt diese, indem man sie bis auf einen kleinen Rest an der Spitze mit Heftpflaster umwickelt. Mit einem solchen Messer spaltet man den Abszeß. Hierbei kann es vorkommen, daß diese Drüsengeschwulst noch nicht vereitert ist, man bekommt dann nur Blut. Das schadet nichts, denn auch diese Blutentziehung wirkt äußerst wohltätig, die Drüse schwillt ab und die Geschwulst bildet sich zurück.

Zuweilen, namentlich wenn der Schnitt nicht ausgiebig genug war, kommt es zu einem Rezidiv. Es ist das der Grund, weswegen viele Chirurgen die Eröffnung des Abszesses von außen vornehmen. Das mag auch ganz gewiß Vorteile haben, aber es ist das immerhin eine Operation, die nicht so ohne weiteres überall ohne Assistenz ausgeführt werden kann, und andererseits ist die Situation doch oft so bedrohlich, daß man nicht erst auf einen Chirurgen warten kann.

Hier tut schnelle Hilfe not, und die kann nur durch die Inzision von der Mundhöhle aus geboten werden, so daß für die Praxis wohl diese Operationsmethode die herrschende bleiben wird.

Die Therapie hat ferner zu berücksichtigen, daß der größte Teil dieser Kinder den sogenannten lymphatischen Status zeigt, der in engsten Beziehungen zur exsudativen Diathese steht. Man wird also die Ernährung solcher Kinder so zu gestalten haben, daß die Kinder vor jeder Überfütterung, namentlich mit Milch (auch mit Frauenmilch), bewahrt bleiben, und wird versuchen, möglichst bald von der reinen Milchernährung loszukommen und zu einer gemischten, vorwiegend vegetabilischen, fettarmen Kost überzugehen.

Das Drüsenfieber.

Man versteht darunter eine akut einsetzende entzündliche Schwellung der Lymphdrüsen am Halse, und zwar der vor, hinter und unter dem Sternokleidomastoideus befindlichen Drüsen. Die Erkrankung beginnt zunächst an einer Seite, greift aber dann auch auf die andere über, befällt aber meist eine Seite stärker. Die Kinder haben Schmerzen bei dem Versuche, den Kopf zu drehen, und nehmen zur Entspannung der entzündeten Teile eine schiefe Kopfhaltung ein, so daß man von einem Schiefhals sprechen kann.

Zunächst ist stets hohes Fieber vorhanden, 40° und mehr, das längere Zeit, zuweilen mehrere Wochen, anhalten kann. In den meisten Fällen hält das Fieber nicht so lange an, sondern verschwindet nach einigen Tagen. Die Drüsenschwellungen bleiben aber danach noch lange bestehen.

Die Affektion ist dadurch besonders auffallend, daß auch die genaueste Untersuchung eine pathologische Veränderung im Quellgebiet der Drüsen nicht nachweisen kann. Trotzdem ist natürlich nicht daran zu zweifeln, daß die Infektion in diesem Quellgebiet ihren Einzug gehalten hat, ein interessantes Beispiel dafür, daß nicht immer an der Invasionsstelle pathologische Veränderungen nachweisbar sein müssen, eine Beobachtung, die namentlich auch für den Infektionsmodus bei der Tuberkulose von Wichtigkeit ist.

Prognose. Die Prognose ist gut. Die Drüsen bilden sich in den allermeisten Fällen zurück. Abszedierung kommt vor, ist aber selten, zuweilen wird Nephritis beobachtet.

Therapie. Schweißtreibende Einwicklungen.

Einreibung der Drüsen mit Ichthyolsalben. In den ersten Tagen morgens eine Dosis Chinin.

Die Bronchitis.

Diese Entzündung der Luftwege steht im engsten Zusammenhange mit den oben beschriebenen Affektionen der Nasenschleimhaut usw. Es ist wesentlich immer derselbe Prozeß einer mehr oder weniger intensiven Entzündung der Schleimhaut, hervorgerufen in den allermeisten Fällen durch pathogene Kokken.

Je jünger die befallenen Kinder sind, desto ernstere Bedeutung hat das Auftreten dieser Krankheit, desto mehr nimmt sie den Typus einer Infektionskrankheit an.

Die Erklärung dafür ergibt sich aus dem oben S. 132 Gesagten. Für die Praxis ist aber diese Erfahrung von äußerster Wichtigkeit, weil überall da, wo junge Kinder zusammen leben, also in Krankenhäusern, Säuglingsheimen, Krippen usw. jeder Bronchitisfall die Quelle einer Reihe von infektiösen Erkrankungen der Luftwege werden kann, die dann einzelnen Kindern verderblich werden. Auch der einfache

Schnupfen der Erwachsenen, z. B. einer Pflegerin oder eines Arztes auf den Kinderstationen, kann den Anstoß zum Ausbruch einer ganzen Epidemie von Bronchialkatarrhen und katarrhalischen Lungenentzündungen bei den Säuglingen und jungen Kindern geben.

Wer das kennt, beurteilt das Vorkommen eines Falles von Bronchialkatarrh auf einer Kinderstation ganz anders als der Unerfahrene, der nur an die Bedeutung derartiger Erkrankungen für den Erwachsenen gewöhnt ist.

Der Bronchialkatarrh bedeutet für den Säugling stets eine unangenehme Krankheit, die erstens entsprechend den S. 132 gegebenen Erklärungen das Allgemeinbefinden stark beeinträchtigt, die Gewichtszunahme stört usw., und zweitens durch Weitergreifen auf tiefere Zweige des Bronchialbaumes eine schwere Funktionsstörung des Atmungsorgans hervorbringen kann. Je älter das Kind wird, desto mehr nähert sich die Bedeutung der Erkrankung der für den Erwachsenen bekannten, desto seltener kommen die Entzündungen der feinsten Bronchiolen vor. Eine besondere Bedeutung haben hier einige Krankheiten, wie Masern und Keuchhusten, die auch noch bei nicht ganz jungen Kindern eine Erkrankung der feineren Verzweigungen des Bronchialbaumes entstehen lassen. Darüber wird das Nötige bei den betreffenden Kapiteln gesagt werden.

Außer der Disposition des Alters kommen hier zweifellos auch konstitutionelle Verschiedenheiten in Betracht. Auch hier begegnen wir wieder dem eigentümlichen Typus der exsudativen Diathese, der eine ganz eigenartige Disposition für die Entstehung von entzündlichen Affektionen der Schleimhäute zeigt. Derartige Kinder leiden schon früh an Ausschlägen, und bereits im ersten Vierteljahr des Lebens zeigt sich die Vulnerabilität der Schleimhaut der Luftwege in einer stets vorhandenen Neigung zu Schnupfen und Bronchialkatarrhen (begleitet von mehr oder weniger ausgedehnten Entzündungen der Rachenorgane). Zu gleicher Zeit leiden diese Kinder äußerst häufig an hartnäckigen Ekzemen, und wenn man später bei Kindern mit chronischer asthmatischer Bronchitis, von der noch eingehend die Rede sein wird, genau nachforscht, so hört man fast immer die Angabe, daß die Kinder in der frühesten Jugend an hartnäckigen Hautausschlägen gelitten haben und sehr anfällig und widerstandslos gegen Erkältungen gewesen sind.

Wir sehen hier also noch eine besondere Konstitutionsanomalie vorliegen, die junge Kinder in ganz besonderem Maße den Erkrankungen an Bronchitis usw. aussetzt, und die zur Folge hat, daß sich die Neigung zu derartigen Krankheiten auch noch in ein Alter hinein fortsetzt, in dem sie normalerweise nicht mehr vorhanden zu sein pflegt.

Es ist notwendig, diese Konstitutionsanomalie bei der Beurteilung der einzelnen Fälle mit in Erwägung zu ziehen. Tut man es nicht, und leider sind ja derartige Dinge noch weiten ärztlichen Kreisen vollständig unbekannt, so bekommt man kein Verständnis für die

Grundursache der quälenden Störungen, behandelt schematisch jede Bronchitis, an der das Kind erkrankt, einzeln und bessert im Grunde an dem ganzen Leiden nichts. Es ist auffällig, wie viele Kinder gerade mit derartigen Leiden dem Pädiater zugeführt werden, bei denen der Hausarzt nicht zu einem Erfolge gekommen ist.

Die Bronchitis tritt in folgenden Formen auf:

Die akute Tracheitis und Bronchitis

entwickelt sich bei Kindern jeden Alters im Anschluß an Schnupfen und Rachenkatarrh nach Erkältung oder Infektion. Die Kinder fühlen sich unbehaglich, ältere geben ein Gefühl von Brennen und Rauhigkeit hinter dem Brustbein an, sie haben einen rauhen, schmerzhaften, trockenen Husten, der nach einigen Tagen lockerer wird. Dabei besteht oft Heiserkeit, die vollständige Tonlosigkeit bedingen kann.

Fieber mäßigen Grades besteht meistens.

Bei älteren Kindern mit normaler Konstitution bleibt es ebenso wie beim Erwachsenen in der Regel bei diesen Veränderungen, die sich auf eine Entzündung von Trachea und der groben Bronchien beschränken und sich nach etwa einer Woche, oft schon nach wenigen Tagen zurückbilden; bei jüngeren Kindern bleibt es aber nicht immer dabei, sondern es schließt sich oft eine Erkrankung der mittleren und feineren Bronchien an, von der gleich die Rede sein wird.

Diagnose. Die Diagnose ergibt sich aus dem Gesagten von selbst; die physikalischen Symptome sind meist sehr gering, sie beschränken sich auf einige trockene Geräusche, Schnurren, Brummen oder vereinzeltes grobes Rasseln.

Prognose. Die Prognose dieser Tracheitis und Bronchitis der groben Äste ist ausnahmslos gut.

Therapie. Die Therapie kann sich auf einen Prießnitzumschlag und die Verabreichung eines Medikaments beschränken, das den meist sehr quälenden Reizhusten lindert. Dekokte von Rad. Alth. sind dazu brauchbar, und in hartnäckigen Fällen kommt man ohne Kodein nicht aus, zu dessen Verordnung man sich auch beim Säugling entschließen muß, wenn der Schlaf des Kindes unter dem unaufhörlichen Hustenreiz leidet.

Die Bronchitis der mittleren Äste

ist bei den jüngeren Kindern und bei den besonders im dargelegten Sinne disponierten·Kindern außerordentlich häufig. Es besteht aber insofern zwischen den Kindern mit normaler und solchen mit pathologischer Konstitution ein Unterschied, daß bei ersteren meist nicht eine ganze diffuse Erkrankung der mittleren Bronchien eintritt, sondern es erkranken nur Teile des Bronchialbaumes, während andere frei bleiben. Selbstverständlich ist das nur relativ richtig. Es kommt vor, daß auch bei sonst gesunden Kindern schnell ein großer Teil der mittleren Bronchien erkrankt und nur wenige übrigbleiben, die an der Entzündung nicht teilnehmen. Man sieht das namentlich bei schlecht gepflegten Kindern, die nicht rechtzeitig in ärztliche Behandlung gebracht wurden, und bei denen der Prozeß Zeit hatte, sich auszubreiten. In diesen Fällen finden sich innerhalb des Erkrankungsgebietes dann gewöhnlich auch Stellen, an denen ein Fortschreiten der Entzündung nach abwärts in die feinen Bronchien und die Bildung einzelner broncho-pneumonischer Herde nachgewiesen werden kann, namentlich am Lungenhilus.

Bei den Kindern, die zur exsudativen Diathese neigen, ist es dagegen die Regel, daß beinahe der ganze Querschnitt der Bronchien zu gleicher Zeit erkrankt, oder daß wenigstens der Prozeß sich schnell überallhin ausbreitet.

Das Krankheitsbild ist hier schon ein erheblich ernsteres als bei der einfachen Tracheobronchitis. Die Atmung ist beschleunigt, während das bei der Tracheobronchitis nicht in wesentlichem Grade der Fall ist, und die inspiratorische Erweiterung der Nasenflügel sowie die beginnende Benutzung der Hilfsmuskulatur zeigen an, daß bereits eine gewisse Schwierigkeit besteht, die Sauerstoffaufnahme zu bewerkstelligen. Es ist selbstverständlich, daß sich das besonders bei weiausgebreitetem Prozeß zeigt, ferner dann, wenn die Betätigung der Atmung schon vorher durch besondere Umstände erschwert war. Solche Umstände finden sich bei den Kindern mit exsudativer Diathese, die einen asthmatischen Typus darbieten, worüber noch bei der asthmatischen Bronchitis der Kinder die Rede sein soll, und ferner bei der Rachitis, die zu einer mangelhaften Festigkeit der Thoraxwand geführt hat. Bei solchen Kindern folgen die Rippen wegen ihrer Weichheit und Nachgiebigkeit dem Zuge der Inspirationsmuskeln nur unvollständig, und es gelingt deswegen nicht, eine genügende Saugwirkung zu erzielen, um die Elastizität der Lunge zu überwinden. Schon bei normaler Beschaffenheit der Lunge wird es so dem Kinde schwer, die genügende Menge von Luft in die Lunge zu bringen, und diese Schwierigkeit steigert sich leicht zur Atemnot, wenn durch die Erkrankung der Bronchien der Querschnitt der luftzuführenden Wege verringert wird.

Es wird sich später bei der Besprechung der Kapillärbronchitis und der Bronchopneumonie zeigen, daß für die Entstehung dieser ernsten Erkrankungen auch die Nachgiebigkeit der Rippen der Rachitiker von großer Bedeutung ist.

Ist also auch eine gewisse Schwierigkeit vorhanden, das Luftbedürfnis zu befriedigen, so gelingt es doch der angestrengten und beschleunigten Atmung beinahe in allen Fällen, vielleicht die schwere Thoraxrachitis ausgenommen,. bei der dann aber meist auch der Prozeß weiter in die Tiefe geht. Die Kinder behalten deswegen noch die normale Färbung von Haut und Schleimhäuten, zeigen keine Orthopnoe.

Das Allgemeinbefinden ist ziemlich erheblich gestört, die Kinder haben ein deutliches Krankheitsgefühl, sind mißmutig und verlieren das Interesse an ihrer Umgebung und den Appetit.

Das Fieber ist unregelmäßig remittierend und hält sich meist in mäßigen Graden bis 39. Der Husten ist zunächst trocken und sehr quälend, wird dann feucht und locker.

Die objektive Untersuchung der Lungen läßt im Anfang über einzelnen Teilen der Lunge trockene Geräusche nachweisen, die dann später durch Rasseln, das je nach der Größe der Bronchien, in denen es entsteht, einen mittel- bis feinblasigen Charakter aufweist. Beinahe stets sind die ersten objektiven Erscheinungen an denjenigen Teilen der Lunge zu erkennen, die bei der ruhigen Atmung am wenigsten bewegt werden, und deren Lage auch schon in gesundem Zustande eine reichlichere Füllung mit Blut begünstigt. Es sind das die dem Rücken anliegenden Teile und von diesen wieder die am meisten medial gelegenen, also der Wirbelsäule benachbarten Partien der Lunge. So kommt eine Zone heraus, die in einem schmalen Streifen links und rechts von der Wirbelsäule besteht, wo man stets bei Verdacht auf Erkrankung der Lunge zuerst zu untersuchen hat. Es bezieht sich das hauptsächlich auf Säuglinge und solche Kinder jenseits des ersten Lebensjahres, die während des größten Teils des Tages im Bett auf dem Rücken liegen. Hier kommen namentlich die kleinen Rachitiker in Betracht, die, wie schon oben gesagt, auch noch aus anderen Gründen zur Erkrankung ihrer Respirationsorgane prädisponiert sind. Wie später auseinanderzusetzen sein wird, vollziehen sich auch die ersten Verdichtungen der Lunge beim Säuglinge usw. beinahe stets an dieser Stelle, so daß auf sie besonders sorgfältig geachtet werden muß. Diese Aufmerksamkeit ist deswegen ganz besonders am Platze, weil man sich stets bewußt sein muß, daß man beim Säuglinge und jungen Kinde viel weniger hört, als den tatsächlichen Veränderungen entspricht. Wer nach den für die Lungenuntersuchung des Erwachsenen aufgestellten Regeln verfahren und sich sein Urteil lediglich nach dem Ergebnis dieser objektiven Untersuchung bilden wollte, wird in den meisten Fällen kein richtiges Bild gewinnen und Irrtümer begehen, die seinem kleinen Patienten verhängnisvoll werden können.

Man muß sich zur Regel machen: es ist stets viel mehr da, als man hört.

Man muß stets neben der Untersuchung der Lungen das Allgemeinbefinden sorgfältig ins Auge fassen und namentlich darauf achten, ob sich irgendwelche Erscheinungen bemerkbar machen, die auf eine erschwerte Sauerstoffversorgung hinweisen. Das Bild, das man durch diese Beobachtung des Allgemeinbefindens gewinnt, ist ungleich zuverlässiger als die einseitige Verwertung des physikalischen Lungenbefundes.

Geht die Bronchitis, wie das nach einigen Tagen ihres Bestehens die Regel ist, mit Bildung eines entzündlichen Sekrets einher, so sollte man Sputum erwarten. Bei jüngeren Kindern bekommt man es aber nicht zu sehen, denn die Kinder verschlucken alles. Hat man ein großes Interesse an der Gewinnung des Sputums, z. B. wegen der Differentialdiagnose mit einem tuberkulösen Prozeß, so kann man sich so helfen, daß man morgens nüchtern den Magen aushebert bzw. mit wenig sterilem Wasser ausspült. Man erhält dann fast immer noch genügende Mengen des verschluckten Sputums, um die notwendigen Untersuchungen vornehmen zu können.

Prognose. Die Prognose der Krankheit ist mit einer gewissen Reserve zu stellen. An sich dürfte ein entzündlicher Prozeß in den mittleren Bronchien ja kaum lebensbedrohend sein, indessen ist ein weiteres Hinabsteigen des Prozesses, die Entstehung bronchopneumonischer Herde beim jüngeren Kinde und besonders bei einem im obigen Sinne beanlagten Organismus als häufiges Vorkommnis zu fürchten. Ebenso trübt das Bestehen einer stärkeren Thoraxrachitis die Prognose, wie nach dem oben Gesagten leicht verständlich ist.

Therapie. Die Therapie muß sich nach dem Allgemeinzustande richten. Bei älteren Kindern wird man wohl mit Prießnitzumschlägen, eventuell einer schweißtreibenden Einwicklung auskommen, neben der Darreichung eines leichten Expektorans, Ipekakuanha oder Liq. Ammon. anis. usw. Bei jüngeren Kindern und solchen, bei denen aus irgendeinem Grunde mit einer Ausbreitung des Prozesses auf die feinen Bronchien und auf die Alveolen gerechnet werden muß, genügt das nicht, und man tut gut, etwas energischer vorzugehen. Neben dem Prießnitz werden zwei- bis dreimal täglich kalte Übergießungen im warmen Bade verabreicht, um eine tiefe Atmung und damit eine genügende Lüftung der Lungen herbeizuführen. Auch kräftiger Husten und energische Expektoration werden dadurch angeregt, und das ist das beste Mittel, um ein Übergreifen der Erkrankung auf die tieferen Teile zu vermeiden. Im gleichen Sinne wirkt auch ein Brechmittel, das namentlich dann Anwendung finden soll, wenn eine reichliche Sekretbildung vorhanden ist, und das Kind über gute Herzkraft verfügt. Letzteres ist notwendig, weil der Brechakt immerhin ziemlich anstrengend ist. Sehr häufig tritt nach dem Brechen eine wesentliche Besserung ein und die Krankheit geht zurück. Am meisten empfiehlt sich (namentlich für Säuglinge) folgendes Vorgehen: Von dem off. Vinum stibiatum erhält das Kind in den nicht ganz leeren Magen einen halben Teelöffel, nach zehn Minuten wieder einen halben Teelöffel und nach weiteren zehn Minuten zum dritten Male einen halben Teelöffel. Danach tritt in den meisten Fällen bald Erbrechen ein, bei dem oft erhebliche Schleimmassen zutage gefördert werden. Es hat keinen Zweck, erheblich kleinere Dosen zu verwenden, denn dann bleibt das Erbrechen aus, und das Antimonpräparat gelangt in den Darm, wo es dann sehr unerwünschte Durchfälle auslöst.

Verwendung kann auch noch das Chinin finden, am besten als Suppositorium. Man gibt davon 0,1—0,3 zweimal täglich. Auch das Pyrrenol, das jetzt vielfach empfohlen wird, kann oft mit Vorteil verordnet werden.

Die akute Kapillärbronchitis.

Bei dieser Krankheit erstreckt sich die Entzündung bis in die feinsten Bronchien und die Infundibula und führt zur Bildung eines stark eitrigen Exsudats und zu einer starken Hyperämie und Schwellung der Schleimhaut. Es ist ohne weiteres klar, daß ein einigermaßen ausgebreiteter Prozeß dieser Art einen großen Teil des luftführenden Querschnitts verlegt und große Partien der atmenden Oberfläche ausschaltet. Die sehr engen Röhren (es handelt sich beinahe stets um Säuglinge und ganz junge Kinder) werden durch die entzündliche Schwellung der Schleimhaut noch weiter verengt und durch das Sekret verstopft. Der Prozeß ist in den meisten Fällen sehr weit ausgebreitet, erstreckt sich in verschiedener Intensität über alle Lappen und bringt so den Patienten in schwere Erstickungsgefahr, auch ohne daß das eigentliche Lungengewebe ergriffen sein muß. Die Ursache ist hier, wie auch bei den anderen katarrhalischen Erkrankungen der Luftwege und der Lunge, eine Infektion mit den verschiedenen Eitererregern, zu denen auch noch die Influenzabazillen hinzukommen, wenn wohl meistens auch als Mischinfektion.

Die häufigste Gelegenheitsursache, die die Wirksamkeit der beinahe stets vorhandenen Erreger dieser katarrhalischen Affektionen, der Staphylokokken und Pneumokokken, hervorruft, ist die Erkältung. Man kann sich diesen Einfluß wohl so vorstellen, daß durch eine solche akute Störung im Wärmehaushalt des Organismus dessen Resistenz gegen die genannten Mikroorganismen temporär vermindert wird, und diese deshalb imstande sind, eine pathologische Wirksamkeit zu entfalten. Wenn man nun bedenkt, daß die Regulationsvorgänge des Wärmehaushaltes beim Säuglinge usw. ganz erheblich schlechter sind als beim Erwachsenen, wenn man ferner bedenkt, daß die Widerstandskraft des jungen Organismus gegen Infektionen überhaupt eine schlechte ist, dann ist es wohl verständlich, daß eine Erkältung beim Säuglinge erstens leichter eintritt und zweitens ernstere Folgen haben kann als beim Erwachsenen. So läßt es sich denn sehr wohl denken, daß auch eine starke Erkältung eine Schädigung hervorrufen kann, die zu einer Erkrankung der feinsten Teile des Bronchialbaumes des Säuglings führt, während sonst diese Teile bei den gewöhnlichen Erkältungskatarrhen verschont bleiben, und die Entzündung sich auf die Bronchien I. und II., höchstens III. Ordnung beschränkt. Immerhin ist es bei dem ganz gesunden Säuglinge auch selten, daß allein die Schädigung der Erkältung genügt, um eine Kapillärbronchitis entstehen zu lassen. Hierzu ist vielmehr eine Summation von schädigenden Einflüssen notwendig. Bekommt ein gesunder Säugling eine einfache Bronchitis im Anschluß an eine Erkältung, wird diese Erkrankung in bezug auf Pflege und Behandlung vernachlässigt, kommen neue Schädlichkeiten durch Erkältungen hinzu, dann kann es wohl passieren, daß eine Fortsetzung des entzündlichen Prozesses auf die feineren und feinsten Verzweigungen erfolgt.

In den meisten Fällen handelt es sich aber bei den Patienten der Kapillärbronchitis um Kinder, die entweder einen an sich minderwertigen Organismus haben (exsudative Diathese usw.), oder die durch Schädigungen verschiedener Art in ihrer Widerstandskraft erheblich zurückgekommen sind. Solche Schädigungen bestehen namentlich in Ernährungs- und Verdauungsstörungen verschiedener Art. Die verschiedenen Formen der Überfütterung scheinen mir hier nur insofern einen Unterschied in ihrer Bewertung zu zeigen, als der Stoffwechsel mehr oder weniger tief gestört wird, und damit der ganze Organismus mehr oder weniger schweren Schaden erleidet. Da letzteres häufiger bei der einseitigen Kohlehydratüberfütterung eintritt, so dürfte der sogenannte Mehlnährschaden auch hier von größerer Bedeutung sein als der Milchnährschaden.

Akute Erkrankungen des Verdauungsapparates setzen selbstverständlich die Widerstandsfähigkeit des Säuglings herab, welcher Art sie auch sein mögen. Eine besonders üble Bedeutung haben hier allerdings die infektiösen Darmerkrankungen, namentlich die eitrige Dickdarmentzündung. Einmal kommen bei dieser Erkrankung Metastaten in der Lunge vor, andererseits aber ist der Körper auch gegen alle Infektionen mit Eiterkokken so widerstandslos geworden, daß diese stets mit einer ganz besonderen Intensität sich ausbreiten und zu schweren Schädigungen führen. Das zeigt sich außer bei den Erkrankungen der Atmungsorgane noch bei denen des Ohres, die hier ganz besonders schwer verlaufen.

Von allgemeinen Konstitutionskrankheiten kommt namentlich die Rachitis in Betracht, durch die Schädigung des Atmungsmechanismus, die unten (S. 387) näher auseinandergesetzt wurde. Außer diesen Schädigungen, die den Organismus widerstandsloser machen, sind auch Krankheiten zu erwähnen, die direkt die Schleimhaut der Respirationsorgane befallen, namentlich der Keuchhusten, die Masern und die Influenza. Hierüber wird das Nötige bei Besprechung dieser Krankheiten gesagt werden.

Wird in allen diesen Fällen die Erkrankung der feinen Bronchien durch eine besondere Widerstandslosigkeit des befallenen Kindes begünstigt, so kann andererseits auch eine Virulenzsteigerung der Erreger den gleichen Effekt auch bei einem kräftigen Organismus haben.

Heubner macht darauf aufmerksam, daß auffällig viel Fälle von Kapillärbronchitis in solchen Zeiten zur Beobachtung kommen, in denen innerhalb der betreffenden Bevölkerung Masern oder Keuchhusten geherrscht haben. Hierbei sind natürlich nicht die Kinder gemeint, die selbst an diesen Krankheiten und dabei an Kapillärbronchitis litten. Heubner erwähnt vielmehr Fälle, in denen Kinder einer Familie an Keuchhusten erkrankten, während ein anderes Kind zwar nicht den Keuchhusten, wohl aber eine schwere Kapillärbronchitis bekam. Derartige Fälle dürften sich am einfachsten durch die Annahme einer Virulenzsteigerung der Erreger erklären lassen. Denn

es ist nicht zu bezweifeln, ·daß durch die Masern und den Keuchhusten ein besonders günstiger Boden für katarrhalische Affektionen
der Luftwege geschaffen wird, und daß dadurch die Erreger dieser Affektionen in besonders hohem Maß eine Virulenzsteigerung erfahren können.
Da läßt es sich denn sehr wohl denken, daß auch ohne Übertragung
der Primärkrankheit eine Infektion mit diesen hochvirulenten Kokken
besonders schwere Erscheinungen zur Folge hat.   Ein analoges Vorkommnis kennen wir bei der Angina, die von Scharlachkranken übertragen wird.   Da erlebt man, daß Ärzte oder Pflegerinnen, die auf
Scharlachstationen Dienst tun, auch solche, die den Scharlach schon
·überstanden haben, nicht selbst wieder an Scharlach erkranken, aber
eine schwere Angina erwerben.   Der Tonsillenabstrich ergibt dann
beinahe eine Reinkultur von Streptokokken.

Auch hier haben wir eine enorme Virulenzsteigerung von Mikroorganismen, die sich auf dem Boden des Scharlachs vollzogen hat
und nun für sich heftige Erkrankungen hervorzurufen imstande ist.

·Das pathologische Bild wird beherrscht durch die Entzündung
der feinsten Bronchien.   Ihre Schleimhaut ist stark geschwollen und
gerötet, die Kapillaren im ganzen Gebiete sind stark erweitert, im
Innern der Bronchien findet sich ein zähes, eitrig-schleimiges Exsudat.
Im Gebiete der Entzündung zeigt sich eine sehr starke Hyperämie,
eine starke Erweiterung der Kapillaren.   Die Alveolen werden auch
zu einer Zeit, in der sie noch nicht an der Entzündung selbst teilnehmen, in folgender Weise in Mitleidenschaft gezogen.   Sie werden
gebläht, und einzelne Partien der Lunge erhalten ein emphysematöses
Aussehen.   Der Vorgang, der zu dieser Veränderung führt, ist folgender: Der zähe Schleim, der die feinen Bronchien ausfüllt, wird bei
den energischen Inspirationen noch so weit auseinandergezogen, daß
Luft hindurch und in die Alveolen gelangen kann.   Bei der Exspiration aber wird der Schleim zusammengedrückt, es kann keine Luft
heraus, und damit sind die Bedingungen eines Ventilverschlusses gegeben, der wohl ein Einströmen aber kein Ausströmen der Luft erlaubt.
Die Folge muß eine Aufblähung der betreffenden Alveolen sein, die natürlich auch für den Gaswechsel als ausgeschaltet angesehen werden können.
Der geschilderte Vorgang spielt sich an solchen Lungenteilen ab, die bei
der Inspiration kräftig bewegt werden, die also auch bei liegendem Körper den freien Thoraxpartien anliegen.   Es sind das die seitlichen
und namentlich die vorderen Regionen der Lunge, und hier findet
sich in der Tat die Blähung am häufigsten.   Die Blähung der Lungen-
alveolen findet sich häufiger bei kräftigen als bei schwächlichen Kindern,
häufiger bei nichtrachitischen als bei rachitischen Kindern, überhaupt
mehr bei solchen Patienten, bei denen eine kräftige Inspiration nicht
durch allgemeine Schwäche oder durch die Weichheit des Thorax
(Rachitis) verhindert wird.   Durch die Blähung der Alevolen, durch
die Unmöglichkeit, das inspirierte Luftquantum bei der Exspiration
genügend zu entfernen, bildet sich bald eine Inspirationsstellung
des Thorax heraus.

Die zweite sekundäre Veränderung, die sich bei den Alveolen vollziehen kann, ist die Atelektasenbildung. Sie tritt ein, wenn bei erhaltener Zirkulation die Luftzufuhr in die Alveolen gehemmt ist. Dann wird die Luft aus den Alveolen resorbiert, diese fallen zusammen und verkleben. Diese Bedingungen werden bei der Kapillärbronchitis stets dann erfüllt, wenn das die Bronchioli ausfüllende Exsudat auch bei stärkster Inspiration den Eintritt der Luft nicht mehr erlaubt. Das ist der Fall namentlich bei solchen Lungenteilen, die schon in der Norm bei der Inspiration wenig bewegt werden, also die dem Rücken anliegenden, namentlich unteren Regionen der Lunge. Besonders trifft dies zu für Patienten, die, wie die Säuglinge, beinahe dauernd auf dem Rücken liegen. Besonders begünstigt wird die Bildung von Atelektasen namentlich durch allgemeine Schwäche, die die Inspirationen wenig kräftig ausfallen läßt, und durch die Rachitis, die aus den mehrfach angegebenen Gründen auch bei intensiver Muskeltätigkeit ausgiebige Inspiration nicht zustande kommen läßt. Wir finden also die Veränderungen namentlich bei schwächlichen Kindern und bei Rachitikern.

Eine dritte Beteiligung der Alveolen ist die an der Entzündung selbst. Sie ist durchaus nicht in allen Fällen notwendig, ist aber doch sehr oft in mehr oder weniger großer Ausdehnung vorhanden. Die Entstehung erfolgt teils durch die Aspiration entzündlichen Exsudats, teils durch Fortpflanzung der stets vorhandenen interstitiellen Entzündung. Es handelt sich zunächst immer um kleine disseminierte pneumonische Herde, was für die Diagnostik der Krankheit eine Rolle spielt. Näheres s. u. Bronchopneumonie.

Das Krankheitsbild ist stets ein schweres. Nachdem einige Tage ein mehr oder weniger intensiver Katarrh bestanden hat, auf den oft die Mutter kaum Wert gelegt hat, steigt das Fieber an, das Kind wird unruhig, hustet mehr, die Zahl der Atemzüge steigt dauernd an, sie wird höher als der Temperatur entspricht, die Tätigkeit der Hilfsmuskeln beginnt, die Inspiration ist von einer Erweiterung der Nasenflügel begleitet, auf dem Gesichte des Kindes drückt sich eine ängstliche Unruhe aus, es schreit, aber mit wenig kräftiger Stimme, bald hört es wieder auf zu schreien, offenbar weil der Lufthunger ihm das Schreien nicht möglich macht. Die Nahrung wird ungern genommen, namentlich bei .Brustkindern macht die Atmung bei der Nahrungsaufnahme große Schwierigkeiten, die Kinder setzen häufig ab und hören schließlich auf, weil der Appetit nicht mehr groß ist und der Lufthunger während des Trinkens sie quält. Bei kräftigen Kindern, die noch nicht allzusehr angegriffen sind, kann man oft direkt einen Unwillen darüber erkennen, daß sie durch die Atemnot am Trinken gehindert sind.

Bisher zeigt der Zustand des Kindes an, daß es sich energisch gegen die Krankheit wehrt, und ein starkes subjektives Krankheitsgefühl hat. Bald aber ändert sich das Bild. Das bisher unruhige, mißlaunige, weinerliche Kind wird mehr und mehr apathisch. Mit stark angestrengter, sehr beschleunigter Atmung, mit einem ängstlichen Gesichtsausdruck, bald weit offenen, bald vor Mattigkeit halb geschlossenen Augen, mit vertieften Naso-Labialfalten, liegt das Kind ruhig da, nur hin und wieder wird eine unruhige Bewegung gemacht, die zuweilen einen krampfartigen Charakter zeigt. Haut und Schleimhäute werden mehr oder weniger zyanotisch, doch gibt es Fälle, in denen es bei schnellem Versagen des Herzens kaum zu einer deutlichen Zyanose, sondern zum tiefen Erbleichen kommt. Es ist dies das deutlichste Symptom, das die lebensgefährliche Wendung der Krankheit anzeigt und das auch den Laien aufzufallen pflegt. Während die Kinder bisher ihre Farbe, die sie vor der Krankheit hatten, im wesentlichen bewahrt haben, werden sie jetzt tief blaß oder auch blaßgrau. Die Schleimhäute nehmen eine livide Färbung an, es überwiegt die Blässe über die Zyanose, die gar nicht sehr ausgebildet sein muß.

Zu gleicher Zeit steigt Fieber und Puls. Ersteres zeigt keinen regelmäßigen Typus, sondern ist unregelmäßig remittierend, der Puls geht parallel oder ist auch unverhältnismäßig hoch.

Der Thorax zeigt die intensive Tätigkeit der gesamten Atmungsmuskulatur, das Bild aber, das diese Tätigkeit entstehen läßt, ist ein verschiedenes, je nachdem es sich um einen gesunden, normalen Brustkorb handelt oder um einen rachitischen weichen Thorax oder schließlich um einen asthmatischen Thorax (S. 372). Im ersteren Falle tritt eine gute Hebung und Senkung ein, der Bauch wölbt sich durch das Hinabsteigen des Zwerchfells stark vor. Auch das Exspirieren ist deutlich angestrengt und verstärkt und erfolgt unter energischen Kontraktionen der Bauchpresse. Schreitet die Krankheit weiter vor, so erkennt man, daß der Thorax mehr und mehr in eine Inspirationsstellung gerät, daß die Exspiration nicht mehr in genügender Ausgiebigkeit zustande kommt. Später werden dann gegen das Lebensende auch die Inspirationen immer schwächer, so daß schließlich die Atmung ganz oberflächlich wird. In dieser Zeit können konvulsivische Zuckungen oder auch allgemeine Krämpfe eintreten, denen der Tod bald folgt oder mit ihnen zusammen eintritt.

Handelt es sich um einen rachitischen Thorax, so ist das Bild insofern ein anderes, als die intensive Tätigkeit der Inspirationsmuskeln den Thorax weniger erweitert als in seiner Form verändert. Durch den Zug des Zwergfells werden die seitlichen Partien des Thorax eingebuchtet, während das Brustbein sich vordrängt, wodurch das sog. „Flankenatmen" entsteht.

Bei dem asthmatischen, starren Thorax wird das Bild von vornherein dadurch beeinflußt, daß die Exspiration eine mangelhafte ist und der Thorax sich dauernd in Inspirationsstellung befindet.

Am ersten oder auch zweiten Tage kann ein auffallend geringer Befund zu erheben sein. Man hört nur ein Giemen und andere trockene Geräusche, und nur bei besonders tiefen Atemzügen hört man mäßig reichliches fein- bis mittelblasiges Rasseln. Es entspricht dieser Befund einem Zustande, bei dem die entzündliche Schwellung und-dadurch bedingte Verengerung der Bronchien im Vordergrunde steht, während die Sekretion noch zurücktritt. Perkutorisch ist zu dieser Zeit noch garnichts nachweisbar. Man würde aber einen schweren Fehler begehen, wenn man sich von diesem geringen Befunde täuschen lassen wollte. Leider geschieht es noch oft genug, während gerade jetzt eine zielbewußte Therapie eine günstige Wendung herbeiführen kann, wovon später die Rede sein wird. Im Gegensatz zu dem geringen physikalischen Befund ist die Funktionsstörung schon deutlich ausgesprochen und von ihr soll man sich bei der Beurteilung allein leiten lassen. Nebenbei mag hier darauf hingewiesen werden, daß die allgemeine Bronchitis bei Masern, die die Kinder schnell in Lebensgefahr bringt, ein ganz ähnliches Verhalten zeigen kann und dann den Unerfahrenen über die Schwere des Prozesses, der sich an der Bronchialschleimhaut abspielt, täuscht.

Gewöhnlich ändert sich bald der auskultatorische Befund. An mehr und mehr Stellen, zunächst in den paravertebralen Partien, tritt feinblasiges Rasseln auf, entstehend durch das inspiratorische Auseinanderreißen der verklebten Bronchien.

Das feinblasige Rasseln nimmt dann schnell an Ausdehnung zu und ist bald überall zu hören. Gleichzeitig machen sich nun auch in vielen Fällen Verdichtungen bemerkbar, seien es Atelektasen oder pneumonische Herde. In allen solchen Fällen findet man die ersten Schallabschwächungen und wohl auch Bronchialatmen in den paravertebralen Teilen der Lunge. Diese Partien müssen also stets ganz besonders sorgfältig überwacht werden, und man muß sich bei der Verwertung des physikalischen Befundes stets gegenwärtig halten, daß pneumonische Verdichtungen an einzelnen Stellen längst da sein können, bevor sie physikalische Erscheinungen machen.

Die schwere Schädigung, die die Lungen durch die Kapillärbronchitis erleiden, die mangelhafte Zufuhr von Sauerstoff, die Erschwerung des Kreislaufes in den Lungen bringen es mit sich, daß das Herz schnell in Mitleidenschaft gezogen wird, und sich bald ein sehr schneller, sehr kleiner Puls einstellt, als Zeichen einer sich fortwährend steigernden Herzschwäche. Man muß darauf sorgfältig achten, denn manche therapeutischen Maßregeln lassen sich nur bei noch leidlicher Herzkraft mit Aussicht auf Erfolg ausführen, wie unten noch näher auseinandergesetzt wird.

Der Verlauf der Krankheit ist ein schneller, erstreckt sich auf wenige Tage bis zu einer Woche. Dann tritt entweder Besserung oder Tod ein. Das ist verständlich, denn lange kann natürlich ein Organismus eine so schwere Schädigung eines seiner wichtigsten Organe nicht ertragen. Die Heilung vollzieht sich allerdings nicht gleich vollständig, meist besteht noch einige Zeit ein leichter, etwas fieberhafter Katarrh.

Diagnose. Die Diagnose ist nach dem Gesagten nicht schwer. Nochmals sei aber darauf hingewiesen, daß man sich wesentlich nach dem Allgemeinzustande zu richten hat und nicht auf die Ausprägung der physikalischen Symptome warten darf, sonst wird kostbare Zeit versäumt, die nicht wieder einzubringen ist, ein Fehler, der sehr oft von dem kleinen Patienten mit dem Leben bezahlt werden muß.

Differentialdiagnostisch kommen in seltenen Fällen tuberkulöse Prozesse, und namentlich die akute Miliartuberkulose, in Betracht, ferner die Bronchitis bei Masern.

Wie bei der Schilderung dieser Krankheit eingehender besprochen werden wird, entwickelt sich hier im Anfang, nachdem das Exanthem nur spärlich herausgekommen oder schnell wieder abgeblaßt ist, eine schwere Affektion der gesamten Bronchialschleimhaut, die völlig einer Kapillärbronchitis gleicht. Genau wie hier findet man im Anfangsstadium nur einen geringen physikalischen Befund, was dadurch zu erklären ist, daß zunächst nur die entzündliche Hyperämie und Schwellung, aber noch keine erkennbare Sekretbildung eingetreten ist. Man tut deswegen gut, namentlich zur Zeit von Masernepidemien, stets an die Masern zu denken. Die Koplikschen Flecken und namentlich das Enanthem führen bei fehlendem Hautausschlage dann oft auf die richtige Spur.

Prognose. Die Prognose ist immer zweifelhaft und ernst. Wird die Diagnose nicht im Beginn gestellt, so gelingt es im einigermaßen fortgeschrittenen Stadium in der Mehrzahl der Fälle nicht mehr, eine günstige Wendung herbeizuführen. Ein böses Zeichen sind stets die Konvulsionen. Rachitis und die oben geschilderte Anlage zu Asthma verschlechtern die Aussichten auf einen günstigen Ausgang ganz erheblich.

Therapie. Die Therapie hat von dem Gesichtspunkte auszugehen, daß es sich um eine entzündliche Hyperämie und dadurch bedingte Schwellung der Bronchialschleimhaut mit Bildung eines schleimig-eiterigen Sekrets handelt. Das Hauptsächlichste ist also zunächst die Hyperämie, und diese muß bekämpft werden. Das kann, da die Bronchialschleimhaut wegen ihrer anatomischen Lage einer direkten, z. B. Kältewirkung nicht zugänglich ist, nur auf indirektem Wege, d. h. dadurch geschehen, daß man für einen Abfluß des Blutes nach anderen Körperteilen oder nach außen Sorge trägt. Dem ersteren Wege entspricht am besten die Senfeinwicklung, wie sie bei der Therapie der Masern (s. S. 225) beschrieben ist. Die Entlastung der Lungen von der übermäßigen Blutmenge wird dadurch erreicht, daß ein viel Blut fassendes Gefäßgebiet, das der Haut, stark erweitert wird und eine sehr große Blutmenge aufnimmt, die den blutüberfüllten Teilen entnommen wird. Heubner hat das treffend „einen Aderlaß in die Haut" genannt. Man kann einen ähnlichen Effekt anch noch auf andere Weise erreichen. Die namentlich in Japan beliebten heißen Bäder können auch hier Anwendung finden. Das Kind kommt für kurze Zeit, eine bis drei Minuten, in ein heißes Bad von 40—42° und wird dann, ähnlich wie nach der Senfeinwicklung, zum Schwitzen eingewickelt. Das Verfahren gibt sicher in einer Reihe von Fällen ausgezeichnete Resultate, es stellt aber an die Herztätigkeit größere

Anforderungen als die Senfeinwicklung, die denselben Erfolg bei milderer Einwirkung erzielt. Wenig zu empfehlen ist das Senfbad, bei dem die unerwünschte Einatmung stark reizender Dämpfe nicht zu vermeiden ist.

Alle diese Manipulationen setzen aber stets noch eine gewisse Reaktionsfähigkeit und eine gute oder wenigstens noch leidliche Herzkraft voraus. Trifft man ein Kind, das tief blaß, nur noch einen sehr schwachen Herzschlag zeigt, so hat es keinen Zweck, mit einer Senfeinwicklung oder gar heißen Bädern einen Versuch zu machen, dann bleibt nur die Entlastung des Kreislaufes übrig, die keine besondere Reaktion der Blutgefäße erfordert und auch nur eine geringe Herzkraft voraussetzt: der Aderlaß. Er wird sicher bei diesen Zuständen viel zu selten vorgenommen. Seine Ausführung ist außerordentlich einfach. Man schneidet in der Ellenbogenbeuge in der Längsrichtung die Haut durch, sieht dann die Vene blau durchschimmern, geht auf diese ein und schneidet sie durch. Dann läßt man ungefähr $^1/_{20}-^1/_{10}$ des Körperblutes ab, d. h. ein $^1/_{260}-^1/_{130}$ des Körpergewichtes, also bei einem Kinde von 13 kg mindestens 50—60 g. Leider wird mit dieser Maßnahme oft viel zu lange gezögert. Ist die Herzkraft bereits so schlecht, daß aus den Venen kaum noch Blut abfließt, dann erreicht man natürlich auch damit nichts mehr, ist das aber noch der Fall, so kann man oft in schon recht bösen Fällen ganz erhebliche Besserungen und eine Wendung zur Heilung sehen. Es soll nicht geleugnet werden, daß die Erkennung des Zeitpunktes, in dem eine Senfeinwicklung nicht mehr am Platze, ein Aderlaß aber geboten erscheint, nur mit einer gewissen Wahrscheinlichkeit und Erfahrung möglich ist; man kann es sich aber zur Regel machen, daß man in Fällen, in denen die Kinder in einer kräftigen Senfeinwicklung nicht mehr rot werden, sofort noch einen Versuch mit dem Aderlaß machen soll.

Ist es möglich gewesen, durch eines der vorstehenden Verfahren eine Besserung zu erzielen, so zeigt sich diese in einem freieren Aussehen des Kindes, einer besseren Hautfarbe, einer freieren Atmung und einem besseren Pulse. Die Kinder fallen in günstigen Fällen in einen ziemlich ruhigen Schlaf. In der Folge hat man dann für eine Anregung der Atmung und der Expektoration zu sorgen, was am besten durch mehrmals täglich wiederholte Bäder mit kühlen Übergießungen geschieht (s. S. 226). Ferner kann man dann von feuchtwarmen Umschlägen um den Thorax und von Expektorantien Gebrauch machen.

Bei eintretender Herzschwäche sind Exzitantien zu geben.

In einigen Fällen, in denen schon frühzeitig eine starke Sekretmenge vorhanden ist, die sich bei der physikalischen Untersuchung auch nachweisen läßt, kann man bei noch guter Herzkraft auch einen Versuch mit einem Brechmittel (s. o.) machen. Dabei muß man aber stets daran denken, daß der Brechakt sehr angreift.

Die akute Bronchopneumonie.

Bei dieser Krankheit macht der Prozeß nicht in den Brochien Halt, sondern setzt sich auf die Alveolen und auf das interalveoläre Gewebe fort, dort zu einer Ausfüllung der Alveolen mit Leukozyten und Alveolenepithelien führend, hier zu einer entzündlichen Infiltration des Gewebes. Es wurde oben schon gesagt, daß bei der Kapillärbronchitis oft an einzelnen Stellen sich pneumonische Herde finden, wenn ihre Entstehung auch nicht in jedem einzelnen Falle notwendig ist; aber auch ohne daß der Prozeß so allgemein den ganzen Bronchialbaum ergriffen hat, kommt es an einzelnen Teilen der Lunge, meist nach vorangehender Bronchitis, zu einer solchen stellenweisen pneumonischen Entzündung. Der Unterschied gegenüber der Kapillärbronchitis liegt also darin, daß bei dieser die weite Ausbreitung des Prozesses und die dadurch bedingte Einengung der Luftzuführung das Maßgebende für den ganzen Prozeß, für die Prognose und Therapie ist, während hier die intensive Entzündung einzelner Stellen des Lungengewebes die Hauptsache ist. Die schweren Krankheitssymptome, die eine solche Affektion hervorruft, sind demnach weniger die einer Behinderung der Luftzufuhr, als die eines intensiven Infektionsherdes mit Resorption giftiger Substanzen; nimmt dann der Prozeß zu, erkranken größere Partien des Lungengewebes in dieser Art, so entwickelt sich ein starkes Zirkulationshindernis, durch das das Herz geschädigt wird, und zugleich eine Einschränkung der atmenden Oberfläche, wenn dies hier auch kaum so in den Vordergrund tritt wie bei der Kapillärbronchitis.

Die Frage nach der Art der Schädigung ist dahin zu beantworten, daß es sich auch hier um die bekannten, allgemein verbreiteten Kokken, um Pneumokokken, Staphylokokken, Streptokokken handelt. Seltener spielen andere Bakterien eine Rolle, unter denen die wichtigsten die Influenzabazillen sind.

Als Gelegenheitsursachen kommen hier Erkältung und Verminderung des Widerstandes durch konsumierende Krankheiten in Betracht, genau wie bei den vorher besprochenen Erkrankungen der Bronchien. Für die Ansteckung kommt auch wieder die Virulenzsteigerung der Erreger durch ihre pathogene Wirksamkeit in einem anderen Organismus in Betracht, so daß also auf Kinderstationen die Einlieferung eines an einer katarrhalischen Affektion der genannten Art leidenden Kindes den Ausgang einer Reihe von Bronchitiden und Bronchopneumonien bilden kann.

Sehr schwer ist die Frage zu beantworten, warum eine im wesentlichen gleiche Schädigung das eine Mal eine diffuse Erkrankung der feinen und feinsten Bronchien, das andere Mal eine intensive Entzündung einzelner zirkumskripter Teile der Lunge hervorruft. Eine scharfe Grenze gibt es hier nicht, denn in den allermeisten Fällen von kapillärer Bronchitis bilden sich da und dort Herde von pneu-

monischer Infiltration, und bei den Bronchopneumonien zeigt sich oft
eine Bronchitis, die viel verbreiteter ist, als dem pneumonischen Be-
zirke entspricht. Warum sich im einen Falle das Krankheitsbild mehr
nach der Richtung der Kapillärbronchitis, im anderen nach der Richtung der pneumonischen Infiltrationen entwickelt, das ist mit Sicherheit nicht zu sagen. Will man einer Vermutung Raum geben, so
kann man sich vielleicht vorstellen, daß bei der Allgemeinerkrankung
mehr die biologische Beschaffenheit des Gewebes, bei der intensiven
Entzündung einzelner Lungenteile mehr die Beschaffenheit des In-
fektionserregers (seine Virulenz) den Ausschlag gibt. Im ersteren
Falle wird eine Schädigung das zur Erkrankung geneigte Gewebe in
toto pathologisch verändern, im zweiten Falle werden sich nur dort
Veränderungen finden, wo die Noxe eine besonders günstige Gelegenheit der Einwirkung findet. Solange unsere Kenntnisse über Gewebs-
immunität noch so lückenhaft sind wie jetzt, und solange unsere
Studien über die Bedeutung der Konstitutionsanomalien des Kindes,
die um so bedeutungsvoller sind, je jünger das Kind ist, nicht
weitere Ergebnisse gezeitigt haben, wird es kaum möglich sein, in
diesen überaus interessanten Fragen über Vermutungen hinauszu-
kommen.

Eine besonders günstige Gelegenheit der Einwirkung hat die Noxe
an solchen Stellen, wo eine geringe Bewegung des Luftstromes herrscht
und wo der Weg von der Tiefe der Lunge an die Außenluft ein besonders großer ist. Diese Bedingungen treffen namentlich für die
hinteren unteren Partien der Lunge zu, von denen der Weg nach dem
Kehlkopf am weitesten ist, und die am wenigsten bei der Atmung
bewegt werden. Letzteres gilt namentlich für Säuglinge und schwache
(rachitische) Kinder, die dauernd auf dem Rücken liegen. Geraten
hier bei einigen tiefen Inspirationen Entzündungserreger in diese Teile
der Lunge, so werden sie besonders leicht liegen bleiben und ihre
Wirksamkeit entfalten können. In der Tat sieht man denn auch in
der Mehrzahl der Fälle die Herde zuerst und am häufigsten in den
paravertebralen Teilen der Lunge.

Die anatomischen Veränderungen bestehen in einer entzündlichen
Schwellung der Bronchialschleimhaut mit Bildung eines schleimig-
eitrigen Sekrets, in einer Entzündung der Alveolenwände und Ausfüllung der Alveolen mit Rundzellen und Alveolenepithelien. Ferner
ist das interstitielle Gewebe infiltriert. Die befallenen Partien sind
stark hyperämisch. Zunächst bildet sich ein kleiner Herd an einem
Endbronchus, dann an den benachbarten Endbronchien, die Entzündungsherde fließen zu einem größeren Herde zusammen, sie füllen
schließlich einen Lobulus ganz aus, und die lobuläre Pneumonie ist
fertig. Vollzieht sich dieser Prozeß, wie das meist geschieht, an
mehreren benachbarten Lobuli gleichzeitig, so fließen einzelne Herde
zu größeren zusammen, und es sind große Teile eines ganzen Lappens infiltriert, und es kommt schließlich zu einer lobären Pneumonie,
die sich aus lobulären Herden zusammensetzt. Handelt es sich um

besonders schwere Infektionen, wie sie namentlich bei Influenza oft vorkommen, so geht diese Infiltration rapid vor sich und erstreckt sich dann über mehrere Lappen. Die Intensität der Entzündung äußert sich dann auch in einer Mitbeteiligung der Pleura.

Der Verlauf der Krankheit wird dadurch charakterisiert, daß in den meisten Fällen die Bronchien den Weg darstellen, auf dem die Noxe in die Tiefe des Lungengewebes gelangt. Dementsprechend geht der Entstehung der Pneumonie zunächst ein Schnupfen, eine Tracheitis, eine Bronchitis voraus, und dieses Vorstadium hat verschiedene Dauer, je nach der Intensität der Infektion. Auf Kinderstationen kann man beobachten, daß zuweilen eine besonders intensive Infektion schon nach einer unglaublich kurzen Zeit zur Pneumonie führt.

Meist vergehen aber mehrere Tage oder auch 1—2 Wochen, bis sich aus der katarrhalischen Affektion der oberen Luftwege die Pneumonie entwickelt. Hierbei ist zunächst noch von den anderen Entstehungsarten der Bronchopneumonie, namentlich von ihrem Auftreten als Komplikation anderer Infektionskrankheiten, abgesehen.

Der Eintritt der eigentlichen Krankheit ist in der überwiegenden Mehrzahl der Fälle ein allmählicher, wenigstens kommt es ziemlich selten vor, daß sofort die schwere Lungenerkrankung im Krankheitsbilde hervortritt. Wenn das der Fall ist, dann handelt es sich entweder um spezifische Infektionskrankheiten, zu deren Bilde die Lungenerkrankung gehört (z. B. Masern), oder um die Komplikation anderer Infektionskrankheiten. In diesen Fällen kommt es allerdings vor, daß ganz schnell ein Symptomenkomplex sich herausbildet, der die schwere Affektion der Lungen deutlich anzeigt. Davon wird bei den betreffenden Krankheiten gesprochen werden.

In den gewöhnlichen Fällen findet man zunächst nur eine Verschlechterung des Allgemeinbefindens. Die Kinder, die unter dem bisherigen Katarrh nur mäßig gelitten haben, werden unruhiger, mehr mißgestimmt, weinerlich, verlieren den Appetit und sehen im allgemeinen schlechter aus, werden namentlich blaß. Zu gleicher Zeit beginnt das Fieber zu steigen. Es erreicht ziemlich hohe Grade, 40 und mehr und ist stets unregelmäßig remittierend. Puls- und Atmungszahl steigen erheblich an, ersterer erreicht nach kürzerer oder längerer Zeit in schweren Fällen bei Säuglingen 180 bis 200 Schläge, letztere Zahlen von 60, 80, auch wohl 100 und darüber. Allein aus diesen Zahlen läßt sich die Prognose übrigens nicht stellen, es kommt vielmehr ganz darauf an, ob die unten vorgeschlagene Therapie noch eine Reaktion des Organismus hervorzurufen vermag oder nicht. Für eine ernste Wendung der Krankheit spricht neben der sich immer mehr steigernden Atemnot, neben der immer intensiveren Tätigkeit der Atmungs-Hilfsmuskulatur das Allgemeinbefinden der Kinder. Namentlich ein tiefes Erbleichen, ein verstörter Gesichtsausdruck, der den Lufthunger anzeigt, deuten darauf hin, daß das Leben mehr und mehr gefährdet ist. In diesem Zustande liefert dann auch die physikalische Untersuchung einen deutlichen Befund. Neben den feinen, hellen Rasselgeräuschen, die wie bei der Kapillärbronchitis zunächst an den paravertebralen Längenabschnitten hörbar sind, treten auch Schallverkürzungen, Dämpfungen und Bronchialatmen, zunächst an den genannten Lungenpartien, dann auch an anderen Teilen auf. Nimmt die Infiltration zu, so leidet nach und nach die Sauerstoffversorgung, das Kind wird zyanotisch, die Zirkulation wird ernstlich gestört, der Puls wird klein usw. Immer wieder muß darauf hingewiesen werden, daß das Allgemeinbefinden, die richtige Verwertung aller Symptome, die der Patient darbietet, wichtiger ist, als das Ergebnis der physikalischen Untersuchung der Lungen allein. Letztere kann ein Bild liefern, das nach Ausbreitung von Dämpfung, Bronchialatmen, feinblasigem Rasseln dem schweren Allgemeinzustande entspricht, muß es aber nicht immer tun. Man tut jedenfalls gut, sich niemals auf einen geringen physikalischen Befund zu verlassen und etwa danach die Prognose zu stellen, vielmehr muß hierfür stets das Allgemeinbefinden und die Funktionsstörung maßgebend sein.

An Komplikationen sind für die Säuglinge und Kinder des angrenzenden Alters namentlich die nicht seltenen Digestionsstörungen gefährlich. Sie nehmen zuweilen das Aussehen schwerer eitriger Enteritiden an, und wenn man die Erkrankung nicht von ihren Anfängen an beobachten konnte, dann kann man leicht im Zweifel sein, ob die eitrige Entzündung des Darmes oder die der Bronchien und Alveolen den primären Prozeß darstellt.

Ferner treten Störungen auf, die an eine Meningitis erinnern. Die Kinder sind mehr oder weniger benommen, der Blick ist leer und starr, mit der Benommenheit wechseln eine starke Unruhe, schwere Delirien usw. ab. Dieser Meningismus, der oft das ganze Krankheitsbild beherrscht und auch bei genauer Untersuchung zu Fehldiagnosen führen kann, findet sich besonders häufig bei pneumonischer Erkrankung des Oberlappens. Dabei handelt es sich oft um kleine, anfangs physikalisch überhaupt nicht nachweisbare Herde, die erst allmählich größer und erkennbar werden. In diesen Fällen hat man weniger den Eindruck einer Krankheit, die die Funktion der Lunge beeinträchtigt, als den einer schweren Infektionskrankheit, deren Herd zufällig in der Lunge sitzt.

Die Oberlappenpneumonien haben am meisten Neigung zur Entstehung immer neuer Herde und werden leicht zu den gefürchteten Wanderpneumonien. Schließlich treten auch Konvulsionen auf, die dem Tode kurz vorausgehen. Die Ursache für diese Komplikation ist in der venösen Hyperämie, in der immer schlechter werdenden Versorgung des Zentralorgans mit Sauerstoff zu suchen.

Albuminurie kommt vor, entspricht aber dem Fieber.

Diagnose. Die Diagnose ergibt sich aus dem Vorstehenden.

Prognose. Die Prognose der Krankheit richtet sich nach der Ausbreitung des Prozesses und nach dem Zustande des Kindes, in dem es in die Krankheit eintrat. So sind schwer rachitische Kinder, deren Atmung schon bei gesunden Lungen erschwert ist, stärker gefährdet, ebenso Kinder, die an mehr oder weniger schweren Darmerkrankungen leiden, mögen diese der Lungenentzündung vorausgegangen sein oder während ihres Verlaufs entstehen. Namentlich kommen hier die eitrigen Entzündungen des Dickdarmes in Betracht.

Therapie. Die Therapie ist eine ähnliche wie bei der Kapillärbronchitis.

Die Luft in der Umgebung des Kranken soll möglichst rein und feucht sein. Letzteres ist am besten durch Dampfspray zu erreichen.

Die Kinder sollen nicht dauernd ruhig auf dem Rücken im Bette liegen, sie sollen vielmehr öfters auf die Seite und auf den Bauch gelegt werden, um eine bessere Bewegung der hinteren Lungenpartien zu ermöglichen. Hierbei ist allerdings gute Überwachung notwendig, sonst können junge und kraftlose Kinder ersticken. Die Kinder sollen öfter aufgenommen und herumgetragen werden.

An hydrotherapeutischen Maßnahmen werden folgende angewendet: Prießnitzumschläge im ersten Beginn der Erkrankung. Sobald indessen der Beginn einer Infiltration angenommen werden muß, genügt das nicht, man macht dann Gebrauch von den kalten Übergießungen auf Brust und Rücken im warmen Bade. (S. 226.)

Mit Nutzen kann auch (bei noch guter Herzkraft) nach einem warmem Bade eine Ganzeinwicklung gemacht werden, in der das Kind etwa eine Stunde bleiben soll. Die oben erwähnte Senfeinwicklung läßt sich ebenfalls anwenden; man wird von ihr namentlich dann Gebrauch machen, wenn noch eine ausgebreitete Bronchitis neben dem pneumonischen Prozeß besteht. In allen Fällen zögere man mit der Anwendung energischer hydrotherapeutischer Methoden nicht zu lange, Ich habe in den so häufigen Stationsendemien stets den besten Erfolg von der frühzeitigen Anwendung der Bäder mit Übergießungen gesehen. In schweren Fällen ist auch der Aderlaß zu versuchen.

An Medikamenten kommen Expektorantien, wie Ipekakuanha, Vin. stibiat. usw., in Frage, ferner bei nachlassender Herzkraft Analeptika, namentlich Kampfer, subkutan 0,05—0,1 mehrmals täglich.

In manchen, länger sich hinziehenden Fällen sieht man oft Gutes vom Kreosotal und vom Chinin sowie anderen Antifebrilia, wie Natr. salicyl., Antipyrin usw. Es scheint hier direkt eine Wirkung auf den entzündlichen Prozeß selbst stattzufinden. Sie sind namentlich in den Fällen am Platze, in denen die Entzündung die Tendenz progredienten Fortschreitens hat. Es werden Dosen von 0,1—0,3 gegeben, am besten per rectum oder subkutan. Die Medikation wird nur wenige Tage, 2—3, fortgesetzt.

Schließlich seien noch die Sauerstoffinhalationen erwähnt, die dem Patienten wenigstens subjektiv wohltun (vgl. S. 264).

Die chronischen Erkrankungen der Bronchien und der Lunge.

Hierher gehört zunächst die **chronische, zu Asthma führende Bronchitis.**

Sie befällt wohl nur Individuen, deren Konstitution für dies Leiden ganz besonders geeignet ist, d. h. diese Organismen verhalten sich gegen dieselbe Noxe, die bei anderen nur eine einfache Bronchitis hervorruft, die dann wieder abheilt und normale Atmungsorgane zurückläßt, anormal. Sie erkranken leichter, die Entzündung bildet sich weniger schnell und weniger vollständig zurück, es bleibt schließlich zwischen einer Erkrankung und der nächsten nicht mehr genug Zeit zur Abheilung, so daß die zweite Schädigung ein noch erkranktes Gewebe trifft usw. So entsteht schließlich ein chronischer Entzündungszustand der Bronchialschleimhaut. Der erste Anfang läßt sich oft in das frühe Säuglingsalter hinein verfolgen, wenn auch den Eltern der chronische, der habituelle Charakter des Zustandes erst später deutlich wird. Man bekommt dann die Angaben zu hören, daß das inzwischen meist bis zum schulpflichtigen Alter herangewachsene Kind eigentlich immer gehustet und alle Augenblicke an Katarrhen zu leiden habe, so daß jeder Witterungswechsel einen Schnupfen und starke fieberhafte Bronchitis zur Folge habe.

Untersucht man derartige Kinder, so findet man meist gut, ja reichlich genährte Individuen mit etwas schlaffem Fettpolster, etwas schlechtem Muskeltonus, meist blasser Gesichtsfarbe (ist aber nicht immer der Fall). Der Thorax der kleinen Patienten fällt durch seine starke Wölbung und Breite, durch den stumpfen Epigastralwinkel auf. Die Eltern freuen sich oft darüber, daß das Kind eine so „breite“ Brust habe. Die Auskultation läßt dann gewöhnlich über allen Teilen der Lunge, besonders allerdings an den unteren, ein Schnurren, Brummen, Giemen und reichliches Rasseln (grobes und mittelblasiges) erkennen. Es besteht dabei eine gewisse Dyspnoe, die deutlich exspiratorisch ist, und sich in einzelnen, namentlich nachts erfolgenden Anfällen bis zur Orthopnoe steigern kann. Beobachtet man die Atmung, so sieht man, daß der Thorax sich dauernd in Inspirationsstellung befindet, daß seine Bewegung bei Exspiration und Inspiration nur eine ganz minimale ist. Versucht man, ihn zusammenzudrücken und in Exspirationsstellung zu bringen, so fällt seine Starrheit auf. Man hat also ein Bild vor sich, das vollkommen dem Emphysem und dem Asthma des Erwachsenen entspricht. Daneben besteht häufig noch eine Neigung zu Hautausschlägen und eine „empfindliche Haut“; d. h. jedes auch leichte Trauma, das die Haut trifft, hinterläßt eine auffallend lange sichtbar bleibende Rötung, und oft erfolgt auch schon auf leichte Reize hin eine Quaddelbildung.

Eine fernere Begleiterscheinung ist chronische Obstipation. Sie besteht meist auch schon seit der frühesten Jugend und hat sich bis zum schulpflichtigen Alter mit vorübergehenden Besserungen und Verschlimmerungen erhalten.

Es wurde oben schon gesagt, daß dieser Zustand nur auf dem Boden einer gewissen Konstitution entstehen kann, die sich auch schon im Säuglingsalter bemerkbar macht. Es handelt sich da um Kinder mit exsudativer Diathese, um Kinder, die zu einem großen Fett- und Wasseransatz neigen, die eine auffällige Vulnerabilität der Haut und der Schleimhäute darbieten, die deswegen während des ganzen Säuglingsalters und darüber hinaus von chronischen Ekzemen geplagt werden, deren Äquivalent an den Schleimhäuten die Bronchitis darstellt. Dabei ist die Abhängigkeit dieser chronischen Entzündungen von der Nahrung auffällig. Jede zu reichliche Nahrung, namentlich jede fettreiche Nahrung, verschlimmert das Ekzem und die Bronchitis bzw. ruft sie wieder hervor. Oft kann man bei solchen Kindern schon innerhalb des ersten Lebensjahres den emphysematischen Thorax entstehen sehen, der schon in dieser Zeit eine eigentümliche Starrheit aufweist und sich nur schwer in eine Exspirationsstellung bringen läßt.

Fragt man nach, so hört man sehr oft, daß das betreffende Kind an hartnäckigen Ekzemen als Säugling gelitten hat, und ist es noch möglich, die Art der Ernährung in der frühesten Kindheit festzustellen, so hört man, daß diese Kinder reichlich und lange über das erste Lebensjahr hinaus mit Milch gefüttert wurden.

Diese höchst wichtige und interessante Konstitutionsanomalie findet sich zuweilen als Familienanomalie, man hört, daß die Eltern selbst Asthmatiker sind, daß sie „anfällig" sind, nervös sind usw. In anderen Fällen scheint die übrige Familie ganz gesund, und nur ein Kind zeigt die besprochene Eigentümlichkeit.

So habe ich einen sehr ausgeprägten Fall bei einem siebenjährigen Mädchen gesehen, dessen ältere und jüngere Schwester nicht das geringste Zeichen des Asthmas bzw. der exsudativen Diathese darboten, uud dessen Eltern ebenfalls gesund sind.

Diagnose. Die Diagnose der Krankheit ergibt sich aus dem Vorstehenden.

Prognose. Die Prognose ist mit Vorsicht zu stellen. Die Kinder kommen leider nicht immer in den ersten Jahren ihres Lebens in Behandlung, bzw. es wird nicht immer schon in dieser Zeit die richtige Diagnose gestellt, und so hat man es mit einem bereits sehr ausgebildeten Zustande zu tun, dessen Änderung schwierig und oft unmöglich ist. Der Zustand bedeutet aber für das Kind ein dauerndes Kränkeln, eine Unmöglichkeit, dauernd und regelmäßig die Schule zu besuchen, so daß die Kinder nicht nur körperlich leiden und zu keinem rechten Lebensgenuß kommen, sondern auch in der Ausbildung zurückbleiben usw. Schließlich ist die chronische Bronchitis, die mangelhafte Lüftung der Lungen eine Gelegenheitsursache für schwerere akute Erkrankungen der Lungen, denen diese Kinder natürlich viel weniger gut begegnen können als gesunde. Ebenso sind solche Kinder bei Infektionskrankheiten, die die Respirationsorgane in Mitleidenschaft ziehen, also namentlich bei Masern und Keuchhusten, ganz besonders gefährdet.

Auf alle diese Dinge muß bei der Stellung der Prognose Rücksicht genommen werden.

Therapie. Die Therapie hat in erster Linie die Ursache zu bekämpfen, d. h. eine Lebensweise vorzuschreiben, die sich der anormalen Konstitution anpaßt. Hier gilt genau dasselbe wie bei der Behandlung der exsudativen Diathese (s. S. 374), d. h. es muß knapp genährt werden mit fettarmer Kost. Solche Kinder sollen nur sehr wenig mageres Fleisch erhalten, in mäßigen Mengen Mehlspeisen und hauptsächlich von Gemüsen und Obst leben. Milch darf ebenfalls nur in ganz mäßigen Quantitäten genommen werden. Man erreicht dadurch gewöhnlich schon nach wenigen Wochen eine Änderung des ganzen Befindens, namentlich bessert sich auch die Obstipation. Letztere wird außerdem mit Massage und, wenn im Anfange der Behandlung nötig, mit Einläufen — am besten Öleinläufen — bekämpft. Besteht eine große Empfindlichkeit der Haut, so ist eine vorsichtige Abhärtung zu versuchen.

Die spezielle Behandlung der Bronchitis bzw. des Asthmas zerfällt in zwei Teile. Zunächst muß versucht werden, die Asthmaanfälle zu unterdrücken. Das gelingt in außerordentlich vielen Fällen mit der kurzdauernden Darreichung relativ großer Dosen von Jodkalium. Man läßt bei Kindern des schulpflichtigen Alters dreimal täglich bei gefülltem Magen 0,5—0,75 Jodkalium nehmen und setzt das drei Tage lang fort. (Während dieser Zeit kein Obst.) Während des Anfalls können auch die bei Asthma des Erwachsenen angewandten Mittel, Narcotica alv., versucht werden. Der Katarrh wird durch Feuchthalten der Luft gelindert, er wird gebessert und wohl auch ganz geheilt durch Aufenthalt an der See (Nordsee!) und in Solbädern, auch durch Aufenthalt im Hochgebirge, namentlich durch Winterkuren. Schon ein einfacher Luftwechsel, Verbringen des Kindes in reine, nicht zu trockene Luft, bringt hier oft Besserung.

Der wichtigste Teil der Behandlung ist aber die Beeinflussung des Atmungsmechanismus, namentlich die Herbeiführung ausgiebiger Exspirationen. Das ist nur möglich mit der Atmungsgymnastik, und man erreicht schon sehr viel durch eine sehr einfache Manipulation, wie sie von Gerhardt angegeben wurde. Man faßt dabei das Kind mit beiden Händen so um den Thorax, daß die Daumen nach oben gerichtet in der Mammillarlinie oder etwas nach außen davon sich befinden, die vier anderen Finger greifen nach hinten unter der Achselhöhle herum und werden so angelegt, daß ihre Spitzen sich in der Richtung der Spina scapulae, unterhalb der Skapula befinden. Man läßt jetzt während der Inspiration die Hände locker, während der Exspiration drückt man den Thorax zusammen und zieht den vorderen Teil desselben gleichzeitig nach unten. Diese Manipulation, die sich mit einiger Geduld auch schon bei sehr jungen Kindern und

Säuglingen ausführen läßt, wird 2—3 mal am Tage 10 Minuten lang vorgenommen.

Die Kinder gewöhnen sich sehr bald daran, und namentlich bei älteren Kindern können diese Übungen bald außerordentlich leicht und ausgiebig vorgenommen werden. Die Mütter lernen es meist gut und können die Gymnastik selbst ausführen. Wo diese Übungen gewissenhaft längere Zeit fortgesetzt werden, da ist der Erfolg ganz ausgezeichnet, und man erkennt nach einigen Monaten den Atmungstypus der Kinder kaum wieder.

Die chronische Pneumonie.

In einer nicht ganz geringen Anzahl von Fällen kommt es nach der Bronchopneumonie nicht wieder zu einer Wiederherstellung normaler Verhältnisse, sondern es entwickelt sich eine chronische Entzündung, die einerseits zur Induration eines ganzen Lappens, andererseits zur pleuritischen Verlötung der Lungen- und Rippenpleura führt und vor allem einen Zustand herbeiführt, der eine äußerst unangenehme Bedeutung hat, die Bronchiektasie. Muß man auf der einen Seite hervorheben, daß ein solcher Ausgang sich besonders bei Patienten ereignet, die an solchen Krankheiten leiden, die eine besonders schwere Schädigung darstellen, Masern und Keuchhusten, so gibt es andererseits genug Fälle, in denen auch an nicht spezifische akute Entzündungen der Lunge sich der chronische Zustand anschließt. Hier liegt es, namentlich mit Bezugnahme auf das oben unter chronischer Bronchitis Gesagte, sehr nahe, eine besondere Vulnerabilität der Schleimhaut und eine Minderwertigkeit des Gewebes der Bronchialwand anzunehmen.

Die Krankheit zeigt einen Verlauf, der sich mit größeren oder geringeren Exazerbationen monate- und jahrelang ausdehnen und wohl auch bis in das Alter der Erwachsenen hineinreichen kann.

Es handelt sich um Kinder, die, blaß und mager, meist schon auf den ersten Blick zeigen, daß sie chronisch krank sind. Man hört dann von den Eltern, daß sie nach einer akuten Lungenerkrankung, sei diese nun als selbständige Affektion, sei sie im Gefolge von Masern oder Keuchhusten aufgetreten, sich nicht wieder erholen konnten. Sie sind den Husten nie ganz los geworden, sie haben immer wieder von Zeit zu Zeit Fieberattacken überwinden müssen, haben wohl auch dauernd abends erhöhte Temperaturen, sind mißmutig, appetitlos, stets müde, haben stark abgenommen. Ältere Kinder haben viel Auswurf. Untersucht man ein solches Kind, so findet man über einem ganzen Lappen eine starke Dämpfung, die betreffende Seite wird weniger stark bei der Atmung bewegt, sie hat wohl auch einen geringeren Umfang als die gesunde Seite. Auskultatorisch ist nicht viel mehr als ein abgeschwächtes Atmen zu hören, hier und da etwas Rasseln. Das Ganze macht zunächst den Eindruck einer Pleuritis, die ja auch in der Tat, wie oben schon gesagt, den Prozeß stets begleitet. Die Untersuchung läßt auch zunächst, wenn nicht der Umfang der erkrankten Seite zu sehr vermindert ist, an eine Exsudatbildung denken, die aber durch die Probepunktion nicht bestätigt wird. Die Deutung kann aber bei nur einmaliger Untersuchung recht erhebliche Schwierigkeiten machen. Hat man Gelegenheit, das Kind wiederholt zu untersuchen, so wird die Sache deutlicher. Zunächst hört man über dem gedämpften Lungenteile mehr Rasseln, dann, wenn stärkere Hustenanfälle vorausgegangen sind, auch amphorisches Atmen und klingendes Rasseln, die Dämpfung bekommt einen tympanitischen Beiklang. Hat man das Glück, dieses Bild bei der Untersuchung zu bekommen, so liegt die richtige Diagnose ziemlich nahe. Leider ist es aber nicht immer deutlich, namentlich bei jüngeren Kindern.

Schreitet der Prozeß dann weiter fort, so kommt es einerseits zu Schrumpfungen des indurierten Gewebes, andererseits zur Bildung immer größerer Höhlen, die sich außer den physikalischen Symptomen dann noch durch den kopiösen Auswurf verraten. Durch die Schrumpfungen können dann auch Deformationen usw. des Thorax hervorgerufen werden. Die bronchiektatischen Höhlen sind natürlich den sekundären Infektionen in höchstem Maße ausgesetzt, und in der Tat gehört es nicht zu den Seltenheiten, daß sich an einen solchen Prozeß ein gangränöser Zerfall des Lungengewebes mit fötidem Geruche der Exspirationsluft anschließt, der dann meist zum Tode führt; zuweilen allerdings bilden sich auch solche Gangränherde zurück.

Prognose. Die Prognose ist nach dem Gesagten für die Wiederherstellung der Gesundheit schlecht, denn weder die Bronchiektasien noch die Schrumpfungen sind an sich rückbildungsfähig, mögen sie auch längere Zeit mit dem Leben vereinbar sein.

Therapie. Längerer Aufenthalt an der See und im Hochgebirge ist von Nutzen; im übrigen sind diese Affektionen genau so zu behandeln wie beim Erwachsenen. Eine gewisse Ausnahme von der wenig erfolgreichen Therapie der chronischen Pneumonie und ihrer Folgezustände, namentlich der Bronchiektasien, bilden die Fremdkörperpneumonien, die ähnliche Erscheinungen machen und durch die Eigentümlichkeit der Kinder, alle möglichen Gegenstände in den Mund zu stopfen, sicher im Kindesalter von besonderer Bedeutung sind. Seitdem durch Killian die Bronchoskopie ausgebildet wurde, ist es in vielen Fällen möglich, den Fremdkörper zu entfernen und damit die Heilung herbeizuführen.

Anderweitige Erkrankungen der Lungen und der benachbarten serösen Häute.

Haben die bisher besprochenen Lungenerkrankungen einen für das Kindesalter besonderen Typus gezeigt, so ist das nicht der Fall bei den jetzt kurz zu erwähnenden Erkrankungen. Sie verlaufen in allen wesentlichen Punkten genau so wie im späteren Lebensalter und können unter Hervorhebung der wenigen, für das Kindesalter charakteristischen Züge hier kurz abgehandelt werden.

Zunächst sei die lobäre, genuine, fibrinöse Pneumonie besprochen. Sie ist beim Kinde eine äußerst häufige Erkrankung, ver-·läuft ganz wie beim Erwachsenen, mit dem einzigen Unterschiede, daß an Stelle des anfänglichen Schüttelfrostes häufig, namentlich bei jüngeren Kindern, Erbrechen oder Konvulsionen treten. Der Ausgang der Krankheit ist ein beinahe stets günstiger, so daß nur selten Fälle dieser Art zur Sektion kommen. Das mag es erklären, wenn in Lehrbüchern der pathologischen Anatomie kurzerhand erklärt wird, daß diese Krankheit im Kindesalter nicht vorkomme oder doch äußerst selten sei. Das ist vom klinischen Standpunkte aus ganz sicher falsch, und einige Sektionsergebnisse, die von Heubner mitgeteilt werden, lassen auch keinen Zweifel darüber, daß die wesentlichen Merkmale der genuinen Pneumonie des Erwachsenen sich auch bei der analogen Erkrankung des Kindes finden. Immerhin muß zugegeben werden, daß die Bildung eines fibrinösen Exsudats beim Kinde weniger intensiv erfolgt, und daß das Sektionsbild eine große Ähnlichkeit mit der Bronchopneumonie des Kindes haben kann. Das genauere anatomische Studium ist aber schon deswegen ein beschränktes, weil eben die wenigsten Fälle zugrunde gehen. Das alles hindert aber nicht daran, das klinische Bild der genuinen, lobären Pneumonie als eine der häufigsten akut fieberhaften Affektionen zu bezeichnen, die im Kindesalter vorkommen.

Eine Ausnahme der oben angegebenen günstigen Prognose machen die Oberlappenpneumonien, die unter dem Bilde einer schweren Infektionskrankheit in vielen Fällen verlaufen, und Neigung zum Wandern haben. Die Sterblichkeit an dieser Form der Pneumonie ist auch bei Kindern ziemlich groß (vgl. a. Oberlappen-Bronchopneumonien).

Diagnose. Die Diagnose ergibt sich von selbst.•

Prognose. Die Prognose ist beinahe ausnahmslos günstig.

Therapie. Die Therapie besteht in der Darreichung leichter Expektorantien, in der Anwendung Prießnitzscher Umschläge und ev. kalter Übergießungen im warmen Bade.

Die Pleuritis

ist im Kindesalter nicht besonders häufig, sie entspricht im wesentlichen den gleichen Affektionen des Erwachsenen. Erwähnt sei nur als eine Eigentümlichkeit des Säuglingsalters, daß in ihm beinahe nur eitrige Ergüsse vorkommen; man soll sich nicht durch ein scheinbar nur seröses Exsudat bei der Probepunktion täuschen lassen. In solchen Fällen handelt es sich um Verklebungen, hinter denen dann doch Eiter sitzt. Namentlich bei Streptokokkeneiterungen trifft das zu. Die Erklärung ist wohl einfach in der geringeren Widerstandsfähigkeit des Säuglings gegenüber den Infektionen mit Eitererregern zu finden. Sobald ein durch diese Mikroorganismen verursachter Prozeß an den serösen Häuten des Respirationsapparates überhaupt Platz greift, erzeugt er auch die schwerste Veränderung, eben die eitrige Entzündung.

Prognose. Die Prognose ist bei jungen Kindern meist sehr zweifelhaft, sie ist wenig günstig, wenn es sich um Stroptokokkeneiterung handelt. Dann bleibt es gewöhnlich nicht bei einer Pleuritis, sondern die Streptokokken machen auch noch andere Veränderungen im Körper, pyämische Herde usw. Namentlich erkrankt bei Säuglingen schnell das Perikard, auch wenn schon frühzeitig die Diagnose gestellt und die Pleura eröffnet wurde. In der Pleura findet sich dabei oft nur wenig Eiter, was natürlich die rechtzeitige Erkennung der Krankheit sehr erschwert. Sonst weicht die Prognose nicht, ebenso wie die Therapie, von den für den Erwachsenen bekannten Erfahrungen ab.

Durch Infektion bedingte Erkrankungen des Darmes.

Seltener als die Schleimhäute des Respirationsapparates und weniger häufig, als im allgemeinen angenommen wird, ist der kindliche Darm der Sitz einer Infektionskrankheit. Es kommen aber einige wichtige Infektionen vor, von denen nachstehend die Rede sein soll.

Um die Lehre der infektiösen Darmkrankheiten hat sich besonders Escherich und seine Schule verdient gemacht.

Als Infektionserreger kommen namentlich die Streptokokken und die Bazillen der einheimischen Ruhr in Betracht, und es soll deswegen diese Krankheit unten bei den spezifischen Infektionskrankheiten abgehandelt werden.

Die Infektionen der Mundhöhle.

Die Stomatitis catarrhalis (simplex) verdankt in den meisten Fällen der Schädigung durch mechanische Reize, die das Eindringen von Infektionserregern erleichtern, ihre Entstehung. Diese Reize können auf verschiedenste Weise zustande kommen. Es wurde schon oben auf S. 46 erwähnt, daß das überflüssige und schädliche Mundauswischen des Säuglings zu solchen Verletzungen und nachfolgenden Infektionen Veranlassung gibt; andere Ursachen sind z. B. das Hineinstecken aller möglichen Gegenstände in den Mund, wie es seitens der Kinder geschieht.

Die Erscheinungen bestehen in Hyperämie und Schwellung der Schleimhaut, die eine oft erhebliche Schmerzhaftigkeit und Schwierigkeit der Nahrungsaufnahme bedingen. Ferner bilden sich an den Lippen und namentlich an den Mundwinkeln Einrisse, die sich speckig belegen, sog. faule Ecken, die oft außerordentlich hartnäckig sind und auch bestehen, wenn die Entzündung der Mundschleimhaut schon längst beseitigt ist.

Daneben besteht, namentlich bei jungen Kindern, starker Speichelfluß, die Unterkieferdrüsen können anschwellen, und das Allgemeinbefinden kann ein schlechtes sein.

Diagnose. Die Diagnose ergibt sich von selbst.

Prognose. Die Prognose ist bei richtiger Behandlung günstig, die Krankheit wird in ein bis zwei Wochen zur Abheilung gebracht.

Therapie. Alle mechanischen Insulte sind zu vermeiden. Den Säugling füttert man für einige Tage mit dem Löffel, bei dem älteren Kinde muß jede feste Kost vermieden werden. Die Mundhöhle wird durch vorsichtige Pinselungen mit kühlem abgekochtem Wasser oder eventuell mit Ausspritzungen rein gehalten. Nur in schweren Fällen benutzt man für die Pinselungen eine adstringierende Lösung, am besten 1%ige Höllensteinlösung.

Die Stomatitis aphthosa (Mundfäule).

Die Krankheit besteht in der Entstehung fibrinöser Exsudationen in das Mundepithel hinein. Man sieht rasch hintereinander graue, etwas erhabene Plaques aufschießen, in deren Umgebung die Schleimhaut stark gerötet und geschwollen ist, die zu größeren Flächen verschiedenster Gestalt zusammenfließen. Dabei besteht eine recht erhebliche Schmerzhaftigkeit und ein fader, fauler Geruch aus dem Munde.

Die Entstehung der Krankheit wird mit dem Gift der Maul- und Klauenseuche des Rindviehes in Verbindung gebracht.

Die Kinder haben Fieber, fühlen sich schlecht und kommen durch die schlechte Nahrungsaufnahme (Schmerzhaftigkeit) schnell herunter.

Diagnose. Die Diagnose ist nicht schwer, nur muß man sich vor der Verwechslung mit Diphtherie hüten, die in manchen Fällen leicht möglich ist, in denen sich die aphthöse Entzündung namentlich auf Mandeln und Gaumenbogen entwickelt. Man muß dann nach Stellen suchen, die für die Stomatitis aphthosa charakteristisch sind. Es sind das kleine, stecknadelkopfgroße, graue fibrinöse Exsudationen in das Epithel hinein, die von einem hyperämischen Hof umzogen sind. Findet man sie, dann ist es höchstwahrscheinlich, daß die scheinbaren Diphtheriemembranen auf aphthöse Exsudationen zurückzuführen sind. Natürlich ist eine genaue Unterscheidung oft nur durch bakteriologische Untersuchung möglich, und es kommen Fälle vor, wo eine schnelle Entscheidung nicht möglich ist, und man gezwungen ist, zur Sicherheit Diphtherieantitoxin zu geben, auch wenn die Diagnose zweifelhaft ist.

Prognose. Die Prognose ist bei richtiger Behandlung gut; nur sehr selten, selbst bei schweren Fällen, stellen sich sekundäre Infektionen der Verdauungs- oder Atmungsorgane ein, die das Leben gefährden.

Therapie. Die Therapie besteht in der Darreichung nur flüssiger Diät, Reinhaltung des Mundes durch Ausspritzungen mit abgekochtem Wasser oder mit desinfizierenden Flüssigkeiten, z. B. mit Lösungen von 1% Kali hypermanganicum, Hydrogenium peroxydatum, 5% Borsäure usw. Die Stellen selbst werden mit Tinctura Ratanhiae oder Myrrhae oder besser noch mit 3%iger Karbolsäure gepinselt. Bei Anwendung letzteren Mittels ist darauf zu achten, daß nicht viel verschluckt wird. Man pinselt am besten mit abgekochtem Wasser nach. Die Bepinselung mit Karbolsäure soll nur vom Arzt selbst vorgenommen werden.

Die Krankheit ist im höchsten Maße ansteckend, deswegen darf das Kind weder zur Schule gehen noch mit anderen Kindern zusammen spielen, auch muß es besondere Eßgeräte usw. haben, und diese müssen stets sorgfältig gereinigt werden.

Die Stomatitis ulcerosa stellt eine tiefgreifende Erkrankung der Mundschleimhaut dar, bei der es meist, von einem schlechten Zahne ausgehend, zu einer nekrotischen Entzündung des Zahnfleisches mit tiefgreifender Geschwürbildung kommt. Die abgestorbenen Massen stinken furchtbar. Nekrose und Geschwürbildung kann weitergehen, von der Umgebung eines Zahnes zum nächsten wandern, schließlich sich den ganzen Kiefer entlang ausbreiten.

Das Allgemeinbefinden leidet schwer. Es sind Schmerzen und heftiges Fieber vorhanden, die Kinder sind sehr matt, haben schlechten Puls, sind völlig appetitlos. Nicht selten entwickelt sich unter weiterem Verfall, Einsetzen von Diarrhöen und Hautblutungen das Bild der allgemeinen Sepsis. Dabei ist zu bemerken, daß sich die Affektion meist bei schwächlichen, widerstandslosen Kindern findet.

Diagnose. Die Diagnose ergibt sich aus dem Vorstehenden.

Prognose. Die Prognose ist zweifelhaft, oft sehr ernst, weil es sich um eine Erscheinungsform der allgemeinen Sepsis handeln kann, bzw. die Stomatitis ulcerosa zur Entstehung einer solchen Veranlassung gibt.

Therapie. Die Therapie besteht außer den der Reinhaltung des Mundes dienenden Maßnahmen, wie sie oben beschrieben wurden, in der Anwendung energischer Ätzmittel. Am sichersten wirkt eine Ätzung mit 50%iger oder reiner Karbolsäure, die mittels eines in diese getauchten dünnen Glasstabes vorgenommen wird; dann wird mit Wasser nachgespült. Daneben muß alles geschehen, um den allgemeinen Kräftezustand zu heben.

Noma. Der Wasserkrebs.

Es handelt sich hier um eine seltene, in ihren Folgen furchtbare Wirkung septischen Giftes, dessen genauere Natur uns noch unbekannt ist. Die Befunde sind hier noch ganz unklar, so daß darauf an dieser Stelle nicht näher eingegangen werden kann.

Die Zerstörung geht von der Wange aus, sie geht unheimlich schnell vorwärts, zerstört alle Gewebe, den Knochen mit einbegriffen, die Zähne fallen aus, in Form eines feuchten Brandes. Dabei besteht Fieber und ein Allgemeinbefinden wie bei einer schweren Sepsis, und durch die Wirkung der septischen Gifte geht auch der Organismus nach kurzer Dauer der Krankheit zugrunde.

Die Mundhöhle ist der häufigste Sitz der Krankheit, doch kann sie sich auch in derselben Weise an den weiblichen Genitalien abspielen.

Befallen werden vorzugsweise schlecht genährte, schon widerstandslose Individuen, und namentlich scheint die Schädigung durch anderweitige Infektionen und die damit bedingte Herabsetzung der natürlichen Immunität von Bedeutung zu sein. Die Diphtherie scheint hier eine große Rolle zu spielen, worauf bei der Therapie Rücksicht zu nehmen ist. Ferner sind die Varizellen, in deren Gefolge namentlich an den weiblichen Genitalien tiefgreifende Geschwüre auftreten können, von besonderer Bedeutung.

Diagnose. Die Diagnose ist leicht, denn wir kennen keine andere Form der nekrotischen Zerstörung, die mit einer so furchtbaren Geschwindigkeit vorwärts schreitet.

Prognose. Die Prognose ist meist schlecht.

Therapie. Die Therapie ist wesentlich eine chirurgische. Im Gesunden muß die brandige Stelle herausgeschnitten werden. Geschieht das frühzeitig, so kann eine Heilung, selbst ohne zu großen Substanzverlust, erzielt werden. Die eigentümliche Beziehung, die die Diphtherie zu dem Prozeß hat, legt es ferner nahe, etwa 3000 I.-E. Diphtherieantitoxin einzuspritzen.

Der Soor, die Schwämmchen, ist eine Wucherung eines Schimmelpilzes in den oberen Lagen des Mundepithels. Nur selten wuchert der Pilz in die Tiefe der Schleimhaut, und außerordentlich selten sind die Fälle, in denen er, in die Lymph- oder Blutbahnen gelangend, eine Allgemeininfektion hervorruft.

Die Krankheit befällt vorzugsweise Säuglinge, und zwar solche, die durch Krankheit oder unrichtige Ernährung geschädigt sind. Bei gesunden Säuglingen scheint der Pilz keinen geeigneten Boden zu finden.

Es entwickeln sich glänzend weiße, stecknadelkopfgroße, über die Schleimhautoberfläche hervorragende Pilzwucherungen, die bei verschleppten Fällen zu zusammenhängenden dichten Pilzrasen werden können. Damit geht parallel eine mäßig starke Entzündung der Mundschleimhaut, die Schmerzen und dadurch Nahrungsverweigerung verursacht.

Diagnose. Die Diagnose ist sehr leicht. Im Falle des Zweifels genügt es, ein wenig des Pilzrasens abzuschaben und unter das Mikroskop zu legen, um über die Natur der Krankheit ins klare zu kommen.

Prognose. Die Prognose ist gut.

Von den wenigen tödlichen Fällen bei Soor-Allgemeininfektion soll abgesehen werden.

Therapie. Die Therapie besteht in täglich mehrmals vorgenommenen Pinselungen mit 25 %igem Boraxglyzerin.

Rp.   Natr. biboracic.   2,5
Glyzerin 10,0
D. S.   Zur Pinselung.

Ein bequemes Mittel bei leichten Fällen ist das Bestreuen des Saugers mit Borsaccharin.

Infektionen des Urogenitalapparates.

Die Cystitis und Pyelitis

sind im Kindesalter häufige Affektionen, die namentlich beim Säugling besonders große Beachtung verdienen. Hierauf ist zuerst durch Escherich hingewiesen worden, und ihm und seinen Schülern, besonders Pfaundler, ist der Ausbau unserer bakteriologischen Kenntnisse in dieser Frage wesentlich zu danken.

Die Cystitis findet sich in überwiegender Menge der Fälle bei weiblichen Säuglingen, seltener bei älteren Kindern und bei Knaben.

Ältere Kinder, die mit einer Cystitis dem Arzt zugeführt werden, sind gewöhnlich schon längere Zeit krank und haben Erscheinungen dargeboten, die auf Blasenentzündung hindeuten.

Die Krankheit wird in den meisten Fällen hervorgerufen durch den Kolibazillus, und der Weg dürfte meist von außen, die Harnröhre aufwärts, eingeschlagen sein, woraus sich ohne weiteres die Bevorzugung des weiblichen Geschlechts erklärt, denn die kurze weibliche Harnröhre begünstigt natürlich eine solche Infektion mehr als die lange männliche.

Die klinischen Erscheinungen sind in sehr vielen Fällen sehr wenig auffallend. Häufig sind nur ein schlechtes Allgemeinbefinden, geringer Appetit, Unruhe, unregelmäßiges Fieber, Stillstand oder Abnahme des Gewichts die einzigen Symptome, die die Eltern veranlassen, den Arzt zu Rate zu ziehen. In anderen Fällen zeigen die Kinder, daß sie Schmerzen beim Urinieren haben, sie schreien heftig dabei, und die Windeln zeigen einen bräunlichen bis rötlichen Ton, von Blut herrührend.

In allen Fällen mit unklarem Fieber des Säuglings und des Kindes überhaupt darf nie außer einer Untersuchung der Ohren (s. S. 142) eine genaue Untersuchung des Urins unterlassen werden, die hier neben einem oft sehr geringen Eiweißgehalt im Sediment Eiter und mehr oder weniger rote Blutkörperchen erkennen läßt. Der Urin ist sauer, bleibt auch nach Filtration trübe urd enthält meist eine große Menge beweglicher Stäbchen, die sich bei genauer bakteriologischer Untersuchung als Kolibazillen erweisen.

Bei älteren Kindern werden die lokalen Beschwerden deutlicher angegeben, und es fällt namentlich der unaufhörliche Urindrang mit starken Schmerzen bei der Entleerung selbst auf.

Die Diagnose wird durch die Untersuchung des Urins sichergestellt, vor allem muß aber daran gedacht werden, ihn mikroskopisch, nicht nur auf Eiweiß, zu untersuchen. Es mag hierbei bemerkt werden, daß der filtrierte Urin eiweißfrei gefunden werden kann und doch Eiterkörperchen im Sediment nachweisbar sind.

Prognose. Die Prognose der Krankheit hängt wesentlich von der richtigen und rechtzeitigen Diagnose ab. Leider werden solche

Kinder aber oft monate- und jahrelang vernachlässigt. „Zahnfieber" und ähnliche Verlegenheitsdiagnosen werden gestellt. In diesen Fällen ist es das Günstigste, wenn das Leiden wenigstens beschränkt bleibt. Dann treten abwechselnd Besserungen und Verschlechterungen ein. In ungünstig verlaufenden Fällen kommt es aber zur Pyelitis und zur Mitbeteiligung der Nieren, wodurch schließlich der Tod herbeigeführt werden kann (s. u.).

Therapie. Die Therapie besteht in der Darreichung von Urotropin, dreimal täglich 0,1—0,15 bei Säuglingen und 0,2—0,5 bei älteren Kindern. In ungefähr gleichen Dosen kann auch das Borovertin gegeben werden, das mir zuweilen von Vorteil schien, wo das Urotropin nicht zum Ziele führte. Außerdem wird Wildunger Helenenquelle gegeben. In manchen Fällen, namentlich wenn das Leiden schon etwas länger besteht, ist auch die lokale Behandlung nützlich. Man spült nach gründlichster Reinigung der äußeren Geschlechtsteile und Einführung eines sterilisierten harten Katheters die Blase zunächst mit Borsäure, dann mit einer Lösung von Argent. nitric. 1⁰/₀₀ oder von einem anderen Silberpräparat, und schließlich wird zur Neutralisation der überflüssigen Höllensteinlösung mit Kochsalzlösung nachgespült.

Prophylaktisch ist darauf zu achten, daß die Kinder nach Stuhlentleerung nicht so gereinigt werden, daß der Kot nach vorn, nach der Harnröhre zu, gewischt wird, sondern die Säuberung hat stets in umgekehrter Richtung zu erfolgen. Es ist ohne weiteres klar, daß der erstgenannte falsche Modus immer wieder zu einer Infektion mit Kolibazillen führen muß.

Die Pyelitis entsteht in den meisten Fällen durch aufsteigende Infektion von der Blase aus und findet sich dementsprechend auch besonders häufig bei Mädchen. Dabei kann eine Blasenentzündung vorhanden sein, aber auch fehlen, oder doch wenigstens keine nachweisbaren Erscheinungen machen.

In selteneren Fällen mag die Entzündung des Nierenbeckens auch durch Infektion auf dem Blutwege erfolgen können oder auf dem Lymphwege vom Dickdarm aus. Namentlich bei Knaben ist dieser Weg von Bedeutung, während bei Mädchen neben ihm vorzugsweise eine aufsteigende Infektion in Betracht zu ziehen ist.

Die klinischen Erscheinungen sind recht unbestimmt. Ältere Kinder geben wohl Leibschmerzen an, die sich aber schwer sicher deuten lassen, daneben besteht Abgeschlagenheit und Mißlaunigkeit und Fieber von unbestimmt remittierendem Charakter. Der ganze Zustand zeigt Intermissionen, so daß Zeiten, in denen die Kinder scheinbar gesund sind, mit Fieberepisoden wechseln. Wird in solchen Fällen nicht eine genaue Urinuntersuchung vorgenommen, so kann man lange Zeit über den Grund des Fiebers völlig im unklaren sein. So kann sich der Zustand längere Zeit hinziehen, doch kann auch eine schwere ulzerierende Entzündung des Nierenbeckens einsetzen mit mehr oder weniger Beteiligung des Nierenparenchyms, die schließlich unter den Erscheinungen der Sepsis zum Tode führt.

Der Urin ist sauer, wenigstens bei der wichtigsten, durch Kolibazillen hervorgerufenen Entzündung, er enthält meist — nicht immer — Eiweiß, oft aber nur in sehr geringer Menge, Eiterzellen und Epithelien in mäßiger Menge, aber durch Sedimentieren im Spitzglas oder besser durch die Zentrifuge leicht nachweisbar. Rote Blutkörperchen fehlen.

Diagnose. Die Diagnose hängt von der Urinuntersuchung ab. Wird diese mit der nötigen Sorgfalt vorgenommen, so ist sie leicht.

Prognose. Die Prognose hängt von der rechtzeitigen Diagnose ab. Sie ist im allgemeinen gut, außer bei der schweren Form, die oben erwähnt wurde, in die natürlich jede Pyelitis bei längerem Bestehen übergehen kann.

Die Behandlung deckt sich mit der der Cystitis, nur fallen Blasenspülungen weg, wenn nicht zugleich eine Cystitis vorhanden ist.

Die Vulvo-vaginitis

ist beim Kinde, und zwar in allen Altersstufen, eine verhältnismäßig häufige Krankheit, die in der Mehrzahl der Fälle auf gonorrhoische Infektion zurückzuführen ist. Wann diese zustande kommt, ist nicht immer sicher zu ergründen, doch muß daran festgehalten werden, daß nur eine Kontaktinfektion die Übertragung der Gonokokken bewerkstelligen kann.

Außer durch die gonorrhoische Infektion kann ein Reizzustand auch noch in selteneren Formen durch Masturbation, durch Oxyuren, große Unreinlichkeit usw. geschaffen werden, doch ist man stets gehalten, zunächst auf Gonokokken zu untersuchen.

Die klinischen Erscheinungen bestehen in vielen Fällen lediglich in einem schleimig-eitrigen Ausfluß aus den Geschlechtsteilen, der die Haut und die Wäsche beschmutzt (gelbe Flecken), und der die Eltern veranlaßt, das Kind dem Arzte zu zeigen. Daneben bestehen zuweilen mäßige lokale Beschwerden, Schmerzen bei der Urinentleerung, Jucken und Brennen.

Der Zustand führt selten zu einer tieferen Erkrankung der Geschlechtsorgane, ist aber ganz außerordentlich hartnäckig und beeinträchtigt das Allgemeinbefinden. Die Kinder sind unlustig, haben geringen Appetit, werden blaß. Freilich sieht man auch oft genug, daß die Kinder in ihrem Allgemeinbefinden nur wenig leiden.

Diagnose. Die Diagnose ist durch die mikroskopische Untersuchung — Färbung auf Gonokokken — gegeben.

Prognose. Die Prognose ist im allgemeinen günstig, doch sei nochmals auf die große Hartnäckigkeit des Leidens verwiesen, das oft lange Wochen auch einer zweckentsprechenden Behandlung trotzt.

Therapie. Die Therapie besteht in einer Ausspülung der Vagina mit geeigneten antiseptischen und adstringierenden Flüssigkeiten, z. B. Protargol 0,5 %, Argent. nitric. 0,5 % usw. Ferner gibt man täglich ein Sitzbad mit Tannin 1 pro Mille und tamponiert, wo es nicht zu große Schmerzen macht, die Vagina mit Vioformgaze aus. Oder man führt einen Wattetampon oder ein Schwämmchen, mit 10%igem Ichthyol getränkt, in die Vagina ein und drückt es dort aus. Selbstverständlich muß jede Kontaktinfektion anderer Kinder in der Familie oder im Krankenhause streng vermieden werden, alle Gebrauchsgegenstände, Badewanne usw. usw. dürfen nicht auch von anderen Kindern benutzt werden usw. Die Angehörigen müssen ganz besonders darauf hingewiesen werden, daß und wie sie sich nach Besorgung des kranken Kindes zu desinfizieren haben.

Sechstes Kapitel.

Spezifische Infektionskrankheiten, die dem Kindesalter eigentümlich sind oder eine besondere Bedeutung für dasselbe haben.

Der Scharlach.

Der Scharlach ist eine exanthematische Infektionskrankheit, deren Erreger wir bis jetzt nicht kennen. Die Annahme, daß Streptokokken die Ursache dieser Krankheit seien, ist aus folgenden Gründen sehr unwahrscheinlich. Streptokokken verleihen bei keiner der Krankheiten, die sicher durch sie hervorgerufen werden, eine Immunität gegen diese, sondern sie zeitigen eher eine größere Empfänglichkeit des betreffenden Organismus für eine Neuerkrankung derselben Art (Erysipel, Gelenkrheumatismus). Im Gegensatz hierzu verleiht das Überstehen eines Scharlachs einen Schutz gegen diese Krankheit für das ganze Leben. Die wenigen Fälle, in denen bei einwandfreier Beobachtung eine mehrmalige Erkrankung vorgekommen ist, müssen als Ausnahmen gelten.

Ferner finden sich die Streptokokken gerade in den foudroyant tödlich verlaufenden Fällen nicht im Blute, und doch müßte man annehmen, daß hier eine Überschwemmung des gesamten Organismus mit Streptokokken stattgefunden hätte, wenn diese die Ursache der schweren tödlichen Erkrankung sein sollten. Diese Annahme ist um so notwendiger, als es sich hier um einen Parasiten handelt, der durch seine Anwesenheit deletär wirkt, nicht aber imstande ist, durch lösliche, von ihm sezernierte Gifte Wirkungen, die fern von seinem Ansiedlungsorte liegen, auszulösen, wie das dem Bazillus der Diphtherie und des Tetanus eigen ist.

Will man trotzdem einem Streptokokkus die Rolle des Erregers des Scharlachs zuschreiben, so müßte man an einen ganz besonderen Mikroorganismus denken, der mit den anderen Streptokokken nur morphologische und kulturelle Ähnlichkeit hat, aber sich in biologischer Beziehung vollständig von ihnen unterscheidet. Die bisherigen Forschungen haben zu einer solchen Annahme keine Berechtigung gegeben, vielmehr verlaufen diejenigen Prozesse beim Scharlach, die mit Sicherheit auf Strepotkokken zurückgeführt werden müssen, genau so wie andere septische Prozesse, deren Erreger Streptokokken sind.

Wenn die Streptokokken also höchstwahrscheinlich nicht die eigentlichen Erreger des Scharlachs sind, so haben sie doch bei dieser Krankheit eine ganz besondere Bedeutung für die Entstehung sekundärer septischer Prozesse, worauf später eingegangen werden soll.

Epidemiologisch gehört der Scharlach zweifellos zu den kontagiösen Infektionskrankheiten im engeren Sinne des Wortes, d. h. die Ansteckung erfolgt von Mensch zu Mensch, die Ausbreitung der Krankheit erfolgt also auf den Wegen des menschlichen Verkehrs. Dabei muß aber zugestanden werden, daß die Parasiten des Scharlachs sich einige Zeit auch außerhalb des menschlichen Körpers am Leben erhalten können. So kann die Milch unter bestimmten besonders günstigen Umständen der Übertragung des Scharlachs dienen, auch Gegenstände, die unmittelbar mit einem Scharlachkranken in Berührung kommen, können die Übertragung bewerkstelligen. Auch an Gegenständen des Krankenzimmers, namentlich Vorhängen und Polstermöbeln, kann das Virus haften und sich längere Zeit lebensfähig erhalten, so daß selbst nach längerer Zeit und scheinbar ausreichender Desinfektion neu in das Zimmer kommende Kinder angesteckt werden können. Schließlich kann auch eine Übertragung durch gesunde Menschen vorkommen, die mit Scharlachkranken zu tun gehabt haben. Diese letztere Frage ist äußert schwer zu entscheiden, weil die Erkrankung an Scharlach so leicht verlaufen kann, daß der betreffende Träger der Krankheit garnicht als solcher erkannt wird. Ein solcher ambulanter Scharlachkranker kann nätürlich eine große Zahl von Menschen infizieren.

Im allgemeinen muß aber angenommen werden, daß diese Übertragungen durch Gegenstände und gesunde Menschen selten sind, und daß in der Regel von kranken Menschen die Ansteckung direkt ausgeht. Die schnellste Ausbreitung erfährt die Krankheit ebenso wie die Masern deswegen da, wo ein Kranker oder bereits Infizierter mit einer Reihe von infektionsfähigen Individuen zusammentrifft. Solche Gelegenheiten finden sich in der Schule, in Krippen, kurz überall da, wo eine Ansammlung von Kindern stattfindet. Ein Kind, das unmittelbar vor dem Ausbruch der akuten Krankheitserscheinungen steht, ist bereits imstande, andere zu infizieren, und die Häufigkeit der sehr leichten Fälle von Scharlach gibt auch reichlich Gelegenheit, daß damit behaftete Kinder, die dem Laien gar nicht als krank gelten, in Schulen usw. eine große Anzahl von Kindern anstecken. Dabei ist es nicht sicher, daß von den Leichtkranken auch nur ein leichter Scharlach übertragen wird, vielmehr können auch schwerste Fälle so entstehen. Der Scharlach kann jedes Lebensalter treffen, doch sind Säuglinge in den ersten 6 Monaten nur sehr wenig empfänglich und auch im Rest des ersten Lebensjahres sind Erkrankungen an Scharlach selten.

Die Frage der Inkubationszeit ist für Scharlach nicht sicher entschieden, sicher ist nur, daß sie zuweilen sehr kurz, 24 Stunden und weniger, sein kann, zuweilen 4—7 Tage und mehr beträgt. Einzelne Autoren rechnen auch mit einer Inkubationszeit von 20 Tagen und mehr.

Prodromalerscheinungen sind beim Scharlach kaum vorhanden. Nur selten geht der Erkrankung ein allgemeines Unwohlbefinden voraus, meist beginnt die Krankheit ganz plötzlich. Häufig kommt es vor, daß Kinder, die morgens wohl und munter zur Schule gingen, aus dieser nach Hause geschickt werden, weil sie plötzlich mit Erbrechen und allgemeinem schweren Krankheitsgefühl erkrankt sind; dann stellt sich die Erkrankung als Scharlach heraus.

Die pathologischen Veränderungen zeigen sich zunächst in der Schleimhaut und den lymphatischen Gebilden des Rachens.

Die Schleimhaut ist stark hyperämisch, das ganze adenoide Gewebe des Rachens, die abhängigen Lymphdrüsen sind geschwollen. Am Eingang von Ösophagus und Larynx, ebenso am Ansatz des Gaumensegels endet die Hyperämie charakteristisch in einer scharfen Linie, die oft auch noch an der Leiche erkennbar ist. In schweren Fällen ist die Schwellung des adenoiden Gewebes sehr stark, in leichten Fällen sind die Veränderungen oft kaum angedeutet, dürften aber nie ganz fehlen.

In den schwersten Fällen reiner Scharlacherkrankung, bei der sog. Scarlatina fulminans, ist diese Schwellung der lymphatischen Gewebe in hochgradigster Weise über den ganzen Körper verbreitet. Schwellungen der Lympdrüsen finden sich überall, die Follikel des Darmes sind stark geschwollen, ebenso die der Milz, die Mesenterialdrüsen, Leber und Nieren sind stark hyperämisch. Das Herz ist in derartigen Fällen gewöhnlich schlaff und blaß, seltener kommen hochgradig kontrahierte Ventrikel vor. Das ist von Bedeutung für die klinischen Veränderungen des Herzens, wie sie sich im späteren Verlauf des heilbaren schweren Scharlachs zeigen.

In allen einigermaßen ausgebildeten Fällen von Scharlach ist das Herz in Mitleidenschaft gezogen, und zwar im Sinne einer Schwäche der Muskulatur und einer Steigerung zur Dilatation.

Klinisch gibt sich die Beteiligung des Herzens namentlich zu erkennen durch die hohe Pulszahl, die weit höher ist als sie der Temperatur entspricht.

In den mäßig schweren Fällen geht die Schleimhautentzündung und die Anschwellung der lymphatischen Gewebe in der zweiten Hälfte der ersten Woche oder in der zweiten Woche zurück.

In Fällen, die gegen die Mitte der ersten Krankheitswoche einen ernsten Verlauf nehmen, ändert sich das Bild aber in einer sehr charakteristischen Weise.

Unter Bildung eines gerinnenden, meist hämorrhagischen Exsudats kommt es zu einem Absterben des Epithels, der Schleimhaut selbst, der darunter gelegenen Muskelschicht, es entsteht das, was Weigert

treffend Koagulationsnekrose genannt hat. Die betroffenen Gewebe
sind in eine mißfarbene, trübe Masse verwandelt. Sie zerfallen unter
Entstehung eines aashaften Geruches.

Diese entzündliche Nekrose kann sich auch auf die benachbarten
Halsdrüsen erstrecken, die schnell zerfallen und damit die nekrotisierende Entzündung auch auf das periglanduläre Gewebe überleiten.
Hier entwickelt sich dann eine intensive phlegmonöse Schwellung mit
Steigerung zum nekrotischen Zerfall. Dabei kann die Haut am Halse
nekrotisch abgestoßen werden, ebenso das darunter liegende ·Gewebe,
so daß in der Tiefe die großen Gefäße (Karotis) wie präpariert sichtbar
werden. Oder es kommt zu einer brettharten, phlegmonösen Schwellung
der vorderen Partien des Halses und des Mundbodens (Angina Ludovici).

· Inzwischen hat sich gewöhnlich eine allgemeine schwere Streptokokkensepsis eingestellt, die ihrerseits das Leben bedroht und es oft
genug bald vernichtet.

Derartige Veränderungen finden sich in der Regel nicht in solchen
Fällen, in denen der reine Scharlach in seiner schwersten Form in
1—3 Tagen zum Tode führt, sondern bei solchen, die zunächst nur
den Eindruck mittelschwerer Fälle machen und dann in der zweiten
Hälfte der ersten Krankheitswoche sich verschlimmern.

Der anatomische Vorgang, der sich hier abspielt, ist als diphtherisch
zu bezeichnen. Heubner nennt ihn zum Unterschied von echter bazil-
lärer Diphtherie, mit der er nichts zu tun hat, Diphtheroid. Zu dieser
Zeit zeigen sich im Gewebe oder in diesen nekrotischen Massen reichliche Züge von Streptokokken und es erhebt sich die Frage, ob diese
diphtheroiden Veränderungen auf die Streptokokken oder auf das noch
unbekannte Scharlachgift zurückzuführen sind. Die massenhafte Ansiedelung von Streptokokken wäre dann so aufzufassen, daß dies absterbende Gewebe ihnen einen besonders günstigen Boden schüfe.
Heubner neigt zu letzterer Annahme mit der Begründung, daß der
Beginn der Nekrosen zeitlich mit einer ganz bestimmten Periode des
Scharlachprozesses zusammenfällt, mit der zweiten Hälfte der ersten
Krankheitswoche, daß sich ferner wohl stets auf den Tonsillen und
Gaumenteilen des Scharlachkranken Streptokokken finden, aber daß
es nur in einer gewissen Zahl von Fällen zu diesen Nekrosen kommt.
Die meisten Autoren schieben die Nekrosen den Streptokokken selbst
zu, dann bleibt aber immer notwendig anzunehmen, daß durch das
Scharlachgift das Gewebe so schwer geschädigt wird, daß die Streptokokken so tiefgreifende Nekrosen hervorrufen können, daß ihnen also
der Weg für ihr Zerstörungswerk in besonderer Weise geebnet wird,
denn bei den Streptokokkenprozessen des Rachens sind derartig tiefgreifende und schnell vorwärts dringende Nekrosen nicht zu beobachten.

Auf jeden Fall wird durch diese Nekrosen den Streptokokken Tor
und Tür geöffnet und das ist von größter Bedeutung für den weiteren
Verlauf, denn das Schicksal des Kranken hängt in den nächsten Tagen
davon ab, ob es dem Organismus gelingt, die Streptokokken aufzuhalten oder ob es zur Sepsis kommt.

Man darf sagen, daß die Bedeutung des Scharlachs als lebensgefährliche Krankheit von dem Verhalten der Streptokokken abhängt, und daß die wenigen Fälle, in denen der reine schwere sog. toxische Scharlach zum Tode führt, so gering an Zahl sind, daß ihnen kaum eine Bedeutung zukommt.

Das Krankheitsbild und die im Leben und an der Leiche erkennbaren pathologischen Veränderungen sind deshalb in der Mehrzahl der Fälle beherrscht durch die Streptokokkenprozesse.

Einige für den Scharlach charakteristische pathologische Veränderungen seien noch besonders hervorgehoben.

Hlava, beschreibt die Hautveränderungen folgendermaßen.   An exzidierten Hautstellen beim Lebenden finden sich vor Ausbruch des Exanthems im Stratum papillare des Koriums Erweiterung der Lymphräume mit vergrößerten Endothelzellen.   In der Tiefe des Rete Malpighi, zwischen Zylinder- und Stachelschicht, findet sich Ödem, die Epithelgrenze ist gequollen, das Protoplasma homogenisiert, die Kernsubstanz zerstückelt.   Weiterhin verfallen die einzelnen Zellen der Auflösung, es kommt zur Bildung mikroskopischer Bläschen, aus Gruppen von Stachelzellen entstanden.   In einzelnen Fällen spärliche Einwanderung von Leukozyten in die Verflüssigungsherde.   Sitzen selbst Herde in den oberflächlichen Zonen der Stachelschicht, so kommt es zur Abhebung der Hornschicht in Bläschengestalt.   In späterer Zeit (Leichenmaterial) fand Hlava starke Hyperämie des Koriums und mächtige Zellproliferation um die Gefäße.   Große, mononukleäre Zellen überwiegen.   Verflüssigungsherde fanden sich bei den nach dem vierten Tage Verstorbenen nicht mehr.

Das Blut bei Scharlach zeigt mit wenigen Ausnahmen eiue starke Hyperleukozytose, die mehrere Wochen lang anhält und die polynukleären Zellen betrifft.   Dabei sind oft auch die eosinophilen Zellen vermehrt.   Nach Schick und Sluka findet sich auch eine Vermehrung der Plasmazellen, die in schweren letal verlaufenden Fällen 20 % der Leukozyten betrug.   Ferner findet sich eine Vermehrung der eosinophilen Zellen.

Von Doehle wurden Einschlüsse in Leukozyten gefunden, die der Autor mit der Ätiologie des Scharlachs in Verbindung bringt.   Das ist sicher nicht richtig, denn die gleichen Gebilde wurden auch bei anderen Infektionen gefunden, wie Typhus, Masern, Erysipel, Tuberkulose.   Man kann nur sagen, daß sie ziemlich regelmäßig vorkommen, und daß in zweifelhaften Fällen ihr Fehlen gegen Scharlach spricht.

Das Herz erkrankt bei Scharlach in verschiedenen Formen.   Myokarditis, Endokarditis und Perikarditis werden beobachtet.   Hierbei sind zu unterscheiden Veränderungen, die den Scharlachprozeß als solchen betreffen und solche, die auf die Wirkung der Streptokokken zurückzuführen sind.

Zu ersteren gehört vor allem eine interstitielle Myokarditis mit starker Rundzelleninfiltration und schnell einsetzender Wandschwäche des Herzens, die zur akuten Dilatation führt.   Die Veränderungen setzen sicher sehr früh ein und schon am vierten Tage Verstorbene können eine deutliche interstitielle Myokarditis aufweisen (Romberg).

Neben der Myokarditis besteht ebenfalls frühzeitig eine Endokarditis, die sich in Form von Rundzelleninfiltraten am Wandendokard entwickelt und nicht oft auf die Klappen übergreift, weswegen oft erst spät oder gar nicht Geräusche gehört werden können.

Daneben gibt es eine septische Myokarditis und Endokarditis, durch Streptokokken bedingt. Im Myokard kommt es dann zu ausgedehnten Verfettungen, zu hämorrhagischen Herden und Abszessen. Die Endokarditis unterscheidet sich nicht von der bekannten ulzerösen Form bei schwerer Sepsis.

Die Perikarditis, die bei Scharlach beobachtet wird, dürfte stets der Streptokokkensepsis zuzurechnen sein.

Schließlich kann die mehr oder weniger schwere Endokarditis aufflammen und sich sehr schnell verschlimmern, wenn sich an den Scharlach rheumatische Erkrankungen anschließen wie Gelenkrheumatismus, Chorea minor usw. Auch wenn ein Kind erst einige Zeit nach dem Scharlach, z. B. an Chorea, erkrankt, sieht man oft eine sehr schwere Beteiligung des Herzens, die in keinem Verhältnis steht zu den übrigen Erscheinungen.

Die Milz ist in vielen Fällen, aber nicht in allen, vergrößert und erkrankt auch entweder durch die Wirkung des Scharlachgifts selbst, entsprechend der Hyperplasie des lymphatischen Apparates, namentlich in den Fällen von schwerem toxischem Scharlach. Sie ist dann steril, oder aber sie beteiligt sich an der Streptokokkensepsis und verhält sich nicht anders als eine septische Milz.

Die Leber ist zuweilen vergrößert und weich mit interstitiellen Entzündungsherden. Schwellung der Lymphdrüsen an der Leberpforte kann zum Verschluß der Gallenwege und zum Ikterus führen.

Außerdem finden sich in Scharlachleichen die verschiedenartigsten septischen Veränderungen durch Streptokokken hervorgerufen, die indessen keinen spezifischen Charakter tragen.

Einer besonderen Besprechung bedarf aber die Nierenentzündung beim Scharlach, die diesem eigentümlich ist und durch das Scharlachgift selbst hervorgerufen wird.

Die Entzündung macht sich gegen Ende der dritten Woche bemerkbar, trägt einen ausgesprochen hämorrhagischen Charakter und spielt sich wesentlich an den Glomeruli ab.

Die Nieren sind vergrößert und blutreich, glatt, die Kapsel leicht abziehbar, die Rinde ist verbreitert, quillt vor, ist graurot, mit roten Streifen und Flecken. Die Glomeruli quellen als feine Körnchen hervor, das Mark ist graurot, wenig geschwollen.

Mikroskopisch zeigt sich zunächst eine Veränderung an den Glomeruli. Es zeigt sich ein auffälliger Kernreichtum und eine Schwellung der Schlingen, die den Kapselraum prall ausfüllen. Dann kommt es zur Bildung eines entzündlichen Exsudats und zu Blutungen in den Kapselraum, die Gefäßschlingen werden zusammengedrückt und der Glomerulus ausgeschaltet. Gleichzeitig lassen sich Veränderungen an den gewundenen, dann auch an den geraden Harnkanälchen nachweisen. Es finden sich trübe Schwellung, Schwund der Kerne, körniger Zerfall und ausgedehnte Verfettungen.

In den Harnkanälchen finden sich abgestoßene Epithelien, Detritus, Blut zu Zylindern angeordnet. Ferner finden sich auch interstitielle Veränderungen in Form von Rundzellenanhäufungen zwischen den Glomeruli und um diese herum, untermischt mit Blutungen.

Neben diesen auf den reinen Scharlachprozeß zu beziehenden Veränderungen können bei Sepsis noch solche auftreten, die durch die Streptokokken bedingt werden. Es zeigen sich Embolien von Streptokokken an verschiedenen Teilen des Gefäßapparates und um diese herum massenhafte interstitielle Anhäufungen von Rundzellen, die als Abszesse anzusehen sind und die ganze Niere durchsetzen. Daneben bestehen dann noch die oben geschilderten Veränderungen, die auf das Scharlachgift selbst zu beziehen sind.

In den ersten Tagen des Scharlachs zeigt das Organ schon eine deutliche Hyperämie und eine leichte trübe Schwellung der Epithelien, ist aber im übrigen noch nicht verändert.

Verlauf. Es ist schwer, einen ganz typischen Verlauf des Scharlachs festzustellen, denn das Bild, das diese Krankheit bietet, ist so vielgestaltig, daß es kaum möglich ist, einen bestimmten Verlauf als die Regel und diese oder jene Erscheinungen als Ausnahmen oder Komplikationen hinzustellen. Man kann sich das Verständnis für die Vielheit der Formen etwas erleichtern, wenn man versucht, die Krankheitserscheinungen, die dem eigentlichen Scharlachprozeß zugehören, als ein Schema zu geben, in das die Symptome der Sekundärerkrankung eingefügt werden.

Zum Scharlachprozeß als solchem darf man rechnen: die Angina, die Hyperplasie der Lymphdrüsen und des adenoiden Gewebes, die Einwirkung auf Herz, Gefäße, Nervensystem und Temperatur, den Hautausschlag, die Nierenentzündung.

Als sekundäre — Streptokokken- — Veränderungen sind anzusehen: Entzündungen bzw. Vereiterungen oder Gangrän der Drüsen, septische Prozesse am Herzen, serösen Häuten, Gelenken, Nieren und anderen großen Drüsen und im Blut.

Nachstehend soll aus didaktischen Gründen versucht werden, eine Darstellung eines „typischen", unkomplizierten Scharlachs zu geben, wobei aber zu beachten ist, daß so reine Bilder in der Praxis eher zu den Ausnahmen als zur Regel gehören.

Die Krankheit beginnt mit Erbrechen, Übelkeit, Kopfschmerzen, großer Mattigkeit, starkem allgemeinen Krankheitsgefühl, Fieber 39—40°. Zuweilen ist der Fieberanstieg von Schüttelfrost bei älteren Kindern begleitet. Bei jüngeren Kindern kommen in den ersten Stunden oder Tagen auch Krämpfe vor, die nicht immer von schlimmer Vorbedeutung sein müssen. Bald danach, einen halben bis einen Tag später, beginnen Halsschmerzen, und die Untersuchung der Mundhöhle zeigt eine starke, düstere Röte der Gaumenteile, die sich oft scharf gegen den harten Gaumen zu absetzt. Die Tonsillen sind stark gerötet und geschwollen, oft schon mit einem gelblichen, fleckigen oder streifigen Belag bedeckt.

Die Zunge ist weißlich belegt, an den Rändern treten die Papillen geschwollen hervor, ein Phänomen, das sich später noch deutlicher ausbildet und zu der Bezeichnung einer Himbeer- oder Erdbeerzunge bei Scharlach geführt hat.

Am ersten oder zweiten Tage erscheint der Scharlachausschlag gewöhnlich erst am Rumpfe, an Brust, Rücken, Nacken und Hals, zuweilen erst an Stellen, die durch Druck gereizt sind (Gesäß, Schultern), oder da, wo sich Hautflächen berühren (Innenseite der Oberarme und Oberschenkel). Der Ausschlag besteht aus einer großen Anzahl kleinster roter Fleckchen, die von nicht ergriffenen Hautstellen getrennt sind. Die Anzahl der Flecken und die Intensität ihrer Färbung nimmt zu, so daß schließlich die Flecken so dicht stehen, daß in einiger Entfernung die Haut wie mit roter Farbe angemalt erscheint. Bei näherem Zusehen und namentlich, wenn man das Exanthem wegdrückt und sein Wiedererscheinen bei Nachlassen des Druckes beobachtet, zeigt sich, daß die Flecken alle einzeln stehen, nicht zu größeren Flecken zusammengeflossen sind, wie das bei dem Masernausschlag der Fall ist.

Das Gesicht, das bei Masern stark befallen ist, bleibt frei, und charakteristisch ist namentlich die blasse Farbe der Umgebung des Mundes, die von den fieberroten Wangen und Lippen scharf absticht. Andeutungen des Ausschlags zeigen sich höchstens am Nasenrücken, auf den Wangen und Schläfen.

Die höchste Intensität und Ausbreitung des Ausschlags ist am dritten bis fünften Krankheitstage erreicht, sie hält etwa einen Tag an, dann beginnt das Exanthem zu erblassen, und bis zum Ende der ersten oder Anfang der zweiten Krankheitswoche ist der Ausschlag verschwunden.

Schon mit dem Abblassen des Ausschlags beginnt die Schälung der Haut, die hier in größeren Lamellen erfolgt als bei Masern. Namentlich an Händen und Füßen lassen sich oft ganze Fingerabgüsse entfernen. Die Abschuppung dauert längere Zeit, oft mehrere Wochen.

Dem Steigen und Sinken des Ausschlags ungefähr parallel geht das Fieber, sein höchster Stand wird mit der höchsten Intensität des Ausschlags oder etwas früher erreicht und kann eine recht bedeutende Höhe, 41° und mehr, auch bei nicht komplizierten und gut endenden Fällen, erreichen. Ist die Höhe überschritten, so sinkt die Temperatur im Verlaufe mehrerer Tage treppenförmig ab, d. h. die Morgen- und Abendtemperaturen eines Tages erreichen oder überschreiten nicht mehr die entsprechenden Temperaturen des vorhergehenden Tages. Am siebenten bis neunten Krankheitstage ist die Temperatur zur Norm zurückgekehrt.

Die Entfieberung erfolgt also lytisch (vgl. Abb. 6).

Der Puls ist bei Scharlach erheblich höher, als der Temperatur entspricht. Bei Temperaturen von 39° kommen Pulszahlen von 150 und darüber vor, bei 40° bis nahe an 200, ohne daß sich daraus direkt eine schlechte Prognose ableiten ließe.

Mit dem Zunehmen des Ausschlags und des Fiebers wird auch die Mund- und Rachenaffektion stärker, die Röte der Gaumenteile nimmt zu, ebenso die Schwellung und der Belag der Tonsillen. Die zugehörigen Lymphdrüsen am Kieferwinkel schwellen mäßig an und werden schmerzhaft. Die Zunge verliert mehr ihren weißlichen Belag, sie erscheint intensiv rot, und durch die noch weiter fortgeschrittene Schwellung der Papillen tritt deutlich das schon oben erwähnte Aussehen als Erdbeer- oder Himbeerzunge hervor. Diese Erscheinungen gehen mit dem Nachlassen des Fiebers zurück.

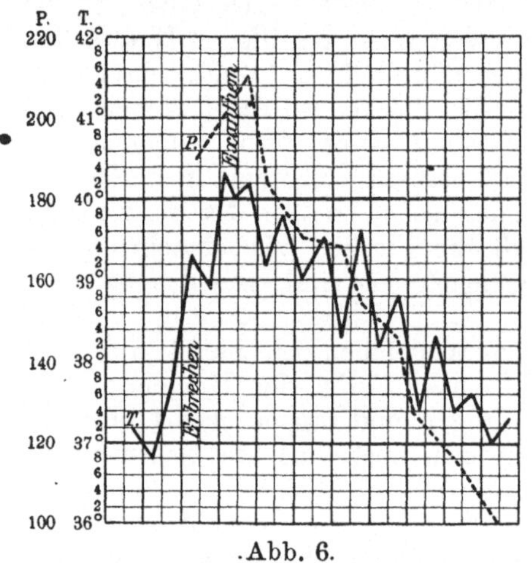

.Abb. 6.

Weitere Krankheitserscheinungen finden sich beim unkomplizierten Scharlach nicht. Die Milz zeigt mäßige Schwellung, der Urin zeigt das Verhalten wie bei den verschiedensten fieberhaften Zuständen; der Appetit fehlt; nach anfänglich oft bestehenden Diarrhöen ist der Stuhl angehalten.

Abweichungen von diesem Verlaufe finden sich in so großer Zahl und in so mannigfaltiger Art, daß eine genaue Schilderung aller Einzelheiten über den Rahmen dieses Buches hinausgehen würde. Für ihr Studium muß auf die eingehenden Lehrbücher und auf spezielle Abhandlungen dieser Krankheit in den Handbüchern hingewiesen werden.

Hier soll nur das Notwendigste gesagt werden, um das Verständnis für die proteusartige Natur dieser tückischsten aller Kinderinfektionskrankheiten anzubahnen.

Zunächst sollen die besonders leichten Fälle erwähnt werden.

Bei ihnen ist zuweilen die Krankheit so wenig ausgesprochen, daß die Kinder sich kaum krank fühlen, von ihren Angehörigen auch nicht für krank gehalten werden; selbst einem erfahrenen Arzte kann es hier beinahe unmöglich sein, den wahren Charakter der Erkrankung zu erkennen; oft ist das nur dadurch möglich, daß Geschwister oder Mitschüler usw. zu gleicher Zeit an einem typischen Scharlach erkrankt sind. Die Kinder haben leichte Kopfschmerzen, sind weniger spiellustig, erbrechen auch mal. Die Angina ist kaum vorhanden, es wird nur über ganz geringe Halsschmerzen oder Unbequemlichkeit beim Schlucken geklagt, die Rachenorgane sind wenig gerötet und geschwollen, der Ausschlag fehlt beinahe ganz, ist nur andeutungsweise an einzelnen Körperstellen vorhanden. Die Temperatur zeigt subfebrile oder nur vorübergehend mal febrile Werte; wenn nicht dauernd gemessen wird, wird von den Angehörigen ein fieberhafter Zustand gar nicht beobachtet.

In etwas ausgeprägteren Fällen ist alles deutlich vorhanden, aber alle Erscheinungen von geringer Intensität. Die Angina ist da, aber der Belag fehlt, die zugehörigen Lymphdrüsen schwellen nicht an oder doch nur ganz unwesentlich, der Ausschlag ist mehr oder weniger ausgebreitet auch da, meist hellrosa, und zeigt oft das Vorhandensein von Miliariabläschen. Es wird dann von Scharlachfriesel gesprochen. Man nimmt allgemein und meist mit Recht an, daß diese Form des Ausschlags sich vorwiegend bei leichten und gutartigen Fällen findet.

Wieder andere Fälle zeichnen sich dadurch aus, daß wohl die Rachenaffektion deutlich ausgeprägt ist, die Rötung der Gaumenteile ist dunkel und intensiv, fleckig und scharf abgesetzt gegen die gesunde Schleimhaut, die Tonsillen sind belegt, die submaxillaren Lymphdrüsen geschwollen, es besteht ausgeprägtes Krankheitsgefühl und vorübergehend hohes Fieber, aber schon nach einigen Tagen ist alles vorüber, ohne daß ein Ausschlag aufgetreten wäre.

Diese leichten und rudimentären Formen des Scharlachs haben aber in doppelter Hinsicht große Bedeutung. Erstens wird gerade durch sie, wie schon oben erwähnt, die Krankheit am schnellsten verbreitet, denn solche Patienten werden nicht im Bett gehalten, wenn das nicht nach richtiger Diagnose vom Arzt erzwungen wird, sie laufen zu einer Zeit herum, in der sie noch im äußersten Maße infektionstüchtig sind. Die durch sie vermittelten Ansteckungen brauchen aber durchaus nicht immer in derselben Art leichte Erkrankungen auszulösen, vielmehr können so auch schwere und tödliche Fälle zustande kommen.

Zweitens setzen diese leichten Erkrankungen aber auch den Patienten selbst einer großen Gefahr aus. Es kommt nämlich nicht selten vor, daß sich an solche Fälle in der dritten Woche nach der Erkrankung eine Nierenentzündung oder ein schweres Rezidiv anschließt mit all ihren Gefahren für Leben und dauernde Gesundheit. Und die Gefahr der Entstehung einer Nephritis ist hier um so größer, als die Patienten nach einer so leichten Erkrankung vielfach nicht so vorsichtig geschont werden, wie das nach einem schweren Scharlach der Fall ist und bei der Therapie zu erörtern sein wird.

Die besonders schweren Fälle der Krankheit gehören zu den furchtbarsten Erkrankungen, die wir überhaupt kennen, zu denjenigen Zuständen, denen wir zurzeit völlig ohnmächtig gegenüberstehen.

Der Verlauf ist hier in wenigen Tagen, ja oft in 36—48 Stunden tödlich. Nach mäßigem, zuweilen aber auch sofort stürmischem Beginn mit oft wiederholtem starken Würgen, Erbrechen und Krämpfen entwickelt sich spätestens am zweiten Tage ein Krankheitsbild von enormer Schwere, in dessen Mittelpunkt die Erscheinungen von seiten des Nervensystems stehen. Die Szene wird eröffnet durch starke, oft maniakalische Delirien und Krämpfe, denen bald völlige Verwirrtheit und Bewußtlosigkeit folgt. Die Kinder liegen mit einem eigentümlich ängstlich verstörten Ausdruck im Bett, sie zeigen oft eine treibende Unruhe, verändern häufig ihre Körperlage.

Das Fieber ist hoch, oft werden hyperpyretische Werte erreicht, die Pulszahlen sind ebenfalls sehr hoch, der Puls oft unregelmäßig, die Herzkraft schlecht.

Die Atmung ist laut hörbar, angestrengt und gehetzt, oder vertieft und langgezogen wie bei der Säureatmung.

Die Exspirationsluft zeigt oft einen azetonartigen Geruch.

Der Ausschlag kann von vornherein eine äußerste Intensität annehmen und bietet dann bald ein tief bräunlichrotes, zyanotisches Aussehen dar, in anderen Fällen ist er nur unvollständig ausgebildet, er besteht in mehr papulösen Eruptionen, die, unregelmäßig zerstreut, auch eine dunkelrote bis zyanotische Farbe annehmen. Ferner zeigt sich oft anfangs eine eigentümliche, unregelmäßige, zyanotische Färbung der Haut, die diese wie marmoriert erscheinen läßt.

Es mag hier bemerkt werden, daß die Abart eines mehr papulösen Ausschlags bei Scharlach im allgemeinen bei den schwereren Fällen beobachtet wird, daß dagegen eine hämorrhagische Beschaffenheit des Ausschlags an diesen oder jenen Stellen ein Urteil für die Prognose nicht zuläßt.

Die Rachenorgane sind oft nur wenig verändert, oft intensiv geschwollen und gerötet. Die Zunge ist rot und trocken, ebenso die Lippen.

An den inneren Organen ist folgendes zu bemerken:

Fast stets läßt sich eine akute Dilatation des Herzens nachweisen, und die schnell eintretende Herzinsuffizienz ist wohl auch die wesentliche Ursache des schnellen Todes.

Der Urin enthält Eiweiß, hyaline Zylinder, die Diazoreaktion ist positiv, während sie gewöhnlich bei Scharlach fehlt.

Es besteht Durchfall. Stuhl- und Urinentleerung erfolgen unwillkürlich.

In diesen Fällen schwerster Art, die die reinste Einwirkung des Scharlachgiftes darstellen, sind Streptokokken im Blute und in der Milz nicht nachzuweisen.

Die jetzt zu schildernden Erscheinungen kommen durch Streptokokken zustande, allein durch sie oder doch wenigstens unter ihrer Mitwirkung.

Krankheitserscheinungen bei Scharlach, die unter Mitwirkung der Streptokokken entstehen.

In den meisten Fällen von Scharlach kommt es zu einer diphtheroiden Entzündung der Tonsillen und Gaumenteile. Das Gewebe stirbt ab unter Bildung eines geronnenen Exsudats, und diese Zerstörung erstreckt sich nicht nur auf die Schleimhaut selbst, sondern auch auf die darunter liegenden Teile, und die Folge dieser Koagulationsnekrose ist ein dauernder Gewebsverlust.

Es mag zweifelhaft bleiben, ob man diesen im anatomischen, nicht im klinischen Sinne echt diphtherischen Vorgang noch auf Rechnung des eigentlichen Scharlachprozesses setzen oder schon der Wirkung der Streptokokken zuzählen soll, denen infolge der durch das Scharlachgift bedingten einfachen Entzündung nur die Wege geebnet wurden. Ich selbst neige mit Heubner und Pospischill zu ersterer Ansicht.

Wie man sich aber auch zu dieser Frage stellen mag, sicher geht von diesem Scharlachdiphtheroid die Einwanderung der Streptokokken in den Organismus aus, und die geringere oder größere Bösartigkeit dieses Prozesses bestimmt die Schwere der Erkrankung.

Die vorher vorhandenen Beläge vergrößern sich, oder man sieht auch ohne diese eine schmutzig gelb-graue Verfärbung der Tonsillen, eine starke hämorrhagische Verfärbung der Uvula und der Gaumenteile.

Die befallenen Teile können nach kürzerer oder längerer Zeit, meist Anfang der zweiten Woche, der Nekrose verfallen; es bilden sich tiefgreifende Geschwüre und Substanzverluste heraus. In den schwersten Fällen dieser Art verwandelt sich oft in wenigen Stunden in weitem Umfange das ganze Gewebe der Gaumenteile in eine schmutzig rötliche nekrotische Masse.

Zu gleicher Zeit mit der behscriebenen Veränderung der sichtbaren Rachenteile geht derselbe Prozeß auch im Nasenrachenraume vor sich. Er zeigt sich in der Sekretion dünnflüssigen, den Nasenausgang und die Oberlippe stark erodierenden Eiters aus der Nase. Bei der Untersuchung strömt aus dem Munde und aus der Nase ein fauliger, zuweilen aashafter Geruch.

Die zugehörigen Lymphdrüsen, zuerst die submaxillaren, dann auch die tieferen Drüsen des vorderen Halsdreiecks, beginnen zu schwellen, zunächst stellen sie noch schnell wachsende, verschiebliche Tumoren dar, aber schnell werden es feste, konglomerierende Geschwülste, die fest zu beiden Seiten des Halses liegen.

Die schwerste Form dieser Lymphdrüsen- und Lymphgefäßentzündung stellt die **Angina Ludovici** dar. Sie besteht in einer brettharten, den vorderen Teil des Halses einnehmenden Phlegmone, die in der Umgebung der bei dieser schwersten Streptokokkeninfektion schnell nekrotisch werdenden, nicht vereiternden Lymphdrüsen entsteht. Die Prognose ist in diesen Fällen immer letal.

Im übrigen ist die Prognose des Diphtheroids stets ernst, weil es zunächst nie zu sagen ist, ob der Organismus imstande ist, der Einwanderung der Streptokokken mit Erfolg zu begegnen, ob also die regionären Lymphdrüsen „halten“. Ist das nicht der Fall, so kommt es zur Pyämie oder Sepsis, andernfalls gehen die geschwollenen Drüsen unter geeigneter Behandlung nach oft wochenlangem Bestehen zurück, oder es bilden sich Drüsenabszesse, die, nach außen entleert, eine relativ gutartige Wendung darstellen. Seltener und ungünstig ist ein schnelles Nekrotisieren der Drüsen und die Entstehung periglandulärer Abszesse oder ausgedehnter Nekrosen in der Umgebung, die zu tiefgreifenden Substanzverlusten am Halse führen.

Geht die Wanderung der Streptokokken über die nächsten Drüsen hinaus, so werden die verschiedensten Wege eingeschlagen für die pyämische Infektion. So kommt u. a. ein Herabsteigen des Prozesses längs der Trachea in das Mediastinum, die Erregung von Perikarditis und Pleuritis usw. zustande.

Der ganze Prozeß kann wochenlang dauern, er kann zu den ausgedehntesten Substanzverlusten in den Rachenorganen führen, ohne daß diese Zerstörungen an sich eine Lebensgefahr bedingen. Vielmehr heilen selbst ausgedehnte Geschwüre und Nekrosen oft überraschend gut aus, wenn es eben nicht zur allgemeinen Infektion des Körpers kommt. Die Gefahr liegt vielmehr in den eben beschriebenen Erkrankungen der Lymphdrüsen.

Sehr selten geht die Erkrankung auch auf den Kehlkopf über, führt zu Stenose usw. Diese Kinder sind beinahe stets verloren, die Tracheotomie bringt wenig Hilfe.

Von den schwer erkrankten Rachenorganen aus und namentlich von den eitrigen Prozessen im Nasenrachenraum aus entwickelt sich in sehr vielen Fällen eine Otitis media, die, durch Streptokokken hervorgerufen, oft einen sehr bösartigen Charakter zeigt und durch Knochennekrose schnell zu ausgedehnten Zerstörungen führt.

Das Entstehen der Otitis media verlängert einerseits den langen Fieberzustand, der durch das Diphtheroid hervorgerufen wird, noch bedeutend, andererseits wird dadurch ein weiterer Weg eröffnet (Infektion des Sinus), auf dem das septische Gift in den Gesamtorganismus einbrechen kann.

Kommt ein solcher Einbruch zustande, so sind es zwei Erscheinungsformen, unter denen die Allgemeininfektion mit Streptokokken abläuft.

Die erste Form, die man als Scharlachpyämie bezeichnet, führt zur Entstehung multipler metastatischer Eiterprozesse, die sich besonders in den Gelenken abspielen. Die Gelenke werden hochgradig schmerzhaft, schwellen an, mit einer kaum glaublichen Schnelligkeit wird der Knorpel völlig zerstört, entsteht eine totale Vereiterung des Gelenks.

Ferner können Abszesse in allen möglichen Organen entstehen, namentlich werden auch die serösen Häute und von diesen wieder häufig das Perikard ergriffen.

Von Interesse ist auch die Entstehung einer Appendizitis, worüber S. 150 zu vergleichen ist.

In einer anderen Reihe von Fällen kommt es nicht zur Bildung von Eiteransammlungen, sondern zu einer Septikämie.

Eine weitere Komplikation des reinen Scharlachs ist der Schar-
lach-Gelenkrheumatismus. Er wird wahrscheinlich auch durch
Streptokokken hervorgerufen, stellt aber eine im allgemeinen gutartige
Affektion dar. Am Ende der ersten oder Anfang der zweiten Woche
werden mehrere Gelenke der Extremitäten schmerzhaft und (nicht
immer) gerötet und geschwollen. Unter Salizyldarreichung sind die
Symptome in 5—6 Tagen geschwunden. Der Scharlachrheumatismus
kann in ganz derselben Weise wie die genuine Polyarthritis zu Erkrankungen des Herzens, namentlich des Endokards, führen und auch
die Entstehung bleibender Vitia cordis hervorrufen. Immerhin ist das
selten, und der Gelenkrheumatismus bei Scharlach stellt im allgemeinen eine milde, gutartige und schnell verlaufende Form dieser
Krankheit dar.

Eine eigentümliche Komplikation ist das sog. Scharlachtyphoid.
Die Kinder fiebern über die gewöhnliche Zeit hinaus, ohne daß man
aber örtliche Prozesse dafür verantwortlich machen könnte, sind apathisch wie bei einem mäßig schweren Typhus und haben zuweilen
Diarrhöen. Der Grund dieser Erscheinungen ist nicht völlig klar.
Bei Sektion an Scharlach gestorbener Kinder findet man häufig nicht
nur die lymphatischen Organe des Rachenringes, sondern auch die
des gesamten Darmtraktus geschwollen. Heubner stellt sich vor,
daß dieser schädigende Einfluß auch die Schleimhäute in Mitleidenschaft zieht, und so ein Zustand entsteht, der dem leichten Typhus
ähnlich ist.

Die Scharlachnephritis und der zweite Teil der Scharlach-
erkrankung.

In der dritten Woche der Scharlacherkrankung droht dem Patienten nochmals eine Gefahr von dem eigentlichen Scharlachprozeß
selbst, eine ganz bestimmte Form der Nephritis.

Ihr häufiges Vorkommen in einer ganz bestimmten Periode des
Scharlachs, ihr in der Hauptsache stets gleichartiges Bild lassen es
als äußerst wahrscheinlich erscheinen, daß es sich hier nicht um eine
sekundäre Krankheit handelt, sondern um einen Prozeß, der unmittelbar von dem Scharlachvirus selbst abhängig ist.

Die Tatsache, daß zwischen den akuten Erscheinungen der Krankheit und dem Ausbruch der Nephritis oft eine Zeit von 10—14 Tagen
liegt, in denen die Patienten sich völlig wohl fühlen und keinerlei
Erscheinungen von seiten der Nieren erkennen lassen, spricht nicht
gegen diese Vorstellung, denn wir kennen auch andere Infektionskrankheiten, bei denen die Spätwirkung eines spezifischen Giftes
sichersteht, z. B. die Lähmungen bei Diphtherie.

Ganz ähnlich wie die postdiphtherischen Lähmungen zeigt sich auch
die Scharlachnephritis verschieden häufig bei den einzelnen Epidemien.

Sie beginnt in der größten Mehrzahl der Fälle im Verlaufe der
dritten Woche mit neuem Fieber, oft aber auch so schleichend, daß

erst die Ödeme die Eltern auf eine Erkrankung des Kindes hinweisen. In sehr leichten Fällen, in denen die Erscheinungen der akuten Krankheit kaum ausgesprochen sind, wird erst durch die Nephritis entdeckt, daß das betreffende Kind an Scharlach erkrankt ist.

Das Allgemeinbefinden ist zuweilen wenig gestört, häufig aber bestehen große Mattigkeit, Kopfschmerzen, Erbrechen, Appetitlosigkeit. Das Gesicht wird blaß, leicht gedunsen, der Urin nimmt an Quantität ab, in mittleren Fällen bis auf 400, in schwereren noch weiter, es finden sich in ihm rote Blutkörperchen in großer Zahl, daneben Epithelien und Zylinder verschiedener Art. Das Urinbild wird beherrscht von der reichlichen Blutausscheidung und der Herabsetzung der Urinmenge. Diesem Urinbilde entspricht auch der anatomische Befund der Nieren. Es handelt sich hier in ausgeprägtestem Maße um eine Erkrankung der Glomeruli (s. o.), also um eine Erkrankung vornehmlich der Gefäße der Niere und des wasserausscheidenden Apparates derselben. In den leichteren Fällen dauert die Störung drei Wochen. Nach 1—2 Wochen gehen die Veränderungen des Urins zurück, seine Menge nimmt zu, und nach etwa drei Wochen ist die Norm erreicht, und die volle Rekonvaleszenz tritt ein.

In schweren Fällen sind die oben angegebenen Allgemeinerscheinungen schon deutlicher ausgeprägt, namentlich machen sich hier aber eine viel stärkere Verminderung der Urinmenge und starke Ödeme geltend. Die Urinmenge sinkt auf 200 oder 100 ccm pro die oder noch weiter, ja sie wird 0.

Die Kinder schweben jetzt in der größten Gefahr, der Urämie zu verfallen. Sie werden unruhig, starke Kopfschmerzen und Erbrechen stellen sich ein, der Atem bekommt einen ammoniakalischen Geruch, die Unruhe weicht einer apathischen Benommenheit, einem Sopor. Einzelne Zuckungen treten auf, und bald schließen sich an sie allgemeine Konvulsionen. In diesem Zustande tritt in einer Reihe von Fällen der Tod ein, in anderen erholen sich die Kinder von dem Anfalle, und unter Ausscheidung eines sehr stark blutigen Urins kommt allmählich die Nierenfunktion wieder in Gang, und der ganze Zustand kann in Genesung übergehen.

Die Anurie wurde in einem Falle Heubners bis zu 9 Tagen beobachtet bei beinahe völliger Euphorie. Erst kurz vor dem am neunten Tage erfolgenden Tode zeigte sich stenotische Atmung infolge von Glottisödem.

Der interessante Fall lehrt, daß nicht immer die Anurie auf dem Wege der urämischen Erscheinungen, wie sie oben geschildert wurden, den Tod herbeiführt.

Im allgemeinen ist der Satz richtig, daß die Gefahr der Urämie näher rückt, je geringer die Urinmenge wird, und daß diese einen viel wichtigeren Indikator für die Prognose der Nierenentzündung abgibt als die Beschaffenheit des Sediments und als der Eiweißgehalt. In einzelnen Fällen aber überraschen die urämischen Erscheinungen auch bei solchen Patienten, die noch eine relativ gute Urinsekretion hatten ($^1/_2$ l und mehr), und bei denen höchstens das Auftreten stärkerer Kopfschmerzen die drohende Gefahr anzeigt.

Ist der urämische Anfall glücklich vorüber, so wird nicht selten eine völlige Amaurose beobachtet, die indessen eine gute Prognose gibt und völlig zurückgeht.

Eine besondere Betrachtung bei der Darstellung der Scharlachnephritis erfordert das Verhalten des Herzens. Wird dieses auch schon durch den Scharlachprozeß an sich höchst ungünstig beeinflußt, so tritt das ganz besonders bei der Scharlachnephritis hervor. Schnell entwickelt sich eine dilatative Herzschwäche, und die mangelhafte Funktion des Blutmotors macht sich in Stauungen geltend, die sich zu den Ödemen und dem Höhlenhydrops der Nephritis hinzugesellen, oder eine neue Steigerung der schon gebesserten Wassersucht bedingen. Dabei kann das klinische Bild sich so ändern, daß die kardiale Dyspnoe mit all ihren Erscheinungen völlig im Vordergrunde steht, und die Nephritis zurücktritt. Die Wasseransammlung in den Höhlen und unter der Haut nimmt hier ganz enorme Grade an, der Zustand der schwer leidenden Patienten kann sich wochenlang hinziehen, ehe er in den Tod übergeht, der durch allerlei Komplikationen, Dekubitus usw., beschleunigt werden kann. In einzelnen Fällen gelingt es allerdings noch, eine Wendung zur Besserung und Heilung zu erzielen, wie später unter Therapie zu erörtern sein wird.

Neben der völligen Abheilung und dem tödlichen Ende kann die Scharlachnephritis noch einen dritten Ausgang nehmen, den in eine chronische Nephritis. Die akuten Erscheinungen gehen zurück, die Urinmenge wird normal, das Wohlbefinden stellt sich im großen und ganzen wieder ein, aber der Urin enthält dauernd etwas Eiweiß und Blut, daneben Zylinder verschiedener Art, Leukozyten und Fettkörnchenzellen. Die Kinder sind blaß, haben häufig Kopfschmerzen und sind weniger leistungsfähig.

Auch dieser Zustand kann noch heilen, und zwar erfolgt die Heilung dann gewöhnlich in der Zeit der Pubertät, oder geht allmählich in die Schrumpfniere über und führt so schließlich zum Tode. Wenn bis dahin auch Jahrzehnte vergehen können, so ist doch schließlich eine Verkümmerung und Verkürzung des Lebens durch den Scharlach der endliche traurige Ausgang dieser tückischen Krankheit.

Im allgemeinen haben die Fälle, in denen der Urin hämorrhagisch bleibt, eine bessere Prognose auf definitive Ausheilung.

Die Nierenentzündung trifft den Scharlachkranken in vielen Fällen, nachdem er eine Zeit völligen Wohlbefindens bestanden hat und muß, wenn man sie dem eigentlichen Krankheitsprozeß zurechnet, als ein neues Aufflammen, als ein Rezidiv der Krankheit aufgefaßt werden.

Darin ist man noch mehr bestärkt worden durch die Beobachtung, daß auch andere dem Scharlach eigentümliche Krankheitserscheinungen gegen Ende der dritten Krankheitswoche, etwa am 17. bis 19. Tag, wiederkehren oder von neuem aufflammen.

Das haben z. B. die Arbeiten von Schick über die postskarlatinöse Adenitis gezeigt und die ausführliche Studie von Pospischill und Weiß (Der Scharlacherkrankung II. Teil).

Schick zeigte, daß nicht nur die Nephritis, sondern auch eine Erkrankung der Lymphdrüsen (klinisch wichtig sind besonders die Drüsen des Unterkieferwinkels) als eine Erscheinung auftritt, die als eine rekurrierende Krankheit gedeutet werden muß. Die Drüsen schwellen von neuem an, oder aber es zeigt sich jetzt zuerst eine wesentliche Schwellung an ihnen, während eine solche im Beginn der Krankheit nicht oder nicht wesentlich nachweisbar war. Zugleich flammt auch die Angina in einigen Fällen von neuem auf.

Die neue Erkrankung beginnt plötzlich mit Fieber von 40° und mehr und deutlicher Empfindlichkeit und Schwellung der Unterkieferdrüsen. Auch Übelkeit und Erbrechen können den neuen Anfall einleiten, daneben bestehen zuweilen recht heftige Schmerzen namentlich in den Fingergelenken, zuweilen auch in größeren Gelenken. Das Allgemeinbefinden ist oft trotz des recht erheblichen Fiebers wenig gestört. Die fieberhafte Periode dauert oft nur 36—48 Stunden, zuweilen aber steigern sich die Erscheinungen noch nach 2—3 Tagen. Die Drüsen schwellen noch stärker an und werden noch empfindlicher. Der Ausgang der Drüsenerkrankung ist beinahe stets günstig, höchstens kommt es zur Abszedierung.

Nicht jede derartige Lymphdrüsenschwellung ist von Nephritis begleitet, vielmehr fehlt diese in vielen Fällen.

Sehr eingehend haben Pospischill und Weiß dies Rezidiv geschildert. Sie nennen als Symptome der rezidivierenden Scharlacherkrankung neues Fieber, neue Rachenerkrankung mit Drüsenschwellung, Wiederkehr der Herzerscheinungen und des Exanthems, Ikterus und schließlich die Scharlachnephritis. Sie sahen das Rezidiv unter 2605 Fällen 709 mal, also in etwa 27 %.

In einzelnen Fällen kann die zweite Rachenerkrankung ernster sein als die erste, ihrerseits erst zu Nekrosen und Sekundärinfektionen führen, im allgemeinen sind aber bis auf die Nephritis alle Erscheinungen des zweiten Anfalls meist gutartig.

An Erkrankungen anderer Organe beim Scharlach ist zu erwähnen, daß die Respirationsorgane höchstens in Form einer leichten Tracheobronchitis erkranken. Der Kehlkopf bleibt frei, mit der oben erwähnten seltenen Ausnahme. Als Sekundärerkrankung kann in seltenen Fällen eine septische eitrige Bronchitis und Pneumonie vorkommen.

Seitens des Digestionsapparates bestehen anfangs namentlich bei jungen Kindern Durchfälle, die aber meist bald verschwinden und einer mäßigen Obstipation Platz machen. In septischen Fällen kann es zu profusen Diarrhöen und zu enteritischen Zuständen kommen, auch entwickelt sich zuweilen eine heftige, schnell zum Durchbruch führende Appendizitis. Ferner kann es zu einem septischen Ikterus kommen, der eine schlechte Prognose bietet. Das Zentralnervensystem ist, wie oben geschildert, an den schweren Zuständen des toxischen Scharlachs stark beteiligt; es kann aber auch später in Form meningoenzephalitischer Herde befallen werden, so daß z. B. ein Zustand der

Jacksonschen Rindenepilepsie entsteht, wie ihn Heubner in einem Fall beschreibt.

Eine ganz seltene Nachkrankheit an der Haut ist das Erythema postscarlatinosum, das hier nur kurz erwähnt werden mag. Eine genauere Beschreibung findet sich in Jochmanns Lehrbuch der Infektionskrankheiten.

Kombination von Scharlach mit anderen Infektionskrankheiten.

Diphtherie zu vorhandenem Scharlach verschlechtert bei sofort vorgenommener spezifischer Therapie die Prognose kaum, umgekehrt führt Scharlach auf dem Boden vorhandener Diphtherie, mag diese auch mit Heilserum behandelt sein, zu schweren Veränderungen der Rachenorgane und zu schwerem Diphtheroid mit nachfolgenden septischen Erkrankungen. Die Kombination mit Masern ergibt keine Besonderheiten.

Diagnose. Die Diagnose der Krankheit geht aus der vorstehenden Schilderung hervor. Sie kann erschwert werden 1. durch die rudimentäre Ausbildung der Erscheinungen und 2. durch eine Reihe von Ausschlägen, die mit dem Scharlach die größte Ähnlichkeit haben. Als solche seien genannt: Ausschläge bei lobärer Pneumonie und bei Typhus abdominalis, Rubeolen, Arzneiexantheme (Chinin, Antipyrin, Atropin) und endlich die sog. Serumexantheme, wie sie seit der Einführung der Heilserumtherapie vielfach beobachtet wurden. Die Ähnlichkeit, namentlich mit letzteren, kann so groß sein, daß es selbst dem geübtesten Auge nicht möglich ist, hier zu einer sicheren Diagnose zu kommen.

Prognose. Aus dem Gesagten ist ohne weiteres abzuleiten, daß die Prognose auch in den scheinbar leichtesten Fällen stets nur vorsichtig und zurückhaltend gestellt werden darf. Die Mortalität wird verschieden hoch angegeben, da die Schwere der einzelnen Epidemien eine ganz verschiedene zu sein pflegt.

So fand Jürgensen in Tübingen 8,23% in 347 Fällen, Heubner in Leipzig 13,4% in 358 Fällen, Johannsen gibt für Norwegen 16,6% im Durchschnitt von 10 Jahren an, und in England werden 13—40 (!)% verzeichnet. (Zitiert nach Heubner.)

Die soziale Lage der befallenen Kinder spielt bei der Prognose des Scharlachs nicht annähernd die Rolle wie bei den Masern, wenn auch natürlich dürftig genährte, von anderen Krankheiten heruntergebrachte Kinder leichter in Gefahr kommen als kräftige, indessen ist doch die Schwere der Erkrankung hier mehr von dem Gifte als von dem einzelnen Individuum abhängig.

Verhütung der Ansteckung kann nur durch eine Vermeidung des Verkehrs von Kranken mit Gesunden erfolgen, und auch die unmittelbare Umgebung des Kranken muß nach Möglichkeit isoliert werden. Deshalb dürfen die Geschwister kranker Kinder nicht Schulen, Warteschulen, Krippen usw. besuchen, zumal sich unter ihnen gar zu leicht latent Kranke befinden können. Dasselbe gilt auch von Erwachsenen. Sie sollen es vermeiden, mit anderen Familien Verkehr zu pflegen, Gesellschaften usw. zu besuchen. Das Richtigste wäre zweifellos, wenn die kranken Kinder selbst isoliert, d. h. in geeigneten Anstalten untergebracht werden könnten; namentlich gilt das für die eng wohnenden Familien der Arbeiterbevölkerung, bei denen eine Isolierung der anderen Familienmitglieder meist ganz unmöglich ist, womit eine intensive Gefahr für alle noch vorhandenen Kinder derselben und der benachbarten Familien bedingt ist. Leider sind wir in Deutschland noch weit entfernt von derartigen Einrichtungen.

Therapie. Das Krankenzimmer soll eine Temperatur von 16 bis 17° haben. Der Patient muß vier Wochen im Bett gehalten werden.

Die Nahrung soll nach vielfachen Empfehlungen in den ersten 3 Wochen wesentlich aus Milch bestehen, in der Absicht, die Nephritis zu vermeiden. Das ist zwecklos, wie Pospischill überzeugend bewiesen hat. Man gibt während der ersten fieberhaften Periode eine leichte Kost ohne Fleisch, bestehend aus Breien, Milch Weißbrot und Kompott, dann kann nach Ablauf des Fiebers ruhig volle Kost gegeben werden inklusive Fleisch, ohne deswegen Gefahr zu laufen, die Patienten der Nephritis mehr auszusetzen.

Die Haut ist durch laue Waschungen oder Bäder rein zu halten, Mund und Rachen sind durch Gurgeln und Ausspülungen sauber zu halten, die Nase mit angefeuchteten oder eingefetteten Wattetampons zu reinigen. Zu den Gurgelungen und Ausspülungen des Mundes verwendet man in den Fällen einfacher Scharlachangina Borwasser 3 bis 5%, Salizylsäure 1%, Wasserstoffsuperoxyd 3%. Bei Scharlachdiphtheroid wird eine 5%ige Ichthyollösung verwendet. Der schlechte Geschmack macht die Anwendung zuweilen schwer, indessen gelingt es doch meist, diese Schwierigkeiten zu überwinden. Die Gurgelungen und Spülungen müssen von Anfang an, auch bei zunächst geringer Erkrankung der Halsorgane, sehr häufig, täglich sechs- bis achtmal, vorgenommen werden. Bei jungen und benommenen älteren Kindern ist ein genügendes Gurgeln nicht zu erreichen. Die dann notwendigen Ausspülungen werden so vorgenommen, daß man bei leicht vornüber geneigtem Kopf eine etwa 50 g fassende Spritze mit ihrem Ansatz zwischen Wange und Zahnreihe einführt und unter mäßigem Druck die Flüssigkeit in die Mundhöhle spritzt.

Das Fieber soll durch innere Medikation nicht beeinflußt werden; wo die absolute Höhe desselben ein Eingreifen erfordert, da sind hydrotherapeutische Maßnahmen am Platze. Als solche sind zu nennen: kühle Umschläge auf die Brust, Bauch und Oberschenkel mit zusammengelegten Handtüchern. Darüber eine wollene Decke. Das Ganze wird mit ein paar Bindenstreifen befestigt und stündlich erneuert. Ferner laue Bäder (33° C) mit kalten Übergießungen, letztere namentlich bei Benommenheit und starken Delirien (vier- bis sechsmal täglich). Bei exzessiven Temperaturen bedient man sich der kalten Einpackungen, die bei Kindern den kalten Bädern entschieden vorzuziehen sind. Die Kinder werden in ein feuchtes Laken und eine wollene Decke geschlagen, bleiben in dieser Einpackung zehn Minuten, kommen dann in eine zweite gleichartige Einwicklung usw. eine Stunde lang, so daß innerhalb einer Stunde sechs Einwicklungen vorgenommen werden. Die Prozedur kann an einem Tage zwei-, höchstens dreimal vorgenommen werden.

Die Lymphdrüsenentzündung kann man zunächst durch Eis zu bekämpfen versuchen oder durch einen Verband mit 50%iger Ichthyolsalbe. Schwellen die Drüsen aber stärker an, ist mit einem Zurückgehen nicht mehr zu rechnen, dann werden Breiumschläge gemacht, und wenn Fluktuation vorhanden ist, wird der Drüsenabszeß geöffnet. Nicht erweichte, nekrotische Drüsen zu inzidieren oder zu exzidieren, gibt schlechte Resultate.

Der Scharlachrheumatismus wird wie ein anderer Gelenkrheumatismus behandelt.

Scharlachnephritis. Bei genügender Urinsekretion nur Bettruhe und Milchdiät, oder auch völlige Schonung der Nieren durch mehrtägigen Hunger und Durst, dann wasserarme, salzlose Kost.

Sinkt die Urinsekretion erheblich, unter einen halben Liter pro Tag und weniger, so werden schweißtreibende Einwicklungen nach heißen Bädern gemacht (s. S. 224). Haben sie nicht bald Erfolg, so wird versucht, den Blutreichtum der Niere durch Ableitung oder Entziehung des Blutes herabzusetzen und dadurch die Zirkulation in diesem Organe zu heben. Dazu dienen 1. Brei- oder Thermophorumschläge auf beide Nierengegenden, 2. Ansetzen von je zwei Blutegeln dort und kräftig nachbluten lassen, 3. der Aderlaß, mit dem man versuchen soll, etwa ein Zehntel der Gesamtblutmenge zu entfernen.

Die Blutentziehung ist das sicherste und am meisten Erfolg versprechende Mittel bei der schweren Scharlachnephritis.

Herzschwäche. Kampfer in wiederholten großen Dosen. Digipurat.

Bei Herzerweiterung und kardialer Dyspnoe und Hydrops Strychnin 1 mg subkutan einmal täglich oder Extract. secale cornuti fluid. 0,3 bis 0,5 dreimal täglich.

Der Scharlachrekonvaleszent gilt im allgemeinen noch als infektionstüchtig bis zur Beendigung der Abschuppung, wobei es dahingestellt sein mag, ob diese weitverbreitete Ansicht wirklich richtig ist. Die Abschuppung zieht sich zuweilen so lange hin, daß es nicht möglich ist, sie abzuwarten. Auf jeden Fall soll aber sechs Wochen, von Beginn der Erkrankung an gerechnet, gewartet werden, bevor man den Rekonvaleszenten für ungefährlich erklärt. Er soll dann vorher noch ein gründliches Reinigungsbad bekommen, bei dem namentlich auch die Haare zu berücksichtigen sind.

Masern.

Die Masern gehören ebenfalls zu den exanthematischen Infektions-krankheiten, deren Erreger wir noch nicht kennen. Die Empfäng-lichkeit ist eine beinahe allgemeine, den Charakter der Kinderkrankheit tragen die Masern nur deswegen, weil die meisten Menschen in ihrer Kindheit Masern überstehen und damit einen dauernden Schutz für Lebenszeit erwerben. Mehrmalige Erkrankungen kommen vor, sind aber selten.

Die Erkrankung kann in jedem Lebensalter eintreten, indessen scheinen Säuglinge in den ersten vier bis fünf Lebensmonaten nur wenig empfänglich für das Maserngift zu sein, so daß Erkrankungen in diesem Alter nur selten beobachtet werden.

Die Ansteckung erfolgt leicht, ist im wesentlichen eine Kontakt-infektion und kann durch Gesunde oder durch Gegenstände nur inner-halb sehr kurzer Zeit übertragen werden. So kann eine Pflegerin bei mangelnder Sorgfalt innerhalb eines Krankensaales oder einer Anstalt allerdings die Masern von einem Kinde auf das andere übertragen, aber eine längere Konservierung des Giftes an Kleidern, Wäsche oder anderen Gegenständen findet nicht statt, und praktisch kommt nur die Übertragung von Infizierten auf den Gesunden in Betracht. Die Ausbreitung der Krankheit wird begünstigt durch die lange Inku-bation, elf Tage, und durch das einfach katarrhalische Prodromal-stadium, in dem eine Erkennung der Masern oft noch nicht möglich ist. Sie wird ferner begünstigt durch eine Anhäufung von empfäng-lichen Individuen in Schulen, Krippen, Warteschulen und ähnlichen Anstalten. Von hier aus entwickeln sich dichtere Epidemien.

Die pathologischen Veränderungen.

Im anatomischen Bild der reinen, schnell tödlich verlaufenden Masern steht im Vordergrund eine Schwellung aller lymphatischen Gebilde, wobei namentlich die Peyerschen Platten des Ileums so stark beteiligt sein können, daß eine Verwechslung mit Typhus mög-lich ist.

In weniger schweren Fällen, die einer Lungenentzündung usw. erliegen, findet sich diese Hyperplasie der lymphatischen Gewebe nicht oder nur weniger ausgeprägt.

Die wesentlichsten Veränderungen finden sich entsprechend den klinischen Erscheinungen an den Atmungsorganen meist ohne be-sondere charakteristische Befunde. Auffallend ist nur die starke Hyperämie und die frühzeitig beginnende und oft hochgradige inter-stitielle zellige Infiltration des Lungengewebes.

Die schwerste anatomische Veränderung der Lunge entsteht durch eine nekrotisierende Entzündung und durch eine Erschlaffung der Bronchialwände. Dabei verwandelt sich das stark infiltrierte inter-stitielle Gewebe in eine weißgraue nekrotische Masse, die haltlos gewordenen Bronchialwände werden gedehnt und verdünnt, so daß große (kirschgroße) bronchiektatische Höhlen entstehen, die mit eitrigen Massen gefüllt sind. Diese Höhlenbildungen können so nahe aneinander stehen und in so großer Zahl vorhanden sein, daß die Lunge das Aussehen von Bienenwaben erhält, so daß man wohl auch von einer Wabenlunge gesprochen hat. Die nekrotisierende Masernlungenentzündung ist selten. Sie ist stets tödlich.

Die Haut, an der das charakteristische Exanthem auftritt, zeigt anatomisch viel weniger charakteristische Veränderungen. Die Hautgefäße, namentlich in den oberen Schichten, sind stark erweitert. Neben den Gefäßen zeigt sich eine zellige Infiltration, die am stärksten ausgebildet ist an den Haarbälgen und Talgdrüsen, wo auch die Hyperämie am stärksten ist.

Diesen Stellen entsprechen die Erhabenheiten, die an der Haut des Masernkranken während des Lebens zu sehen sind.

Das Herz wird nur wenig geschädigt. Zuweilen kommt im Abheilungsstadium eine gutartige Endokarditis vor, die nur recht selten zu einem Klappenfehler führt. Sie findet sich auch bei den nicht häufigen Gelenkerkrankungen nach Masern. Eine maligne Endokarditis kommt vor bei schwerer Masernlungenentzündung, namentlich bei der nekrotisierenden Form. Die Milz ist zuweilen mäßig geschwollen.

Das Blut zeigt eine deutliche Veränderung im Sinne einer Leukopenie, die, schon im Initialstadium vorhanden, sich während des exanthematischen Stadiums erhält und im Abheilungsstadium langsam verschwindet. Die Zahl der weißen Blutkörperchen geht auf 3—4000 zurück und zwar wesentlich auf Kosten der Lymphozyten, so daß eine relative Zunahme der neutrophilen Leukozyten zustande kommt. Innerhalb der neutrophilen Leukozyten überwiegen die einkernigen Zellen die mehrkernigen. Die eosinophilen Zellen sind an Zahl vermindert, namentlich während des Exanthems, wo sie ganz verschwunden sein können.

Die Nieren erkranken selten. Es zeigt sich eine uncharakteristische febrile Albuminurie. Zuweilen entsteht aber eine hämorrhagische Nephritis, ähnlich der Scharlachnephritis. Sie ist beinahe stets gutartig; führt nur selten zur Urämie oder zum Übergang in eine chronische Form.

Im Digestionsapparat ist die Schwellung der Payerschen Platten schon erwähnt worden. Außerdem findet sich eine katarrhalische Schwellung der Darmschleimhaut. Auch zu schwerer Enteritis mit Geschwürsbildung und Blutungen kann es kommen, wohl meist bedingt durch Sekundärinfektionen, unter denen die Erreger der Ruhr eine große Rolle spielen. Der Darm des Masernkranken ist für Ruhr stark überempfindlich und die Ruhr verläuft sehr schwer. Daneben kommt auch eine Streptokokkenenteritis vor.

An den Schleimhäuten des Mundes und der weiblichen Genitalien kommt es leicht zu ulzerösen Prozessen, die sehr in die Tiefe gehen und nomatös werden können. Weitere pathologische Veränderungen ergeben sich aus der Besprechung des klinischen Bildes.

Das Inkubationsstadium verläuft in der Mehrzahl der Fälle ohne Symptome. Die Kinder sind munter, und nichts deutet auf die im Anzug begriffene Krankheit hin. Zuweilen treten allerdings leichtere Störungen auf. Die Kinder sind müde, weniger spiellustig, haben weniger Appetit, zeigen auch mäßige katarrhalische Erscheinungen, und wenn eine genaue Beobachtung der Temperatur möglich war, so findet man leichte abendliche Steigerungen bis zu subfebrilen Temperaturen. Zuweilen sind die genannten Symptome wohl auch stärker ausgeprägt, und in einem Falle sah ich bei einem Mädchen von drei Jahren, dessen schulpflichtiger Bruder an Masern erkrankt war, eine ziemlich heftige katarrhalische Affektion mit Temperaturen bis 39,5 und darüber beinahe während der ganzen Zeit der Inkubation.

Das Prodromalstadium oder katarrhalische Stadium beginnt mit Schnupfen, Konjunktivitis und Tracheitis bzw. einer groben Bronchitis. Der Schnupfen sieht nicht anders aus als ein gewöhnlicher, höchstens mag erwähnt sein, daß namentlich bei jungen Kindern zuweilen heftiges Nasenbluten eintritt. Die beginnende Konjunktivitis ist schon auffälliger und übersteigt mit Tränen der Augen und Lichtscheu denjenigen Grad, den man auch sonst beim Schnupfen beobachtet. Der Husten endlich ist eigentümlich rauh, quälend, zeigt keinerlei Neigung sich zu „lösen" und ist oft von einer mehr oder weniger starken Heiserkeit begleitet, die auf einen leichten Kehlkopfkatarrh zu beziehen ist.

Dabei fangen die Kinder an, Krankheitsgefühl zu zeigen, sie sind weinerlich, unlustig, matt, appetitlos und zeigen ein remittierendes Fieber, das abends 39° erreicht oder auch überschreitet.

Die objektive Untersuchung hatte früher kaum eine Möglichkeit, den wahren Charakter des Zustandes zu erkennen, jetzt sind wir in vielen Fällen, etwa 80%, in der Lage, die Masern vor dem Ausbruche des Exanthems zu erkennen. Es sind das die sogenannten Koplikschen Flecken, kleine weißliche Fleckchen, wie Kalkspritzer aussehend, die an der Wangenschleimhaut hinter den Mundwinkeln sich entwickeln und von einem etwa stecknadelkopfgroßen roten Hof umgeben sind. Die Flecken sind nicht immer leicht zu sehen, geben aber einen recht guten Anhalt, denn ihr Auftreten bei anderen exanthematischen Krankheiten (Röteln) ist jedenfalls sehr selten.

Gegen Ende des katarrhalischen Stadiums entwickelt sich auf der Mundschleimhaut das Enanthem bestehend aus großen unregelmäßigen dunkelroten Flecken auf der Uvula, dem weichen Gaumen und auch wohl dem harten Gaumen. Die Tonsillen sind dabei etwas geschwollen und gerötet. Das Enanthem dauert kürzere Zeit als der Hautausschlag.

Das katarrhalische Stadium dauert drei Tage, dann erscheint das Exanthem. Es beginnt in den meisten Fällen im Gesicht, in der Umgebung von Augen und Mund, und breitet sich dann auf dem übrigen Körper aus, befällt Vorderarme, Unterschenkel, Hände und Füße zuletzt. Zunächst besteht das Exanthem in kleinsten hellroten Flecken, die aber schnell zu allen möglichen Formen zusammenfließen, ihre hellrote Farbe bald verlieren und dunkelrot bis bräunlich erscheinen. Zwischen den einzelnen Fällen, die oft zu phantastisch geformten Figuren zusammenfließen und oft eine beträchtlichc Größe erreichen, bleiben Hautstellen bestehen, die nicht ergriffen sind. Je größere Partien der Haut von den zusammengeflossenen Flecken überzogen sind, desto mehr ist die Bezeichnung der konfluierenden Masern gerechtfertigt.

Innerhalb der größeren Flecken zeigen sich Erhabenheiten, die geschwollenen Haarbälgen und Ausführungsgängen von Talgdrüsen entsprechen. Je nachdem diese Erhabenheiten mehr oder weniger das Aussehen des Exanthems beherrschen, spricht man von Morbilli elevati oder von Morbilli laeves. Das Aussehen des ganzen Ausschlags läßt sich am besten als bunt bezeichnen, im Gegensatz zum Scharlachexanthem, das stets einen sprüßligen Charakter zeigt. Die einzelnen Flecken stehen bei dieser Krankheit stets voneinander getrennt, mögen sie auch in noch so großer Anzahl und Dichtigkeit auftreten, so daß in einiger Entfernung die Haut wie mit roter Farbe bestrichen aussieht. Denkt man sich die Exantheme dieser beiden Krankheiten künstlich hergestellt, dann entspricht das Scharlachexanthem einer mehr oder weniger dichten Punktierung mit feinstem Pinsel, das Masernexanthem einer Betupfung der Haut mit einem viel gröberen Pinsel.

Innerhalb der exanthematisch veränderten Hautstellen besteht eine erhöhte Durchlässigkeit der Gefäße, sei es für Hämoglobin, sei es für die roten Blutkörperchen selbst. Im ersteren Falle entstehen innerhalb der Flecken Pigmentierungen, die oft noch nach dem Abblassen des Exanthems erkennbar sind, im letzteren Hämorrhagien, deren Auftreten prognostisch nicht verwertbar ist.

Der Entwicklung des Exanthems parallel geht das Steigen der Gesamterkrankung. Das Fieber steigt und erreicht bei 40° und darüber mit der Blüte des Exanthems seinen Höhepunkt. Gleichzeitig ändert sich sein Charakter. Während es im katarrhalischen Stadium deutlich remittierend war, nähert es

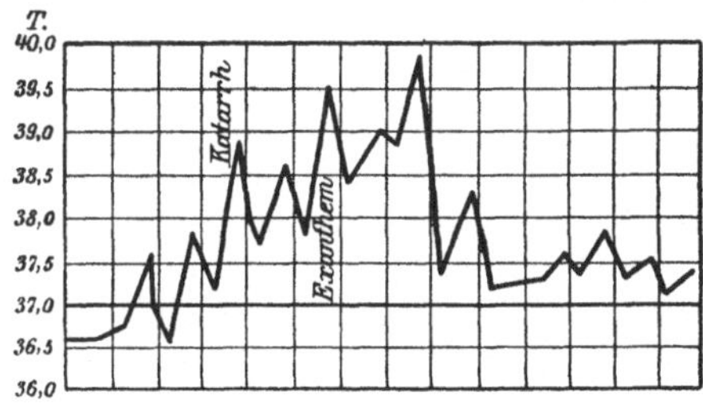

Abb. 7.

sich jetzt mehr einer Kontinua, d. h. auch die Morgentemperaturen gehen nicht viel tiefer gegenüber den Abendtemperaturen, als es die gewöhnliche Tagesschwankung bedingt. (Siehe Abb. 7.)

Der Puls entspricht dem Fieber (im Gegensatze zum Scharlach, wo er diesem gegenüber besonders hohe Zahlen aufweist).

Das Krankkeitsgefühl ist in dieser Zeit sehr ausgesprochen. Die

Kranken sind apathisch gegen ihre Umgebung, sind völlig appetitlos, klagen über Kopf- und Gliederschmerzen, haben nachts oft heftige Delirien.

Alle Erscheinungen des Prodromalstadiums werden heftiger. Der Schnupfen wird profus, führt zum Wundwerden des Naseneinganges und der Oberlippe, die Konjunktivitis und Lichtscheu verstärken sich, die Kinder werden vollständig heiser und durch die zunehmende Tracheitis und Bronchitis von einem schmerzhaften, trockenen, unaufhörlichen Husten gequält.

An den anderen Organen ist folgendes nachzuweisen:

Nieren: Der Urin ist hochgestellt, enthält Eiweiß und zeigt — auch in leichten Fällen — die Diazoreaktion.

Lymphdrüsen: Alle fühlbaren Lymphdrüsen schwellen an und können auch schmerzhaft werden.

Blut: Bei Masern zeigt sich ähnlich wie bei Typhus eine Verminderung der Leukozyten.

Digestionsapparat: Die Zunge ist stark belegt, der Belag stößt sich fleckenweise ab, an der Mundschleimhaut zeigt sich eine fleckige Rötung, Enanthem, das dem Exanthem häufig kurz vorausgeht und vor ihm verblaßt.

Meist ist der Stuhl angehalten, doch kommen auch Diarrhöen vor, von denen noch später zu sprechen sein wird.

Mit dem Steigen des Exanthems nehmen auch die geschilderten Krankheitserscheinungen an Intensität zu, dann erfolgt am fünften bis sechsten Tage nach dem Beginn des Exanthems die kritische Entfieberung, die Temperatur kehrt innerhalb von 12—36 Stunden zur Norm zurück. Gleichzeitig bessert sich schnell das Allgemeinbefinden, der Patient wird klar, fängt wieder an zu spielen usw.

Der hier kurz skizzierte Verlauf entspricht einem deutlich ausgeprägten, mittelschweren Falle; auf Abweichungen soll später eingegangen werden, doch mag hier gleich erwähnt sein, daß oft auch bei gut entwickeltem Ausschlage das Allgemeinbefinden viel weniger gestört ist, als oben dargestellt.

An die Entfieberung schließt sich die Abheilungsperiode, die aber noch nicht als eigentliche Rekonvaleszenz betrachtet werden kann. Die katarrhalischen Erscheinungen bestehen noch fort und werden durch eine unvorsichtige Haltung des Patienten schnell wieder gesteigert und bedingen eine sekundäre, oft nicht unerhebliche Erkrankung. Besonders sind es Erkältungen, vor denen Masernpatienten im Abheilungsstadium besonders sorgfältig zu hüten sind. Die Kinder schwitzen in dieser Zeit viel und sind zu Erkältungen besonders geneigt.

Das Herz zeigt in dieser Zeit eine sonderbare Anomalie, über deren Wesen Näheres noch nicht bekannt ist. Der Puls wird langsam und etwas unregelmäßig, kehrt aber nach einigen Tagen zu einem normalen Verhalten zurück. In einem Fall sah ich wochenlang einen unregelmäßig verlangsamten Puls.

Bemerkenswerte Abweichungen vom gewöhnlichen Verlaufe.

Von einigen Besonderheiten des Inkubationsstadiums wurde oben schon gesprochen. Im katarrhalischen Stadium können die Erscheinungen sämtlich besonders stark ausgeprägt sein. Die Konjunktivitis nimmt einen blennorrhoischen Charakter an, der Schnupfen wird profus, es ist kaum möglich, das unaufhörlich rinnende Sekret zu beseitigen. Nasenbluten ist häufig, die Schleimhaut des Larynx ist oft stark ergriffen, es kommt zu Verengerungen des Kehlkopfes mit der Entstehung von Pseudokrupp, zuweilen setzt sich der Katarrh durch die Tube schon jetzt auf das Mittelohr fort, ein Ereignis, das im weiteren Verlaufe der Masern viel häufiger ist, und dessen Bedeutung noch besprochen werden soll. Die Bronchitis nimmt in diesen Fällen auch eine besondere Intensität an und führt zu einem besonders quälenden Husten. Namentlich bei jüngeren Kindern ist diese schwere Form des katarrhalischen Stadiums von vornherein auch von einem besonders schweren Allgemeinbefinden begleitet. Es zeigt sich ein hohes kontinuierliches Fieber, zuweilen allgemeine Krämpfe, neben den starken Katarrhen der oberen Luftwege tritt die Erkrankung des Magen-Darmkanals in den Vordergrund, heftige Durchfälle und Erbrechen stellen sich ein. Der schwere Zustand macht mit der Entwicklung des Exanthems dem gewöhnlichen Verlaufe Platz, er kann aber auch während des ganzen Verlaufs der Krankheit anhalten und disponiert dann, wie leicht verständlich, zum Auftreten von Komplikationen. Schließlich kann das Prodromalstadium auch bis zu sieben Tagen sich ausdehnen.

Eine andere Abweichung im Verlaufe des Prodromalstadiums besteht in einem besonders leichten Verlaufe. Die typischen Katarrhe sind kaum angedeutet, sie entgehen der Beobachtung äußerst leicht. Das Fieber wird nur bei regelmäßigen Messungen entdeckt, und bei nicht sehr sorgfältiger Beobachtung, wie sie in Familien nur dann stattzufinden pflegt, wenn ein anderes Kind schon deutlich an Masern erkrankt ist, wird der Eindruck erweckt, daß das katarrhalische Stadium ganz gefehlt und die Krankheit mit dem Ausbruch des Exanthems erst begonnen habe.

Im exanthematischen Stadium gibt es zunächst abnorm schwere und ungünstige Fälle, die sich, ähnlich wie die analogen Fälle bei Scharlach, durch eine besondere Beteiligung des Zentralnervensystems auszeichnen. Schon während des Prodromalstadiums, das gewöhnlich recht stark ausgeprägt ist, ist bei meist schnell steigendem Fieber das Sensorium stark getrübt, und die Patienten sind völlig apathisch. Das Exanthem beginnt am Stamme mit blassen, wenig charakteristischen Flecken, aus denen sich in manchen Fällen ein äußerst intensiver Masernausschlag entwickelt, in anderen bleibt der rudimentäre Ausschlag ohne Veränderung bestehen. In beiden Fällen aber verschlimmert sich rapide das Allgemeinbefinden, die Kinder zeigen neben der Apathie eine treibende Unruhe, ferner ein meningitisartiges Aussehen: leerer Blick, Zittern, Strabismus. Nach etwa einer Woche tritt in tiefer nervöser Erschöpfung der Tod ein, dem oft noch heftige Konvulsionen vorhergehen.

Diese Formen schwerster „Masernvergiftung" sind selten, viel häufiger kommt eine Anomalie vor, die man als „zurückgetretene" Masern mit Recht bezeichnen kann.

Nach mehr oder weniger schwerem Prodromalstadium erscheint ein rudimentär ausgebildeter Ausschlag, der eine blaß-zyanotische Farbe hat und so wenig ausgesprochen sein kann, daß er der nicht ganz sorgfältigen Beobachtung entgeht, und daß die Diagnose Masern zunächst gar nicht gestellt wird. Dabei verschlimmert sich aber der Zustand schnell unter dem Bilde einer schweren Dyspnoe. Die Kinder verfallen, werden blaß-zyanotisch, zeigen angestrengteste Atmung und Lufthunger; bei objektiver Untersuchung ist eine mehr oder minder ausgeprägte Kapillärbronchitis nachweisbar. Die Sektion zeigt in solchen Fällen eine hochgradige Hyperämie der Schleimhaut des Bronchialbaumes, es macht den Eindruck, als ob sich derselbe entzündliche Vorgang, der sonst in der Haut sich abspielt, hier in der Schleimhaut des Respirationsapparates sich etabliert hat, daß also sozusagen das Exanthem an einer falschen Stelle herausgekommen ist. Derartige Fälle bedrohen das Leben ebenso wie die oben skizzierte „Masernvergiftung", sie sind aber insofern günstiger als diese, weil sie ein therapeutisches Eingreifen wenigstens ermöglichen, ja sich oft so wenden lassen, daß aus· der schwersten Affektion der Respirationsorgane schließlich doch noch ein normal ablaufender Masernprozeß wird.

Zu dieser Anomalie des Masernverlaufs, bei dem sich also die Einwirkung des Maserngiftes wesentlich an der Respirationsschleimhaut abspielt, gehört eine der schwersten Veränderungen des Lungengewebes, die wir außer Tuberkulose beim Kinde überhaupt kennen. Es ist das die rapid nekrotisierende Masernlungenentzündung, wie sie Heubner genannt hat. Hier bilden sich schnell konfluierende pneumonische Herde aus, es kommt zu einer Nekrose des Lungengewebes, zu einer „Verdünnung und Haltlosigkeit der Bronchialwände" (Heubner), die das Entstehen zahlreicher Bronchiektasien bedingt. Bei den beschriebenen Sektionen fand sich ein Kernloswerden des infiltrierten Gewebes und eine Umwandlung größerer Partien der Lunge in eine große Anzahl bronchiektatischer, mit Eiter gefüllter Höhlen. Heubner, der diese Affektion ausführlich beschreibt, bezieht sie wohl mit Recht auf eine Wirkung des Maserngiftes selbst und bringt sie in Analogie mit der Nekrose der Gaumenteile bei Scharlach, die er als Wirkung des Scharlachgiftes selbst auffaßt (s. o.). Es ist wichtig, sich das gegenwärtig zu halten, denn ebenso wie beim Scharlach ein Unterschied zu machen ist zwischen den Veränderungen, die das Scharlachgift selbst hervorruft, und denen, die vom lymphatischen Rachenring sekundär bei dieser Krankheit durch die Streptokokken hervorgerufen

werden, ebenso muß man diesen Unterschied machen bei den Erkrankungen der Respirationsschleimhaut bei Masern, die einerseits auf das
Maserngift selbst zurückzuführen sind, das leichtere (in den gewöhnlichen Fällen) und schwerere Erscheinungen, wie oben beschrieben,
hervorruft, andererseits Komplikationen durch Sekundärinfektionen
ihre Entstehung verdanken, wobei der Masernprozeß nur den Schrittmacher abgibt.

Andererseits wird auch ein abnorm leichter Verlauf der exanthematischen Periode beobachtet. Gewöhnlich verbunden mit einem
auch sonst leichten Verlaufe, erscheint ein flüchtiges, wenig ausgeprägtes
Exanthem, das schnell vorübergeht. Das Kind macht nicht den Eindruck eines Schwerkranken und erholt sich schnell. Der Ausschlag
kann in solchen Fällen wohl auch ganz fehlen oder doch wenigstens
so gering sein, daß er nicht bemerkt wird.

Es seien noch einige Besonderheiten des Masernexanthems genannt, die bisher noch nicht erwähnt wurden.

Es kann die Knotenbildung in den Masernflecken sehr intensiv
werden, so daß sie dem ganzen Ausschlag das Gepräge gibt.

Die Flecken werden stark erhaben, sehen aus wie Quaddeln, und
der ganze Ausschlag gewinnt eine große Ähnlichkeit mit Urtikaria.

Die Masernflecken bleiben klein, disseminiert, das Exanthem wird
scharlachähnlich.

An das Masernexanthem schließen sich pemphigoide Ausschläge
an, oder dieses selbst tritt in Form eines pemphigoiden Ausschlags auf.

An das Masernexanthem schließt sich eine kleienartige Abschilfe-
rung der Epidermis, oft kaum zu bemerken, zuweilen auch zu einer
intensiveren Schälung führend.

Anomalien des Abheilungsstadiums.

Hier sind in erster Linie die Affektionen der Nase, des Mundes
und der angrenzenden Teile zu nennen.

An Stelle des gewöhnlichen Masernschnupfens tritt eine trockene
Schwellung der Schleimhaut, die ähnlich wie bei dem syphilitischen
Schnupfen zu einem schniefenden Geräusche bei der Nasenatmung
führt; oder es tritt im Anschluß an eine profuse, eitrige Sekretion
aus der Nase eine Verschwärung an der Nasenöffnung und in ihrer
nächsten Umgebung ein, die einen außerordentlich hartnäckigen Verlauf nehmen kann und von andauerndem Fieber begleitet ist. Die
entstehenden Geschwüre bedecken sich mit einem schmierig-speckigen
Belage, nehmen eine diphtheroide Beschaffenheit an.

Von der Nase bzw. von der mitergriffenen hinteren Rachenwand
aus erkrankt durch Vermittelung der Tuba Eustachii das Mittelohr.
Das Fieber steigt von neuem, die Kinder werden sehr unruhig,
schlafen schlecht, fassen sich nach dem Kopfe, wollen nicht schlucken;
ältere Kinder klagen wohl auch über Stiche in den Ohren oder Kopfschmerzen. Druck auf den Tragus ist stark schmerzhaft, und beim

Spiegeln zeigt sich deutlich eine eitrige Otitis media. Dieser Wendung ist stets sorgfältigste Aufmerksamkeit zu schenken, denn wenn auch die sehr häufigen Otitiden bei Masern weniger oft einen so gefährlichen Charakter zeigen als diejenigen bei Scharlach, so sind doch Ausbreitung des Prozesses auf Antrum und Warzenfortsatz und Infektion des Sinus mit tödlichem Ausgange keine seltenen Vorkommnisse. Es mag hier auf etwas aufmerksam gemacht werden, was schon bei den Ohrenprozessen des Säuglingsalters Erwähnung gefunden hat: die Fortsetzung der eitrigen Entzündung auf Antrum und Warzenfortsatz braucht sich nicht immer in leicht wahrnehmbaren, äußerlich erkennbaren Symptomen zu äußern. Es ist nicht notwendig, daß eine Rötung und Schwellung über dem Warzenfortsatze zu erkennen ist, ja nicht einmal ein deutlicher Druckschmerz ist in Fällen vorhanden, in denen eine Aufmeißelung sich als notwendig erweist. Allein das Bestehen eines hohen, remittierenden Fiebers bei laufenden Ohren, eine Vorwölbung der hinteren Gehörgangswand sind ausreichend, um einen operativen Eingriff zu rechtfertigen, der, an sich ungefährlich, oft genug Veränderungen aufdeckt, die nach der äußeren Untersuchung kaum vermutet wurden.

Die Mundhöhle zeigt die Veränderungen der Stomatitis aphthosa bzw. ulcerosa, an die sich die Noma anschließen kann. Der Masernprozeß scheint einen besonders günstigen Boden für diese ulzerösen Prozesse abzugeben, so daß also Stomatitiden bei Masern stets eine besonders sorgfältige Beobachtung und Behandlung erfordern.

Der Kehlkopf, dessen Schleimhaut schon in den ersten Krankheitstagen durch entzündliche Schwellung zum sog. Pseudokrupp mit starker Atmungsbehinderung führen kann, zeigt noch viel häufiger im Abheilungsstadium eine gefährliche Erkrankung. Die vorher schon heisere Stimme wird ganz tonlos, und mehr und mehr treten Zeichen auf, die auf eine Behinderung der Luftzufuhr in den obersten Atmungswegen hindeuten. Die angestrengten, unter Beteiligung der Hilfsmuskulatur erfolgenden Inspirationen können nicht mehr ein genügendes Luftquantum durch den engen Kehlkopf schaffen; der durch die Inspirationsbewegung im Innern des Thorax geschaffene negative Druck wird also nicht durch ein Nachströmen von Luft in die Lungen völlig ausgeglichen; der äußere Luftdruck wirkt deshalb sichtbar auf die Thoraxwand, und man sieht, namentlich an den nachgiebigen Stellen, im Epigastrium und am Jugulum, Einziehungen. Die hierdurch bedingte Erstickungsgefahr bedingt dieselben Eingriffe wie beim diphtherischen Krupp (s. S. 264)[1]. Wir haben es aber nicht mit demselben anatomischen Vorgange wie bei diesem zu tun. Die Verengerung des Kehlkopflumens kommt beim Masernkrupp nicht durch Auflagerungen zustande, sondern durch eine starke Hyperämie und entzündliche Schwellung der Schleimhaut selbst.

Und nicht nur die Schleimhaut ist entzündet, sondern auch die

---

[1] Die Intubation ist hier weniger geeignet.

Submukosa, das Perichondrium und das angrenzende Bindegewebe. Dieser intensiven Entzündung ist eine starke Schmerzhaftigkeit des Kehlkopfes eigen, die sich oft bei Berührung und fast immer bei leichtem Drucke nachweisen läßt.

Wo sich bei Masern ein wirklicher Krupp, also eine Kehlkopfverengerung durch Membranbildung findet, da ist sie wohl stets auf eine Mischinfektion mit echter Diphtherie zurückzuführen. Näheres siehe unten.

Derselbe Prozeß, der an den oberen Luftwegen zur Entstehung des Masernkrupps führt, kann natürlich auch die unteren Luftwege befallen und zu einer mehr oder weniger ausgebreiteten Entzündung gröberer oder feinerer Bronchien führen, zur Entstehung von Bronchitis, Kapillärbronchitis und Bronchopneumonie Veranlassung geben.

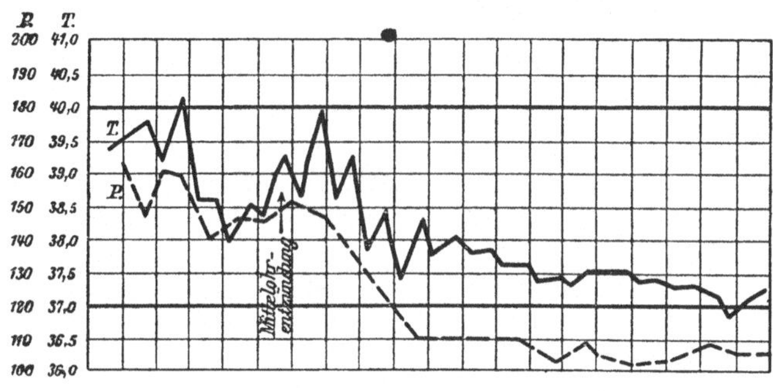

Abb. 8.

Die Kinder zeigen während oder nach dem Ablauf des exanthematischen Stadiums eine auffallend starke Dyspnoe, werden zyanotisch und unruhig, das Fieber sinkt nicht oder steigt bald wieder an und zeigt einen unregelmäßig remittierenden Charakter, das Allgemeinbefinden ist schwer gestört.

Die Gefahr, die diese postmorbillöse Affektion des Respirationsapparates mit sich bringt, richtet sich erstens nach der Ausbreitung des Prozesses an sich, nach der Größe der Oberfläche des noch atmungsfähigen Parenchyms, zweitens nach dem Alter des Kindes. Die Kapillärbronchitis, bei der ganz diffus die feinsten Bronchien befallen sind, bei der schnell ein großer Teil der Lungenoberfläche ausgeschaltet wird, bedingt die größten Gefahren, und diese Gefahren sind besonders groß bei jungen Kindern, bei denen das geringe Lumen der in Betracht kommenden Röhren schneller verlegt werden kann als das größere bei älteren Kindern. Man muß sich darüber klar werden, daß bei sehr jungen Kindern durch die entzündliche Schwellung Bronchien verlegt werden können, die als allerfeinste Verzweigungen des Bronchialbaumes eigentlich nicht bezeichnet werden können. Jede Verlegung eines solchen Astes schaltet einen relativ großen Teil der atmenden Oberfläche aus, je höher das abschließende Atmungshindernis liegt, ein um so größerer Teil der Lunge wird davon betroffen. Weniger lebensgefährlich ist eine andere Form dieser Erkrankung, bei der einzelne Partien der Lungen ergriffen werden, während andere frei bleiben oder nur leicht erkranken. In diesem Falle kommt es in einem Lungenteile zu umschriebenen Herden von Kapillärbronchitis und Bronchopneumonie, die, zu größeren Herden zusammenfließend, dann auch bei der physikalischen Untersuchung die Phänomene der pneumonischen Infiltration deutlich erkennen lassen. Hält sich dieser Prozeß in einer mäßigen Ausdehnung, bleiben sonstige schwere Komplikationen aus, so ist die Prognose relativ günstig. Selbstverständlich wird die Prognose getrübt, sobald sich der pneumonische Prozeß über eine größere Oberfläche, etwa über mehrere Lappen, verbreitet. In diesem Falle entsteht ein Krankheitsbild, das den Charakter einer schweren genuinen Pneumonie trägt. Das sonst remittierende, unregelmäßige Fieber wird hoch und kontinuierlich, die angestrengte, stark beschleunigte Atmung ist schmerzhaft, ebenso wie der quälende Husten. Delirien oder bei jüngeren Kindern Konvulsionen stellen sich ein. Die Pleuren sind fast immer miterkrankt.

So schwer diese Form der Lungenerkrankung ist, immerhin ist sie noch günstiger als die oben beschriebene allgemeine Kapillärbronchitis.

Es ist wohl selbstverständlich, daß eine lokale oder doch wenigstens nicht allzu ausgebreitete Bronchitis der gröberen Bronchien die beste Prognose in diesen Fällen gibt, wobei aber bemerkt sei, daß auch sie ernsteste Berücksichtigung und energisches Vorgehen erfordert. Ganz besonders gefährdet werden durch die Bronchitis und Pneumonie Kinder mit rachitischem, weichen und deformierten Thorax.

Die Schleimhaut der Verdauungsorgane ist bei schwereren Masernfällen stets in Mitleidenschaft gezogen, namentlich in ihrem lymphatischen Apparat.

Zuweilen kann aber diese Erkrankung das ganze Bild beherrschen. Es tritt Erbrechen und Durchfall ein, letzterer wird außerordentlich heftig, ist schwer zu bekämpfen und verschwindet erst mit dem Abblassen des Exanthems.

In anderen, häufigeren Fällen entwickelt sich mit dem Fieberanfall eine Darmerkrankung, die alle wesentlichen Merkmale der später beschriebenen Enteritis hat; häufige, wenig voluminöse Entleerungen, die trüben, eitrigen Schleim und Blut enthalten, werden beobachtet. Diese Masernenteritis ist meist gutartig und klingt nach einigen Tagen ab, indessen kommt es auch vor, daß sich eine hartnäckige Darmerkrankung typhösen oder enteritischen Charakters entwickelt, die schon an sich das Leben bedroht und eine Gefahr auch dadurch bedingt, daß sie die Eingangspforte für die Sepsis schafft. Ohne weiteres ist klar, daß diese Störungen der Darmfunktionen da besonders unangenehm sind, wo anderweitige Komplikationen der Masern schon die

therapeutische Aufgabe erschweren, wo z. B. schwere Lungenaffektionen
an die Resistenz des Patienten hohe Anforderungen stellen. Schließlich muß bemerkt werden, daß der Masernprozeß ebenso wie im Re-
spirationsapparat auch im Digestionsapparat eine Herabsetzung der
Resistenz für spezifisch sekundäre Infektionen schafft. Wie dort Prozesse, die auf die Wirkung von Pneumokokken zurückzuführen sind,
eine besondere Bedeutung gewinnen, so können hier die Infektionen,
die zum klinischen Bilde der Dysenterie führen, einen günstigen Boden
finden. Dabei mag es dahingestellt bleiben, ob es sich um wirkliche,
einheimische Dysenterie oder um Streptokokkenenteritis handelt, von
der später (vgl. S. 327) die Rede ist. In einer Reihe von Fällen
handelt es sich sicher um echte bazilläre Ruhr, für die der Darm des
Masernkranken sehr empfänglich ist.

Das Nervensystem wird nur selten so beeinflußt, daß durch
seine Erkrankung eine ernste Wendung der Krankheit bedingt wird.
Die Erscheinungen, wie sie sich bei vielen akut fieberhaften Infektionskrankheiten finden, Delirien, Somnolenz usw., haben an sich keine
besondere Bedeutung. Konvulsionen, die namentlich bei jungen Kindern beobachtet werden, sind vor dem exanthematischen Stadium
selten und meist nicht von schlimmer Vorbedeutung, anders die Konvulsionen, die mit dem Beginn des exanthematischen Stadiums auftreten. Sie zeigen fast immer einen sehr schweren Verlauf der eigentlichen Maserninfektion an.

Schließlich kann sich an Masern auch eine Enzephalitis anschließen, die sich zunächst durch Konvulsionen zu erkennen gibt und
dann zu den an anderer Stelle zu beschreibenden Folgen führt.

Rheumatische und Herzerkrankungen kommen vor, sind
seltener als bei Scharlach und meist gutartig, ebenso verhalten sich
die Erkrankungen der Niere.

Kombination mit anderen Infektionen.

Wie alle Infektionskrankheiten setzen auch die Masern 'die Resistenz gegen gewisse andere Infektionen deutlich herab, und es werden dadurch Gefahren für den Masernkranken oder Masernrekon-
valeszenten geschaffen, von denen jetzt noch kurz die Rede sein soll.

Zunächst zeigt sich bei schwachen und elenden Kindern eine
starke Neigung zu eitrigen Infektionen der Haut, die sich namentlich in einer hartnäckigen Furunkulose äußern. Auch schwere Misch-
infektionen kommen vor und als schwerste von ihnen ist die Noma
zu nennen.

Gleichzeitige Infektionen mit Masern einerseits, mit Scharlach und
Varizellen andererseits scheinen nebeneinander herzulaufen, ohne sich
gegenseitig zu beeinflussen. Bei Varizellen kommt es bei gleichzeitig vorhandenen Masern leichter zur Geschwürsbildung am Grund der Blasen.

Anders steht es mit der gleichzeitigen oder während des
Masernverlaufs einsetzenden Diphtherie. Der Organismus des

Masernkranken scheint für den Kampf gegen das Diphtherietoxin ganz besonders wenig geeignet zu sein. Experimentell ist der an sich mögliche Nachweis noch nicht sicher erbracht, daß beim Masernkranken die Antitoxinbildung gehindert oder die Giftwirkung gesteigert sei, klinisch aber hat man diesen Eindruck sehr deutlich. Auf eine derartige Annahme deutet auch die Tatsache hin, daß die Wirksamkeit des Heilserums bei gleichzeitiger Erkrankung an Masern eine viel weniger sichere und gute ist als in unkomplizierten Diphtheriefällen; ja selbst die prophylaktische Immunisierung verleiht auch in hohen Dosen (500 I.-E.) keinen Schutz, auf den man länger als höchstens 14 Tage rechnen kann.

Der diphtheritische Prozeß breitet sich beim Masernkranken besonders schnell aus und zeigt Neigung, den Kehlkopf zu befallen und in den Bronchialbaum hinabzusteigen. Der so entstandene diphtherische Krupp ist zu unterscheiden von dem eigentlichen Masernkrupp, von dem oben die Rede war. Ebenso ist die vergiftende Wirkung des Diphtherietoxins auf das Herz besonders ausgeprägt.

Die Komplikation mit Keuchhusten ist ebenfalls höchst unangenehm und gefährlich, namentlich wenn es sich um sehr junge Kinder handelt. Die Gefahren drohen von der Erkrankung des Respirationsapparates, die bei dieser Doppelinfektion ganz besonders intensiv zu sein pflegen.

Tuberkulöse Kinder sind bei einem Befallenwerden von Masern ganz besonderen Gefahren ausgesetzt dadurch, daß in dieser Zeit eine latente tuberkulöse Infektion aufflammt und eine üble Wendung nimmt. Es kann zur schnell tötenden Miliartuberkulose kommen, oder es schließt sich eine chronische tuberkulöse Erkrankung verschiedenster Art an. So hört man oft genug von den Eltern die Angabe, skrofulöse Erscheinungen hätten sich seit den Masern ausgebildet, das Kind leide seitdem an Drüsen, es huste und magere ab usw. Geht man diesen Dingen dann nach, so entdeckt man den Ausbruch einer tuberkulösen Affektion. Ganz besonders sind hierbei Kinder gefährdet, die mit den Masern kurz nach oder vorher auch noch an Keuchhusten erkrankt sind. Hier scheinen sich zwei Schädigungen, die leicht das Aufflammen eines tuberkulösen Prozesses veranlassen, zu summieren.

Ferner scheinen an Masern leidende Kinder auch für die tuberkulöse Infektion ganz besonders empfänglich zu sein, und es ergibt sich daraus die Forderung, solche Kinder mit ganz besonderer Sorgfalt vor der Infektion mit tuberkulösem Virus zu behüten, sie also diese Krankheit nicht in der Umgebung von Phthisikern usw. durchmachen zu lassen.

Diagnose. Sie ist im allgemeinen leicht. Der eigenartige Verlauf, die beinahe ganz regelmäßige Inkubationszeit von elf Tagen, das Prodromalstadium von drei Tagen mit seinen auffallenden katarrhalischen Erscheinungen, die Koplikschen Flecken, dann das charakteristische Exanthem erleichtern die diagnostische Aufgabe sehr.

Selbstverständlich gibt es auch oft genug Fälle, in denen die Sache nicht so einfach liegt. Da kann das Prodromalstadium beinahe gar keine Erscheinungen machen, ein anderes Mal entwickelt sich an Stelle der Katarrhe der Respirationsschleimheit und der Augen eine Rachenaffektion, eine Angina, die zunächst auf falsche Fährte führt. Der Ausschlag kann einen nicht charakteristischen Charakter annehmen, er kann dem Scharlach ähneln usw., andererseits können Serumexantheme, Arzneiexantheme usw. eine so große Ähnlichkeit mit dem charakteristischen Masernausschlag zeigen, daß man in Verlegenheit kommt. Hier wird meist nur die Erfahrung entscheiden können, die durch das „Sehen" möglichst vieler Ausschläge erworben wird. Es ist jedem angehenden Arzte dringend zu raten, an einem großen Materiale möglichst viele Ausschläge von Scharlach, Masern usw. anzusehen. Erst durch das immer wiederholte Einprägen des Bildes gewinnt man die nötige Sicherheit, um auch in zweifelhaften Fällen mit einiger Wahrscheinlichkeit das Richtige zu treffen, wobei aber zugegeben werden muß, daß auch der Geübteste Fälle sieht, deren Deutung nicht mit Sicherheit möglich ist. Auf alle Einzelheiten der Abarten des Masernausschlags kann hier nicht eingegangen werden, sie sind in den ausführlichen Hand- und Lehrbüchern nachzusehen.

Prognose. Die Prognose der Masern ist im allgemeinen eine gute. Aus großer distriktspoliklinischer Praxis, die am besten ein Bild von der Sterblichkeit gibt, erweist sich letztere als relativ niedrig, 6 bis 8%. Dabei zeigt sich, daß die Masern eine ganz verschiedene Bedeutung haben, je nach den sozialen Verhältnissen des befallenen Kindes. Kinder in gut situierten Familien, die gut gepflegt und ernährt sind, denen zur Zeit der Erkrankung auch jede Sorgfalt gewidmet werden kann, haben eine sehr günstige Prognose, die nur ernst oder schlecht wird in den Fällen schwerer Masernvergiftung, wie sie oben beschrieben wurden, und durch Komplikationen wie Diphtherie, Tuberkulose usw. Je schlechter die Verhältnisse werden, je mehr die Organismen der Kinder durch diese schlechten Verhältnisse ungünstig beeinflußt sind, desto gefährlicher sind die Masern, desto mehr ist damit zu rechnen, daß namentlich im Abheilungsstadium eine der gefährlichen Wendungen eintritt, von denen oben die Rede war. — Die Masern haben aber eine große Bedeutung für die Volksgesundheit als Schrittmacher für die Tuberkulose.

Prophylaxe. Sobald ein Masernfall vorliegt, sucht man ihn zu isolieren. Das ist in Familien möglich, die dem masernkranken Kinde ein besonderes Zimmer einräumen können, ihm eine besondere Pflege verschaffen, seine Gebrauchsgegenstände vollständig von denen der übrigen Familie fernhalten können usw. Diese in der Praxis übrigens nicht so ganz leicht durchführbare Maßregel hat aber nur dann einen Sinn. wenn es einmal gelungen ist, den Fall schon am ersten Tage wenigstens des Prodromalstadiums zu entdecken. Ist das betreffende Kind schon einige Tage während dieses Stadiums mit seinen Geschwistern usw. zusammen gewesen, so hat es gar keinen Zweck, eine Isolierung zu verfügen. Die Kinder bekommen die Masern doch, und das ist auch kein großes Unglück, wenn es sich nicht gerade um junge Kinder (1 bis 3 Jahre alt) oder schwächliche oder gar tuberkulöse Individuen handelt. Es gelingt beinahe nie, einem Kinde die Masern dauernd fernzuhalten, doch soll man versuchen, die Kinder wenigstens in den ersten drei Lebensjahren davon frei zu halten und tuberkulös infizierte Kinder solange als möglich.

Ist diese Isolierung in gut situierten Familien mit geräumigen Wohnungen schon schwer mit Aussicht auf Erfolg möglich, so wird sie ganz unmöglich in kleinen, engen Verhältnissen. Will man hier eine Isolierung versuchen, so muß das kranke Kind in. das Krankenhaus gebracht werden, wogegen sich das Publikum teils aus Unverstand sträubt, teils aus finanziellen Gründen. Es wäre sehr zu wünschen, daß im Interesse der Volksgesundheit die kostenlose Aufnahme solcher Kinder in geeignete Anstalten möglich wäre, und daß sie in diesen Anstalten angegliederten Rekonvaleszentenstationen so lange bleiben könnten, bis sie sich wirklich erholt und gekräftigt haben. Jetzt werden die Kinder, mögen sie nun die Masern zu Hause oder in der Anstalt überstanden haben, nur zu oft durch die hygienischen Mängel ihrer Umgebung in der Abheilungsperiode oder während der Rekonvaleszenz geschädigt.

Die Behandlung der unkomplizierteu Masern ist rein diätetisch. Das Krankenzimmer soll gut gelüftet werden und wärmer sein als bei anderen fieberhaften Zuständen, 18 bis 20° C. Die Luft muß unbedingt die nötige Feuchtigkeit haben, sonst reizt sie zum Husten und kann so geradezu zu einer Quälerei der kleinen Patienten führen. Wo es nicht leicht gelingt, der Luft die notwendige Feuchtigkeit zu verschaffen, muß durch Verdampfen von Wasser in der Nähe des Bettes für eine genügende Luftfeuchtigkeit in der Umgebung des Kranken gesorgt sein. Wo es möglich ist, wird man dem Patienten zwei Zimmer einräumen, in denen er abwechselnd einen Tag um den anderen, oder in einem den Tag, in dem anderen die Nacht verbringt. Während das Kind sich in dem einen Zimmer befindet, wird das andere gründlich gelüftet.

Solange eine Konjunktivitis besteht, sind die Kinder lichtscheu, und es ist deswegen vernünftig, das Kind so zu legen, daß es nicht direkt in helles Licht sieht, und das Licht selbst zu dämpfen. Darunter darf aber nicht verstanden werden, daß eine völlige Verdunkelung erwünscht wäre, wie das sonderbarerweise immer noch hier und da angenommen wird. Darunter leidet dann gewöhnlich die dringend nötige Lüftung.

Für die wünschenswerte Lufterneuerung sei darauf hingewiesen, daß Zugluft und jede Abkühlung des Patienten gerade bei Masern streng vermieden werden muß ,denn jede Erkältung kann verhängnisvoll werden.

Die einzelnen Krankheitserscheinungen fordern folgende Maßnahmen: Die Augen sind jeden Morgen mit abgekochtem Wasser zu waschen und die Lider mit gelber Präzipitatsalbe oder einer ähnlichen Salbe einzufetten. Schwerere Zustände der Augen s. d. ophthalmologischen Lehrbücher.

Die Nase bedarf bei mäßigem Schnupfen kaum der Behandlung. Höchstens kann man durch Einfettungen des Naseneingangs mit Glyzerinsalbe oder dgl. dafür sorgen, daß Exkoriationen möglichst vermieden werden, und nur bei sehr heftiger Erkrankung der Nasenschleimhaut ist ein Eingreifen notwendig. Versucht kann hier ein Sozojodolschnupfpulver werden.

Ausspritzungen der Nase sind unbedingt zu vermeiden, doch ist eine Reinigung durch vorsichtiges Ausgießen mit Thymolwasser, 0,5 %ig, erlaubt. Ein Versuch, den profusen Schnupfen und die starke Schwellung der Schleimhaut zu bessern, kann auch mit der Anwendung der Nebennierenpräparate gemacht werden. Es ist ziemlich gleichgültig, welches Präparat man anwendet. Bequem sind die Hemisintabletten von Bourroughs, Wellcome & Comp., von denen eine, in 5 ccm physiologischer Kochsalzlösung gelöst, eine wirksame Lösung von 1 : 1000 ergibt. Man tränkt mit dieser Mischung ein Wattebäuschchen, führt es vorsichtig in das Nasenloch ein und drückt bei zurückgebogenem Kopfe das Wattebäuschchen durch Druck auf den Nasenflügel aus. Die stark adstringierende Wirkung des Präparates kommt allerdings nur dann zur Entfaltung, wenn es wirklich an die Schleimhaut herankommt und nicht durch das zu reichliche Sekret daran verhindert wird. Deswegen ist es notwendig, die Nase erst zu reinigen, auch eine Ausgießung mit warmer Thymol- oder Borlösung voranzuschicken und dann erst das Nebennierenpräparat anzuwenden. Die Bekämpfung des Schnupfens hat den Vorteil, die Atmung des Patienten zu erleichtern und nach Möglichkeit der so sehr häufigen Mittelohrentzündung vorzubeugen. Ob das immer mit Sicherheit gelingt, ist zweifelhaft, jedenfalls verspricht dies Verfahren mehr Erfolg als die gleichartige Anwendung dünner Höllensteinlösungen ($^1/_4$ bis $^1/_2$ %ig).

Die Stomatitis bedarf wegen ihrer Neigung zu ulzerösen oder gar nomatösen Prozessen einer sehr sorgfältigen Überwachung. Die Behandlung entspricht genau der, wie sie bei der Stomatitis beschrieben ist.

Die Otitis media, bei Masern eine sehr häufige Krankheitserscheinung, verlangt genaueste Überwachung und rechtzeitiges Eingreifen. Es hängt von der Übung des einzelnen Arztes in der Behandlung des Ohres ab, ob er sich nur auf die Diagnose beschränken und alles übrige dem hinzugezogenen Spezialisten überlassen oder selbst eingreifen will. Nach meiner schon oben ausgesprochenen Meinung sollte jeder Arzt so weit in der Ohrenheilkunde ausgebildet sein, daß er sich bis zu den Operationen am Knochen (diese ausgenommen) selbst helfen kann. Hier können nur kurze Andeutungen über das therapeutische Vorgehen gemacht werden. Zunächst, bei leichtem Katarrh, genügt vielfach die mehrmals täglich vorgenommene Einträufelung von 10 %igem Karbolglyzerin und warme Umschläge über die Ohren. Bleibt aber das Fieber, zeigt der Ohrenspiegel eine Zunahme des Exsudats oder eine eitrige Beschaffenheit desselben, so macht man die Paracentese und vermeidet möglichst den spontanen Durchbruch. Dann werden trockene Tamponstreifen zur Absaugung des Sekrets eingeführt und nach Bedarf, aber möglichst oft, gewechselt. — Ferner ist, wie oben auseinandergesetzt, sorgfältig auf den Warzenfortsatz zu achten.

Die schweren Erkrankungen des Kehlkopfs erfordern, soweit sie auf eine Sekundärinfektion mit Diphtherie zurückzuführen sind, die dort beschriebene Behandlung, soweit sie der starken entzündlichen Schwellung der Schleimhaut entsprechen, wie sie oben beschrieben wurde, eine antiphlogistisch ableitende Behandlung. Eine solche besteht erstens örtlich in Einpinselungen mit Jodtinktur, Einreibungen von Schmierseife, heißen Breiumschlägen, Auflegen eines Senfteiges, Ansetzen von zwei Blutegeln. Namentlich letzteres Verfahren, etwas umständlich und zeitraubend, gibt oft einen ausgezeichneten Erfolg; zweitens allgemein in schweißtreibenden Einwicklungen. Stets ist für eine rein stark feuchte Luft zu sorgen, am besten durch Spray am Krankenbette selbst. Gelingt es damit nicht, den Krupp zu beherrschen, dann ist namentlich bei jungen Kindern die Tracheotomie der Intubation vorzuziehen, weil der Tubus an der stark hyperämischen und geschwollenen Schleimhaut leicht zu Dekubitalgeschwüren führt.

Die Erkrankung der Bronchien und Lungen gibt am meisten Gelegenheit, ein energisches Eingreifen des Arztes notwendig zu machen. Es sei hier gleich vorweg bemerkt, daß die Behandlung im wesentlichen keine medikamentöse, sondern eine physikalische, hydrotherapeutische sein muß; Medikamente kommen höchstens zur Unterstützung dieser Maßnahmen in Frage.

Die einfachen Katarrhe der Bronchien, gröberen und mittleren, werden mit Prießnitzumschlägen, die zwei- bis dreistündlich zu wechseln sind, behandelt.

Bei schwereren Zuständen kommen stärker wirkende hydrotherapeutische Prozeduren in Betracht, die einerseits eine „Ableitung", andererseits eine „Anregung" (der Atmung) hervorbringen sollen. Für die „Ableitung" sind folgende Methoden zu erwähnen: Die trockene schweißtreibende Einwicklung. Die Kinder werden in ein trockenes Tuch und in eine wollene Decke eingewickelt, nachdem sie vorher heißes Getränk erhalten haben, bis sie tüchtig in Schweiß geraten, dann wird vorsichtig ausgewickelt und abgetrocknet. Diese Methode wirkt sehr mild und ist bei sehr schwachen und elenden Kindern angezeigt.

Wo man noch ein einigermaßen kräftiges Herz findet, da dürfte es vorzuziehen sein, sich von vornherein der gleich zu schildernden kräftiger wirkenden Methoden zu bedienen. Ich habe auch in vielen Fällen eine mangelhafte Herzkraft durch die energische Anwendung von Exzitantien (Kampfer in großen Dosen) so zu heben vermocht, daß diese intensiveren Eingriffe gut vertragen wurden und zu dem gewünschten Effekte führten, wodurch dann andererseits das Herz wieder entlastet wurde. Ich ziehe es im allgemeinen vor, diese kräftiger wirkenden Prozeduren vorzunehmen, auch wo man das Herz zunächst für die notwendige Leistung anregen muß.

Diese Prozeduren sind: die feuchte schweißtreibende Einwicklung.

Die Kinder werden so in ein Laken gewickelt, daß der ganze Körper davon bedeckt ist, und nur der Kopf heraussteht, das Laken wird in warmes Wasser getaucht und so weit ausgedrückt, daß es nicht mehr tropft; darüber kommt eine wollene Decke. In dieser Einwicklung bleibt das Kind $1-1^1/_2$ Stunden unter kräftiger Schweißabsonderung. Um letztere zu unterstützen, wird vor der Prozedur möglichst reichlich warmes Getränk gegeben.

Auch durch Medikamente kann man bei nicht zu schlechter Herzkraft die Schweißsekretion anregen und zwar mit Pilokarpin 5 mg bis 1 cg stomachal, nicht subkutan.

Nachdem die Kinder aus der schweißtreibenden Einwicklung heraus sind, werden sie sorgfältig abgerieben und abgetrocknet.

Eine noch intensivere Ableitung läßt sich durch die Senfeinwicklung erzielen. Sie wird vorgenommen wie folgt: Zwei bis drei Hände voll frischen Senfmehls (Semen Sinapis) werden mit $1-2$ Litern warmen Wassers ($60-70^0$ C)· verrührt, bis sich ein stark beizender Senfgeruch, der Entwicklung des ätherischen Senföls entsprechend, bemerkbar macht. Die Entwicklung des flüchtigen Öles soll so stark sein, daß es kaum möglich ist, wegen der Reizung der Schleimhäute der Nase und der Augen, das Gesicht über die Schüssel zu halten. In diese Flüssigkeit wird ein Tuch getaucht und dann gut ausgerungen, das eine passende Größe für die Einwicklung des Kindes vom Nacken bis zu den Füßen hat. Es mag hier kurz für die Technik derartiger feuchter Einwicklungen erwähnt sein, daß einmal das Tuch um den Körper bei emporgehobenen Armen gelegt wird, dann um die wieder an den Körper angelegten Arme. In dieser Einwicklung bleibt das Kind $20-30$ Minuten, währenddessen ihm der Kopf durch eine kalte Kompresse usw. gekühlt wird und am Hals durch ein Tuch ein möglichst guter Abschluß erzielt wurde, dann wird es in ein warmes Bad gesetzt, in dem es von dem anhängenden Senfmehle befreit wird. Ist die beabsichtigte Wirkung eingetreten, und sie bleibt nur aus bei ganz schlechter Herzkraft, so sieht die Haut des Kindes krebsrot aus. Bei den sog. „zurückgetretenen" Masern erlebt man dann noch das sonderbare Schauspiel, nach der Einwicklung einen deutlich entwickelten Masernausschlag zu finden.

Aus dem Bade kommen die Kinder in eine feuchte oder trockene, schweißtreibende Einwicklung, wie sie vorstehend beschrieben wurde, und bleiben dort eine Stunde. Sie schlafen hier meist ein unter starker Transpiration, während sie in der Senfeinwicklung wegen des Hautreizes gewöhnlich unruhig sind und schreien. Nach Ablauf einer Stunde werden die Kinder aus der Einwicklung herausgenommen und abgetrocknet. Sind es noch einigermaßen kräftige Kinder, so wird noch ein warmes Bad mit kalter Übergießung angeschlossen, wie es nachstehend beschrieben wird. Diese Maßnahmen sind angreifend und dürfen nur höchstens einmal am Tage vorgenommen werden; sie sind aber von einer oft verblüffenden Wirkung und sollten deswegen viel mehr Berücksichtigung finden, als das bisher noch geschieht. Namentlich wird man dann stets einen guten Erfolg sehen, wenn man nicht mit dem energischen Eingreifen so lange wartet, bis die Herzkraft nicht mehr ausreicht. Senfbäder sind weniger günstig, weil es nicht zu vermeiden ist, daß das aufsteigende Senföl eingeatmet wird, die Schleimhäute reizt und so geradezu den entgegengesetzten Erfolg erzielt.

Eine „Anregung" der Atmung wird durch den kalten Guß im warmen Bade am besten erzeugt. Sie ist namentlich da am Platze, wo die Kinder somnolent sind, ruhig auf dem Rücken liegen und nur oberflächlich atmen. Hier werden die tieferen Lungenpartien nur sehr wenig bewegt, es kommt in ihnen leicht zur Stagnation des Bronchialsekrets und zur Bildung bronchopneumonischer Herde. Dem wird am besten entgegengearbeitet dadurch, daß man das Kind zu kräftiger Atmung zwingt, wie es durch den kalten Guß im warmen Bade geschieht. Die Kinder werden dazu in ein warmes Bad von 33—35° C gebracht und dort mit der Hand kräftig frottiert, bis Brust und Rücken rot werden; dann wird etwa ein halber Liter Wasser von etwa 12° C mit kräftigem Schwung über den Nacken, dann über die Brust gegossen, dann kommt das Kind wieder bis zum Halse in das warme Bad zurück und wird wieder frottiert. Der Guß über Nacken und Brust kann dann nochmals wiederholt werden. Während des Gusses tritt, vom Atmungszentrum ausgehend, eine tiefe Inspiration ein, der dann meist Geschrei mit einer ganzen Anzahl von tiefen In- und Exspirationen folgt. Die Kinder husten dann auch, bringen das Sekret nach oben und atmen leichter. Auch die Somnolenz wird günstig beeinflußt. Die Kinder sind freier, teilnahmsvoller, eher geneigt, Nahrung zu nehmen. Diese Prozedur kann ohne Bedenken mehrmals täglich wiederholt werden, drei- bis sechsmal. Es ist nicht richtig, eine allzugroße Furcht vor einer bestehenden Herzschwäche zu haben (natürlich vorausgesetzt, daß diese noch nicht extrem ist), das Bad mit Guß wird auch in diesen Fällen gut vertragen.

Von ferneren Maßnahmen seien noch örtliche Blutentziehungen oder auch der Aderlaß erwähnt, letzterer schafft selbst in sehr schweren Fällen zunächst eine Erleichterung und eine Besserung der Herztätigkeit, so daß man dann Zeit zu weiteren Eingriffen hat.

Von Medikamenten kommen bei der Behandlung der Masernlungenaffektion folgende in Betracht: Bei sehr starkem Hustenreiz kann man Narkotika wie Kodein kaum entbehren, man denke aber stets daran, daß die beste Bekämpfung dieses Reizes in der Schaffung einer feuchten Luft liegt.

Zur Herausschaffung des Sekrets aus den Lungen wurde und wird noch vielfach der Brechakt benutzt, durch den ja eine Art von Exprimierung der Lungen erreicht wird. Er greift stets sehr an und stellt große Anforderungen an das Herz, größere als die vorstehend beschriebenen hydrotherapeutischen Methoden.

Als Brechmittel wird am besten das Vinum stibiatum benutzt. Die Kinder erhalten zunächst warmes Getränk und dann in Pausen von je zehn Minuten einen halben bis einen Teelöffel des Medikaments dreimal hintereinander; danach tritt in den meisten Fällen starkes Erbrechen ein. Kleinere Dosen zu geben, empfiehlt sich nicht. Das Erbrechen bleibt aus, das Medikament tritt in den Darm über und verursacht von dort aus unerwünschte Durchfälle.

Expektorantien sind meist ganz entbehrlich; will man sie geben, so gibt man ein Ipekakuanha-Infus 0,2:100 mehrmals einen Teelöffel oder Liq. ammon. anis. mehrmals einige Tropfen.

Bei einer länger sich hinziehenden Lungenentzündung empfiehlt Heubner die Anwendung der Antipyretika, die nach ihm in solchen Fällen eine antiphlogistische Wirkung entfalten können. Zur Anwendung können kommen: Antipyrin 5 cg bis 2 dcg zweimal täglich, Natr. salicyl. oder Acid. acetosalicyl. (Aspirin) 0,1—0,5 mehrmals täglich.

Heubner hat von dieser Medikation öfter guten Erfolg gesehen; ich selbst konnte wiederholt in verzweifelten Fällen Besserung und schließlich Heilung erzielen.

Die Enteritis bei Masern wird behandelt wie andere enteritische Verdauungsstörungen, die unten eingehend beschrieben sind.

Schließlich sei noch kurz darauf hingewiesen, daß bei irgendwelcher Möglichkeit, den Masernkranken mit Diphtherie zu infizieren, dieser unbedingt rechtzeitig mit 500 I.-E. zu immunisieren ist, und daß diese Immunisierung 14 Tage später zu wiederholen ist, ohne allzu große Furcht vor der Anaphylaxie. Am besten wird aber Hammelserum benutzt, um bei ausbrechender Diphtherie unbedenklich große Dosen von Pferdeserum geben zu können. Tritt eine Erkrankung an Diphtherie bei einem Masernkranken auf, so muß eine sehr energische Serumbehandlung eingeleitet werden. Sofort mindestens 3000 I.-E., besser noch mehr.

Auf die besondere Sorgfalt, die bei Masern der Vermeidung der Infektion mit Tuberkulose zuzuwenden ist, wurde schon oben hingewiesen.

Ebenso sind skrofulöse Kinder bzw. solche, bei denen eine latente Tuberkulose vorausgesetzt werden kann, bei und nach Masern ganz besonders zu überwachen. Die eventuelle Therapie s. bei Skrofulose und Tuberkulose.

Röteln (Rubeolae).

Mit Röteln (Rubeolae) sind wahrscheinlich verschiedene Krankheiten bezeichnet worden. Was wir jetzt darunter verstehen, ist eine exanthematische Erkrankung von einem ausnahmslos gutartigen Charakter, die meist ganz leicht, ohne irgendwie ernstliche Störung des Allgemeinbefindens und ohne schädliche Folgen verläuft. Ein großer Teil dieser Erkrankungen kommt deswegen gar nicht zur ärztlichen Beobachtung, und es mag wohl darin seine Begründung finden, wenn die einzelnen Beobachter immer nur eine oder wenige Arten des Auftretens dieser Krankheit zu sehen bekommen, und daß es deswegen schwieriger ist, ein scharf umrissenes Bild der Erkrankung zu geben. Das liegt aber wohl nicht nur an dieser Schwierigkeit der Beobachtungsmöglichkeit, sondern wohl auch daran, daß das Rötelngift, das wir noch nicht kennen, eine so außerordentlich geringe Virulenz für den Körper des Menschen hat. Man hat den Eindruck, daß eigentlich dieses Gift für den Typus humanus gar nicht ganz paßt, daß es sich nur unsicher und lose auf ihm einnisten kann, und daß deswegen die biologischen Beziehungen, wie sie uns im Verlaufe der Krankheit, die ja den äußeren Ausdruck dieser Beziehungen darstellt, vor Augen treten, nur äußerst lockere und unsichere sind. Je mehr das zutrifft, desto weniger wird ein deutliches und klares Krankheitsbild hervortreten können, desto häufiger werden Ähnlichkeiten mit anderen krankhaften Zuständen den Blick des Beobachters verwirren.

Die Röteln werden durch Ansteckung übertragen, und zwar scheint schon eine lockere Berührung mit einem Kranken zur Vermittlung des Kontagiums zu genügen.

Die Empfänglichkeit ist geringer als bei Masern. Kinder unter zwei Jahren und Erwachsene erkranken meist nicht.

Die Inkubation ist lang, 17—21 Tage und mehr.

Vor dem Auftreten des Ausschlags bestehen Krankheitserscheinungen nur in sehr geringem Grade. Die Kinder sind am Tage vorher besonders müde, frösteln, schlafen schlecht.

Am nächsten Morgen beginnt der Ausschlag, meist im Gesicht mit stecknadelkopfgroßen hellrosa Flecken. Der Ausschlag tritt schubweise auf, d. h. es wird nicht vom Gesicht aus der ganze Körper überzogen und ein Maximum des Ausschlags über den ganzen Körper entwickelt sich, sondern einzelne Körperstellen zeigen den Ausschlag, während er an anderen schon verblaßt ist. Von der weiteren Entwicklung der Flecken, von ihrer Stellung zueinander hängt es ab, welches Aussehen der Ausschlag zeigt. In manchen Fällen treten die Flecken, wie Heubner angibt, durch interstitielle Nachschübe zu polyedrischen Figuren zusammen, die zwischen sich blasse Hautstellen zeigen. Zuweilen gibt es aber auch eine gleichmäßige Hautröte, in der die Flecken, lebhafter rot, zu unterscheiden sind. Ein eigentliches Zusammenfließen der Flecken wie bei Masern soll, nach Koplik, bei den Röteln nicht vorkommen. Diese zu den verschiedensten Figuren zusammengetretenen Flecken geben dem Ausschlag etwas Scheckiges, Buntes, so daß er deutlich an Masern erinnert. Andererseits können die Flecken aber auch einzeln, distinkt stehen bleiben und dann eine außerordentliche Ähnlichkeit mit einem schwach ausgeprägten Scharlachexanthem zeigen. Ja, es kann an einem und demselben Körper der Ausschlag an der einen Stelle einen masernähnlichen, an der anderen einen scharlachähnlichen Charakter zeigen. Der ganze Ausschlag ist in 2—5 Tagen vorüber.

Neben dem Ausschlag bestehen kaum Krankheitserscheinungen, höchstens solche eines leichten Katarrhs.

Die Variabilität des Rötelnausschlags hat zu den verschiedensten Annahmen geführt. Bald hat man die Röteln für leicht verlaufende Masern, bald für Scharlach angesehen, bald hat man von einer Mischinfektion gesprochen. Demgegenüber muß betont werden, daß das Überstehen von Röteln nicht gegen Scharlach oder Masern und umgekehrt das Überstehen dieser Krankheiten nicht gegen jene schützt, so daß eine besondere Krankheit wohl anzunehmen ist. Wie weit es allerdings gerechtfertigt erscheint, die skarlatinoformen Röteln als eine besondere Krankheit abzutrennen und sie als „vierte Krankheit" (Fourth disease nach Dukes) zu bezeichnen, erscheint mir noch sehr zweifelhaft und mag hier unerörtert bleiben.

Als charakteristisch für Röteln werden folgende Merkmale angegeben: Der Ausschlag, der den Morbillen im Gesicht ähnelt, erstreckt sich auch auf die behaarte Kopfhaut, was bei Masern meist nicht der Fall ist. Die Flecken treten schubweise auf, sind meist heller rot als die Masernflecken. Dem Scharlach gegenüber ist das Befallensein des Gesichts, der Mundumgebung besonders, wie es sich bei Röteln meist findet, diagnostisch wichtig.

Ein weiteres Symptom sind die Schwellungen der Zervikal-, Kubital- und Okzipitaldrüsen, die schon vor dem Ausbruch des Exanthems vorhanden sein können. Klaatsch hebt außerdem noch die Schwellung der retroaurikulären Lymphdrüsen oberhalb des Processus mastoideus hervor und will in ihnen ein pathognomonisch verwertbares Symptom sehen.

Der Verlauf der Krankheit beträgt 3—5 Tage, ist ganz leicht und nur von ganz geringen subfebrilen Temperaturen begleitet.

Diagnose: Die Diagnose ist leicht in einer Epidemie, schwer in einzelnen Fällen, wo die Verwechslung mit Masern, mit Scharlach oder auch mit einem Serumexanthem möglich ist. Man wird versuchen, unter Berücksichtigung der oben erwähnten Unterschiede zum Ziele zu gelangen, wird vielleicht auch das Symptom der Drüsenschwellungen heranziehen und die Beobachtung Schmids verwenden, daß der Harn des Masernkranken stets, der des Rötelnkranken nie die Diazoreaktion zeigt. Ferner ist zu bemerken, daß die Röteln gegenüber den Masern eine meist viel frischer rote oder rosa Farbe zeigen, daß im Vorstadium die Koplikschen Flecken so gut wie immer fehlen.

Prognose: Durchaus günstig.

Therapie: Rein exspektativ. Absperrungsmaßregeln sind kaum notwendig, sonst Ausschluß von der Schule etwa 14—20 Tage lang.

Varizellen.

Man bezeichnet mit Varizellen, Windpocken, Spitzpocken, Wasserpocken eine exanthematische Infektionskrankheit, die beinahe nur im Kindesalter beobachtet wird, beinahe stets günstig ausgeht, und für die beinahe alle Menschen in jedem Alter empfänglich sind.

Die Ansteckung erfolgt nur vom kranken Menschen aus, wahrscheinlich durch die Luft; das Kontagium haftet äußerst leicht, so daß schon ein kurzes Zusammensein mit einem Varizellenkranken genügt zur Übertragung.

Mit dem Pustelinhalt ist das Varizellengift nicht überimpfbar, im Gegensatz zu den echten Pocken.

Das Überstehen der Krankheit schützt in den meisten Fällen auf Lebenszeit vor Wiedererkrankungen.

Die Inkubation ist lang, mindestens 14 Tage, oft 3 Wochen und mehr.

Die Ausbreitung der Krankheit wird, wie die der anderen exanthematischen Infekte, durch jede Anhäufung von Kindern begünstigt, und so nehmen Epi- bzw. Endemien gewöhnlich ihren Ausgang von Schulen, Kinderbewahranstalten usw.

Verlauf: Die eigentliche Krankheit beginnt fast stets ohne Prodromalerscheinungen (wo solche vorhanden sind, pflegen sie unbedeutend und nicht charakteristisch zu sein) mit dem Ausschlag. Am Kopf und im Gesicht, zuweilen auch zuerst an anderen Stellen, zeigen sich kleine rosafarbene Flecken; von diesen kleinen Flecken werden einzelne schnell größer, linsengroß, ein Teil der Flecken verwandelt sich in Knötchen und Papeln, ein Teil der Knötchen und Papeln wandelt sich mehr oder weniger vollständig in größere oder kleinere Bläschen mit zunächst klarem Inhalt um.

Dann folgen an anderen Hautstellen dieselben Eruptionen, unregelmäßig verteilt über den ganzen Körper, größere Hautflächen zwischen sich freilassend. Die Eruption tritt schubweise auf, die Anzahl der Schübe ist verschieden, doch läßt sich stets beobachten, daß die Entwicklung der einzelnen Eruption bis zu ihrem Endstadium der Blase nur teilweise erfolgt, ein Teil bleibt auf früheren Entwicklungsphasen stehen. So kommt es, daß bei einem ausgebildeten Fall an einer Hautstelle sich oft alle Phasen des Ausschlags erkennen lassen. Dieser Umstand sowie die unregelmäßige Verteilung der gewöhnlich nicht dicht stehenden Eruptionen läßt ein Bild entstehen, das Heubner treffend mit dem einer Sternkarte vergleicht, auf der Sterne verschiedenster Größe aufgetragen sind.

Durch die Blasen wird die Hornschicht abgehoben, die Blasen selbst sind fächerig gebaut, enthalten eine gelbliche, zunächst klare, dann leicht getrübte gelbliche Flüssigkeit, mit der sie sich immer praller anfüllen; sie sind gedellt und trocknen dann bald zu bräunlichen Schorfen ein.

Vom Auftreten des Fleckens bis zur Bildung des Schorfes vergehen etwa 3 Tage. Folgen mehrere Schübe des Ausschlags aufeinander, so kann es wohl eine Woche dauern, bis an allen Stellen des Körpers die Schorfbildung vollendet ist. Die Schorfe trocknen mehr und mehr ein, fallen ab, und es tritt Heilung ohne Narbenbildung ein. Darüber vergehen 2—3 Wochen.

Während des Ausschlags besteht Fieber, das sich dem Ausschlage entsprechend verhält, 3—4 Tage oder auch länger dauert, wenn mehrere Schübe des Ausschlags erfolgen. Es ist meist mäßig und erreicht nur selten 40°.

Abweichungen und Komplikationen.

Es kommt zu einer besonders intensiven Eruption des Ausschlags, die Blasenbildung tritt beinahe an allen Effloreszenzen ein, diese selbst stehen auf Kopf und Gesicht, am After, den Genitalien, dem Rücken so dicht aneinander auf einer geröteten und geschwollenen Haut, daß hier diese konfluierenden Varizellen vollständig den Eindruck echter Pocken machen können. An den Extremitäten, Bauch und Brust aber zeigt das Exanthem doch mehr den oben beschriebenen Charakter, es ist spärlicher und zeigt die eigentümliche unvollständige und verschiedenen Entwicklungsphasen entsprechende Ausbildung. Dies, ferner das Fehlen von Prodromalerscheinungen und von Suppuration, ermöglicht hier die Differentialdiagnose von den echten Pocken.

Die Differentialdiagnose ist in derartigen Fällen nicht immer leicht, auch für den Geübten. Und geübt ist die heutige Generation von Ärzten gerade hier nur sehr unvollkommen, denn echte Pocken kommen jetzt in Deutschland dank dem Impfzwange ja so selten vor, daß sehr viele Studenten der Medizin während ihres ganzen Studiums keinen einzigen Fall von Variola vera zu sehen bekommen.

Eine weitere Abart stellen hämorrhagische Varizellen dar. Hier enthalten die Blasen einen blutig verfärbten Inhalt, die Schorfe werden schwarz. Die Prognose scheint durch diese Anomalie nicht getrübt zu werden.

Ferner können die Schleimhäute von dem Ausschlage mit betroffen werden, und zwar tritt das bei Fällen auf, die sich schon durch die Hautaffektion als weniger leichte erweisen. Es entwickeln sich dann meist an der Schleimhaut der Mundhöhle fibrinöse Exsudate im Epithel, entsprechend den Eruptionen bei Stomatitis aphthosa. Weniger häufig wird auch die Schleimhaut der Genitalien befallen, und hier ist namentlich die Erkrankung der weiblichen Genitalien nicht unbedenklich, weil hier besonders viel Gelegenheit zu Sekundärinfektionen mit einem oft recht bösartigen Verlauf geboten wird.

An Komplikationen sind am wichtigsten die Sekundärinfektionen mit Eiterkokken. Schon bei widerstandsfähigen, kräftigen Kindern führen Zerkratzungen der Blasen zur eitrigen Belegung des Blasengrundes, zur Entstehung oft recht erheblicher Ulzerationen oder langsam und mit Narbenbildung heilender Geschwüre. Bei elenden Kindern, namentlich solchen, die an Masern oder Keuchhusten leiden oder kurz vorher gelitten haben, ist die natürliche Widerstandskraft gegen eitrige

Prozesse sehr gering, deshalb kommt es oft zu tiefgreifenden Verschwärungen, zu ulzerösen Prozessen und von den infizierten Blasen aus zur septischen und pyämischen Allgemeininfektion.

In den meisten Fällen sind es Staphylokokken, die hier einen besonders günstigen Boden zu lokalen Zerstörungen finden, die aber auch von hier aus in den inneren Körper eindringen können, wie die Fälle von Osteomyelitis acuta im Anschluß an Varizellen beweisen.

Zu besonders schweren Zerstörungen führen diese Sekundärinfektionen an den Schleimhäuten der weiblichen Genitalien, wie oben schon kurz erwähnt wurde; die dort entstehenden Effloreszenzen reizen die Kinder durch Brennen und Jucken zum Kratzen, wodurch Sekundärinfektionen besonders begünstigt werden. Hier kommt es dann zu Ulzerationen und nekrotischem Zerfall, der den Charakter der Noma annehmen kann.

Ferner können auch andere Krankheitserreger durch die Varizelleneruptionen ihren Einzug halten. So der Scharlach.

Erfolgt die Sekundärinfektion mit Streptokokken, so kommt es zu Erysipel oder zu schweren Phlegmonen, von wo aus dann natürlich auch eine Allgemeininfektion mit diesem Gifte möglich ist.

Als eine Nachkrankheit der Varizellen kann man die Nephritis bezeichnen, die nach Beendigung des Ausschlags mit Ausgang der ersten Woche sich zeigt. Sie ist gewöhnlich hämorrhagisch und ähnelt einer leichten Scharlachnephritis. Sie heilt meist bald ab, doch ist schon der Übergang in eine chronische Form beobachtet worden.

Diagnose: Die Diagnose ist bei einigermaßen ausgeprägtem Ausschlag leicht. Auf die Schwierigkeiten der Differentialdiagnose gegenüber den echten Pocken wurde oben schon hingewiesen.

Prognose: Die Prognose der Krankheit ist durchaus gut; wie weit sie durch Komplikationen getrübt werden kann, geht aus dem Vorstehenden deutlich hervor. Jedenfalls sind üble Wendungen recht selten.

Therapie: Die Vermeidung der Ansteckung ist nur durch rechtzeitige Isolierung möglich; diese ist aber wieder sehr schwierig wegen der langen Inkubationsdauer.

Die eigentliche Therapie kann bei der gewöhnlichen Form der Varizellen eine sehr einfache sein. Die Haut wird durch ein tägliches Bad sauber gehalten, besonders wird darauf geachtet, daß die Kinder reine Hände haben und sich nicht kratzen. Letzteres ist unter Umständen nicht leicht und nur dadurch möglich, daß man die Hände festbindet oder durch einen über das Ellbogengelenk gelegten festen Verband (Pappmanschette) die Beugung der Vorderarme verhindert. Dadurch wird wenigstens das Kratzen im Gesicht unmöglich gemacht. Den Juckreiz selbst kann man bekämpfen mit Thymolsalbe oder Bromokollsalbe oder Bromokollpuder. Bei den „konfluierenden" Varizellen wird die Sekundärinfektion mit ganz besonderer Sorfalt zu verhüten sein, denn sie findet hier naturgemäß einen ganz besonders günstigen Boden für eine weite Ausbreitung.

Ist es zur Geschwürbildung gekommen, so genügen meist Umschläge mit essigsaurer Tonerde oder Plumb. acet. usw. Bei tieferen Ulzerationen wird geätzt, danach mit einer 50 % igen Ichthyolsalbe verbunden.

Sind die Schleimhäute beteiligt, so werden fleißige Mundausspülungen gemacht. Besondere Sorgfalt erfordert die weibliche Genitalschleimhaut. Hier empfiehlt es sich, einen Bausch Verbandstoff, mit essigsaurer Tonerde getränkt, zwischen die großen Schamlippen zu legen und ferner tägliche Tanninbäder 1 : 1000 zu geben (können auch als „Eichenrindenbäder" gegeben werden).

Die Nephritis wird behandelt, wie bei der Scharlachnephritis angegeben.

Die echten Pocken (Variola vera).

Dank der seit dem Jahre 1874 eingeführten, gesetzlich geforderten Schutzimpfung, der Vakzination, sind die Erkrankungen so selten geworden, daß sie dem heutigen Arzte beinahe niemals begegnen. Hin und wieder wird ein Fall eingeschleppt, es erfolgen vielleicht auch einige wenige Infektionen, namentlich noch nicht Geimpfter, dann aber ist die Sache zu Ende, und niemals kommt es zur Entstehung einer Epidemie.

Wie die Verhältnisse jetzt liegen, ist es für den Arzt unbedingt wichtiger, sich ganz genau mit den Grundlagen und den Erfolgen der Vakzination bekannt zu machen, als mit allen Einzelheiten der echten Pocken. Aus diesem Grunde soll nachstehend zunächst die Vakzination erörtert und dann ein kurzer Abriß der Variola selbst gegeben werden. Wer sich über diese Krankheit etwas genauer unterrichten will, der sei auf die ausgezeichnete, auf eigenster Beobachtung basierenden Darstellung in Heubners Lehrbuch hingewiesen.

Die Schutzimpfung gegen Pocken.

Gelegentlich der Besprechung der Diphtherie wird auf den Begriff der passiven Immunisierung näher eingegangen werden; hier ist der Ort, sich mit der aktiven Immunisierung etwas eingehender zu beschäftigen.

Für viele Infektionskrankheiten lehrt die Erfahrung, daß sie den Menschen oder dafür empfängliche Tiere nur einmal befallen, daß das Überstehen der Krankheit mit Sicherheit vor Neuinfektionen schützt. Man beobachtet ferner, daß auch eine leichte Erkrankung meist dauernd gegen weitere Infektionen schützt.

Im Experiment sah man, daß es möglich ist, Tiere gegen gewisse Bakterien und deren Gifte zu schützen, wenn man ihnen durch vorsichtige Dosierung des Giftstoffes nur eine leichte Erkrankung beibrachte; nach deren Überstehen waren die Tiere fähig, größere Dosen zu ertragen. Sie wurden zwar krank, überwanden aber auch diesen Angriff und kamen durch eine weitere Fortsetzung dieses Verfahrens schließlich so weit, daß sie auch Dosen des Giftes vertrugen, die für andere unbehandelte Tiere unbedingt tödlich waren.

. Der Schutz wird also hier erlangt durch das Überstehen einer künstlich hervorgerufenen Krankheit, die man in ungefährlichen Grenzen halten kann, und es ist der Körper selbst, der die Schutzstoffe im Kampfe mit dieser künstlich erzeugten Krankheit produziert, die ihn später immun gegen die entsprechende Infektion oder Intoxikation machen.

Es leuchtet ohne weiteres ein, daß diese Art der Immunisierung der natürlichen Erwerbung des Schutzes gegen die betreffende Infektionskrankheit am nächsten kommt, und es wäre dringend zu wünschen, daß wir in der Lage wären, derartige aktive Immunisierungen auch an Menschen zur Verhütung lebensbedrohender Infektionskrankheiten durchzuführen.

Es ist durchaus wahrscheinlich, daß das auch in weiterem Umfange in praktisch brauchbarer Form gelingen wird, vorläufig ist es praktisch nur mit bestem, durchschlagenden Erfolge möglich bei den Pocken.

Wir verdanken diese Entdeckung dem englischen Arzte Jenner, eine Entdeckung, die zu den schönsten und wohltätigsten Geschenken gehört, die die medizinische Wissenschaft der Menschheit gemacht hat.

Diese Entdeckung ist auf folgendem Wege zustande gekommen: Man hatte, wahrscheinlich schon in sehr alter Zeit, die Beobachtung gemacht, daß zufällige Übertragung von kleinen Hautwunden mit dem Inhalte von Pockenpusteln an Ort und Stelle einen Blasenausschlag erzeugte, dem dann eine meist leichte Pockenerkrankung folgte. Diese Erfahrung wurde benutzt, und man impfte in kleine, künstlich gemachte Hautwunden den Inhalt von Pockenpusteln, wozu man möglichst leichte Fälle auswählte, in der Hoffnung, daß die entstehende künstliche Erkrankung auch einen milden Verlauf nehmen möge.

Diese Hoffnung trog auch in den meisten Fällen nicht.

4—5 Tage nach der Impfung zeigten sich zunächst an der Impfstelle rötliche Blattern, denen dann aber bald eine fieberhafte Periode und der Ausbruch eines allgemeinen Pockenexanthems folgten. Meist nahm die Krankheit einen günstigen Verlauf, und das betreffende Individuum war nun für Lebenszeit geschützt, in einzelnen Fällen aber lief die Sache übel aus, und es erlagen etwa 2 % der inokulierten Kinder der künstlich hervorgerufenen Erkrankung. War das schon ein sehr triftiger Grund gegen das Verfahren, so mußte ihm ferner der Vorwurf gemacht werden, daß es im gewissen Sinne direkt die Ausbreitung der Pocken unterstützte. Denn die inokulierten Kinder hatten eben echte Pocken, und diese sind auch auf flüchtigem Wege ansteckend, so daß jedes inokulierte Kind wieder zum Mittelpunkt einer ganzen Reihe von Pockeninfektionen werden konnte. Nachdem man ferner sah, daß diese Ansteckungen durchaus nicht immer gutartig waren, daß durchaus nicht immer aus leichten Fällen sich wieder leichte Fälle bei den Infizierten entwickeln müssen, da wandten sich berechtigterweise Ärzte und Publikum von dieser Inokulation ab und schließlich wurde sie ganz verboten.

Bevor es aber dazu kam, wurde von Jenner die Vakzination entdeckt und damit ein leistungsfähiges und völlig ungefährliches Verfahren an die Stelle der gefährlichen Inokulation gesetzt.

Jenner hatte im Gegensatz zu der allgemein herrschenden Meinung richtig erkannt, das die Pusteln, die sich zuweilen am Euter von Kühen fanden, in naher Beziehung zu den menschlichen Pocken standen, und er wurde auch auf eine im Volke bekannte Ansicht aufmerksam, daß Personen, die beim Melken solcher an Euterpusteln leidenden Tiere an den Händen sich infizierten und dort einen Bläschenausschlag bekamen, geschützt sein sollten gegen die Pocken. Er prüfte die Sache experimentell nach, fand, daß die Übertragung der am Kuheuter auftretenden Affektion auf den Menschen tatsächlich gelingt, und daß solche Menschen tatsächlich geschützt sind gegen die Übertragung menschlicher Pocken. Er konnte das in ganz exakten Versuchen am Menschen selbst erhärten, weil ihm die damals noch erlaubte Inokulation zur Verfügung stand, er also einen menschlichen Organismus experimentell auf sein Verhalten gegenüber dem echten Pockengift prüfen konnte.

Das neue Verfahren hat vor der Inokulation ganz außerordentliche Vorteile. 1. Die gesetzte Infektion führt nur an Ort und Stelle zu einem Ausschlage; 2. die entstehende Krankheit ist stets leicht und absolut gutartig; 3. das Gift ist nicht mehr auf flüchtigem Wege übertragbar, und damit fällt die Hauptgefahr der Ausbreitung fort, und 4. niemals können von einer Vakzination aus echte Pocken bei einem anderen Menschen hervorgerufen werden. Kommt der Pustelinhalt eines Vakzinierten mit einer kleinen Hautverletzung eines anderen Menschen in Berührung, so entstehen immer wieder Vakzinepusteln, niemals Pocken.

Wer den heutigen hohen Stand unserer bakteriologischen und serologischen Forschung kennt, den erfüllt es immer wieder mit staunender Bewunderung, daß zur Zeit Jenners eine solche Entdeckung möglich war.

Denn was wir hier vor uns sehen, ist eines der klassischsten Beispiele für eine Änderung der Eigenschaften eines Krankheitserregers auf verschiedenem Nährboden, eine der interessantesten Seiten der Pathologie der Infektionen, die erst in neuerer Zeit genügende Berücksichtigung findet, von der aber bei der Vakzination seit Jahrzehnten ein segensreicher praktischer Gebrauch gemacht wird.

Den außerordentlichen Vorteilen des neuen Verfahrens gegenüber der Inokulation stand aber auch wenigstens ein Nachteil gegenüber.

Die nach der Inokulation einsetzende Erkrankung ist echte Variola, und ihr Überstehen schützt mit Sicherheit gegen Pocken. Die Vakzination ruft eine Erkrankung hervor, die einem in seinen Eigenschaften durch die Tierpassage veränderten, für den menschlichen Organismus abgeschwächten Virus ihre Entstehung verdankt. Es ist sehr verständlich, daß die dadurch gegen die Variola geschaffene Immunität weniger lange anhält als nach der Inokulation. Die Erkenntnis dieser Tatsache hat dann zur Wiederholung der Impfung im 12. Lebensjahre und beim Eintritt in den Militärdienst geführt.

So großartig die Entdeckung war, sie wurde natürlich sofort angefochten und bekämpft, und jeder Mißerfolg, der namentlich im Anfang nicht ausbleiben konnte, wurde von den Impfgegnern breitgetreten, und es wurde eine Agitation ins Leben gerufen, die die Bevölkerung immer mehr von der Impfung abdrängte und es dahin brachte, daß die 1870 im Anschluß an den deutsch-französischen Krieg ausbrechende Pockenepidemie auf eine zum größten Teil nicht geimpfte Bevölkerung stieß und so eine Ausbreitung in Europa fand, die man als eine pandemische bezeichnen muß.

Nach diesen Erfahrungen, die dadurch noch besonders drastisch waren, daß in dem deutschen Heere, dessen Angehörige geimpft, zum Teil auch wiedergeimpft waren, nur rund 5000 Pockenerkrankungen vorkamen, während die Franzosen, mit ganz ungenügend durchgeführter Vakzination, über 23000 Todesfälle an Pocken hatten, kam man dazu, der Schutzimpfung eine ganz außerordentliche Beachtung zu schenken und sie als hygienische Zwangsmaßregel gesetzlich einzuführen. Das Gesetz (1874) bestimmt, daß jedes Kind bis zum Ende des dem Geburtsjahre folgenden Jahres geimpft und im 12. Lebensjahre wiedergeimpft wird.

Wir verdanken dieser segensreichen Einrichtung, daß in Deutschland seit mehr als 40 Jahren die Pocken als epidemische Krankheit aufgehört haben zu existieren.

Man sollte meinen, daß ein derartiger Erfolg nur allgemeine Zustimmung zeitigen könne, gerade das Gegenteil ist aber der Fall. Es ist geradezu unglaublich, was für eine Flut von Protesten und Anfeindungen diese Bestimmung hat. über sich ergehen lassen müssen.

Zunächst haben die sogenannten Naturheilkundigen die schwersten Angriffe gegen die Impfung gerichtet. Wie viele Angriffe dieser Leute, sind sie völlig kritiklos, aber geschickt für die Instinkte der kritiklosen Masse abgefaßt. Da wird von dem Einschmieren von „Eiterjauche" gefaselt, wird dem schaudernden Publikum erzählt, daß alle möglichen Krankheitszustände, auch solche, die zeitlich weit entfernt liegen, noch auf die Impfung bezogen werden müssen. Beweise irgendeiner Art werden von der „Naturheilkunde", die namentlich gegen die Impfung protestiert, gewohnheitsgemäß nicht angeführt, ebensowenig wird auch nur der Versuch gemacht, durch exakte Untersuchung und Beobachtung den Zusammenhang zwischen der Impfung und den behaupteten Schädigungen nachzuweisen, es wird einfach behauptet und vom Publikum geglaubt, wie überhaupt selbst von gebildeten Menschen mit unerhörter Kritiklosigkeit Entstehungsursachen von Krankheiten angenommen werden.

Andererseits wird der Wert der Impfung selbst bestritten.

Angesichts der erdrückenden Zahlen der Statistik ist das jetzt ja kaum noch möglich, und nun wurde gesagt: Wenn wirklich die Pocken durch die Impfung unterdrückt sind, so sind deswegen andere Krankheiten wie Tuberkulose, Typhus, Diphtherie häufiger geworden, und durch sie werden Kinder und Erwachsene hingerafft, die einen höheren Wert für die Nation haben als die jüngsten Kinder, die den bei weitem größten Anteil an den Todesfällen durch Pocken stellen.

Hierfür bietet die Statistik nicht den geringsten Anhalt, und auch andere Versuche der Impfgegner, eklatante Unterschiede der Volksgesundheit in Ländern mit und ohne Zwangsimpfung aufzustellen, sind niemals gelungen.

Ferner hat man versucht, sekundäre Schädigungen der Impfung gegen die Zwangsimpfung ins Feld zu führen.

Da wurde von einer Übertragung der Tuberkulose gesprochen. Hierfür gibt es kein Beispiel.

Ferner Übertragung von Syphilis. Das ist vorgekommen; die Möglichkeit dafür fällt aber fort, seitdem nur animalische Lymphe verwendet werden darf und die Vakzination von Mensch zu Mensch verboten ist.

Ferner Wundinfektionskrankheiten, wie Erysipel usw. Derartige Infektionen können erstens bei der Impfung eintreten, wenn dabei unsauber verfahren wird; zweitens während des Verlaufs der Vakzinekrankheit durch Kratzen an den Pusteln usw. Ersteres läßt sich durch Beobachtung der Regeln der Asepsis durch den Impfarzt mit Sicherheit vermeiden. In der Lymphe sind Keime, die eine Wundinfektionskrankheit erzeugen könnten, durch die verbesserte Technik bei der Herstellung der Lymphe jetzt mit Sicherheit vermieden.

Infektionen durch Kratzen usw. sind selbstverständlich durch genügende Sorgfalt der Pflege stets zu vermeiden, sie werden aber natürlich da noch vorkommen, wo eine genügende Pflege und Beaufsichtigung der Kinder nicht möglich ist.

Werden die Instruktionen, wie sie die Impfärzte und das Publikum ausführlich erhalten, befolgt, so müssen auch diese Schädigungen außerordentlich selten vorkommen, und das ist in der Tat auch der Fall. Es ist eine Unwahrheit, bei der man angesichts der tatsächlichen Verhältnisse kaum noch den Impfgegnern die Gutgläubigkeit zusprechen kann, wenn derartige Vorkommnisse als häufige Impfschädigungen hingestellt werden.

Wie weit das fanatische Treiben dieser Impfgegner geht, erhellt aus der Tatsache, daß sich in ihren Flugblättern förmliche Anweisungen finden, wie die stattgehabte Impfung unwirksam gemacht werden kann. In einem, bei den Anhängern der Naturheillehre in hohem Ansehen stehenden Buch von Bilz wird der Mutter angeraten, die Impfstellen mit dem Munde auszusaugen (!). Es soll nicht behauptet werden, daß alle Impfgegner einen solchen Standpunkt einnehmen, immerhin ist daraus ersichtlich, welche Blüten die Bewegung treibt.

Der Verlauf der Vakzine.

Nach etwa 24—36 Stunden zeigt sich eine leichte Rötung an den Impfstellen und eine allmählich stärker werdende Infiltration, die bis zum fünften Tage ansteigt. Dann entwickelt sich die Pustel, zunächst unmittelbar über dem Impfschnitt, dann auch auf die Umgebung übergreifend. Sie ist am siebenten oder achten Tage vollständig ausgebildet. Die Umgebung der Impfpusteln fängt an sich zu röten und zu schwellen, zuweilen wird diese Reaktion so stark, daß eine zusammenhängende entzündete Hautfläche entsteht, die eine gewisse Ähnlichkeit mit Erysipel hat, ohne irgend etwas damit zu tun zu haben. Die entzündete Haut ist schmerzhaft und juckt stark.

Vom neunten Tage an beginnen die Pusteln einzutrocknen, sie verwandeln sich bis zum Ablauf der dritten Woche in dunkle Schorfe, die dann abfallen und eine Narbe von der Größe der Pustel zurücklassen. Die Entzündungserscheinungen gehen in dieser Zeit völlig zurück.

Auf der Höhe der geschilderten Erscheinungen stellt sich ein gewöhnlich mäßiges Fieber ein, vom fünften oder sechsten Tage an. Gleichzeitig hat auch das Allgemeinbefinden gelitten. Die Kinder sind mürrisch, haben wenig Appetit, schlafen schlechter. Zuweilen zeigt sich während des Fiebers eine geringe Albuminurie, die ohne Bedeutung ist.

Komplikationen. Durch Unsauberkeit kann Erysipel mit eingeimpft werden. Die Schuld trifft allein den Arzt, denn bei Innehaltung aller aseptischen Kautelen ist ein derartiges Vorkommnis mit Sicherheit zu vermeiden.

Auftreten von Erysipel während des Verlaufs der Vakzinekrankheit. Schuld daran ist die Unsauberkeit bei der Pflege des Kindes, namentlich mangelnde Aufsicht, die es dem Kinde ermöglicht, an den juckenden Hautstellen zu kratzen. Auf demselben Wege, besonders durch Kratzen, können auch andere Sekundärinfektionen zustande kommen (Staphylokokkeninfektionen z. B.). Zur Verhütung dieses Vorkommnisses hat man verschiedenes versucht. Bei der Revakzination, die bei 12jährigen, einigermaßen verständigen Kindern vorgenommen wird, bewährt sich eine Kappe aus Zelluloid, die, richtig angelegt, ein Scheuern an den entzündeten Stellen durch die Kleidung verhindert. Derartige Impfschutzverbände sind aber bei Säuglingen wenig wirksam, lebhafte Kinder verschieben sie durch ihre Bewegungen doch, und dann wird durch diese Vorrichtungen mehr geschadet als genutzt.

Hier ist gute Aufsicht der Kinder nicht zu entbehren. Man sorge ferner dafür, daß sie weiche und weite Kleidung tragen, so daß ein Scheuern durch die Kleidung vermieden wird. Ferner empfiehlt es sich, durch einen kleinen Verband das Ellbogengelenk beiderseitig feststellen, um so die Kleinen am Kratzen zu verhindern. Ein solcher Verband kann in höchst einfacher Weise durch ein Stück Pappe hergestellt werden, das am Ellbogengelenk über der Kleidung umgelegt und mit einer Binde oder dergleichen befestigt wird.

Durch Kratzen an den Pusteln können die Kinder infektionstüchtiges Material an die Finger bekommen und auf andere Hautstellen übertragen. Namentlich ist das möglich bei Kindern, die an Ekzemen erkrankt sind. Da nun die Impfung vielfach bei Kindern, die etwa ein Jahr alt sind, vorgenommen wird, also in einem Alter, in dem die Ernährungsekzeme besonders häufig sind, so ist große Vorsicht geboten.

Werden auf die beschriebene Weise Ekzemflächen mit der Vakzine infiziert, so kann es zu einem außerordentlich starken Ausschlag kommen. Die einzelnen Vakzinepusteln stehen sehr dicht aneinander, ja sie konfluieren. Die Haut ist stark entzündet und geschwollen, und das Ganze macht den Eindruck einer recht gefährlichen Krankheit, die auch mit beträchtlichem Fieber einhergeht. Die Prognose ist trotzdem immer gut, wenn eine zweckentsprechende Behandlung eingeleitet, wenn vor allen Dingen vermieden wird, daß sekundäre Infektionen an den entzündeten Hautstellen eintreten. Auf demselben Wege kann auch die Vakzine von einem Kinde auf das andere übertragen werden. Daß das nur bei ganz schlechter Aufsicht möglich ist, wird von den Impfgegnern, die solche Fälle gern ausschlachten, verschwiegen.

In ganz seltenen Fällen, so selten, daß sie praktisch unwichtig sind, tritt auch bei intakter Haut außerhalb der Impfstellen da und dort eine Vakzinepustel auf; hier kann man von einer generalisierten Vakzine sprechen. Der Ausdruck wird auch vielfach für die durch Selbstimpfung auf ekzematösen Stellen eintretende Weiterinfektion mit Vakzine gebraucht, ist aber hier nicht ganz logisch. Zwischen beiden Vorkommnissen ist selbstverständlich ein fundamentaler Unterschied. Die Impfung mit den mit Vakzinepustelinhalt infizierten Nägeln auf einer ekzematischen Haut ist nichts anderes als eine (unerwünschte) Wiederholung der gewollten Impfung selbst. Bei der eigentlichen generalisierten Vakzine hat sich das Virus im Säftestrom fortbewegt und hat an einer anderen Stelle zum Auftreten von Vakzinepusteln geführt.

Eine Behandlung der normal verlaufenden Vakzinekrankheit erübrigt sich. Sie besteht nur in dem Fernhalten von Schädlichkeiten, wie oben geschildert. Bei allen stärkeren Entzündungszuständen genügen kühle Umschläge mit essigsaurer Tonerde. Ein Eßlöffel Liq. Alum. acet. 8% auf $1/4$ l abgekochtes Wasser.

[Die echten Pocken.

In nicht geschützten Ländern sind die Pocken überwiegend eine Kinderkrankheit, denn die Empfänglichkeit für das Pockengift ist eine allgemeine, und es ist deshalb verständlich, wenn schon die ersten Altersstufen von der Krankheit befallen werden, wenn überhaupt eine Infektionsmöglichkeit besteht, die nicht durch den Schutz der Vakzination paralysiert ist.

Das Virus der Pocken ist noch nicht mit Sicherheit bekannt, wir wissen von ihm aber, daß es sowohl auf flüchtigem Wege wie durch direkte Berührung übertragen werden kann, und daß es auch außerhalb des Körpers eine ziemlich große Widerstandskraft besitzt, durch die es ermöglicht ist, daß die Krankheit auch durch Gegenstände, die mit einem Pockenkranken in Berührung gekommen sind, übertragen werden kann.

Die Inkubation beträgt neun Tage.

Die Krankheit beginnt mit schweren Allgemeinerscheinungen und hohem Fieber (40°). Die Kinder klagen über Kopfschmerzen und Kreuzschmerzen, sind schlaflos und sehr unruhig, ältere Kinder zeigen starke Delirien, jüngere Konvulsionen.

Die Patienten sind völlig appetitlos, haben starke Leibschmerzen und Diarrhöen. Daneben besteht eine hochgradige allgemeine Hinfälligkeit, die sich in mehreren Fällen bis zu Kollapsen steigern kann.

Das Exanthem erscheint am dritten oder vierten Tage. Es beginnt an Kopf und Gesicht und besteht zunächst aus runden roten Flecken, die sich im Verlaufe von fünf Tagen zu dem eigentlichen Pockenausschlage entwickeln. Der Ausschlag geht dann auf den Stamm, dann auf die Extremitäten über.

Die Entwicklung des Ausschlags vollzieht sich wie folgt:

Aus dem Flecken entwickelt sich schnell ein Knötchen, das sich bis zum dritten Tage in ein Bläschen umgebildet hat.

Die Blase stellt nicht einen zusammenhängenden Hohlraum dar, sondern sie ist fächerförmig geteilt und zeigt auf dem Scheitel eine Delle. Der Prozeß spielt sich in den Zellen des Rete Malpighii oberhalb des Papillarkörpers ab. Aus den durch das Blatterngift alterierten Gefäßen tritt ein Exsudat in das Epithel ein, es kommt zur Aufquellung, Trübung und auch zur Koagulationsnekrose der genannten Zellgruppen. Innerhalb des sich entwickelnden Exsudats bleiben Züge von Zellen des Rete Malpighii, teils normal, teils mehr pathologisch (im Sinne der scholligen Umwandlung — Koagulationsnekrose), bestehen, wodurch die fächerförmige Beschaffenheit der Blase erzeugt wird. Auch die Delle entsteht (an den meisten Bläschen ist sie vorhanden) durch das Erhaltenbleiben von Zellsäulen in der Mitte der Blase. Diese zentrale Säule, die die oberste Epidermisschicht an der Basis fixiert, ihre weitere Abhebung verhindert, kann auch durch einen Drüsenschlauch oder ein Haar bedingt sein. Mit dem weiteren Fortschreiten des Prozesses wird der Inhalt der Blase eitrig, die Zwischenwände werden eingeschmolzen, die Delle verschwindet demgemäß, und es kommt zur Bildung einer kugeligen Eiterblase. Dieser Zustand wird am fünften Tage erreicht. Der Pustelinhalt ist jetzt trübe (eitrig), die Basis, auf der die Pustel sitzt, ist gerötet und infiltriert. Die Pustel beginnt vom sechsten Tage an einzutrocknen. Dabei kommt es wieder zur Dellenbildung, sekundäre Delle, die Eintrocknung führt zur Bildung eines Schorfs (nach etwa neun Tagen), der Ende der zweiten oder in der dritten Woche abgestoßen wird, sich aber oft noch mehrmals erneuert, bis schließlich

Abheilung erfolgt. Ob diese Abheilung mit oder ohne Narbenbildung erfolgt, das hängt lediglich davon ab, wie weit die Veränderungen im Papillarkörper gegangen sind. Ist es hier zu einem Substanzverluste gekommen, sei es durch die Pockenerkrankung selbst, sei es durch Sekundärinfektionen, wie sie namentlich durch Kratzen leicht entstehen, dann ist die Heilung nur noch durch Narbenbildung möglich.

Eine der Hauteruption ganz analoge Veränderung findet sich an den Schleimhäuten, nur ist die Exsudation weniger flüssig.

Der geschilderte Ausschlag an Haut und Schleimhäuten ändert in schweren Fällen sein Aussehen dadurch, daß er hämorrhagisch wird und den Effloreszenzen dadurch eine dunkelblaue bis schwarze Farbe verleiht, wodurch der Name der „schwarzen Pocken" aufgekommen ist. Die hämorrhagische Beschaffenheit des Ausschlags ist von schlechter Vorbedeutung für den Ausgang der Krankheit.

Bei der Art des Ausschlags, der an allen möglichen Stellen des Körpers zu Epithelverlusten führt, ist die Möglichkeit sekundärer Infektionen, die Entstehung von tiefen Ulzerationen, Phlegmonen usw. sehr leicht möglich und trifft in der Tat oft ein. Es ist klar, daß dadurch einerseits schwere lokale Veränderungen hervorgerufen werden können, so z. B. Ulzerationen, Ödeme und phlegmonöse Schwellung der Kehlkopfschleimhaut, die nicht gar so selten sind, andererseits eine allgemeine Sepsis ihren Einzug nimmt.

Das Fieber ist gleich anfangs hoch, wie schon oben gesagt, hält sich auch hoch während der Prodromalperiode und sinkt ab mit dem Entstehen des Ausschlags unter gleichzeitiger Besserung der allgemeinen Beschwerden. Am fünften bis sechsten Tage steigt das Fieber wieder an, während gleichzeitig die Pockenpusteln eine eitrige Beschaffenheit annehmen. Diese Krankheitsperiode gehört zur Pockenerkrankung selbst, ist nicht etwa durch Sekundärinfektion bedingt, denn der eitrige Pustelinhalt ist steril und läßt die Anwesenheit von Eiterkokken vermissen.

Dieser Zustand hält an bis zum zwölften Tage etwa. Die Kranken leiden in dieser Zeit besonders unter den Veränderungen an Haut und Schleimhäuten. Ein fortwährendes Jucken und Brennen der Haut stellt sich ein, das zum Kratzen reizt, die Schleimhäute schmerzen, die Kinder werden wieder schlaflos, delirieren.

Die Nieren zeigen in dieser Zeit häufig die Zeichen einer akuten Entzündung, Eiweiß, Zylinder, Blutkörperchen, Epithelien. Vom elften bis zwölften Tage an sinkt das Fieber lytisch ab, zeigt bei der Eintrocknung der Pusteln zuweilen noch einen vorübergehenden Anstieg (Desikkationsfieber).

Variationen des Verlaufs. Hier sind zunächst die konfluierenden Pocken zu nennen, die eine besonders intensive Form der Krankheit darstellen, die sich namentlich bei ungeimpften Säuglingen findet.

Von vornherein sind die allgemeinen Prodromalerscheinungen äußerst heftig. Die Digestionsorgane sind stark affiziert, es besteht

Erbrechen und heftige Diarrhöe, daneben ein hohes Fieber, sehr schneller Puls, eine starke Dispnoe, die eine unregelmäßige, krampfhafte Atmung erzeugt. Das Exanthem kommt früh, es zeigt sich zunächst als eine starke Rötung und Schwellung größerer Hautpartien, namentlich im Gesicht, die an das Aussehen eines Erysipels erinnern, und darauf schießen schnell äußerst dicht stehende Knötchen auf, die sich in Pusteln verwandeln, letztere konfluieren, und es kommt zu zusammenhängenden Pockenflächen. Der Ausschlag breitet sich mit äußerster Intensität dann auch auf der übrigen Haut aus, ergreift auch die Schleimhäute des Mundes und der oberen Luftwege, verursacht von dort aus größte Beschwerden, Heiserkeit, Husten usw.

Bei jungen Kindern tritt bei dieser Form der Erkrankung schon früh der Tod ein im Kollaps. Bei widerstandsfähigeren Individuen wird auch noch das eigentliche Suppurationsstadium beobachtet, das zu geradezu furchtbaren Verwüstungen der befallenen Hautstellen und an den Schleimhäuten führt. Der Allgemeinzustand ist dabei so schwer, das Sensorium so weit getrübt, daß die Patienten zum vollen Bewußtsein ihrer Qualen kaum kommen. Wird die Suppuration wirklich überstanden, so ist damit die Gefahr nicht vorüber, denn selbstverständlich ist bei solchen Kranken die Möglichkeit einer septischen Sekundärinfektion ganz besonders groß und bringt den Tod dann noch im Stadium der Eintrocknung.

Eine weitere ungünstige Form der Erkrankung sind die **hämorrhagischen Pocken**, die von Anfang an unter dem Bilde der schwersten Allgemeinintoxikation bzw. Infektion verlaufen.

Die Krankheit setzt sofort mit den intensivsten Allgemeinerscheinungen ein. Verwirrung, starke Delirien, Bewußtlosigkeit, schwere Herzschwäche eröffnen die Szene. Das Fieber ist hoch, sofern nicht ein schnell einsetzender Kollaps es zurückhält.

Heftiges Erbrechen und Würgen tritt auf, die Kinder liegen mit entstelltem, verstörtem Gesichtsausdruck teilnahmslos da. Nun treten Blutungen aus Nase, Mund, Darm, Urethra ein, an der Haut zeigen sich kleine Blutungen. Noch ehe es zur Ausbildung eines eigentlichen Pockenexanthems gekommen ist, gehen die Patienten in wenigen Tagen zugrunde.

Diese Form der Pocken entspricht der fulminanten Form anderer Infektionskrankheiten, vgl. in dieser Beziehung namentlich den Scharlach.

Gegenüber diesen sehr schweren Formen der Krankheit kommen auch rudimentäre und leichte Fälle zur Beobachtung. Da bestehen vorübergehend geringe Kopf- und Kreuzschmerzen bei wenig gestörtem Allgemeinbefinden, ein Ausschlag erscheint gar nicht oder tritt in Form einzelner disseminierter Pusteln auf. Das ganze macht den Eindruck einer ganz leichten Krankheit.

Eine andere Form der leichten Erkrankung stellt die sogenannte **Variola modificata oder Variolois** dar, die sich namentlich bei

Individuen findet, die einige Jahre nach der Impfung mit Pocken infiziert werden und erkranken.

Die Prodromalsymptome sind hier aber so heftig wie in mittelschweren Fällen der Variola vera, sie halten sogar oft länger an als bei dieser und sind dauernd von hohem Fieber begleitet. In diesen Fällen zeigt sich besonders häufig ein prodromales Exanthem, das Hauthyperämien bald vom Charakter des Scharlachexanthems, bald von dem des Masernexanthems darstellt.

Das eigentliche Exanthem tritt in Form einer Roseola an Gesicht und Körper auf, die Flecken werden zu Knötchen, Blasen usw. — aber es kommt nicht zur Vereiterung der Blasen, das Suppurationsfieber fehlt vollständig, vielmehr geht mit dem Erscheinen des Exanthems die Temperatur sofort herunter, und es stellt sich schnell vollständiges Wohlbefinden und eine gute Rekonvaleszenz ein. Bei der Eintrocknung der Pusteln kann ein kurzes Desikkationsfieber vorhanden sein.

Diagnose. Die Diagnose ergibt sich aus dem Vorstehenden von selbst. Bevor der Ausschlag da ist, oder in den rudimentären Fällen, besonders aber bei der Variolois kann sie recht schwer sein, namentlich wenn es sich nicht um eine Epidemie, sondern um versprengte Fälle handelt, wie es jetzt, dank dem Impfzwange, bei uns die Regel ist.

So kann eine Verwechslung mit Masern stattfinden usw., vor allem aber kann die Frage dem Arzte höchst bedenkliche Skrupel machen, ob man es mit Varizellen oder Variola zu tun hat (s. diese).

Prognose. Ist das Kind geimpft, so ist die Wahrscheinlichkeit eines leichten oder wenigstens günstigen Verlaufs sehr groß, im entgegengesetzten Falle sehr gering.

Behandlung. Vor allem Prophylaxe, deswegen lieber mal einen zweifelhaften Fall schnell anzeigen, auch wenn sich später ein Irrtum herausstellt, als die Anzeige versäumen oder verzögern, denn die Gefahr für die Umgebung eines eventuell Pockenkranken legt dem Arzte, der den ersten Fall sieht, die größte Verantwortung auf.

Die eigentliche Behandlung muß sich auf eine Linderung der Beschwerden beschränken, denn ein eigentliches Heilmittel der Pocken kennen wir nicht.

Auf die Entwicklung und die Art des Ablaufs des Ausschlags soll die dauernde Anwendung des roten Lichtes von Vorteil sein. Für die örtliche Behandlung des Ausschlags werden 5—10%ige Ichthyolsalbe, 2—3%ige Höllensteinlösungen (Bepinseln) empfohlen.

Die Schleimhäute sind in derselben Weise zu pflegen, wie unter Scharlach und Masern angegeben.

Das hohe Fieber und die Benommenheit kann man auch versuchen durch hydrotherapeutische Methoden zu beeinflussen. Namentlich kühle Übergießungen im lauen Bade können hier von Nutzen sein. Die Behauptung der „Naturärzte", daß mit der Hydrotherapie ein „Heilmittel" gegen die Pocken gefunden sei, daß bei dieser Behandlung die Pocken eine ungefährliche Krankheit seien, ist völlig unberechtigt.

Ferner wird sorgfältigste Pflege nötig sein, die auch mit viel Geduld danach streben muß, eine möglichst gute Nahrungsaufnahme zu erhalten.

Die Diphtherie.

Die Diphtherie gehört zu den Infektionskrankheiten, über die wir sowohl klinisch wie biologisch mit am besten unterrichtet sind. Sie wird hervorgerufen durch den von Löffler entdeckten Diphtheriebazillus und stellt eine exquisit toxische Infektionskrankheit dar.

Zunächst soll eine kurze Darstellung der Biologie des Erregers und der Wirksamkeit des von ihm produzierten Giftes gegeben werden.

Die Bazillen sind schlanke unbewegliche Bakterien, die sich mit allen Anilinfarben, auch nach Gram, färben. Sie bilden keine Sporen, zeigen in Präparaten, mögen diese aus dem Belage oder aus Kulturen gewonnen sein, eine eigenartige Lagerung. Die einzelnen Individuen liegen parallel zueinander, zeigen eine „palisadenartige" Anordnung, oder sie liegen strahlenförmig um einen gemeinsamen Punkt herum, so daß eine „fingerartige" Anordnung entsteht. Die einzelnen Individuen zeigen bei jungen und frischen Exemplaren eine gleichmäßige Aufnahme des gewählten Farbstoffs, ältere Individuen zeigen eine unregelmäßige Annahme der Farbe, so daß Segmentierungen entstehen.

Die Bazillen bilden Polkörner, die nach der Ernst-Neißerschen Methode leicht dargestellt werden können, und die, falls gewisse Bedingungen bei der Züchtung der Mikroorganismen beobachtet wurden, von großer diagnostischer Bedeutung gegenüber ähnlich aussehenden Bakterien, Pseudodiphtheriebazillen, sind.

Die wichtigste Eigenschaft der Diphtheriebazillen ist ihre Eigenschaft, Gifte zu bilden, die in das umgebende Kulturmedium bzw. in den Körper des Wirtes abgegeben werden. Diese Gifte sind die wesentliche Ursache der Krankheitserscheinungen bei der Diphtherie, ihr Studium hat zu der jetzigen segensreichen Antitoxin-(Serum-) Therapie geführt.

Zum Verständnis der klinischen Tatsachen ist es notwendig, sich einigermaßen mit den Eigenschaften dieses Giftes vertraut zu machen, soweit die Forschung sie kennen gelehrt hat. Vorweg sei gleich bemerkt, daß wir über die chemische Struktur des Giftes nichts wissen, sondern wie beinahe bei allen derartigen Substanzen auf die Beobachtung und Deutung biologischer Wirkungen, die diese Substanz ausübt, angewiesen sind. Die Giftbildung in der Kultur ist bei den einzelnen Diphtheriebazillenstämmen keine gleichmäßige, nicht jeder Stamm eignet sich dazu, brauchbare Toxinlösungen zu erhalten. Die Gewinnung erfolgt so, daß man Diphtheriebazillen in Bouillon wachsen läßt und nach einiger Zeit (im allgemeinen vier Wochen) die abfiltrierte Bouillon verwendet. Die Giftlösung zeigt bei genauerer Untersuchung, daß sie bis zum Ablauf von etwa vier Wochen eine Reihe von Wandlungen durchmacht, die kurz gesagt, in Umsetzungen des Giftes bestehen, wobei ungiftige Substanzen entstehen, die aber noch die Fähigkeit haben, Antitoxin zu binden. Solange dieser Prozeß nicht zur Ruhe gekommen ist, ist die Giftigkeit der Lösung schwankend, und erst nach etwa vier Wochen ist ihre Giftigkeit konstant geworden und läßt sich zu Versuchen verwerten. An dem so gewonnenen Gifte lassen sich zwei Wirkungen unterscheiden, die wahrscheinlich auch von zwei qualitativ verschiedenen Giften, die der Diphtheriebazillus produziert, ausgelöst werden.

Die eine dieser Wirkungen besteht in einer schweren Schädigung der Gefäße, in der Erzeugung der lokalen Entzündung und der Allgemeinvergiftung des Körpers, namentlich des Herzens, und in einem zweiten Gift, das vornehmlich auf die peripheren Nerven wirkt, im Gegensatz zu dem Toxin von Ehrlich Toxon genannt, und vom Diphtherieantitoxin viel weniger beeinflußt wird. Die Bildung dieses zweiten Giftes ist bei den einzelnen Diphtheriebazillenstämmen ganz verschieden, und damit wechselt auch bei den einzelnen Epidemien das Vorkommen der postdiphtherischen Lähmungen.

Gegen das Gift der Diphtherie haben wir bekanntlich durch die großartige Entdeckung v. Behrings ein spezifisches Gegengift, dessen Entstehung und praktische Herstellung in folgender Weise erfolgt. Der mit Diphtherietoxin vergiftete Körper produziert gegen dieses Gift einen Abwehrstoff, der imstande ist, sich mit dem Gift zu einem neuen ungiftigen Körper zu verbinden, etwa in ähnlicher Weise, wie eine Säure durch ein Alkali neutralisiert wird, und man hat sich dieser Vorstellung folgend, auch daran gewöhnt, von einer Neutralisation des Giftes durch das Antitoxin zu sprechen. Dieses Gegengift wird in dem erkrankten Körper in einer mehr als genügenden Menge produziert (vorausgesetzt, daß die Vergiftung nicht zum Tode führt, sondern daß der Organismus imstande ist, als Sieger aus diesem Kampfe hervorzugehen und zu genesen), so daß nach dem Ablauf der Krankheitserscheinungen noch in mehr oder weniger großer Menge Antitoxin im Serum des betreffenden Menschen oder Tieres nachweisbar ist. Diese überschüssige Menge von Gegengift ist die Ursache einer gewissen (erworbenen) Immunität gegen die gleiche Erkrankung, dergestalt, daß der Organismus eine gewisse Giftmenge ohne Reaktion, d. h. ohne Krankheitserscheinungen zu zeigen, verträgt. Von dieser empirisch gefundenen Tatsache macht man bei der Herstellung der antitoxischen Sera Gebrauch. Ein Tier wird mit einer kleinen Menge Gift in mäßiger Weise krank gemacht; man wartet ab, bis die Reaktion vollständig abgelaufen ist, und injiziert nun eine etwas größere Giftmenge. Der von der ersten Erkrankung her in der oben geschilderten Weise noch geschützte Körper überwindet auch diese Giftmenge, von der ein Teil von dem im Serum noch von der ersten Erkrankung herrührenden Antitoxin abgefangen und neutralisiert wird. Der Rest der Giftes löst nun eine neue Antitoxinbildung aus, und nach dem Überstehen dieser Erkrankung ist der Organismus in noch höherem Maße gegen das Gift geschützt als nach der ersten Erkrankung. Bei einer dritten Injektion wird die Giftmenge wieder vergrößert usw., bis schließlich ganz kolossale Giftmengen vertragen werden, von denen ein Bruchteil genügen würde, um ein nicht vorbehandeltes Tier mit Sicherheit zu töten. Im Serum der so vorbehandelten Tiere — die Technik benutzt aus praktischen Gründen beinahe nur Pferde — hat sich nun eine ganz ungeheure Menge von Antikörpern gegen das betreffende Toxin angehäuft, und es ist möglich, mit dem Serum des vorbehandelten Tieres das Antitoxin zu gewinnen.

Bringt man mit einem solchen antitoxischen Serum in geeigneter Weise das Gift im Reagenzglase in Berührung, so wird es neutralisiert. Zur Demonstration spritzt man das Gemenge einen empfänglichen Tiere — bei Diphtherie z. B. einem Meerschweinchen — ein. Das Tier bleibt gesund, während ein anderes, gleichartiges Tier durch dieselbe Giftmenge getötet wird.

Die Absättigung des Giftes vollzieht sich nach dem Gesetz der Multipla, d. h., wenn durch die Antitoxinmenge x die Giftmenge y abgesättigt wird, so sättigt die Antitoxinmenge 2 x die Giftmenge 2 y ab. Dies erkannt, schien es leicht zu sein, ein Maß für die praktisch zu verwendenden Antitoxine zu finden. Es war dazu notwendig, sich auf eine bestimmte Giftmenge zu einigen und dann zuzusehen, wie große Mengen des zu bestimmenden antitoxischen Serums notwendig sind, um diese Giftmenge gerade abzusättigen. Man kann z. B. feststellen, wieviel Gift notwendig ist, um 1 kg Meerschwein innerhalb einer gewissen Frist, z. B. vier Tagen, zu töten, und welche Antitoxinmenge notwendig ist, um diese Wirkung mit Sicherheit aufzuheben. Auf diese Weise müßte es möglich sein, zu einem Vergleichswert zu kommen, der für die Bestimmung der Wirksamkeit bzw. Wertigkeit der antitoxischen Sera dienen könnte. Stellt man sich z. B. vor, daß von einem Serum 1 ccm genügt, um die für 1 kg Meerschwein gerade tödliche Dose Gift zu neutralisieren, und bezeichnet man solches Serum als einwertig und die in einem Kubikzentimeter enthaltene Antitoxinmenge als eine Immunitätseinheit, so würde ein Serum, das dieselbe Wirkung bereits bei Verwendung von $^1/_2$ ccm besitzt, ein zweifaches oder zweiwertiges sein, und in 1 ccm wären zwei Immunitätseinheiten vorhanden; genügt bereits $^1/_{100}$ ccm Serum zur Erreichung derselben Wirkung, so wäre das betreffende Serum ein hundertfaches, oder hundertwertiges und in 1 ccm dieses Serums wären 100 Immunitätseinheiten enthalten.

In ähnlicher Weise (wenn auch mit anderen Ausgangszahlen) versuchte man auch zunächst bei den Wertbestimmungen des Serums, besonders auch des Diphtherieheilserums, vorzugehen, sah aber bald ein, daß diese Methode die notwendige Sicherheit der Bestimmungen und Vergleiche von an verschiedenen Orten vorgenommenen Bestimmungen nicht ermöglichte. Der Grund hierfür ist, daß es ganz unmöglich ist, Gift von einer bestimmten Wirksamkeit dauernd zu er-

halten. Wie oben bereits kurz erwähnt wurde, handelt es sich bei
dem Gifte nicht um eine einheitliche Substanz, sondern um ein Gemisch von Stoffen, die einander zwar ähnlich, aber nicht vollkommen
gleichartig sind. Alle diese Anteile des Giftes haben die Fähigkeit,
sich mit dem Antitoxin zu verbinden, indessen ist die Avidität, mit
der dies geschieht, bei den einzelnen Anteilen ganz verschieden. Ferner
haben alle diese Stoffe die Fähigkeit, nach längerer oder kürzerer Zeit
ihre Giftigkeit einzubüßen, ohne deswegen weniger geeignet zu sein,
Antitoxin zu binden. Um hierin zu klaren Vorstellungen zu kommen,
hat Ehrlich folgende Annahmen gemacht. Es seien in einer Giftlösung drei verschiedene Anteile vorhanden, die sich durch ihre Avidität zum Antitoxin unterscheiden. Der Anteil mit der größten Avidität wird Prototoxin genannt, der mit der geringeren Deuterotoxin und
der mit der geringsten Avidität Tritotoxin. Die Umwandlung des
Toxins in seine ungiftige Form nennt man Toxoidbildung und unterscheidet, je nachdem die Toxoidbildung bei dem Proto-, Deutero-
oder Tritotoxin eintritt, ein Proto-, Deutero- oder Tritotoxoid.

Niemand kann vorher sagen, an welchem Anteile der Giftmischung
die Toxoidbildung einsetzt, für die Bestimmung aber der Antitoxinmenge, die notwendig ist, um die tödliche Wirkung einer bestimmten
Giftmenge aufzuheben, ist es von äußerst großer Bedeutung, welcher
Anteil des Giftes der Toxoidbildung verfällt.

Das mag an folgenden Beispielen erläutert werden.

Nehmen wir einmal an, daß von zwei Giften dieselbe Menge genügt, um ein Meerschweinchen von 250 g (Tiere dieses Gewichts werden gewöhnlich gebraucht) innerhalb vier Tagen zu töten, und stellen
wir uns weiter vor, daß bei beiden Giften Toxoidbildung eingetreten
ist, das eine Mal am Prototoxin, das andere Mal am Tritotoxin. Im
ersteren Falle sind die auf das Tier giftig wirkenden, also im biologischen Experiment allein erkennbaren Stoffe im Deutero- und Tritotoxin enthalten, das andere Mal im Proto- und Deuterotoxin.

Läßt man auf die erstere Giftmischung Antitoxin einwirken, so
vollzieht sich die Absättigung so, daß zunächst das ungiftige Prototoxoid, das ja die größte Avidität zum Antitoxin besitzt, dieses bindet,
dann erst werden die giftigen Anteile des Deutero- und Tritotoxins
neutralisiert.

Bei dem zweiten Gift vollzieht sich der Absättigungsvorgang so,
daß zunächst das giftige Proto- und Deuterotoxin neutralisiert werden, dann erst das ungiftige Tritotoxoid, weil es ja die geringste Avidität zum Antitoxin besitzt.

Geht man bei beiden Absättigungen so vor, daß man nur genau
so viel Antitoxin zusetzt, um die Giftwirkung verschwinden zu lassen,
so muß, wie aus dem vorher Gesagten ohne weiteres hervorgeht, im
ersteren Falle mehr Antitoxin verbraucht werden als im letzteren,
denn ein Teil von ihm wird bei dem Vorhandensein von Prototoxoid
an dieses gebunden und damit unwirksam gemacht, ohne seinem
eigentlichen Zweck, der Entgiftung, dienen zu können.

Die hieraus sich ergebenden Schwierigkeiten haben Ehrlich veranlaßt, die Aufstellung eines Giftstandard überhaupt aufzugeben und an dessen Stelle einen Antitoxinstandard zu setzen, weil die Antitoxine viel haltbarer (unter gewissen Kautelen) sind als die Toxine.

Man geht jetzt von einer Immunitätseinheit aus (1 I.-E.), einer Antitoxinmenge, die vielleicht annähernd dem Werte entspricht, den man mit Hilfe des oben skizzierten Versuches, eine Gifteinheit aufzustellen, gefunden hatte, sie stellt aber einen im wesentlichen willkürlichen Wert dar, der durch Vereinbarung allerseits anerkannt ist. Das Antitoxin, das zur Herstellung von Lösungen dient, die in 1 ccm 1 I.-E. enthalten, wird, im Vakuum getrocknet, im Institut für experimentelle Therapie in Frankfurt a. M. aufbewahrt. Die Prüfung vollzieht sich ungefähr folgendermaßen.

Zu einer Antitoxineinheit wird in steigenden Dosen so viel Diphtheriegift zugesetzt, daß das Gemisch für ein Meerschweinchen von 250 g nach vier Tagen eben den Tod herbeiführt. Diese Grenzdosis des Giftes bezeichnet Ehrlich als tödlichen Limes oder abgekürzt „L†". Als Gift kann jede abgelagerte Giftmischung verwendet werden, in der die Toxoidbildung zur Ruhe gekommen ist. Denn es ist klar, daß hier nur die überschüssige, wirklich giftig wirkende Menge in Betracht kommt, wobei es gleichgültig ist, ob das Antitoxin von einem Toxin oder Toxoid gebunden wird.

Kennt man diese L†-Dosis eines abgelagerten Giftes, die man ja mit Hilfe des Standard-Antitoxins stets wieder nachprüfen kann, so ist es äußerst einfach, ein Serum auf seine Wertigkeit zu prüfen. Man setzt zu der L†-Dosis des Giftes so viel von dem auf seine von der Fabrik angegebene Wertigkeit zu prüfenden Serum hinzu, daß die zugesetzte Menge einer Antitoxindosis, 1 I.-E., entspricht. Dann darf das betreffende Meerschweinchen von 250 g erst nach vier Tagen sterben. In der Praxis verlangt man, daß die zu prüfenden Sera eine etwas höhere als die auf der Etikette angegebene Wertigkeit besitzen, d. h. man erwartet, daß bei dem angegebenen Versuche der Tod eben noch ausbleibt.

Wird z. B. ein Serum der Prüfungsstelle mit der Angabe eingeliefert, daß es ein 500faches sei, so muß ¹/₅₀₀ ccm desselben, mit der L†-Dosis gemischt, imstande sein, den Tod des Versuchstieres eben noch zu verhindern.

Außer auf die Wertbestimmung erstreckt sich die staatliche Prüfung auch noch auf Feststellung der Ungefährlichkeit des zu Heilzwecken zu verwendenden Serums.

Dieses wird, um es haltbar zu machen, mit 0,5 % Karbol versetzt. Ein stärkerer Karbolzusatz ist verboten. Zur Prüfung dienen weiße Mäuse. Wird diesen Tieren 0,5 ccm des Serums eingespritzt, und enthält es mehr als 0,5 % Karbol, so gehen die Tiere zugrunde. Andernfalls bekommen sie zwar Krämpfe, bleiben aber am Leben. Schließlich muß noch einer anderen Verfälschung des Serums durch die Prüfung begegnet werden.

Allgemein werden die hochwertigen Sera, also stark konzentrierte Antitoxinlösungen, bevorzugt und teuer bezahlt. Um sie herzustellen, müssen die betreffenden Pferde sehr hoch immunisiert werden, was nicht leicht ist, oft nicht gelingt und viel teures Tiermaterial kostet. Selbstverständlich kann man aber auch durch Einengung (im Vakuum) die Lösung konzentrieren und hochwertiger machen. Damit konzentriert man aber auch die Eiweißlösung des Serums, was für den praktischen Gebrauch nicht unwesentlich ist, denn die subkutane Einverleibung zu stark konzentrierter Lösungen von artfremdem Eiweiß wirkt nachteilig auf den Patienten. Um zu prüfen, ob der Fabrikant sich hierbei innerhalb der zulässigen Grenzen gehalten hat, werden einem Meerschweinchen 10 ccm eingespritzt, die es anstandslos vertragen muß.

Erst das so geprüfte Serum darf in den Handel gebracht werden. Die Anwendung des Serums am Krankenbett s. u.

Die Epidemiologie der Diphtherie.

Die Erkrankung ergreift hauptsächlich Kinder. Die Erklärung findet sich für diese Tatsache einmal darin, daß der Diphtheriebazillus besonders durch Kontakt übertragen wird, und daß Kinder der Kontaktinfektion durch ihre Lebensweise mehr ausgesetzt sind als Erwachsene, und ferner darin, daß viele Menschen durch Überstehen der Diphtherie eine gewisse Immunität gegen diese Krankheit erwerben, die sie später schützt oder wenigstens verhütet, daß sie in klinisch erkennbarer Weise an Diphtherie erkranken.

Auf diesen Punkt muß etwas näher eingegangen werden. Untersucht man das Serum gesunder Menschen darauf, ob es Antitoxin gegen Diphtherie enthält, so zeigt sich, daß diese Untersuchung in etwa 80 % der Fälle ein positives Resultat gibt. Sieht man ferner zu, wie sich die einzelnen Altersstufen gegenüber dieser Immunität verhalten, so zeigt sich, daß der Prozentsatz der mit Schutzstoffen begabten Individuen mit steigendem Alter zunimmt. Die Erklärung ist darin zu suchen, daß mit steigendem Alter naturgemäß die Wahrscheinlichkeit wächst, daß der betreffende Mensch einmal eine Infektion mit Diphtheriebazillen durchgemacht hat. Man versteht diese Annahme um so mehr, als man weiß, daß es ganz außerordentlich leichte Erkrankungen an Diphtherie gibt, die, klinisch als solche kaum erkennbar, doch natürlich alle biologischen Folgen für den davon Betroffenen haben, ihn also auch immunisieren können. Die Diphtherie ist eine Krankheit, die dazu ganz besonders geeignet ist, denn ihr Erreger ist ungemein weit verbreitet, er findet sich oft genug auch in der Mundhöhle scheinbar gesunder Menschen und wird durch sie natürlich weithin verbreitet.

So erklärt es sich einerseits ungezwungen, warum die meisten Menschen eine mehr oder weniger große Menge von Schutzstoffen in ihrem Körper aufspeichern, andererseits werden aber auch die scheinbar unerklärlichen Fälle verständlich, wo innerhalb einer ganz gesunden

Bevölkerung plötzlich die Diphtherie ausbricht, ohne daß die Einschleppung durch einen Diphtheriekranken nachzuweisen wäre. Es erklärt sich hieraus auch, warum unter einer Reihe von leichten Fällen plötzlich einige ganz schwere vorkommen. Trifft die Infektion bzw. Intoxikation Menschen, die bereits einen starken Schutz gegen das Diphtheriegift besitzen, so werden immer nur sehr geringe Mengen von Toxin an die Zellen herantreten können, denn zunächst wird das Gift von dem im Blutserum vorhandenen Antitoxin abgefangen. In solchen Fällen hat der Organismus Zeit, sich des Giftes durch die Neubildung von Antikörpern zu erwehren, es gelingt ihm gut, auch mit einer absolut genommenen, nicht geringen Giftmenge fertig zu werden.

Eine an und für sich nicht stärkere Infektion bzw. Intoxikation kann dagegen einem Individuum verderblich werden, das keinen Schutzwall von Antitoxinen dem Angreifer entgegenzustellen hat, sondern bei dem das Gift ganz oder doch zum größten Teil ungehindert die Zellen treffen kann. Hier trifft die Vergiftung den Körper shokartig, hier bleibt ihm keine lange Zeit zur Bildung seiner Antikörper, und wenn es ihm auch gelingen mag, den Angriff abzuschlagen, so sind die Chancen des Erfolges doch von vornherein viel schlechter als im ersteren Falle und die Aufgabe, die an den Organismus und an seine Zellen herantritt, viel schwieriger zu bewältigen.

Es ist dies ein Beispiel für die Bedeutung der Disposition des Individuums, von der oben in der Einleitung zu den Infektionskrankheiten die Rede war.

Von größter Bedeutung ist das Vorhandensein einer natürlichen Immunität des Organismus im Augenblick der Erkrankung auch für den Erfolg der Serumtherapie. Je höher der Schutzwall gegen das Toxin ist, desto länger ist die Möglichkeit geboten, mit dem künstlich zugeführten Antitoxin noch zur rechten Zeit zu kommen. Je geringer die natürliche Immunität ist, desto früher muß die Serumtherapie einsetzen, wenn sie den größten Teil des Giftes noch vor seiner Einwirkung auf die Zellen im Säftestrom unschädlich machen soll.

Diese Betrachtung lehrt zunächst mancherlei scheinbar paradoxe Vorkommnisse bei der Serumtherapie der Diphtherie verstehen, zeigt aber auch den Weg, wie man durch Diphtherieinfektion gefährdete Menschen schützen kann. Die erste Verteidigung gegen den Einbruch der Toxine, die durch die natürliche Immunität geliefert wird, können wir auch künstlich herstellen, indem wir gefährdeten Individuen prophylaktisch Antitoxin einspritzen. Freilich hält dieser künstliche Schutz nicht so lange vor wie der natürliche, er muß vielmehr etwa alle drei Wochen erneuert werden, was aber bei der Einfachheit und Ungefährlichkeit des kleinen Eingriffs keinem Bedenken unterliegt. Vor der Anaphylaxie soll man keine zu große Angst haben.

Eine Gefährdung von Menschen durch die Infektion mit Diphtherie findet sich aber ganz besonders in Kinderkrankenhäusern.

Hier liegen eine ganze Reihe schwächlicher, wenig widerstandsfähiger Individuen zusammen, die Infektion kann jeden Augenblick eintreten, sie kann durch ein Kind selbst, das infektionstüchtiges Material beherbergt, vermittelt werden, sie kann durch Besucher eingeschleppt werden usw. Da man nicht wissen kann, wie groß bei den einzelnen Insassen der natürliche Schutz gegen Diphtherie ist (die Feststellung ist für klinischen Gebrauch viel zu kompliziert und auch zu teuer), so ist es richtig, diesen Schutz künstlich bei allen Kindern herzustellen. Ganz besonders wichtig ist diese Maßregel in solchen Fällen, wo die Infektion besonders leicht haftet und besonders gefährlich ist, das sind z. B. Masernabteilungen. Man wird demnach zweckmäßig alle Kinder in Zeiträumen von drei Wochen mit 100 bis 250 I.-E. immunisieren und auf Masernabteilungen 500 I.-E. alle vierzehn Tage injizieren. Auf diesem Wege lassen sich die deletären Krankenhausendemien mit großer Sicherheit vermeiden, wie die Beobachtungen auf Heubners Klinik in der Charité mit Sicherheit erwiesen haben[1]).

Das klinische Bild der Diphtherie.

Das klinische Bild der Diphtherie ist von zweierlei Gesichtspunkten aus zu betrachten. Erstens in bezug auf die örtlichen Erscheinungen, zweitens in bezug auf die Intoxikation des Gesamtorganismus und namentlich einiger Organe, die hauptsächlich durch die Einwirkung dieses Giftes geschädigt werden.

Pathologische Anatomie. Die lokalen Erscheinungen im Rachen und den benachbarten Gegenden der oberen Luftwege werden durch die Gefäßschädigung durch das Diphtherietoxin hervorgerufen und bestehen in der Bildung eines pseudomembranösen Belages, der sich durch Gerinnung eines fibrinösen Exsudats der entzündlichen Schleimhaut bildet, das in das Epithel eindringt und dieses der Nekrose anheimfallen läßt. Die Gefäße der Schleimhaut zeigen dabei eine deutliche Schädigung, ihre Wände sind verdickt und hyalin. Die mit dem fibrinösen Exsudat durchtränkten Epithelien verfallen der Nekrose, doch erstreckt sich diese nicht, oder doch nur in einzelnen Fällen an einzelnen Stellen, in die tieferen Schichten, so daß eine echte diphtherische Verschorfung im anatomischen Sinne nicht eintritt. Aus diesem Grunde heilen die erkrankten Stellen meist glatt, ohne Narbenbildung ab.

Die nekrotisierenden Prozesse greifen hier viel weniger tief als beim Diphtheroid des Scharlachs (s. d.), bei dem Substanzverluste außerordentlich häufig vorzukommen pflegen.

---

[1]) Hierzu sei bemerkt, daß die Wahrscheinlichkeit der Einschleppung der Diphtherie mit der Dichtigkeit der Bevölkerung und mit dem daraus sich ergebenden engeren Verkehr wächst. Prophylaktische Maßnahmen gegen die Einschleppung der Diphtherie werden in der geschilderten Art also in Krankenhäusern der Großstädte dringender notwendig sein als in solchen der Mittel- und Kleinstädte.

Durch die Membranbildung können enge Hohlräume, wie der Kehlkopf usw., verlegt werden, wodurch dann Erstickungsgefahr bedingt wird.

Die Art der Einwirkung des Diphtherietoxins auf das Herz ist der Gegenstand langwieriger Diskussionen gewesen. Am wahrscheinlichsten erscheint mir die Ansicht Heubners, daß es sich hier nur um eine direkte Einwirkung des Giftes auf das Muskelparenchym handelt, eine Ansicht, die durch die anatomischen Untersuchungen Eppingers auch gestützt wird. Die interstitiellen myokarditischen Veränderungen sind danach als sekundär zu betrachten, und ebensowenig ist es notwendig, für die Erklärung des Herztodes bei Diphtherie vasomotorische Lähmungen anzunehmen. Die Schwere der Herzvergiftung ist in einzelnen Fällen sehr verschieden, ebenso die Episode der Krankheit, in der der Tod eintritt, ohne daß man für den frühen oder späten Herztod prinzipiell verschiedene pathologische Vorgänge anzusehen braucht.

Eine weitere toxische Wirkung wird auf die Nieren ausgeübt. Im Gegensatz zu der Nierenerkrankung bei Scharlach spielen sich die pathologischen Veränderungen nicht an den Gefäßen ab, sondern an den funktionierenden Epithelzellen, und zwar vornehmlich an denen der gewundenen Kanälchen und an dem absteigenden Schenkel der Henleschen Schleifen. Hier sind die Epithelien kernlos geworden und zeigen reichlich Fettröpfchen.

An den peripheren Nerven finden sich in Fällen schwerer diphtherischer Lähmungen ausgedehnte Degenerationen, von denen die großen Nerven der Extremitäten, der Vagus, der Phrenikus usw., betroffen werden. Man findet Quellung und Schwund der Achsenzylinder, Zerfall der Markscheiden usw.

Das sind die hauptsächlichen pathologisch-anatomischen Veränderungen, auf die hier kurz eingegangen werden mußte. Auffällig hierbei ist nur, daß das Diphtherietoxin bei den Schleimhauterkrankungen eine ganz außerordentlich deutliche Wirkung auf die Gefäße ausübt, während das für die Einwirkung auf entfernt liegende Organe nicht zu erkennen ist, hier vielmehr die Parenchymzellen angegriffen werden. Eine bündige Erklärung hierfür fehlt zurzeit noch, es erscheint aber bei der Vielgestaltigkeit des Diphtheriegiftes nicht unwahrscheinlich, daß es sich um verschiedene Anteile des Giftes handelt. Für die Einwirkung auf die peripheren Nerven ist das sehr wahrscheinlich (Toxone).

Dabei ist es selbstverständlich, daß beiderlei Krankheitserscheinungen in praxi Hand in Hand gehen, aus didaktischen Gründen aber ist es gerechtfertigt, sie getrennt zu betrachten.

Das diphtherische Gift haftet beinahe ausnahmslos zunächst an den Rachenorganen und an der Schleimhaut der Nase oder der oberen Luftwege. Am häufigsten erkranken die Tonsillen.

Die Mundhöhle zeigt eine stärkere Rötung, die Gaumenteile sind geschwollen und (oft streifenförmig) gerötet, auf einer oder beiden geröteten und geschwollenen Mandeln sieht man einen kleineren oder größeren Flecken von schmutzig gelbgrauer Farbe, der sich bei näherer Untersuchung als eine Pseudomembran erweist, wie sie oben unter patholog. Anatomie geschildert wurde. Zu dieser Zeit können die subjektiven örtlichen Beschwerden noch sehr gering sein, ja oft klagen die Kinder überhaupt noch nicht über den Hals. Vielmehr ist es das Allgemeinbefinden, das ziemlich plötzlich den Beginn der Erkrankung anzeigt. Die Krankheit beginnt mit dem Gefühl von Übelsein, auch Erbrechen stellt sich ein, die Kinder haben Kopfschmerzen und sind sofort auffällig matt und hinfällig. Erst gegen Ende des ersten oder am zweiten Krankheitstage werden Klagen über Stechen im Halse laut, können aber auch ganz fehlen.

In den nächsten Tagen breitet sich die Membranbildung weiter auf die Tonsillen und die Gaumenteile aus, die Membranen selbst nehmen eine hellere Farbe und oft einen seidigen Glanz an, sie gehen ohne scharfen Rand in die Umgebung über, zu gleicher Zeit beginnen die regionären Lymphdrüsen zu schwellen. Fünf bis sechs Tage lang nimmt (bei unbeeinflußten Fällen) die Membranbildung zu, bis schließlich der ganze Rachen mit den Membranen austapeziert ist. Der Prozeß kann dann auch auf die Nase übergreifen, ohne daß deswegen die Prognose schlecht werden muß. Das Allgemeinbefinden ist während der Zeit schwer gestört, die Kinder sind apathisch und vollständig appetitlos, sehen sehr blaß aus und zeigen einen merklichen Verfall und Gewichtsabnahme.

Außer den örtlichen Veränderungen im Rachen läßt sich stets gegen Ende der ersten Woche, oft noch früher, eine Schädigung der Nieren erkennen. Es zeigen sich hyaline, mit Epithelien besetzte Zylinder und Eiweiß.

Mit dem Ende der ersten Woche steht in unkomplizierten Fällen der Prozeß im Rachen still, während er in der Nase und im Nasenrachenraum noch weiter geht, um dann nach einigen Tagen auch dort zum Stillstand zu kommen. Die Membranen stoßen sich in mehr oder minder großen Fetzen ab, oder sie schwinden allmählich, werden immer dünner, bis schließlich die rote Schleimhaut wieder unter ihnen zum Vorschein kommt. Zu gleicher Zeit sinkt das Fieber allmählich ab. Dieses erreicht anfangs oft ziemlich hohe Grade, 40 und darüber, fällt dann nach etwa zwei Tagen meist steil um 1 bis $1^{1}/_{2}{}^{0}$ ab, um dann ganz langsam zur Norm im Verlaufe von zehn bis zwölf Tagen abzufallen. Es sei aber bemerkt, daß das Vorhandensein von Fieber, oder wenigstens von wesentlichem Fieber, nicht unbedingt notwendig ist für die Diphtherie.

Es kommen Fälle vor, wo das Fieber entweder ganz fehlt oder doch wenigstens so gering ist, daß es der nicht ganz aufmerksamen Beobachtung entgeht. Damit muß durchaus nicht immer ein leichter Verlauf verbunden sein, im Gegenteil verbergen sich unter diesen tückischen Fällen oft schwere Intoxikationen und auch weit fortschreitende Schleimhautaffektionen. Ich habe einen Fall gesehen, wo ein blühendes, kräftiges Mädchen von sieben Jahren an fortschreitender Kehlkopf- und Bronchialdiphtherie nach achttägiger Krankheit zugrunde ging. Das Kind stand während der ganzen Krankheit unter ärztlicher Aufsicht, der Gedanke an Diphtherie wurde wegen der allmählich zunehmenden Heiserkeit und Atemnot erwogen, aber wegen des fehlenden Fiebers zurückgewiesen. Als die richtige Diagnose in der Agonie gestellt wurde, war es zu spät.

Auch in den Fällen, wie sie eben kurz skizziert wurden, und die in Genesung ausgehen, vollzieht sich die Rekonvaleszenz langsam und schleppend. Die Kinder bleiben blaß, appetitlos, und es ist gut, sich vor Augen zu halten, daß die Spätwirkung der diphtherischen Gifte, die Einwirkung auf das Herz und auf die peripheren Nerven, immer noch eintreten kann, auch in Fällen, die einen durchaus nicht schweren Verlauf zu zeigen scheinen.

Dieser gewöhnliche Verlauf der Krankheit kann durch folgende Eigentümlichkeiten abgeändert werden.

Die bedeutungsvollste Verlaufseigentümlichkeit stellt das Übergreifen der Membranbildung auf den Kehlkopf und die Luftwege dar, ein Ereignis, das stets das Leben aufs äußerste bedroht, und dessen Eintreten oder Ausbleiben sich nicht nach der Intensität der Rachenerkrankung voraussehen läßt, wenn auch die von vornherein mit ausgedehnter Membranbildung verlaufenden Fälle wohl häufiger auch zu einer solchen im Kehlkopf usw. Veranlassung geben und damit zu einem Krankheitsbild, das man als Krupp bezeichnet.

Die Erkrankung des Kehlkopfes usw. läßt sich in drei Stadien einteilen. Zunächst wird die Stimme des Kindes beim lauten Sprechen oder Schreien belegt, dann heiser. Jetzt stellt sich ein trockener Husten ein, der zuweilen schon einen bellenden Ton annimmt. Schreien die Kinder, so zeigt sich bald bei den tiefen, das Geschrei unterbrechenden Inspirationen ein eigentümlich ziehender Ton, der Zeugnis davon ablegt, daß die Luft bei der heftigen und angestrengten Inspiration (wie sie es beim Geschrei des Kindes stets ist) durch eine verengte Öffnung streichen muß. Die Symptome erklären sich aus der entzündlichen Schwellung der Schleimhaut und der Membranbildung, wodurch eine Behinderung der Intonation, Hustenreiz und eine Verringerung des Lumens eintreten muß.

Steigert sich dieser Prozeß, so tritt allmählich völlige Heiserkeit ein, der Husten wird eigentümlich rauh und bellend, und zunächst bei tiefen, bald aber auch bei allen Inspirationen zeigt sich ein Symptom, das auf eine starke Behinderung des Luftzutritts schließen läßt; an den Teilen des Thorax, die von Weichteilen begrenzt werden, am Jugulum und Epigastrium, zeigen sich inspiratorische Einziehungen. Sie kommen dadurch zustande, daß der negative Druck, wie er bei jeder Inspiration im Innern des Thorax geschaffen wird, durch das Nachströmen von Luft durch die verengte Einströmungsöffnung (Kehlkopf) nicht schnell genug ausgeglichen werden kann. Es bleibt ein gewisser Grad von negativem Druck übrig, so daß der Atmosphärendruck die nicht starren Teile nach innen drücken muß. In diesem zweiten Stadium ist also die Behinderung der Atmung so groß geworden, daß nicht mehr ein der Stärke der Inspiration entsprechendes Luftquantum in die Lungen eingesogen werden kann. Es ist selbstverständlich, daß dadurch der Körper zu angestrengten Atembewegungen gezwungen wird. Die Atmung geschieht also auch durch Einsetzen der Hilfsmuskulatur, sie wird aber nicht sehr beschleunigt, es erfolgen etwa 24 bis 30 Atemzüge in der Minute (eine starke Beschleunigung wäre durchaus unzweckmäßig, denn ein schneller Wechsel der Luft in den Lungen ist ja wegen der verengten Passage nicht möglich). Bei der Inspiration wird jetzt ein saugendes, ziehendes Geräuch hörbar, die Kinder, namentlich ältere, haben das Gefühl der Enge ihrer Luftwege, sie suchen durch Rückwärtsbeugen des Kopfes und Geradestreckung des Kehlkopfes instinktiv das Hindernis zu beseitigen. Mit zunehmender Mangelhaftigkeit der Sauerstoffversorgung zeigt sich eine treibende Unruhe bei den Kindern, eine Angst, die sie sich aufsetzen, aus dem Bette heraus verlangen läßt, sie wollen ans Fenster usw., mit einem Wort, sie zeigen aufs deutlichste den mehr und mehr eintretenden Lufthunger.

Wird jetzt nicht eingeschritten, so beginnt der dritte Akt des Dramas, das Abwürgen der Kinder, die Erstickung.

Die Kinder werden zyanotisch, die Unruhe wächst, das Gesicht ist von Angst verzerrt, bis schließlich die einige Stunden vor dem Tode gewöhnlich einsetzende Benommenheit den furchtbaren Leiden des armen Geschöpfes ein Ende macht.

In leider sehr seltenen Fällen kommt es vor, daß durch kräftige Hustenstöße die Membranen entfernt werden, oder auch daß schon im zweiten, dem stenotischen Stadium der Prozeß zum Stillstand kommt und zurückgeht; indessen sind das Ausnahmen, mit denen nicht gerechnet werden kann.

Das Bild der fortschreitenden Stenose und Erstickung ist in den meisten Fällen verbunden mit dem der diphtherischen Vergiftung; denn von der großen Schleimhautfläche, die bei der Affektion der Luftwege von der Diphtherie ergriffen ist, werden große Mengen von Toxin in den Körper geschickt, die dann durch schwere Schädigungen des Herzens und der Nieren den Zerstörungsprozeß beschleunigen. Namentlich bei jungen und unkräftigen Kindern treten die Zeichen der allgemeinen Vergiftung, tiefe Blässe, vollkommene Apathie und Appetitlosigkeit, schwindender Puls, starke Albuminurie, schon im Beginn des Krupps in den Vordergrund.

Der Umstand, daß sich der schwere Zustand der von Krupp ergriffenen Kinder stets aus zwei Komponenten zusammensetzt, macht es verständlich, warum oft auch nach Wiederherstellung der ausreichenden Sauerstoffzufuhr (durch Tracheotomie oder Intubation) die Kinder bald zugrunde gehen. Es kommt das eben auf Rechnung der Intoxikation.

Es ist das in der Praxis ein schwieriger Punkt; denn die Eltern

sind oft nur schwer zur Operation zu bewegen und schieben dann oft
den tödlichen Ausgang der Krankheit auf den chirurgischen Eingriff
oder sind wenigstens äußerst enttäuscht, daß trotz der Operation das
Leben nicht zu erhalten war.

Ist der Krupp des Kehlkopfes und der Bronchien die schwerste
Form der lokalen diphtherischen Schleimhauterkrankung, so gibt es
demgegenüber eine andere deletäre Form der Diphtherie, die die
schwerste Vergiftung des Organismus bedeutet und als **Diphtheria
fulminans oder gravissima** bezeichnet wird.

Man hat früher diese gleich zu beschreibende schwerste Form der
diphtherischen Erkrankung als septische Diphtherie bezeichnet und
dabei angenommen, daß es sich um eine Sekundärinfektion bzw. um
eine Symbiose mit Streptokokken handle. Es ist Heubner und
seinem Schüler Genersich zu danken, daß man diese falsche Ansicht
aufgegeben hat. Natürlich kann sich auch bei einem an Diphtherie
Leidenden eine Streptokokkensepsis entwickeln, aber ein Zusammenhang zwischen Grunderkrankung und Streptokokkensepsis, wie wir ihn
bei Scharlach kennen, fehlt hier, und das furchtbare Bild der Diphtheria gravissima gehört nicht zu den Streptokokkeninfektionen, sondern ist weiter nichts als die intensivste Diphtherievergiftung selbst.

Die schweren Erscheinungen beginnen zuweilen erst, nachdem sich
einige Tage lang eine einfache mittelschwere Erkrankung zu entwickeln
schien. Meist aber ist von vornherein ein ungewöhnlich schweres Bild
vorhanden, das gleich den furchtbaren Ernst der Erkrankung anzeigt.

Die Kinder sind gleich schwer affiziert, sind sehr matt, haben
starke Kopfschmerzen und Leibschmerzen, zu denen sich bald ein
unaufhörliches Brechen und Würgen gesellt. Zu gleicher Zeit besteht
ein Schnupfen und Neigung zu Nasenbluten, das oft nach ganz geringfügigen Anlässen (Berührungen) in profuser Weise auftritt. Die
Temperatur ist anfangs hoch, sinkt aber schnell und macht subnor-
malen Temperaturen Platz. Der Puls ist klein und frequent, und
bald macht sich die schwere Herzvergiftung durch eine fortwährend
zunehmende Dilatation des Herzens geltend.

Die lokalen Erscheinungen im Rachen sind sehr stark ausgeprägt.
Es zeigt sich eine sehr starke Rötung und Schwellung der Schleimhaut, die zum größten Teile von dicken gelben Membranen bedeckt
ist, in denen sich mehr oder weniger deutliche Hämorrhagien finden.
Bald nehmen diese Blutungen zu, die Membranen sehen dadurch
schmutzig rötlichgrau bis braungrau aus, sie gehen schnell in Fäulnis
über und verbreiten einen äußerst ekelhaften Geruch, so daß es Überwindung kostet, sich dem Kranken nur zu nähern. Diese Neigung
zu Blutungen zeigt sich nicht nur aus Nase und Mundschleimhaut,
sondern auch an anderen Gefäßen; sie wird schließlich so stark, daß
an allen möglichen Stellen der Haut Blutaustritte sich zeigen, daß
jede leichte Läsion der Haut, jeder Druck, jeder kleine Stich (Injektion)
zu größeren blutunterlaufenen Stellen führt.

Die Nieren sind ebenfalls stark affiziert.

Die Kinder sind von vornherein totenblaß, völlig apathisch, aber nicht bewußtlos, sie reagieren auf nichts, nehmen keinerlei Nahrung und gehen an der sich stetig steigernden Herzschwäche unaufhaltsam zugrunde.

Zu dem geschilderten Bilde können noch schwere diphtherische Entzündungen der Nase, der Augen und des Kehlkopfes kommen, doch steht das ganze Bild so unter dem Eindrucke der allgemeinen schwersten Intoxikation, daß diese Affektionen, so schwer sie sein mögen, doch nur ein nebensächliches Interesse haben können.

Eine kurze gesonderte Betrachtung erfordert noch **die Diphtherie des Säuglings** und des jungen Kindes bis etwa zum dritten Lebensjahre. In dieser Altersstufe ereignet es sich besonders oft, daß die Diphtherie an den Rachenorganen gar keine oder doch wenigstens nur ganz uncharakteristische katarrhalische Erscheinungen macht, daß zuweilen dem Untersucher nichts weiter auffällt als ein Schnupfen, der nur insofern auffällig ist, als dem Nasensekret häufig kleine Blutstippchen und Streifen beigemischt sind. Diese Fälle lassen sich ohne bakteriologische Untersuchung nicht mit Sicherheit als Diphtherie erkennen, sie sind aber deswegen von größter Bedeutung, weil erstens von hier aus eine Intoxikation erfolgt, wie sich aus der oft auffallenden Mattigkeit und Hinfälligkeit der Kinder zeigt, zweitens aber auch unvermittelt, oder jedenfalls ohne daß auch eine sorgfältige Beobachtung Beläge im Rachen nachweisen könnte, eine Erkrankung des Kehlkopfes eintritt. Das enge Lumen des Kehlkopfes so junger Kinder wird durch Membranen schnell unwegsam, und das Bild des Krupps ist mit einer überraschenden Plötzlichkeit da.

Aus diesem Grunde ist dem Schnupfen des Säuglings, der ja überhaupt eine ganz andere Bedeutung hat als die gleiche Affektion beim Erwachsenen, stets eine besondere Aufmerksamkeit zu schenken, und jeder Schnupfen, bei dem das Sekret blutig und der Säugling schnell matt und blaß wird, ist als verdächtig anzusehen. In vielen Fällen wird die einfache mikroskopische Untersuchung den Verdacht noch weiter bestätigen können. (Auf die Kultur usw. kann man nicht warten.) Es ist mir wohl bekannt, daß man in der Nase des Säuglings häufig genug auch Pseudodiphtheriebazillen findet, indessen ist die Gefahr, es mit wirklicher Diphtherie zu tun zu haben, so groß, daß man sich auf spitzfindige Untersuchungen nicht einlassen, sondern lieber einmal zuviel als zuwenig zum Serum greifen sollte.

Ähnlich wie andere Infektionskrankheiten verläuft auch die Diphtherie zuweilen besonders leicht oder ohne die charakteristischen Veränderungen an der Schleimhaut hervorzurufen. In solchen Fällen ist nichts weiter zu sehen als eine lakunäre Tonsillitis, nur das stark affizierte Allgemeinbefinden, die starke Mattigkeit der Kinder, die Hartnäckigkeit des Leidens in manchen Fällen lassen den ernsteren Charakter vermuten. Die bakteriologische Untersuchung ergibt in diesem Falle Diphtheriebazillen, und das Heilserum ist von eklatanter Wirkung.

Derartige Fälle sind im allgemeinen gutartig, doch kommt auch ein Übergreifen der Diphtherie auf den Kehlkopf und die Entstehung von Krupp usw. vor. Ferner können diese Fälle deswegen äußerst unangenehm sein, weil durch sie die Infektion weiter geschleppt wird. Namentlich Familien mit mehreren Kindern können davon schwer betroffen werden. Ein Kind erkrankt an einer scheinbar harmlosen Halsentzündung, eins der Geschwister wird angesteckt, und bei ihm kommt eine unverkennbare Diphtherie zum Ausbruch. Denn auch hier ist ebensowenig wie beim Scharlach gesagt, daß ein leichter und gutartiger Fall immer nur leichte Erkrankungen vermittelt.

Die diphtherische Herzvergiftung.

Über die pathologischen Veränderungen des Herzens ist schon oben gesprochen worden. Es handelt sich hier mit größter Wahrscheinlichkeit um eine Vergiftung der Herzmuskelzelle selbst, zu der eine besondere Affinität gewisser Teile des Diphtherietoxins vorauszusetzen ist, eine Annahme, für die wir in der Lehre von den Bakteriengiften genügende Analoga besitzen.

Die klinischen Erscheinungen, unter denen sich die Herzvergiftung und der Herztod vollziehen, sind in allen Stadien der Krankheit die gleichen, die Zeit, zu der sich aber eine schwere oder auch irreparable Intoxikation des Herzens zeigt, ist eine ganz verschiedene. Bei der Diphtheria gravissima steht das ganze Krankheitsbild unter dem Eindruck der sich vollziehenden, unaufhaltsam bis zum Tode fortschreitenden Herzvergiftung, in anderen Fällen macht sie sich schon wenige Tage nach dem Beginn der Krankheit bemerkbar und führt wohl auch schon zu dieser Zeit den Tod herbei, in anderen Fällen vergehen vierzehn Tage und mehr, bis sich eine schwere oder tödliche Schädigung des Herzens zeigt, und in wieder anderen Fällen vergehen Wochen, bis man durch einen plötzlichen Herztod des Patienten überrascht wird. In diesen letzteren Fällen geht allerdings meist ein länger dauernder Marasmus als Ausdruck der chronischen Intoxikation der Katastrophe voraus. Immer ist das allerdings nicht der Fall, die Patienten zeigen oft nur eine auffallend langsame Rekonvaleszenz und können nicht wieder recht zu Kräften kommen. Sie ermüden schnell, bleiben blaß und haben wechselnden, meist schlechten Appetit.

Die Herztätigkeit zeigt deutlich die schwere Schädigung des Organs an. Der Puls ist klein und äußerst leicht wegdrückbar, die Hautfarbe, namentlich des Gesichts, ist wegen der mangelhaften Blutversorgung tief bleich, die Schlagzahl ist zeitweise sehr gesteigert, dann kommt auch wieder eine abnorme Langsamkeit und Unregelmäßigkeit vor. Am Herzen selbst stellt die physikalische Untersuchung eine Dilatation fest.

Unter der schlechten Bewegung des Blutes kommt es in seltenen Fällen zur Thrombenbildung, zu Verstopfung von größeren Arterien und ihren Folgen, dem Absterben der betreffenden Glieder usw.

Hier handelt es sich beinahe ausnahmslos um tödlich verlaufende Fälle, doch sah ich in einem Falle[1]) mit Thrombosierung im Gebiete der Brachialis schließlich Heilung mit Erhaltung des größten Teils der gangränös veränderten Hand.

Neben diesen direkten Zeichen der Herzschwäche zeigt sich, wie oben schon gesagt, die allgemeine chronische Intoxikation mehr oder weniger intensiv. In allen schwereren Fällen leidet die Ernährung ganz enorm, einmal durch das völlige Danniederliegen des Appetits (dabei bestehen oft Leibschmerzen und Brechneigungen), ferner durch die Störung der Zellernährung selbst durch die Gifte der Diphtherie (s. oben Einleitung zu den Infektionskrankheiten).

Der Tod kann in zweierlei Art erfolgen. Entweder erlischt die Herzfunktion allmählich immer mehr, immer schwächer und langsamer werden die einzelnen Kontraktionen, und schließlich steht das Herz still. In anderen Fällen vollzieht sich das Versagen des Herzens plötzlich, schlagartig. Die Kinder fühlen sich oft schon wieder leidlich wohl, sind wohl auch schon außer Bett und haben schon wieder Interesse am Spiel, da werden sie plötzlich blaß, stoßen wohl auch noch einen Schrei der Angst aus und sind tot. In anderen Fällen unterbricht der plötzliche Tod früher oder später einen schwereren Zustand der allgemeinen Intoxikation.

Fragt man sich danach, welche Fälle von Diphtherie besonders für die schwere und tödliche Erkrankung des Herzens disponiert sind, so muß von vornherein angenommen werden, daß es solche Fälle sein müssen, bei denen große Mengen von Toxin in den Körper treten. Diese Möglichkeit findet sich namentlich dann, wenn große Flächen der Schleimhaut von dem diphtherischen Prozeß ergriffen sind, wenn also die Resorptionsfläche für die Toxine eine sehr große ist. In der Tat sind es denn auch meist Fälle mit ausgebreitetem diphtherischen Prozeß im Rachen usw., die später der schweren Intoxikation des Herzens verfallen.

Die Nephritis bei Diphtherie.

Die Niere wird in den meisten einigermaßen ausgeprägten Fällen von dem Toxin angegriffen. Die Schädigung trifft nicht die Gefäße, sondern die Parenchymzellen der Rinde. Das Nähere darüber wurde oben schon angeführt. Klinisch ist die Nierenentzündung bei Diphtherie von geringerer Bedeutung als die Nephritis bei Scharlach. Die Urinmenge bleibt meist genügend groß, um eine Gefahr der Urämie gar nicht aufkommen zu lassen, der Harn enthält Eiweiß, zeigt ein Sediment, bestehend aus hyalinen und mit Epithelien besetzten Zylindern, Nierenepithelien, Leukozyten in mäßiger Menge. Blut fehlt.

Die Dauer der Nierenentzündung ist meist $1^{1}/_{2}$—2 Wochen. Urämie ist sehr selten, ebenso Übergang in chronische Nephritis.

---

1) Auf Heubners Klinik.

Die diphtherischen Lähmungen.

Diese Äußerung des diphtherischen Giftes findet sich nicht in allen Fällen, vielmehr verläuft der größte Teil der Fälle, ohne daß derartige Lähmungen beobachtet werden. Es hängt das von der Art der Giftbildung ab, die bei den einzelnen Diphtheriestämmen und damit wohl auch bei den einzelnen Epidemien eine ganz verschiedene sein kann. Stets gehört aber die Wirkung auf die motorischen Nerven einem Anteile des Toxins an, der einerseits eine geringe Avidität zu dem Antitoxin besitzt, andererseits seine Giftwirkung auf die Nerven erst nach einiger Zeit zu entfalten vermag, so daß die klinischen Symptome mehr als eine Nachkrankheit, denn als eine zur Diphtherie direkt gehörige Affektion erscheinen, wie sie es in ätiologischer Beziehung doch tatsächlich sind.

Die pathologisch-anatomisch nachweisbaren Veränderungen finden sich an den peripheren motorischen Nerven, nicht am Zentralsystem, sie sind oben bereits beschrieben worden.

Die häufigste Lähmung, die beobachtet wird, ist eine solche des Gaumensegels, trifft also an eine Körperstelle, die dem primären diphtherischen Prozeß, der Produktionsstelle der Toxine, am nächsten gelegen ist.

Die Bewegung des Gaumensegels sistiert ganz oder teilweise, die Folge ist 1. nasale Sprache, 2. Störung beim Schlucken, 3. Herausfließen von Flüssigkeit aus der Nase.

Nach etwa 14 Tagen bildet sich die Lähmung zurück, am längsten bleibt noch eine Sprachstörung nachweisbar.

Etwas weniger häufig ist die Störung im Bereiche der Augenmuskulatur, sie zeigt sich in einer Akkomodationslähmung und einer Störung in der Stellung der Bulbi, die sich als Strabismus, meist konvergens, äußert.

Diese Fälle sind meist vollkommen gutartig. Nach einigen Wochen gleichen sich die Lähmungen wieder vollständig aus.

In Fällen schwererer Intoxikation gehen die Lähmungen aber auch auf andere Gebiete über und können schließlich durch Ausschaltung der Atmungsmuskulatur tödlich enden.

Zunächst zeigen sich bei dieser schweren Form Parästhesien in den Beinen, die bald von einer mehr oder weniger schweren Parese gefolgt sind. Dabei ist zunächst das Laufen noch möglich, die Kinder ermüden aber schnell und zeigen einen eigenartig ataktisch stampfenden Gang, der sehr an die Gehstörung bei Tab. dors. erinnert. In noch schwereren Fällen kommt es zur vollständigen schlaffen Lähmung der unteren Extremitäten, die Kinder fallen zusammen bei jedem Versuche, sie auf die Füße zu stellen.

Mittlerweile hat sich auch die Lähmung der Muskulatur des Rachens weiter ausgebreitet. Zu den Störungen, die aus der Lähmung des Gaumensegels resultieren, gesellen sich jetzt solche, die ihren Ursprung einer Lähmung der Schlingmuskulatur und Kehlkopfmuskulatur verdanken. Den Kindern wird das Schlucken erschwert, der Abschluß der Trachea beim Schluckakt wird ungenügend, und die Lähmung des Musc. post. des Kehlkopfes macht die Erweiterung der Glottis unmöglich, so daß die Kinder in Erstickungsgefahr geraten, die zuweilen noch eine zweite Tracheotomie nötig macht.

Der Zustand ist jetzt ein direkt lebensgefährlicher. Abgesehen von der Gefahr der Erstickung, besteht bei jeder Mahlzeit die Wahrscheinlichkeit, daß Speisen in die Trachea kommen, und Schluckpneumonien ausgelöst werden. Hierzu kommt es um so eher, als die Lähmung in diesen Fällen sich nicht auf die unteren Extremitäten beschränkt, sondern auf obere Extremitäten und Rumpf übergeht. Durch die Lähmung der Bauchmuskulatur und der Thoraxmuskeln wird eine schwere Behinderung der Atmung, besonders der Exspiration, hervorgerufen.

Kräftiges Husten ist unmöglich, und deswegen können in die Trachea gelangte Speisen auch nicht durch genügend kräftige Hustenstöße aus ihr entfernt werden. Dem Eintritt der Lähmung des Zwerchfells und der Bauchmuskulatur geht häufig ein Fehlen des Bauchdeckenreflexes voraus.

Weiterhin kann auch die Muskulatur des Gesichts und des Nackens vollständig gelähmt werden.

In den Fällen schwererer Lähmung zeigt sich auch eine Beteiligung des Vasomotorensystems, es kommt zu einer Gefäßlähmung mit starker lebensgefährlicher Senkung des Blutdrucks.

Die Kinder erliegen in diesem qualvollen Zustande entweder durch Schluckpneumonien und Lungengangrän, durch die gleichzeitig bestehende Intoxikation des Herzens oder durch die vollständige Ausschaltung der Atmung, sobald auch das Zwerchfell gelähmt wird. Zwischen den leichten Formen der Gaumensegellähmung und den schwersten Lähmungen beinahe der ganzen willkürlichen Muskulatur gibt es mittelschwere Fälle in den verschiedensten Abstufungen. Die Prognose hängt stets davon ab, wieweit eine Schluckpneumonie vermieden werden kann, und die Atmungsmuskulatur aktionsfähig bleibt, und von dem Verhalten der Vasomotoren.

Diphtherie und andere Infektionskrankheiten des Kindesalters

können sich in der verschiedensten Weise kombinieren.

Besonders ungünstig ist die Kombination mit Masern und Keuchhusten, wie bei der Besprechung dieser Krankheiten näher ausgeführt ist.

Diagnose der Diphtherie. Die klinische Diagnose ergibt sich aus der obigen Darstellung, und in einigermaßen ausgeprägten Fällen ist es nicht schwer, sie zu stellen. Anders steht es mit den zweifelhaften Fällen, mit dem oben geschilderten Schnupfen der Säuglinge usw. Hier ist es nicht immer möglich, mit der Erfahrung allein auszukommen, hier muß unverzüglich die bakteriologische Untersuchung herangezogen werden.

In vielen Fällen genügt schon das einfache Trockenpräparat, um aus Lagerung der Bazillen, der Art ihrer Färbung zum mindesten mit großer Wahrscheinlichkeit Diphtherie nachweisen zu können. Freilich kann hier nur der positive Ausfall der Untersuchung von Bedeutung sein. Von besonderem Werte ist hier die Ernst-Neißersche Färbung. Gelingt es nicht, durch das einfache Präparat zur klaren Diagnose zu kommen, so bleibt nur die Kultur übrig. Sie soll aber bei Fällen, die nur mit einiger Wahrscheinlichkeit Diphtherie vermuten lassen, nicht erst abgewartet werden, sondern es soll sofort die spezifische Therapie eingeleitet werden. Die Injektion des Serums ist vollständig ungefährlich und unschädlich, und es ist viel besser, einmal zuviel Serum anzuwenden, als mit der genauen Feststellung der Diagnose kostbare Zeit zu versäumen.

Namentlich gilt das auch von den oben geschilderten Fällen von diphtherischem Schnupfen der Säuglinge.

Prognose. Die Prognose richtet sich nach dem Grade der Vergiftung, nach der Schwere der örtlichen Affektion und nach dem Zeitpunkte der Anwendung der spezifischen Therapie.

Die schwersten Fälle der Intoxikation, der Diphtheria gravissima, dürften stets eine ganz schlechte Prognose geben, auch bei Anwendung des Serums.

Das erklärt sich ohne weiteres daraus, daß die Symptome der schweren Vergiftung ja eben anzeigen, daß das Gift seine zerstörende Wirkung auf die Zellen schon ausgeübt hat; es ist selbstverständlich, daß dann ein Gegengift, dessen Wirkung nur in einer Neutralisation des Giftes bestehen kann, wirkungslos bleibt, denn es kann an den bereits gesetzten Veränderungen nichts mehr ändern.

Die örtlichen Erscheinungen sind insofern für die Prognose wichtig, als 1. aus ihnen mit einer gewissen Wahrscheinlichkeit geschlossen werden kann, ob größere oder kleinere Giftmengen in den Körper gelangen, und 2. weil die Ausdehnung des örtlichen Prozesses auf den Kehlkopf usw. von größter prognostischer Bedeutung ist. Für den Krupp ist die Prognose natürlich erheblich weniger günstig. Sie hängt davon ab, wann das Atmungshindernis beseitigt werden kann, und wieweit die Herzkraft noch vorhanden ist.

Der Zeitpunkt der Injektion des Heilserums ist prognostisch von größter Wichtigkeit, denn von ihm hängt es ab, ob der Körper längere oder kürzere Zeit dem Gifte ausgesetzt ist, ob dieses mehr oder weniger lange Gelegenheit hatte, an die Körperzellen heranzutreten. Je intensiver in den einzelnen Fällen die Giftproduktion ist, desto mehr kommt es darauf an, frühzeitig das Gegengift anzuwenden. Hier können Stunden für die Prognose ausschlaggebend sein. In Fällen mit wenig intensiver Giftproduktion ist für die Anwendung des Antitoxins naturgemäß mehr Zeit, wenn auch stets das Mittel so früh als möglich angewendet werden sollte.

Die Prognose der postdiphtherischen Lähmungen hängt ganz von ihrer Ausdehnung und namentlich davon ab, wieweit die Atmungsmuskulatur in Mitleidenschaft gezogen wird. Ob und wieweit bei Epidemien, die viele Lähmungsfälle aufweisen, durch eine zielbewußte Anwendung der spezifischen Therapie im Anfang der Krankheit die Prognose dieser Lähmungen verbessert werden kann, davon soll später bei der Therapie die Rede sein.

Therapie. Die Hauptsache bleibt die Anwendung des Heilserums. Nach dem oben S. 249 Ausgeführten dürfte es klar sein, daß durch das Antitoxin nicht eigentlich eine Heilung, sondern vielmehr ein prophylaktischer Schutz ausgeübt werden kann. Durch die Injektion des Antitoxins wird der Körper vor weiterer Vergiftung geschützt und kann ungestört die Ausheilung des bisher angerichteten Schadens vornehmen. Schon daraus ergibt sich die frühzeitige Anwendung des Antitoxins als notwendig. Auch in genügender Menge muß das Mittel angewandt werden, wenn nicht ein Teil des Giftes der Neutralisation entgehen soll. Ist das der Fall, so wird der Organismus in seinem Heilbestreben durch das Gift weiter gestört, und ist die Giftproduktion einigermaßen stark, so kann die zu kleine Antitoxindosis scheinbar ganz ohne Einfluß bleiben.

Man soll deswegen möglichst früh 2000 I.-E. bei leichteren und 3000 und mehr bei schwereren Fällen geben. Die Einführung des Mittels soll gleich auf einmal erfolgen, nicht etwa in kleineren wiederholten Dosen, was hier direkt widersinnig ist. Denn wenn heute eine kleine Dose Antitoxin gegeben wird, die nur zur Neutralisierung eines Teiles des Giftes ausreicht, so hat der übrig gebliebene Anteil Zeit, seine Wirksamkeit zu entfalten. Wird morgen wieder etwas Antitoxin eingespritzt, so kann dadurch die in der Zwischenzeit weiter vorgeschrittene Vergiftung nicht mehr beeinflußt werden. Bei Säuglingen soll eher eine größere als eine verhältnismäßig

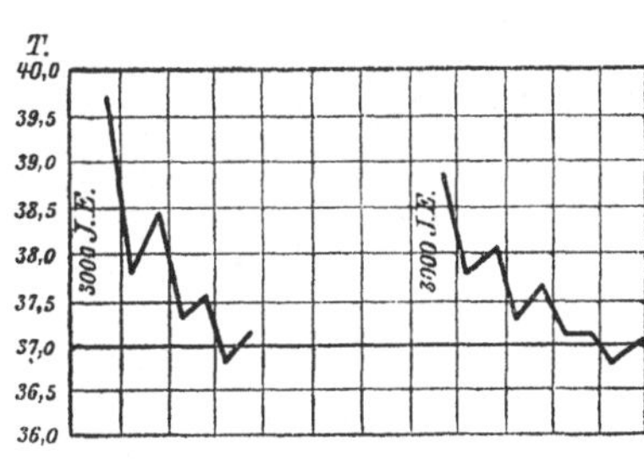

Abb. 9.

kleinere Dosis gegeben werden, denn diese Kinder haben von vornherein einen geringeren natürlichen Schutz und sind weniger geeignet zur aktiven Immunisierung (s. o.).

In allen Fällen, in denen auch nur eine Andeutung des Krupps vorhanden ist, sollen sofort 3—6000 I.-E. und mehr gegeben werden.

Eine besondere Betrachtung verdient noch die Beeinflussung der Entstehung der diphtherischen Lähmungen durch das Antitoxin.

Die Gifte, die sie hervorrufen, gehören einem Anteil des Toxins an, der nur eine sehr geringe Avidität zum Antitoxin hat, der also erst dann mit ihm sich verbindet, wenn die avideren Teile des Giftes abgesättigt sind. Dieser Anteil des Giftes wird deswegen der Absättigung durch das Antitoxin gerade dann besonders leicht entgehen, wenn nur eine relativ geringe Menge von Antitoxin vorhanden ist. In Epidemien, die reichlich Lähmungen aufweisen, ist deshalb von vornherein auf diese Eigenart des Giftes Rücksicht zu nehmen und große Dosen von Antitoxin einzuführen, weil man nur dann mit einiger Sicherheit darauf rechnen kann, daß alle Teile des Giftes abgesättigt werden. Man sollte hier auch bei zunächst leichten Fällen stets 5000 I.-E. geben, in schweren 10000 und mehr. Nach einigen Beobachtungen sind dann die Lähmungen zu vermeiden. Auch die ausgebrochene Lähmung ist zuweilen noch durch sehr große Dosen von Antitoxin, 30—50000 I.-E., günstig zu beeinflussen, die möglichst intravenös gegeben werden sollen. Man kann sich das nur so vorstellen, daß es dem in so großer Menge vorhandenen Antitoxin doch gelingt, die Verankerung des Giftes an der Zelle zu sprengen und das Gift zu neutralisieren.

Auf eine sichere Beeinflussung der Lähmung durch hohe Dosen von Antitoxin ist aber nicht zu rechnen.

Die lokale Behandlung des Rachens soll in Ausspülungen, Gurgelungen usw. mit antiseptischen Flüssigkeiten bestehen (Ichthyol s. Scharlach, Wasserstoffsuperoxyd, Salizyl- und Borsäure usw.). Alles Pinseln, Brennen, Ätzen hat nur den Erfolg, daß die Kinder malträtiert werden und bei dem Kampfe, der sich gewöhnlich bei solchen Prozeduren entspinnt, ihre Kräfte unnütz verbrauchen.

Der Krupp darf im ersten Stadium, nachdem mindestens 5000 I.-E. gegeben sind, zunächst abgewartet werden; wohl auch noch im Beginne des zweiten Stadiums, solange keine eigentliche Stenose vorhanden ist. Man kann in dieser Zeit versuchen, den Prozeß durch eine Ableitung auf die Haut (Senfpflaster, Jodtinktur, Schmierseife, schweißtreibende Einwicklung des ganzen Körpers usw.) zu beeinflussen. Diese Ableitungen können immerhin günstig auf die hyperämische Schwellung der Schleimhaut wirken, nicht allerdings auf die Stenose, soweit sie durch die Auflagerung von Membranen bedingt ist. Die Luft muß stark angefeuchtet werden (Spray).

Sobald eine wirkliche Stenose da ist (epigastrale Einziehungen), muß künstlich die Luftröhre wegsam gemacht werden. Es stehen uns hierfür zwei Methoden zur Verfügung: die Intubation und die Tracheotomie[1]).

Die Intubation besteht in der Einführung einer geeigneten starren Röhre in den Kehlkopf. Dadurch werden die Membranen zur Seite gedrängt, und durch das Lumen des Tubus hindurch wird

---

[1]) Um Zeit zu gewinnen bis zur Ausführung der Operation, kann man Sauerstoffinhalationen machen, die bei der durch Kehlkopfstenose bedingten Atemnot besonders wirksam sind. Im Anschluß hieran mag betont werden, daß bei Operationen (Tracheotomie) die Anwendung des Krönigschen Narkoseapparates — Chloroform-Äther-Sauerstoff — entschieden von großem Vorteil ist.

die Atmung möglich. Da unter der Wirkung des Serums die Membranen im Kehlkopf meist bald abgestoßen werden, so hat dies einfache und schöne Verfahren, zu dem nur etwas Übung gehört, sehr oft ganz ausgezeichnete Erfolge, macht aber leider die Tracheotomie durchaus noch nicht überflüssig. Das Nähere über die Technik und die Indikationen der einen oder anderen Methode muß in den großen Lehrbüchern der Kinderheilkunde bzw. der Chirurgie nachgesehen werden. Bei Säuglingen ist es besser, gleich die Tracheotomie zu machen, weil bei ihnen sehr leicht Dekubitus durch den Tubus vorkommt.

Die diphtherische Herzvergiftung fordert eine sehr sorgfältige, außerordentlich mühevolle Beobachtung und Behandlung. Nur mit unausgesetzter Aufmerksamkeit ist es möglich, den stets drohenden Gefahren des Versagens des Herzens zu begegnen. Zunächst ist darauf zu achten, daß der Patient möglichst in Ruhe gelassen wird, wie überhaupt bei dem Diphtheriekranken jede Erregung zu vermeiden ist. Deswegen quäle man derartige Kinder nicht mehr als dringend notwendig mit Untersuchungen, namentlich verzichte man auch auf eine zu häufige Inspektion des Rachens, wenn diese nur nach einer Balgerei mit dem Kinde zu erreichen ist.

Die Kinder sollen in konzentrierter Form kräftig ernährt werden, auch den Alkohol als Analeptikum in Form von starkem Rotwein oder Champagner kann man verwenden. Außerdem sind je nach dem Befinden die verschiedenen medikamentösen Analeptika anzuwenden: Kampfer in dreistündigen Dosen 0,1—0,2 mehrmals täglich, Moschus, Digitalis, Digipurat, Strophanthus usw. finden hier Verwendung. Namentlich in Fällen, die mit Lähmungen kompliziert sind, ist ein Versuch mit Strychnin. nitr. $^1/_2$—1 mg subkutan einmal täglich zu empfehlen.

Die Kinder müssen äußerst sorgsam gepflegt werden, ja, es hängt von der verständnisvollen Pflege beinahe alles ab.

Die Lähmungen werden bei einigermaßen bedeutender Ausdehnung mit Strychnininjektionen (alle zwei Tage oder täglich 1 mg) behandelt.

Daneben habe ich gute Erfolge gesehen bei der Anwendung von Pituglandol oder anderen Hypophysispräparaten. Es werden täglich 0,1 Pituglandol außer dem Strychnin eingespritzt, wobei auf die Spannung des Pulses zu achten ist. Wird diese zu stark, so setzt man vorübergehend mit dem Mittel aus, um nach einiger Zeit von neuem damit zu beginnen. Ich habe unter dieser Therapie Fälle von drohender Atmungslähmung heilen sehen, die ich nach meinen früheren Erfahrungen verloren gegeben hätte.

Außerdem können große Dosen von Heilserum, 30 000 I.-E. und mehr, versucht werden, doch ist der Erfolg, wie oben schon gesagt, nicht sicher.

Außerdem sind auch diese Kinder vor jeder stärkeren Anstrengung zu bewahren. Zur Pflege der gelähmten Muskeln werden diese massiert, mit schwachen faradischen Strömen behandelt, elektrische Bäder können angewandt und vorsichtige Übungen im warmen Bade vorgenommen werden. Mit größter Sorgfalt ist zu beobachten, ob sich Lähmungen der Atmungsmuskeln zeigen und Schlinglähmungen. Namentlich letztere mit ihren Gefahren der Schluckpneumonie erfordern, daß man bei der Ernährung sehr vorsichtig ist, keine Flüssigkeit, sondern mehr breiige Nahrung gibt, die nicht so leicht in den Kehlkopf gelangt. Bei irgendwie stärkerer Lähmung dieser Art muß die Ernährung mittels hoher Klistiere und mit der Schlundsonde eingreifen, denn sonst verfallen die Kinder schnell einem tödlichen Marasmus.

Von entschiedenem Vorteil ist die Galvanisierung der Schlingmuskulatur, wie sie von Heubner geübt wird.

Der genannte Autor gibt dafür folgende Anweisung: „Die Anode befindet sich im Nacken, und mit der Kathode gleitet man der Trachea und dem vorderen Rande des Sternokleidomastoideus entlang, wobei der Strom so weit verstärkt wird, daß gerade noch ein deutlicher Schlingakt, ein Leerschlucken erfolgt. Diese Schlingbewegung löst man bei jeder Sitzung etwa zwölfmal hintereinander aus."

Die Rekonvaleszenz nach Diphtherie ist eine langsame, und man hüte sich sehr davor, den Kindern schon frühzeitig wieder größere Anstrengungen zu erlauben.

Die Prophylaxe der Diphtherie besteht heute darin, daß die Wohnung eines Diphtheriekranken gründlich desinfiziert und der Kranke länger abgesperrt wird. Sehr viel wird damit indessen nicht erreicht, denn man kann ganz unmöglich den Patienten so lange internieren, als er vielleicht noch die Bazillen in seinem Munde hat, denn das kann ganz außerordentlich lange dauern. Ferner ist zu bedenken, daß man dann folgerichtig alle gesunden Menschen, die Diphtheriebazillen in ihrer Mundhöhle beherbergen, isolieren müßte, was nicht durchführbar ist. Immerhin empfiehlt es sich aber, bei Beginn einer Epidemie in einer Schule usw. alle Insassen auf ihren Gehalt an Diphtheriebazillen in ihrer Mundhöhle zu untersuchen und solche mit einem positiven Befunde von den übrigen zu trennen. Außerdem ist die Immunisierung der gefährdeten Individuen vorzunehmen mit 250—500 I.-E., die, wenn möglich, mit Hammelserum vorgenommen werden soll. Siehe Serumkrankheit.

Die Serumkrankheit.

Die Erkenntnis, daß die parenterale Einverleibung artfremden Serums beim Menschen Störungen hervorrufen könne, die man als Serumkrankheit bezeichnet, und die namentlich bei wiederholten Einspritzungen von Serum derselben Tierart hervortreten, hat eine übertriebene Furcht vor solchen wiederholten Einspritzungen erzeugt.

Es ist keine Frage, daß durch artfremdes Serum — der Antitoxingehalt ist dabei gleichgültig und hat mit den pathologischen Erscheinungen nichts zu tun — Schädigungen hervorgerufen werden können, die in der weit überwiegenden Mehrzahl der Fälle ganz harmlos sind, bei besonders empfindlichen Individuen aber auch einmal gefährlich, ja selbst tödlich werden können.

Die Serumkrankheit besteht in einem Hautausschlag, in Drüsenschwellungen, Gelenkschmerzen und Schwellungen, Ödembildungen, zuweilen Fieber, leichten Nierenreizungen und in kollapsartigen Zuständen.

Sie beginnt bei Erstinjektionen nach 8—12 Tagen, bei wiederholten Injektionen nach 4—6 Tagen und früher, kann schon ganz schnell nach der Injektion einsetzen.

Die Erscheinungen bestehen, wie schon gesagt, vor allem in einem Hautausschlag, der in den meisten Fällen den Charakter der Urtikaria trägt, stark juckt, aus Quaddeln besteht, die im Zentrum blaßrot, am Rande intensiver rot sind, und in Schüben erscheint. In anderen Fällen werden Masern und Scharlach täuschend nachgeahmt, oft ist die Unterscheidung gegen die wirkliche Krankheit dadurch erleichtert, daß an einem Teil des Körpers ein Scharlach-, an einer anderen Stelle ein masernähnliches Exanthem sich entwickelt.

Besteht nur eine Art von Exanthem, so kann man bei scharlachähnlichen Exanthemen nach Umbers Vorschlag die Urobilinogenprobe zur Diffentialdiagnose benutzen. Sie fällt bei Scharlach beinahe stets positiv aus und fehlt beim Serumexanthem. Bei masernähnlichen Ausschlägen läßt sich das Fehlen der Koplikschen Flecke und der katarrhalischen Erscheinungen differentialdiagnostisch benutzen.

Nach v. Pirquet beginnt der Ausschlag in der Umgebung der Injektionsstelle, von anderer Seite, Jochmann, wird darauf weniger Gewicht gelegt. Eingehende Schilderungen finden sich bei v. Pirquet und Schick, Die Serumkrankheit. Wien 1905. — v. Pirquet, Ergebnisse der inneren Medizin und Kinderheilkunde. Bd. 1. Berlin 1908 und bei Jochmann, Lehrbuch der Infektionskrankheiten. Verlag von Julius Springer, Berlin 1914.

Die Gefahren der Serumkrankheit sind so gering, daß daraus kein Einwand gegen die Serumtherapie hergeleitet werden kann, auch nicht gegen wiederholte Einspritzungen. Immerhin soll natürlich versucht werden, Schädigungen zu vermeiden und man wird deshalb bei Wiedereinspritzungen möglichst das Serum einer anderen Tierart verwenden, für das natürlich durch die erste Einspritzung eine Überempfindlichkeit nicht entstanden war. Bei der Diphtherie nimmt man z. B. bei der prophylaktischen Injektion Hammelserum, bei einer späteren therapeutischen Injektion Pferdeserum.

Zur Verhütung der Serumkrankheit, wenn eine zweite Einspritzung des artfremden Serums derselben Tierart nicht vermieden werden kann, ist empfohlen worden die Darreichung von Chlorkalzium 0,5 bis 1 g drei Tage hintereinander per os oder subkutan. Ferner wird die Reaktion auf die zweite Einspritzung oft vermieden, wenn man einige (4) Stunden vor der Einspritzung der beabsichtigten Serummenge eine kleine Quantität, 0,5—1 ccm, Serum einspritzt. Es soll dadurch die Bildung sog. antianaphylaktischer Körper im Blut angeregt werden.

Die Therapie der Serumkrankheit ist rein symptomatisch. Der Juckreiz der Urtikariaquaddeln kann mit 1%igem Mentholspiritus oder Bromokollpuder bekämpft werden. Die Gelenkschmerzen werden mit hydropathischen Umschlägen behandelt. Salizyl hilft meist nicht viel, besser Atophan.

Die Vincentsche Angina.

Ein ähnliches Bild wie die Diphtherie der Tonsillen und Rachenorgane kann eine eigenartige Form der Angina hervorbringen, die nach dem Bakteriologen Vincent ihren Namen erhalten hat.

Unter hohem Fieber und schwerer Störung des Allgemeinbefindens bildet sich auf den Tonsillen eine weiche, schmierige, scheußlich stinkende Auflagerung, die ziemlich dick werden kann und eine große Ähnlichkeit mit diphtheritischen Membranen hat. Von letzteren unterscheidet sie sich aber dadurch, daß die Ausschwitzung nicht so fest und derb wird wie die diphtheritische Membran, sondern schmierig und weich bleibt. Meist beschränkt sich die Veränderung auf das Epithel, zuweilen werden auch tiefere Gewebslagen mit dem Exsudat durchtränkt. Es kommt dann zur Bildung von Geschwüren, die mit furchtbar stinkenden Massen bedeckt sind. Die örtlichen Beschwerden sind groß, der Appetit liegt ganz darnieder, die Kinder sind sehr matt, verfallen sichtbar, haben Milzschwellungen und Diarrhöen, so daß sich vollkommen das Bild einer Allgemeinerkrankung des Organismus ergibt.

In der Ätiologie der Krankheit scheint die Symbiose zweier Mikroorganismen, einer Spirochäte und eines spindelförmigen Bazillus, eine Rolle zu spielen.

Diagnose. Die Diagnose ist nur schwierig, soweit die Unterscheidung gegenüber Diphtherie in Betracht kommt. . In zweifelhaften Fällen wird man die Injektion von Di-Antitoxin nicht versäumen dürfen.

Prognose. Die Prognose ist meist gut, allerdings kann die Krankheit bis zur Abheilung mehrere Wochen brauchen und den Patienten sehr schwächen.

Therapie. Die Therapie deckt sich wesentlich mit derjenigen der schweren Scharlachangina, namentlich Ausspülungen mit 5%igem Ammon. sulfo-ichthyolicum sind zu empfehlen.

Typhus abdominalis.

In einer einigermaßen dichten Typhusepidemie erkranken die Kinder zahlreich, ohne daß für den Infektionsmodus andere Bedingungen vorhanden sind als beim Erwachsenen.

Die Form des Krankheitsbildes unterscheidet sich prinzipiell nicht von der des Erwachsenen, kann dieser in manchen Fällen, namentlich bei schweren Epidemien, völlig gleichen.

Ätiologie, Epidemiologie und pathologische Anatomie bieten für das Kindesalter keine wesentlichen Besonderheiten, und es kann deswegen in dieser Beziehung auf die Lehrbücher der inneren Medizin verwiesen werden, nur das eine sei betont, daß alle Veränderungen an der Leiche beim Kinde weniger ausgeprägt zu sein pflegen als beim Erwachsenen.

Der Krankheitsverlauf ähnelt in sehr vielen Fällen durchaus dem beim Erwachsenen bekannten Bilde.

Der Beginn ist schleichend. Unter unbestimmten allgemeinen Klagen wird das Kind müde, verdrießlich und matt, hat Kopfschmerzen, verliert den Appetit und verschlechtert sich in seinem Aussehen und Allgemeinbefinden. Schließlich wird die Mattigkeit so groß, daß die Kinder dauernd im Bett bleiben und dann, wenn sie gemessen werden, auch Fieber zeigen.

Im Allgemeinbefinden zeigt sich ein deutlicher Unterschied zwischen Abend und Morgen. Abends sind die Kinder auffällig schläfrig, ja apathisch, morgens relativ munter, sitzen im Bett, haben Spiellaunen, machen wenig den Eindruck eines Kranken.

Nach und nach aber wird diese morgendliche Besserung des Allgemeinbefindens geringer, die Kinder werden während des ganzen Tages mehr und mehr apathisch, die Außenwelt versinkt ihnen mehr und mehr in einem Nebel, den zu durchdringen und entsprechende Reaktionen hervorzurufen, immer stärkere Einwirkungen notwendig werden, bis auch sie versagen, und das Kind völlig apathisch daliegt. Gleichzeitig nimmt das Fieber mehr und mehr den Charakter einer Kontinua an. Hat man Gelegenheit, die Kinder

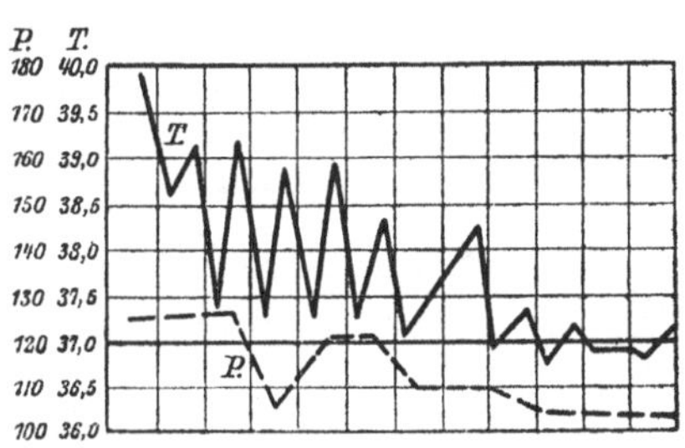

Abb. 10.

mit genauen Temperaturmessungen schon von Beginn der ersten unklaren Erscheinungen an zu beobachten, so sieht man ein remittierend ansteigendes Fieber, das zur Zeit der stark ausgeprägten klinischen Allgemeinerscheinungen zur Kontinua wird.

In anderen Fällen scheint der Fieberanstieg schneller zu gehen, ebenso wie sich dann das schwere Krankheitsbild aus mehr oder weniger gutem Allgemeinbefinden schnell entwickelt. Dann erfolgt der Fieberanstieg unter starkem Frost, das Einsetzen der starken Allgemeinerscheinungen unter starken Kopfschmerzen und schnell sich entwickelnder Abgeschlagenheit. In solchen Fällen wird häufig angegeben, daß die Krankheit ganz plötzlich begonnen habe.

Die fieberhafte Periode der Krankheit dauert verschieden lange, 8—10 Tage und 3—4 und mehr Wochen. (Heubner berichtet über einen Fall, in dem das hohe Fieber mit geringen Nachlässen 11 Wochen währte.)

Für die Schwere der Krankheit ist der Verlauf des Fiebers sehr charakteristisch. Je früher das Fieber den Charakter der Kontinua verliert und Remissionen sich einstellen, desto mehr kann man damit rechnen, daß die Krankheit sich der Heilung zuwendet; je länger und hartnäckiger das Fieber als Kontinua sich erhält, desto schwerer ist der Fall.

Von frühzeitig einsetzenden und bald zu normaler Temperatur führenden Remissionen bis zur hartnäckigen Kontinua, die lange auf die sehnsüchtig erwarteten Morgenremissionen warten läßt, gibt es alle Abstufungen.

In nicht häufigen Fällen vollzieht sich die Entfieberung plötzlich.

Der Puls ist in der Mehrzahl der Fälle niedrig, entspricht nicht der Höhe des Fiebers. Er ist aber eigentümlich schnellend und

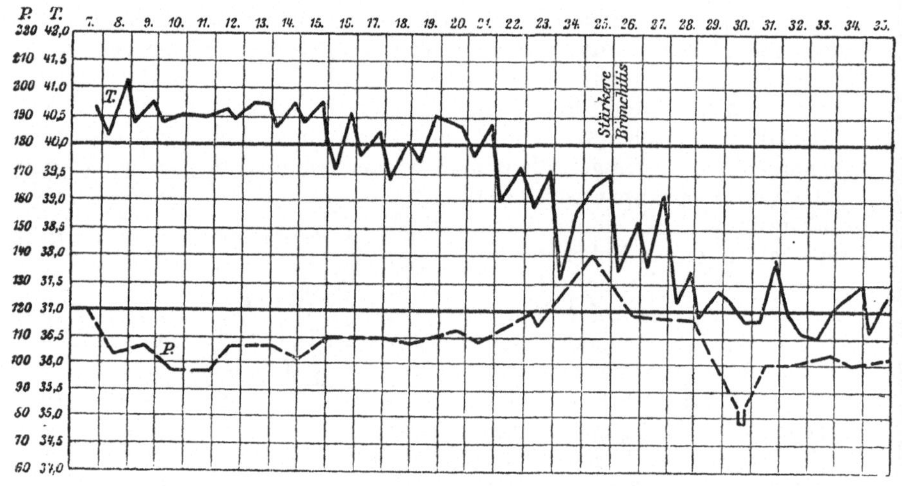

Abb. 11.

dikrot, wenn auch diese Dikrotie in manchen Fällen auch von ziemlich starken Erkrankungen beim Kinde nicht sehr ausgesprochen sein muß. Stets ist er in seinem Verhalten recht labil. Geringe Anstrengungen erhöhen seine Frequenz um 20—30 Schläge in der Minute und lassen seine Füllung schnell sinken, wovon später noch unter Therapie die Rede sein wird. Die Verlangsamung des Pulses gegenüber der Temperatur ist namentlich bei jungen Kindern oft weniger deutlich als beim Erwachsenen.

Kollapse sind selten; sie werden namentlich beobachtet bei einer schlechten Ausführung der sonst segensreichen Hydrotherapie.

An weiteren Krankheitserscheinungen sind zu erwähnen: Der Verdauungsapparat ist stets stark beteiligt. Die Zunge ist grau belegt, die sogenannte Typhuszunge ist beim Kinde weniger ausgeprägt als beim Erwachsenen. Später wird sie rissig, leicht blutend. Die Tonsillen zeigen zuweilen eine Entzündung, die in einzelnen Fällen das ganze Krankheitsbild einleitet.

Der Appetit verschwindet schnell, oft kommt es zu völliger Nahrungsverweigerung. Starker Durst stellt sich ein. Von seiten des Darmes werden Schmerzen häufiger beobachtet als beim Erwachsenen, Ileozökalgurren ist häufig, Druck auf die Ileozökalgegend oft schmerzhaft. Die Schmerzen können sich namentlich in der 3. und 4. Woche so steigern, daß an eine Perforation gedacht werden muß, die aber äußerst selten ist. Das Verhalten der Stühle weicht nicht von dem des Erwachsenen ab. Blutungen sind seltener, indessen bin ich ihnen in den letzten in Freiburg und Straßburg beobachteten Epidemien doch häufig begegnet. Diese Epidemien zeichneten sich allerdings überhaupt dadurch aus, daß auch die Fälle von Kindertyphus mit wenigen Ausnahmen einen recht schweren Verlauf nahmen.

Der Leib treibt sich meist nicht stark auf.

Milzschwellung ist beinahe stets vorhanden, kann aber auch in schweren Fällen oft nur recht mäßige Grade erreichen, so daß die Milz eben nur unter dem Thoraxrand fühlbar ist, vielfach ist auch das unmöglich, und die Vergrößerung ist nur durch die Perkussion nachweisbar.

Im Blut zeigt sich deutliche Leukopenie.

An der Haut zeigen sich häufig Roseolen, die meist zuerst an der Grenze zwischen Thorax und Abdomen und über der Milz auftreten. Sie verbreiten sich auf Abdomen und Rücken, dann auch auf die Extremitäten, und in besonderen, nicht häufigen Fällen kann es zur Entstehung eines förmlichen Exanthems kommen. Der Charakter der Roseolen entspricht vollständig dem beim Typhus des Erwachsenen.

An der Haut werden zuweilen eine allgemeine Röte, urtikariaartige Ausschläge usw. beobachtet, später auch wohl Hautblutungen. Von besonderer Bedeutung ist der Dekubitus, der sich aber bei guter sorgsamer Pflege beinahe stets vermeiden läßt. Einmal eingetreten, ist er schwer zu beseitigen und öffnet die Pforten für eine sekundäre Sepsis.

Die große Widerstandslosigkeit, die der schwere Kampf mit dem Typhusgift zeitigt, führt an der Haut leicht zur Entstehung von sekundären Infektionen, zur Bildung von Eiterherden, Furunkeln und Abszessen, die die Abheilung verzögern und schließlich auch noch eine üble Wendung herbeiführen können.

Auffällig ist ferner an der Haut die oft düstere Röte der Wangen, namentlich wenn der Patient einige Zeit auf einer Seite gelegen hat. Sie ist als eine Lähmung der Vasomotoren zu deuten und findet sich besonders in schweren Fällen.

Die Respirationsorgane sind in Form einer Bronchitis sehr häufig an dem Krankheitsbild beteiligt und haben für den Kindertyphus eine besonders große Bedeutung. Aus ihr entwickelt sich, namentlich bei mangelhafter Behandlung, leicht eine ausgebreitete Bronchopneumonie, die schnell das Leben bedroht, namentlich durch die Vermehrung der Arbeit und schlechtere Sauerstoffversorgung des Herzens, das durch den Typhus selbst schon schwer geschädigt ist.

Unter Therapie wird auseinandergesetzt werden, wie es möglich ist, diese gefährliche Komplikation zu vermeiden, die für die meisten Fälle von tödlichem Ausgang des Kindertyphus verantwortlich gemacht werden muß, während der Tod durch Herzschwäche und Darmperforation im Kindesalter sehr selten ist.

Nervensystem. Die eigenartige Umnebelung des Bewußtseins hat der Krankheit ja ihren Namen gegeben, und je schwerer der Fall ist, desto deutlicher tritt auch die Apathie des Kranken, seine völlige Gleichgültigkeit gegen die Außenwelt, hervor. Freilich gilt dieser Satz nicht allgemein. Man sieht einerseits Fälle, bei denen die psychischen Funktionen beinahe gar nicht leiden, nur eine große Müdigkeit zu erkennen ist, obgleich die objektiven anderen Erscheinungen den Fall als einen schweren dokumentieren: andererseits kann der Status typhosus recht ausgesprochen sein bei Fällen, die ihrem ganzen Verlauf nach als leichte zu bezeichnen sind.

Neben der Umnebelung des Bewußtseins kommt es auch zu Delirien, ja zu maniakalischen Aufregungszuständen, die namentlich nachts auftreten.

In sehr eigentümlicher Weise wird in einzelnen schweren Fällen die Psyche beeinflußt. Es kann sich Verwirrtheit, eigentümliche Verlangsamung der Reaktion, auch ein völliger Blödsinn, Melancholie, Stummheit usw. entwickeln, die lange anhalten können, schließlich aber wohl stets in Heilung übergehen.

Im übrigen kommen natürlich in vereinzelten Fällen alle Verlaufseigentümlichkeiten vor, die auch der Typhus des Erwachsenen darbietet, und für die auf die Lehrbücher der inneren Medizin verwiesen werden muß.

Die Diagnose des Typhus ist in der ersten Woche oft sehr schwer, ja unmöglich mit Sicherheit zu stellen, namentlich dann, wenn es sich um vereinzelte oder um die ersten Fälle einer Epidemie handelt.

In der zweiten Woche wird das Krankheitsbild deutlicher, wenn auch zuweilen ohne die modernen Hilfsmittel der Biologie (Gruber-Widalsche Reaktion) die Diagnose noch schwer ist.

Namentlich gegenüber Meningitis und Miliartuberkulose kann hier die Unterscheidung recht schwer werden.

Der positive (nicht der negative!) Ausfall der Widalschen Reaktion entscheidet bei einem Agglutinationstiter von 1 : 200 ccm, sonst sind folgende Symptome zu verwerten. Der Puls ist verhältnismäßig langsam, die Leukozyten sind vermindert. Die vorhandene Diazoreaktion ist für die Differentialdiagnose nicht eindeutig.

Die Schwierigkeit der Abgrenzung gegen Meningitis ist geringer geworden, seit wir durch die Spinalpunktion eine Methode kennen

gelernt haben, die uns sicher über die Beschaffenheit der Meningeal-
flüssigkeit unterrichtet.

Trotz Heranziehung aller Hilfsmittel kann die Diagnose tagelang
große Schwierigkeiten machen. Heubner weist darauf hin, daß das
Trocken- und Rissigwerden der Lippen ihn oft in zweifelhaften Fällen
auf die richtige Spur geführt habe.

Gegenüber der Miliartuberkulose ist der Lungenbefund in einer
Reihe von Fällen verwertbar. Er entspricht beim Typhus ziemlich
genau der Funktionsstörung, während diese bei der Miliartuberkulose
im stärksten Maße vorhanden zu sein pflegt, ohne daß ein ent-
sprechender physikalischer Befund zu erheben wäre. Freilich trifft
das nicht immer zu.

Schließlich sei noch ganz kurz auf die Bedeutung des Paratyphus
hingewiesen, worüber die Lehrbücher der inneren Medizin das Notwendige sagen.

Die Prognose des Kindertyphus ist im allgemeinen besser als
beim Erwachsenen. Weniger zu fürchten sind: Versagen des Herzens,
Darmblutungen und Darmperforationen; mehr zu fürchten sind: ausgebreitete Bronchitiden und Bronchopneumonien.

Therapie: Die Prophylaxe, die Verhinderung der Weiterverbreitung
der Krankheit, ist genau ebenso wie beim Erwachsenen.

Das Krankenzimmer soll gut lüftbar und möglichst sonnig sein.
Die Temperatur soll 16—18° C betragen, die Luftfeuchtigkeit soll
eine genügende — 60% — sein, um jeden Hustenreiz durch trockene
Luft zu vermeiden.

Die Nahrung besteht während des ganzen fieberhaften Verlaufs
aus Milch und dünnen Mehlbreien, bei sehr schlechter Nahrungsaufnahme kann auch mit Vorteil von konzentrierten Nährmitteln, z. B.
Somatose, Tropon, Panopepton usw., Gebrauch gemacht werden. Zu
vermeiden sind alle Nahrungsmittel, die viel Schlacken bilden. Zu
der etwas weniger vorsichtigen Ernährung, wie sie jetzt vielfach bei
Erwachsenen gegeben wird, kann ich mich beim Kinde nicht entschließen. Auch mit der angeführten vorsichtigen Nahrung läßt sich
ein Hungerzustand sicher vermeiden.

Die eigentliche Therapie ist im wesentlichen eine hydrotherapeutische. Sie bezweckt nach der an Heubners Klinik ausgebildeten
Methode, der ich in der nachstehenden Darstellung wesentlich folge,
weniger eine Bekämpfung des Fiebers als vielmehr eine solche des
Status typhosus, d. h. der herabgesetzten und bis zur lebensbedrohenden Mangelhaftigkeit verminderten Anspruchsfähigkeit der lebenswichtigen Zentren, der Atmung, der Vasomotoren, der Herzregulation.
Es handelt sich also um eine Anregung, und diese wird besser als
durch alles andere durch die kalte Übergießung des Kopfes, Nackens
und der Brust im warmen Bade erreicht. Eine Abkühlung des
Kindes ist hierbei nicht erwünscht, und kühle Bäder sind deswegen
zu vermeiden, denn durch sie wird gerade beim Kinde besonders
leicht ein Kollaps hervorgerufen. Die Technik ist folgende: Das Kind

kommt täglich 4—6 mal in ein Bad von 32—35° C, bleibt darin 5 Minuten — eine längere Dauer des Bades ist nur bei sehr kräftigen Patienten erlaubt — und wird permanent in demselben an Leib, Rücken, Extremitäten von einer Pflegerin frottiert. Aus einem $1\frac{1}{2}$ bis 2 Liter enthaltenden Gefäß werden dann 5—6 kurze Güsse über Kopf, Nacken und Brust mit Wasser von 6—12° C (eventuell mit Eis gekühlt) gegeben. Die Reaktion ist eine sehr starke, tiefe Respirationen, bei jüngeren Kindern heftiges Geschrei, treten ein. Nach der Prozedur ist das Kind frischer, die Nahrungsaufnahme wird besser, das Bewußtsein ist klarer, der Schlaf wird ruhiger.

Die Bäder werden so lange gegeben, als das Fieber anhält. So segensreich ihre Wirkung ist, wenn sie technisch richtig verabfolgt werden, so können sie zu einer Gefahr werden, wenn sie ungeschickt ausgeführt werden; dann bleibt als Effekt nur eine Abkühlung übrig, die, wie oben schon gesagt, leicht einen Kollaps erzeugt. Man muß die Bäder deswegen anfangs selbst machen und dann sie später nur einer intelligenten Mutter oder Pflegerin überlassen. Mir ist es früher begegnet, daß ich wegen mangelnder Intelligenz der Pflegerin lieber auf die Bäder verzichtete, weil ihre falsche Ausführung mehr Schaden als Nutzen stiftet.

Ist es notwendig, das Fieber zu bekämpfen, so geschieht das durch Anwendung kühler Überschläge auf Brust und Leib mittels zusammengelegter Handtücher, die vom Halse bis an die Oberschenkel reichen. Diese Kompressen bleiben $\frac{1}{4}-\frac{1}{2}$ Stunde liegen und werden dann erneuert. Schläft das Kind bei der Prozedur ein, so läßt man den Überschlag ruhig liegen.

An inneren Mitteln kann gegeben werden: Anfangs Kalomel 0,03 bis 0,05 bis zu reichlicher Entleerung, doch ist ein Einlauf hierzu noch brauchbarer.

Bei verzögerter Entfieberung im Abheilungsstadium wird während der Morgenremission 0,3—0,6 Chinin gegeben.

Im übrigen wird rein symptomatisch verfahren, namentlich durch Analeptika (Kampfer, Digalen) die Herzkraft angeregt. Starke Antifebrilia, namentlich während der Kontinua, sind nicht verwendbar, weil im Anschluß an ihre Wirkung sehr häufig Kollapse eintreten.

Nachstehend seien hier einige instruktive Fälle mitgeteilt:

Die Kurve Nr. 11 stammt von einem 10jährigen Knaben, der am sechsten Tage nach Beginn schwerer Erscheinungen eingeliefert wurde. Die Kurve zeigt deutlich den verhältnismäßig niederen Puls bei hohem Fieber. Die Kontinua hielt 14 Tage an, der Status typhosus war sehr ausgeprägt; das Kind war dauernd benommen, ließ sich aber durch Anruf zu einer Reaktion veranlassen, die stets in weinerlicher Abwehr aller von der Außenwelt kommenden Eindrücke bestand. Bronchitis während des ganzen Krankheitsverlaufes gering, nur in der vierten Woche stärker. Dauernd große Herzschwäche. In der dritten Woche mäßige Darmblutungen.

Nach der Entfieberung tritt bei dem Kinde eine starke psychische Erschöpfung hervor. Der Junge kann nicht mehr sprechen, er lallt unverständlich, läßt unter sich usw. Nach und nach versucht er wenigstens seine Bedürfnisse anzumelden, deutet an, daß er nach Essen verlangt, etwas haben will usw.

Das alles geschieht aber in einer eigentümlichen Art, die lebhaft an die ersten Versuche des Säuglings erinnert, mit der Außenwelt in bewußte Verbindung zu treten. Auch die Sprache entspricht vollkommen derartigen ersten Versuchen. Das Gewünschte wird einfach genannt, kein Satz, und sei er noch so einfach, wird gesprochen. Dann beginnt eine unbeholfene Satzbildung, die das „ich" noch nicht kennt, und nur ganz langsam entwickelt sich wieder ein sprachlicher Ausdruck, der dem Alter des Knaben entspricht.

Die Stimmung ist im Anfang der Rekonvaleszenz dauernd schlecht. Jede Anrede, jede Aufforderung wird mit weinerlicher Abwehr, mit Geschrei, das an das blöde Schreien des Idioten erinnert, beantwortet. Ganz langsam ändert sich das, zögernd erscheint wieder das erste Lächeln, ein freundliches Eingehen auf freundlichen Zuspruch, und schließlich entwickelt sich eine Euphorie, die wieder ebenso übertrieben ist wie die anfängliche Negation.

Als das Kind nach viermonatigem Aufenthalt im Krankenhaus entlassen wird, ist der Junge „noch nicht so, wie er war" nach Ansicht der Mutter. Später wurde er wieder völlig normal. Der vorstehend beschriebene Fall ist ausgezeichnet durch die starke Beteiligung der Psyche neben einem allgemein schweren Verlauf.

Eine derartige Alteration der Psyche geht nicht unbedingt parallel mit der Schwere des Krankheitsbildes überhaupt. Zu gleicher Zeit mit dem vorstehend beschriebenen Fall lag ein 12jähriger Knabe auf der Station, der einen recht schweren Allgemeinzustand zeigte, bedrohliche Herzschwäche, zeitweise starke Lungenaffektion, starke Darmblutungen, ein nicht leicht verlaufendes Rezidiv durchmachte und nie eine irgendwie bemerkbare Benommenheit, eine Trübung seines Bewußtseins zeigte. Der Fall endete mit vollständiger Genesung und schneller Erholung.

Einen leichten Fall von Typhus, wie er im Kindesalter nicht selten vorkommt, zeigt der folgende Fall, Kurve 10.

Hier war den Eltern des 8jährigen Mädchens nur aufgefallen, daß das Kind abends heiß war, den Appetit verlor und ziemlich große Mattigkeit zeigte. Es handelte sich um die Schwester des oben mitgeteilten Falles von schwerem Typhus, die zusammen mit diesem am zehnten Tage nach dem Beginn auffälliger Krankheitserscheinungen aufgenommen wurde. Das Kind ist bei der Einlieferung etwas matt, kaum benommen, hat Leukopenie, Widal positiv, langsamen Puls, Roseolen.

Der Zustand bessert sich schnell, das Fieber fällt remittierend ab, nach wenigen Tagen ist bei vollständigem Wohlbefinden dauernd die normale Temperatur erreicht.

Ohne genauere Untersuchung, Serumreaktion usw., ohne die Anamnese, die durch die schwere Erkranknng des Bruders besonders deutlich wurde, wäre die Diagnose kaum möglich gewesen. Man hatte es hier mit einem Fall zu tun, der früher sicher als „gastrisches Fieber" diagnostiziert worden wäre.

Die Appendizitis

ist keine eigentliche Kinderkrankheit, sie kommt aber in allen Stufen des Kindesalters vor — beim Säugling seltener — und bringt viele Kinder in größte Lebensgefahr, weil die Häufigkeit der Erkrankung in diesem Alter noch nicht genügend bekannt ist, und deswegen gerade hier auffällig viele Fehldiagnosen vorkommen.

Die Erkrankung, über die genauere Einzelheiten in den Lehrbüchern der inneren Medizin und der Chirurgie nachgelesen werden müssen, besteht in einer parenchymatösen Entzündung der Schleimhaut des Wurmfortsatzes, die meist hämorrhagisch ist. Das Peritoneum wird schnell ergriffen, man findet wenigstens leichte Trübungen und mehr oder weniger Adhäsionen auch in leichten Fällen. Von der Heftigkeit des entzündlichen Prozesses hängt der Verlauf ab. Die Entzündung kann sehr leicht sein und schnell zurückgehen, dann kommt es kaum zu erkennbaren Symptomen, sie kann anderseits so schwer sein und so schnell zur gangränösen Zerstörung der Appendixwand, zur Darmperforation und tödlichen eitrigen Bauchfellentzündung führen, daß zwischen Beginn der Beschwerden und der Perforation kaum 24 Stunden liegen. Zwischen diesen beiden Extremen gibt es alle Abstufungen.

Der ausgeprägte Anfall ist beim Kinde für den einigermaßen erfahrenen Arzt ebensowenig zu übersehen wie beim Erwachsenen, und seine Deutung und Bewertung für Diagnose und Therapie ist dieselbe wie bei diesem, von ganz besonderer Wichtigkeit ist es aber, die Erscheinungsformen der Krankheit beim Kinde zu kennen, die leicht zu Täuschungen, zur Unterschätzung der Bedeutung der vorliegenden Störung und damit zur akutesten Lebensgefahr für den kleinen Patienten führen kann. Mehr als bei anderen Erkrankungen hängt hier unmittelbar das Leben von dem Scharfblick und der Entschlußfähigkeit des Arztes ab, mehr als an irgendeiner anderen Stelle rächt sich unheilvoll eine mangelhafte Kenntnis des Krankheitsbildes.

Das häufigste erste Symptom sind Leibschmerzen, die das Kind oft plötzlich mitten beim Spielen oder Essen befallen. Die Kinder werden blaß, klagen über Leibschmerzen, drücken den Bauch gegen das Sofa, legen sich auf den Bauch, halten die Hand dagegen usw. Untersucht man sie, so findet man objektiv beinahe nichts. Temperatur, Puls, Organbefund sind normal, und oft wird ein derartiges Ereignis nicht beachtet, als Kolik usw. bezeichnet. Bei nicht ganz jungen Kindern, bei denen einigermaßen sicher auf eine richtige Schmerzangabe gerechnet werden kann, findet man irgendeinen Punkt des Leibes deutlich schmerzhaft. In vielen Fällen ist es der McBurneysche Punkt, zwischen Nabel und Spina anterior superior rechts gelegen. In anderen Fällen wird der Schmerz mehr über dem Nabel oder in der linken Unterbauchgegend angegeben.

Es wurde oben schon gesagt, daß die „Kolik" als häufiges Schlagwort für die Erklärung dieser Schmerzanfälle genannt wird. Richtig ist gewiß, daß bei akuten Magen-Darmstörungen der Kinder neben Erbrechen und Durchfall auch starke Kolikschmerzen vorkommen, doch sind dann eben auch stürmische Erscheinungen wie Erbrechen und Durchfall vorhanden, und der Schmerz bleibt nicht das einzige Symptom. Allerdings ist die Differentialdiagnose gegenüber akuten Magen-Darmstörungen dadurch erschwert, daß zuweilen auch bei einer sich entwickelnden Appendizitis starkes Erbrechen und Durchfälle auftreten, mit Fieber verbunden; aber auch in diesen Fällen ist der Druckschmerz namentlich in der rechten Unterbauchgegend, nachzuweisen und fällt bei der objektiven Untersuchung deutlich auf.

In wieder anderen Fällen geben die Kinder Schmerzen bei der Urinentleerung an, zeigen schmerzhaften Harndrang, so daß zunächst an eine Erkrankung der Blase gedacht wird. Auch hier ist wieder der Druckschmerz besonders zu verwerten.

Die einzelnen Anfälle dieser Art sind diagnostisch außerordentlich schwer richtig zu bewerten, und es dürfte namentlich bei den rudimentären Formen, in denen auch der Druckschmerz undeutlich und schnell vorübergehend ist, beinahe ganz unmöglich sein, ein sicheres Urteil zu fällen. Einen Anhalt gibt die stets vorhandene starke Leukozytose, die bei den gewöhnlichen Kolikschmerzen in dieser Weise, 20000 Leukozyten und mehr, nicht da ist. Anders ist es, wenn diese Anfälle von unklarem Leibschmerz, von Blasenbeschwerden ohne Urinbefund sich wiederholen. Dann darf man mit größter Wahrscheinlichkeit eine Entzündung des Wurmfortsatzes annehmen und wird kaum je einen Fehler begehen, wenn man diesen entfernen läßt, bevor es zu einem schweren Anfall kommt, der dann ganz das Aussehen wie beim Erwachsenen hat.

Ein solcher verläuft mit Erbrechen, Fieber, Kopfschmerzen und Leibschmerzen und Bildung einer schmerzhaften Geschwulst in der Gegend des Blinddarms.

Der Ausgang eines solchen Anfalls, Abszedierung oder Rückbildung, und die Form, unter der sich das vollzieht, entsprechen dem vom Erwachsenen Bekannten.

Die Größe der entstehenden Geschwulst ist ebensowenig wie die Intensität des Schmerzes ein Maßstab für die Prognose. Erstere kann recht beträchtlich sein, und doch kann ein überraschend schneller Rückgang eintreten, bedingt durch Perforation des Abszesses in den Darm. Sie kann in anderen Fällen, in denen die Schmerzhaftigkeit groß und das gleich zu beschreibende Allgemeinbefinden bedrohlich ist, kaum nachweisbar sein. Hier handelt es sich um Verlagerungen des Appendix und damit Entstehung der Geschwulst an anderer Stelle als der typischen rechten Unterbauchgegend.

In solchen Fällen wie auch sonst bei der Vermutung einer Appendizitis leistet die Rektaluntersuchung gute Dienste. Man fühlt entweder die Geschwulst deutlich oder kann doch eine umschriebene Schmerzhaftigkeit nachweisen. Diese Untersuchung sollte in Fällen, in denen eine Appendizitis im Bereich der Möglichkeit liegt, die äußere Untersuchung aber nicht zum Ziele führt, niemals unterlassen werden. Die Schmerzhaftigkeit kann auch in ernsten Fällen mäßig sein, der Schmerz wenig umschrieben, wenn es auch bei älteren Kindern, die schon gut lokalisieren können, meist gelingt, eine besonders große Empfindlichkeit des Mc Burneyschen Punktes zu konstatieren. Immer gelingt das aber nicht, und es wäre grundfalsch, daraus den Schluß zu ziehen, daß eine Appendizitis ausgeschlossen werden könne.

Das Allgemeinbefinden ist neben dem Ergebnis der objektiven Untersuchung von größter Bedeutung und oft geeignet, erst eine richtige Würdigung des Falles zu ermöglichen. Besonders zu beachten ist das Verhalten des Pulses. Er geht in schweren Fällen stark in die Höhe, auf 120—140, auch bei mäßigem Fieber und bei subfebrilen Temperaturen. Ferner ist das Gesicht des Kranken zu beachten. Der ängstliche, schmerzliche Ausdruck, die Vertiefung der Falten vom

Mund zum Kinn, das Einsinken der Augen, das Hervortreten der Nase geben auch bei noch mäßiger Entwicklung dieser Erscheinungen ein Bild, das nicht leicht übersehen werden kann und stets darauf hinweist, daß hier eine Beteiligung des Bauchfells in einer den Gesamtorganismus beinflussenden Weise bereits vorhanden ist.

Dazu kommt noch ein Symptom mehr lokaler Art, das auch in solchen Fällen verwertbar ist, in denen eine genau umschriebene Schmerzhaftigkeit und eine Geschwulstbildung weder bei der äußeren noch bei der Rektaluntersuchung nachweisbar ist, das ist eine Spannung der Bauchmuskulatur über der kranken Stelle. In ausgeprägten Fällen ist diese so stark, daß ohne weiteres die Straffung der Muskulatur auffällt; hier wird dann meist durch Berührung der betreffenden Stelle auch ein intensiver Schmerz äusgelöst, in anderen, weniger schweren Fällen gelingt es, eine vermehrte Spannung der Muskulatur auf der erkrankten Seite zu konstatieren, sobald man das Kind ablenkt. Diese erhöhte Spannung ist als unwillkürliche Abwehr von Druck auf die erkrankte Stelle zu deuten.

Bei der Schilderung der Krankheitserscheinungen ist vorstehend schon vielfach auf diagnostisch wichtige Momente Rücksicht genommen worden, es erhellt aber auch aus dieser Schilderung, daß die Diagnose, abgesehen von dem ganz typisch ausgeprägten Anfall, recht schwer sein kann, ja daß es beinahe unmöglich ist, im Beginn der Krankheit zu einer sicheren Diagnose zu kommen.

Und doch kommt auf eine frühzeitige Diagnose, auf eine frühzeitige Stellungnahme des Arztes zum therapeutischen Handeln, alles an, wenigsten in den Fällen, in denen der Prozeß schnell einsetzend einen akuten oder perakuten Verlauf nimmt.

Für die Frühdiagnose eines solchen akuten Prozesses sind folgende Erscheinungen zu verwerten: Plötzlich einsetzender Leibschmerz, eventuell von Erbrechen begleitet, Druckschmerz an der charakeristischen Stelle oder über dem Nabel oder — bei nach dem kleinen Becken verlagertem Appendix — im linken Hypochondrium, bei geringerer Schmerzhaftigkeit die stärkere Muskelspannung in der rechten Unterbauchgegend und das Verschwinden des Bauchreflexes über der erkrankten Seite.

Die Bildung des Abszesses macht deutliche Erscheinungen nur dann, wenn er sich, was freilich oft der Fall ist, gegen die Bauchdecken zu entwickelt. Erfolgt die Abszeßbildung aber unter der Leber, zwischen tiefliegenden Dünndarmschlingen, im kleinen Becken usw., so zeigt sich äußerlich nichts.

Das Fieber hat in solchen Fällen besondere Bedeutung. Der eigentliche Anfall klingt ab, das Fieber aber bleibt, oder nach vorübergehender Temperatursenkung kehrt es wieder. Ferner ist in solchen Fällen die Leukozytenzählung von Wert. Die Zahl der Leukozyten steigt bei der Abszeßbildung auf 20 000 und mehr. Nur in den ganz schweren Fällen, in denen es weniger zur Abszeßbildung als zu einer schweren Gangrän kommt, fehlt diese Leukozytose oder hält sich in Grenzen, die keinen sicheren Schluß zulassen.

Die großen Schwierigkeiten der frühen Diagnose und Indikations-
stellung ergeben sich deutlich genug aus dem Vorstehenden, und damit wird leider auch die Prognose unsicher und die Therapie erschwert.

Die Prognose wird zunächst beeinflußt durch den Prozeß selbst.
Es wurde oben schon gesagt, daß die Fälle von schneller Gangränes-
zierung, bei denen die Kinder mit schmerzlich-ängstlichem Gesichtsausdruck und ängstlich gestrafften Bauchdecken daliegen, jede Berührung des Leibes als intensiven Schmerz empfinden, hohen Puls
haben, sehr ungünstig sind und nur bei schnellstem operativen Eingriff noch einige Aussicht auf Erfolg bieten.

Andererseits kann der Anfall so leicht sein, daß er nach kurzer
Bettruhe von selbst abklingt und keinerlei bedrohliche Erscheinungen
macht. Hier ist die Prognose des einzelnen Anfalls sicher
gut, damit ist aber nicht gesagt, daß eine dauernde Abheilung eingetreten ist, daß die Anfälle sich nicht wiederholen werden. Letzteres
ist sogar höchst unwahrscheinlich. Die Anfälle kehren wieder, und
niemand kann aus dem gutartigen Verlauf des ersten Anfalls einen
Schluß auf den Charakter des oder der nächsten Anfälle ziehen, vielmehr ist stets damit zu rechnen, daß der nächste oder übernächste
Anfall eine üble Wendung nimmt und damit den Patienten einer
großen Lebensgefahr aussetzt. Hiermit ist besonders zu rechnen bei
jungen Kindern, bei denen die Angaben über Schmerzen und die
Klagen unbestimmt sind und schwer zu deuten. Ist es das eine Mal
möglich gewesen, die Beschwerden als durch eine Appendizitis bedingt
zu erkennen, so ist damit nicht gesagt, daß der nächste Anfall sich
wieder so deutlich ausprägt, daß er nicht vielmehr seine wahre Bedeutung verschleiert, bis dann schließlich eine Verschlimmerung der
Erscheinungen den Ernst der Erkrankung nur zu deutlich macht.

Aus dieser Betrachtung ergibt sich mit Notwendigkeit, daß der
erste als solcher diagnostizierbare Anfall bzw. ein dahin zu deutender
Symptomenkomplex stets den Anlaß zu einer ernstlichen Therapie
geben muß, und als solche kann nur der chirurgische Eingriff betrachtet
werden.

Es ist nach meiner Ansicht ganz zwecklos, Fälle unterscheiden zu
wollen, bei denen die chirurgische oder die innere Behandlung ange-
zeigt ist. Die Therapie ist hier unbedingt eine chirurgische, die innere
Behandlung hat nur soweit ihre Berechtigung, als sie den notwendigen
Eingriff vorbereiten und ermöglichen hilft. Das gilt nicht nur für den
Anfall mit bedrohlichen Erscheinungen, sondern auch für alle leichteren
Störungen, deren Symptomenkomplex eine Appendizitis annehmen läßt.

Ein Organ, das so unglücklich gelegen ist, das erfahrungsgemäß,
einmal erkrankt, stets zu neuen Erkrankungen neigt, die lebensgefährlich sind, muß möglichst bald entfernt werden, zumal diese Entfernung
ohne jede üble Folge ist.

So richtig das ist, so wenig ist es in jedem Fall möglich, sofort
zu operieren. Einerseits werden, namentlich auf dem Lande, räum-

liche Schwierigkeiten in Frage kommen, ferner ist die Einwilligung
der Eltern, namentlich bei leichten Anfällen, oft schwer oder gar nicht
zu erlangen. In derartigen Fällen muß mit der Operation gewartet
werden. Das Kind wird ruhig gelagert und bekommt nur wenig
flüssige Nahrung, bei Brechreiz ganz kalt. Außerdem wird eine Eisblase über der Unterbauchgegend rechts aufgehängt, so daß sie mit
möglichst geringem Druck aufliegt. Zwischen Haut und Eisblase muß
natürlich ein Handtuch oder dgl. angebracht werden.

Starke Schmerzen sind mit Morphium zu bekämpfen; noch wird
vielfach das Opium empfohlen, doch glaube ich, daß man in sehr
vielen Fällen allein mit der starken Abkühlung auskommt.

Nach Heubner kommt die bei längerem Opiumgebrauch gefürchtete Darmparalyse nicht bei konsequentem Gebrauch des Mittels,
sondern nur bei Darreichung in großen Pausen zur Beobachtung.
Im allgemeinen dürfte es besser sein, auf langdauernde Opiumkuren
zu verzichten, mit Eis und Ruhe über die ersten Tage — wenn eine
Frühoperation unmöglich ist — hinwegzukommen und dann die Operation nach Abklingen der akuten Erscheinungen zu empfehlen.

Der Keuchhusten. Pertussis.

Mit Keuchhusten wird eine eigenartige Infektionskrankheit bezeichnet, die den Menschen in jedem Alter vom ersten Lebenstage
an treffen kann, die aber in der weit überwiegenden Zahl der Fälle
im Kindesalter sich abspielt.

Einmalige Erkrankung verleiht meist Schutz für das ganze Leben.

Die Krankheit tritt in Endemien auf, deren Mittelpunkt Schulen,
Bewahranstalten, d. h. also Orte sind, wo eine größere Anzahl von
Kindern zusammenkommen. Auch Kurorte, die viel von Kindern
besucht werden, so manche Sol- und Seebäder, haben oft unter Massen-
erkrankungen der Kinder an Keuchhusten zu leiden.

An der infektiösen Natur des Keuchhustens kann kein Zweifel
sein, und die neueren bakteriologischen Forschungen, von denen besonders die von Bordet erwähnt seien, scheinen hier auch bald zu
einem sicheren Resultate zu kommen, vorläufig wird die Frage der
Ätiologie des Keuchhustens aber noch so diskutiert, daß es nicht
möglich ist, an dieser Stelle auf die verschiedenen Meinungen einzugehen.

Über die Natur des Giftes wissen wir aus der klinischen Erfahrung
nur, daß es sich außerhalb des menschlichen Körpers nur sehr kurze
Zeit infektionstüchtig halten kann, denn wir sehen stets, daß nur die
direkte Übertragung von Mensch zu Mensch eine Rolle spielt, daß
eine Übertragung durch Gegenstände, Pflegepersonal usw. keine Bedeutung hat.

Dazu stimmt, daß alle mit einer gewissen Wahrscheinlichkeit als
Erreger angesprochenen Mikroorganismen auf künstlichen Nährböden
nur sehr spärlich wachsen.

Die Verbreitung der Krankheit ist eine außerordentlich große, so daß bei dichtwohnender Bevölkerung nur wenige Kinder verschont bleiben.

Die Bedeutung der Krankheit für das davon befallene Kind hängt hier am wenigsten ab von der Krankheit selbst, hauptsächlich von dem Zustande des betroffenen Kindes, von seinem Alter, gleichzeitigen anderen Krankheiten usw., worüber unten eingehender gesprochen werden soll.

Zunächst sei der gewöhnliche Verlauf des Keuchhustens kurz geschildert.

Die Krankheit beginnt mit einem wenig charakteristischen katarrhalischen Stadium, in dem die Kinder eine mehr oder weniger ausgebreitete Tracheitis und Bronchitis haben, mit bald geringem, bald stärkerem unregelmäßigen Fieber verbunden. In diesem Stadium ist die Infektionskrankheit als solche nicht zu erkennen. Nach etwa 14tägigem Bestehen der Bronchitis aber tritt ein Moment in dem Krankheitsbild hervor, das bereits einen Unterschied gegenüber der einfachen Bronchitis erkennen läßt und dem krankhaften Zustand ein besonderes Gepräge gibt. Das Kind hustet in Anfällen. Man hat den Eindruck, daß durch irgendein Agens ein Hustenreflex ausgelöst wird, der dann mit einer Anzahl schnell aufeinander folgender Exspirations(Husten)stöße beantwortet wird, die, mit allmählich, von Anfall zu Anfall, steigender Heftigkeit erfolgend, mehr und mehr den Charakter eines krampfhaften Reizhustens annehmen. Beim Übergang in dieses zweite, in das konvulsivische, Stadium der Krankheit treten innerhalb des Hustens, wie er gewöhnlich eine Bronchitis begleitet, einige Attacken hervor, die wie Anfälle aussehen, dann schiebt sich sozusagen das Husten mehr und mehr zusammen zu einzelnen scharf abgeschnittenen Anfällen, und immer deutlicher und deutlicher entstehen Pausen, in denen ein vollkommenes Wohlbefinden des Kindes so gut wie nichts von der bestehenden Krankheit erkennen läßt. Dieser Charakter des Krankheitsbildes kommt in seinen wesentlichen Zügen zur Ausbildung, gleichgültig, ob es sich um häufige oder seltenere Hustenanfälle handelt. Dabei wird von den Kindern schleimiges Sputum nach außen entleert, ein von der Regel abweichendes Verhalten, denn Kinder verschlucken gewöhnlich oder fast immer das Sputum, so daß die Entleerung desselben nach außen bei heftigen Hustenanfällen stets den Verdacht auf Keuchhusten erweckt. Zuweilen endet der Anfall mit Erbrechen.

Fieber fehlt in unkomplizierten Fällen. Sein Auftreten weist stets auf irgendeine Komplikation namentlich der Lunge oder der Ohren hin. Man denke dann auch an ein Aufflammen eines tuberkulösen Prozesses.

Dies eigentümliche Krankheitsbild: Hustenanfälle — Pause mit scheinbarem Wohlbefinden, wird verwischt, wenn nebenher eine mehr oder weniger ausgedehnte Bronchitis nach dem eigentlichen katarrhalischen Stadium bestehen bleibt, wie das namentlich bei jungen

Säuglingen oder durch andere Krankheiten geschwächten älteren Kindern vorkommt (s. u.). Dann besteht neben den Anfällen ein gewöhnlicher bronchitischer Husten, oder aber es wird aus jedem Hustenreiz, der der Bronchitis zuzuschreiben ist, ein Keuchhustenanfall, so daß diese in außerordentlicher Häufigkeit mit ganz kurzen Pausen einander folgen.

Der einzelne Anfall bekommt dadurch noch ein besonderes Gepräge, daß nach einer Anzahl von heftigen Hustenstößen, die eine maximale Exspirationsstellung der Lungen bedingen, bei der nachfolgenden notwendigen Inspiration die Stimmbänder nur unvollständig in die Inspirationsstellung eintreten. Man hat den Eindruck, daß der krampfartige Hustenreiz, der eine Verschlußstellung der Stimmbänder bedingt, noch nachwirkt, so daß nur eine unvollständige Öffnung der Stimmritze während der Inspiration eintritt. Die Folge davon ist, daß die Inspiration nicht lautlos wie in der Norm vor sich geht, sondern daß das Einsaugen der Luft unter einem eigentümlich ziehenden, krähenden Geräusch erfolgt, das mit Reprise bezeichnet wird. Die mangelhafte Öffnung der Glottis zeigt sich ferner auch an den epigastralen und jugularen Einziehungen, die die mit aller Energie einsetzende Inspiration durch Entstehung eines negativen Druckes im Thorax hervorbringt. Ähnlich wie beim Kehlkopfkrupp kann bei der Inspiration nicht eine der Ausdehnung des Thorax entsprechende Luftmenge durch die enge Öffnung in die Lungen gelangen, und so kommt es zur Herstellung eines nachweisbaren negativen Druckes im Thorax, nachweisbar durch das Überwiegen des äußeren Luftdruckes, der an den nachgiebigen Stellen den Brustkorb nach innen drückt. Bei jungen Kindern mit noch weichen Rippen, namentlich aber bei rachitischen, werden dabei auch die sonst festen, durch die Rippen gedeckten Partien des Thorax eingedrückt (s. a. u. Rachitis). Oft hat mit dem Einsetzen der geschilderten Inspiration die Reizwirkung nicht ihr Ende erreicht, die Inspiration ist nur unter der übermächtig gewordenen Reizung der Medulla durch Sauerstoffverarmung und Kohlensäureanhäufung zustande gekommen, und sobald so viel Sauerstoff aufgenommen ist, daß dieser Reiz nicht mehr mit voller Kraft wirkt, macht sich von neuem der Hustenreiz bemerkbar, und auf die Inspiration folgt eine zweite Reihe krampfhafter Hustenstöße, und so kann sich das Spiel bis zur völligen Erschöpfung des Kindes mehrmals wiederholen.

Diese krampfhaften Hustenanfälle beherrschen das Bild des unkomplizierten Keuchhustens vollständig und schädigen das Kind durch die fortwährend wiederkehrende Belästigung recht erheblich, namentlich dann, wenn der Schlaf dadurch stark gestört wird. Sie schädigen es aber namentlich in einigen Fällen auch durch eine Beeinträchtigung der Nahrungsaufnahme, denn im Anschluß an den intensiven Husten kommt es natürlich oft zum Erbrechen, wodurch die regelmäßige Ernährung des Kindes gestört wird.

Bei den meisten Kindern kann allerdings von einer derartigen Schädigung nicht gesprochen werden. Sie haben mit Eintritt in das konvulsivische Stadium kein Fieber mehr, schlafen, essen, verdauen gut, sind überhaupt außerhalb der Anfälle scheinbar völlig gesund. Hier handelt es sich um gesunde kräftige Kinder, für die dann die ganze Krankheit, mögen die einzelnen Anfälle noch so stark sein, nur eine unbequeme Episode darstellt ohne ernstliche Folgen.

Der starke Husten und die mit ihm verbundene extreme Exspirationsstellung des Thorax bringen eine Überfüllung des Venensystems mit sich. Diese zeigt sich durch ein Gedunsensein des Gesichts, ein Hervorquellen der Augen, kleine Blutungen in der Konjunktiva usw. Diese venöse Stauung ist in den meisten Fällen nur eine Unbequemlichkeit und hat keine weiteren Folgen. In extremen Fällen können dadurch aber Gehirnblutungen oder wenigstens schwere Zirkulationsstörungen im Gehirn hervorgerufen werden, worauf noch zurückzukommen sein wird.

Außer dieser Gedunsenheit des Gesichts, die auch außerhalb der Anfälle sichtbar bleibt, zeigt sich dann noch als dauernde, auch außerhalb des Anfalls sichtbare Veränderung das sog. Keuchhustengeschwür am Zungenbändchen. Es wird nur bei Kindern beobachtet, die wenigstens schon die beiden unteren mittleren Schneidezähne besitzen. Es entsteht durch die Verletzung des Zungenbändchens an den Zähnen durch das krampfhafte Vorstrecken der Zunge während des Hustens.

Die Behinderung der Zirkulation führt zuweilen zu einer Erweiterung des rechten und auch des linken Herzens und bei nicht widerstandsfähigem Herzmuskel zu einer Herzschwäche, auf die der in einzelnen Fällen überraschend schnelle Tod bei Keuchhusten zu beziehen sein dürfte. Es sei hier an die Herzschwäche der an exsudativer Diathese leidenden Kinder erinnert. Kinder, die mit dieser Konstitutionsanomalie behaftet sind, haben neben anderen Zeichen ihrer konstitutionellen Minderwertigkeit auch eine sehr ungenügende Anpassungsfähigkeit ihres Herzmuskels an gesteigerte Anforderungen und gehen deshalb besonders leicht an Herzschwäche zugrunde.

Zahl und Heftigkeit der Anfälle sind bei den einzelnen Kindern sehr verschieden. Erstere kann in 24 Stunden 50 und mehr betragen. Die Zahl der Anfälle steigt nach Beginn des konvulsivischen Stadiums, also des eigentlichen Keuchhustens, meist schnell an, erreicht nach 10 bis 14 Tagen ihr Maximum, hält sich einige Wochen, 4—6, auf dieser Höhe und nimmt dann zuerst langsam, später schneller ab. Interkurrente Erkrankungen der Atmungsorgane, Schnupfen, Bronchitis, pflegen die Zahl der Anfälle vorübergehend zu steigern, ebenso Gemütserregungen, was zu der unhaltbaren Annahme geführt hat, den Keuchhusten nur als Neurose anzusprechen.

Dagegen spricht, um nur einen Einwand zu erwähnen, das Erkranken des ganz jungen Säuglings, bei dem eine solche „Neurose" doch recht schwer vorstellbar ist. Dabei ist aber zuzugeben, daß die Kinder auf Keuchhustenstationen sich psychisch infizieren. Wenn eines aufängt zu husten, fangen die anderen bald auch an.

Allmählich lassen die Anfälle mehr und mehr nach und verlieren sich in einem lockeren, nicht charakteristischen Husten, der noch einige Zeit besteht, um dann nach und nach auch ganz aufzuhören.

Verlaufseigentümlichkeiten und Komplikationen des Keuchhustens.

Je jünger das Kind ist, das vom Keuchhusten befallen wird, desto mehr besteht die Gefahr, daß eine ernste Erkrankung der Lungen und des Zentralnervensystems sich einstellt.

Die Erkrankung der Lungen schließt sich an die im Beginn des Keuchhustens stets vorhandene Bronchitis an. Während diese bei normalem Verlauf mit dem Eintritt des konvulsivischen Stadiums verschwindet, bleibt sie bestehen und bildet sich zur Pneumonie oder Kapillärbronchitis aus. Hierbei sollen die Pfeifferschen Influenzabazillen eine Rolle spielen. Nicht selten kommt es dann in den krankhaft veränderten, widerstandsloseren Partien des Bronchialbaumes durch die häufige starke Steigerung des intrathorakalen Druckes zu Dehnungen der Wand, zu Bronchiektasien und zu interstitiellen Entzündungen der Lunge mit nachfolgender Schrumpfung. Dazu kann sich dann auch noch eine pleuritische Schwartenbildung gesellen, so daß sich ein Zustand herausbildet, der lange Zeit oder für das ganze Leben den Patienten dem Siechtum überliefert.

In anderen Fällen, namentlich bei jungen Säuglingen, verdeckt die immer weitergreifende Lungenerkrankung das Symptomenbild des Keuchhustens. Es kommt gar nicht zu einer ordentlichen Ausbildung des konvulsivischen Stadiums, sondern die Kinder gehen schon vorher an der Kapillärbronchitis usw. zugrunde. Die Lungenerkrankung findet sich namentlich beim Säugling sehr ausgesprochen und bedeutet stets eine große Lebensgefahr. Der Verlauf der Lungenerkrankung beim Keuchhusten ähnelt sehr demjenigen der Lungenerkrankungen bei Masern, so daß auf die Schilderung dort verwiesen werden kann.

Die Erkrankung des Zentralnervensystems zeigt sich in Krämpfen und in eigentümlichen Ausfallerscheinungen, Lähmungen, Intelligenzstörungen usw. Diese Lähmungen und Ausfallerscheinungen gehen meist vollständig zurück, wenn sie nicht auf Gehirnblutungen, die bei Keuchhusten vorkommen, zurückzuführen sind. Die Art der Entstehung solcher Erscheinungen ist nicht klar, vermutlich ist die starke Stauung, die während der Keuchhustenanfälle auch in den Gefäßen des Gehirns eintritt, an den Störungen beteiligt. Anatomische Untersuchungen sind immer nur in bescheidener Zahl möglich, da die Kinder meist die Erkrankung überstehen, und alle Erscheinungen seitens des Zentralnervensystems sich, wenn auch erst nach Wochen und Monaten, zurückbilden.

Die Krämpfe beim Keuchhustenanfall sind eine sehr ernste Komplikation, besonders weil sie beinahe stets auch von Krämpfen der Stimmritze begleitet sind. Namentlich junge Säuglinge werden von diesen Krämpfen betroffen und befinden sich dann in der größten

Lebensgefahr. Die Krämpfe beginnen im Anschluß an einen Keuchhustenanfall, dauern aber vielfach viel länger als dieser Anfall, wiederholen sich, auch ohne daß wieder ein Keuchhustenanfall sie ausgelöst hätte, Schlag auf Schlag und führen oft zum Tode, entweder schnell durch den Spasmus glottidis oder bei stundenlanger Dauer bzw. sehr häufiger Wiederholung allmählich durch Erschöpfung. Der durch die Hustenanfälle gesteigerte intrakranielle Druck dürfte hier hauptsächlich von Bedeutung sein.

Als unangenehme Komplikation hat jedes gleichzeitige Vorhandensein oder Hinzutreten einer anderen Infektionskrankheit oder auch einer Ernährungs- und Entwicklungsstörung zu gelten.

Jede Infektionskrankheit wird durch den Keuchhusten ungünstig beeinflußt, zunächst schon dadurch, daß die Anfälle den allgemeinen Kräftezustand des Patienten schädigen und damit seine Widerstandskraft gegenüber der Infektionskrankheit herabsetzen. Das zeigt sich besonders bei solchen Infektionskrankheiten, die gewöhnlich nur ein ganz leichtes Krankheitsbild schaffen, wie z. B. Röteln und Varizellen.

Bei anderen Infektionskrankheiten, namentlich Diphtherie, Masern, Tuberkulose, kommt noch eine örtliche Wirkung hinzu. Der Keuchhusten begünstigt die Ausbreitung des diphtherischen Prozesses auf Kehlkopf und Bronchien, er bringt das an Masern erkrankte Kind der Gefahr nahe, daß seine Bronchitis eine üble Wendung nimmt, unter seinem Einfluß werden schlummernde Keime der Tuberkulose, die, in Drüsen eingeschlossen, bisher keinerlei Erscheinungen gemacht haben, zur Tätigkeit geweckt und führen zu tuberkulösen Lungenerkrankungen oder zu allgemeiner Miliartuberkulose.

Andererseits wird natürlich auch der Keuchhusten als solcher ungünstig beeinflußt durch das Hinzutreten einer anderen Infektion.

Eine Infektion, die ziemlich häufig durch den Husten als solchen hervorgerufen wird, ist die Infektion des Mittelohres.

Ernährungsstörungen haben den selbstverständlichen Einfluß, daß sie einerseits die Widerstandskraft des Kindes verringern und damit einen schweren Verlauf des Keuchhustens begünstigen, andererseits hat natürlich die enorme Kraftvergeudung durch die Keuchhustenanfälle einen höchst ungünstigen Einfluß auf die Reparation einer Ernährungsstörung und die Wiedergewinnung einer richtigen Stoffwechselbilanz.

Einen besonderen Einfluß auf die örtliche Erkrankung hat die Rachitis. Diese hindert ganz erheblich die normale Atmung durch das Weichsein der Rippen und begünstigt so die Entstehung schwerer Lungenerkrankungen, Kapillärbronchitis usw., die dann bei Keuchhustenkranken sich sehr schnell entwickeln und unter diesen Umständen meist zum Tode führen.

Wie weit die Rachitis auch die Entstehung von Krämpfen bei Keuchhusten begünstigt, mag dahingestellt sein, jedenfalls ist das dann anzunehmen, wenn die Rachitis, wie so oft, von Spasmophilie begleitet ist.

Diagnose. Die Diagnose des Keuchhustens ist durch die charakteristischen Anfälle im konvulsivischen Stadium leicht, sie ist dagegen im katarrhalischen Vorstadium ganz unmöglich mit Sicherheit zu stellen. Die bakteriologische Untersuchung dürfte vorläufig noch im Stich lassen, denn selbst wenn wir annehmen, daß die gemachten Bazillenbefunde wirklich dem Erreger entsprechen, so ist diese Untersuchung so schwierig und nur mit dem Kulturverfahren möglich, daß sich damit für die Praxis noch nichts anfangen läßt.

Prognose. Die Prognose ist bei der größten Zahl der Fälle gut. Wodurch sie getrübt wird, ergibt sich aus dem Vorstehenden.

Therapie. Die Therapie des Keuchhustens ist eine wenig erfreuliche Aufgabe für den Arzt. Unzählig sind die Mittel, die gegen den Keuchhusten vorgeschlagen werden, und schon aus dieser Mannigfaltigkeit der Vorschläge kann man schließen, daß es bisher ein wirkliches, sicher wirkendes Verfahren gegen den Keuchhusten nicht gibt. Es werden Chinin, Antipyrin und ähnliche Mittel empfohlen, und es vergeht beinahe kein Jahr, in dem nicht das unfehlbare Mittel gegen den Keuchhusten entdeckt wird. Prüft man diese Empfehlungen objektiv nach, so zeigt sich meist schnell die unkritische Übertreibung kleiner Erfolge, die zu der enthusiastischen Empfehlung eines Mittels geführt hat, das nicht mehr leistet als seine Vorgänger.

Immerhin soll nicht geleugnet werden, daß die Mittel der genannten Art eine gewisse Wirkung ausüben können. Wichtig ist für den Keuchhustenkranken der Aufenthalt in einer reinen, staubfreien, nicht zu trockenen Luft, schon um Erkrankungen der Lunge möglichst zu vermeiden oder wenigstens nicht zu begünstigen. Kann man den Kindern einen solchen Aufenthalt gewähren, so ist das sicher von Vorteil. Daraus ist die Vorstellung entstanden von der günstigen Einwirkung des „Luftwechsels". Eine klare Vorstellung von diesem „Luftwechsel" haben die Eltern und wohl auch mancher verordnende Arzt nicht. Es ist selbstverständlich, daß von einer klimatischen Beeinflussung nicht die Rede sein kann, wenn man aus einem Ort 20 bis 30 km weiter in einen anderen Ort geht, der genau dieselben Bedingungen aufweist. Wenn trotzdem der Ortswechsel zuweilen eine gewisse Besserung bringt, so hängt das mit psychischen Vorgängen zusammen, von denen noch die Rede sein wird.

Die Behandlung der Komplikationen geschieht nach den Vorschriften, die bei der Besprechung der in Betracht kommenden Affektionen gegeben wurden, es sei aber betont, daß die Krämpfe äußerst energisch behandelt werden müssen. Man gibt hier zunächst 0,5 Chloral per Klysma und danach Brom täglich 1—3 g, auf mehrere Dosen verteilt, oder Chloralamid 0,1 drei- bis viermal täglich. Die Dosen sind für Säuglinge berechnet und werden für ältere Kinder erhöht, doch dürften 0,5 g Choral pro die et dosi auch im zweiten bis dritten Lebensjahre ausreichend sein.

Eine energische Unterdrückung der Krämpfe ist auch notwendig, bevor man mit hydrotherapeutischen Prozeduren bei gleichzeitig bestehender Lungenaffektion beginnt. Vor die therapeutische Aufgabe, schwere Erkrankung der Atmungsorgane und Krämpfe gleichzeitig behandeln zu müssen, wird man namentlich bei dem Keuchhusten der jungen Säuglinge gestellt. Bei Krämpfen mit schweren Bewußtseinsstörungen ist eine von Eckert angegebene Methode sehr empfehlenswert. Es wird durch eine Lumbalpunktion der erhöhte intrakranielle Druck erniedrigt und dann ein laues Bad mit kalter Übergießung angeschlossen.

Schließlich ist noch eine psychische Beeinflussung namentlich etwas älterer Kinder von Nutzen. Der Nachahmungstrieb der Kinder ist bekannt, ebenso ihr zähes Festhalten an einer bestimmten Vorstellung. Es ist also leicht erklärlich, daß die Kinder auf Keuchhustenstationen sich gegenseitig beeinflussen und zum Husten anregen (s. o.), daß ferner das Kind durch übermäßige Ängstlichkeit und zu sorgfältige Beobachtung immer wieder an sein Leiden erinnert und sozusagen darauf hingewiesen wird, daß es bald wieder einen Hustenanfall bekommen müsse. Behandelt man die Kinder dagegen in Einzelpflege und sucht sie möglichst von ihrem Leiden abzulenken, so kann man dadurch eine Einschränkung der Anfälle erzielen, wenn man sie auch nicht ganz zum Verschwinden bringt. Hiermit hängt, ähnlich wie bei der Hysterie, der günstige Einfluß eines Ortswechsels zusammen, der das Vorstellungsleben des Kindes in eine andere Richtung bringt. Das sind hauptsächlich die Einwirkungen des „Luftwechsels", auf den oben schon hingewiesen wurde, wenn auch natürlich nicht geleugnet werden kann, daß für keuchhustenkranke Kinder der Aufenthalt in reiner, staubfreier Luft besser ist als ein solcher in großen Städten. Es ist selbverständlich, daß für eine derartige psychische Therapie nur reine Fälle von Keuchhusten bei älteren Kindern in Betracht kommen. Einen Säugling von $^1/_4$ Jahr mit Keuchhusten, Krämpfen und Kapillärbronchitis kann man nicht psychisch beeinflussen und durch einen Ortswechsel von seinem Leiden ablenken. Die Ansteckungsgefahr ist beim Keuchhusten gering, die Ansteckung erfolgt nur durch direktes Anhusten, so daß es auch in engen Verhältnissen ziemlich leicht möglich ist, das Kind genügend zu isolieren. Wegen der psychischen Beeinflussung durch andere Keuchhustenkranke sollten deswegen solche Kinder besser zu Hause verpflegt werden.

Die rheumatische Infektion, Gelenkrheumatismus, Chorea minor, Purpura rheumatica.

Die rheumatische Infektion ist im Kindesalter in den drei in der Überschrift genannten Formen häufig und hat namentlich für die Erkrankung des Herzens eine große Bedeutung.

Die Ätiologie der Krankheit wird jetzt vielfach auf die Wirkung von Streptokokken zurückgeführt; von anderen wird das energisch bestritten.

Es dürfte kaum nötig sein, eingehend die Pathologie und das klinische Bild des Gelenkrheumatismus und der Purpura rheumatica zu schildern, denn diese unterscheiden sich nicht wesentlich von dem beim Erwachsenen bekannten; nur einige Züge, die für das Kindesalter von Wichtigkeit sind, sollen besonders hervorgehoben werden. Anders steht es mit der Chorea minor. Sie ist eine Krankheit, die wesentlich im Kindesalter beobachtet wird und deswegen hier eine eingehendere Besprechung nötig macht.

Der Gelenkrheumatismus, Polyarthritis rheumatica.

Der Gelenkrheumatismus ist in der ersten Hälfte des Kindesalters sehr selten und wird in der zweiten Hälfte des Kindesalters durch die Chorea minor an Häufigkeit übertroffen.

Der einzelne Fall ist stets als eine ernste Sache für das betreffende Kind aufzufassen, selbst dann, wenn die Erkrankung zunächst leicht verläuft. Denn die außerordentlich große Neigung zu Rezidiven und zu äquivalenter Erkrankung an Chorea minor ist so groß, daß stets mit einer endlichen dauernden Schädigung durch Mitbeteiligung des Herzens gerechnet werden muß.

Der klinische Verlauf des Gelenkrheumatismus ist folgender. Die Krankheit beginnt mit Fieber, das 40° und mehr erreichen kann, sich meist aber in mäßigen Grenzen hält und namentlich unter der später zu besprechenden Therapie nach wenigen Tagen abfällt. Gleichzeitig tritt eine Schwellung und starke Schmerzhaftigkeit einzelner oder mehrere Gelenke ein, die schnell von einem Gelenk auf das andere überspringt. Zuerst werden gewöhnlich die Fuß- oder Kniegelenke ergriffen, seltener Hand- oder Schultergelenke. Die schließliche Beteiligung — meist der großen Gelenke — ist mit der weiteren Ausbildung der Krankheit verschieden. Häufiger als beim Erwachsenen werden nach Heubner die Hüftgelenke bei Kindern ergriffen.

In den relativ gutartigen Fällen bringt die Therapie schnell eine entscheidende Besserung. Fieber, Gelenkschwellung und Schmerzen lassen nach, und nach etwa achttägiger Krankheit tritt das Kind in die Rekonvaleszenz ein. In günstigen Fällen verläuft diese Attacke ohne Schädigung des Herzens und bleibt die einzige, in anderen Fällen schließt sich aber auch an diese leichten Erkrankungen ein Klappenfehler an. Sein Entstehen mit Sicherheit zu verhüten, haben wir leider kein Mittel.

In einer anderen Reihe von Fällen wird das Krankheitsbild ungünstiger durch drei Faktoren. Die Ausbreitung ist eine größere, es werden allerlei kleine Gelenke ergriffen, von denen namentlich die Gelenke der Wirbelsäule, die Kiefergelenke und die Fingergelenke (in einzelnen Fällen auch die der Zehen) zu nennen sind. Zweitens wirkt die Therapie nicht so prompt oder wenigstens nicht so dauernd wie bei den gutartigen Fällen, und schließlich macht sich schnell eine Neigung zu Rezidiven bemerkbar, die bald nach einigen Monaten, bald nach einigen Wochen kommen, Rezidive, die meist stärker sind als die erste Attacke und weniger zugängig der Wirkung der antirheumatischen Therapie. Je häufiger die einzelnen Attacken werden, desto weniger Aussicht auf ein Intaktbleiben des Herzens ist vorhanden, desto mehr steigt die Gefahr, daß nicht nur ein Herzfehler erworben wird, sondern eine der schweren Formen von Herzerkrankung eintritt, die unten geschildert werden.

Aber noch eine andere Gefahr ist zu befürchten bei diesen ungünstig sich anlassenden Fällen. Das ist die Entwicklung des chronischen Gelenkrheumatismus, einer sehr ernsten und quälenden Erkrankung. Es entwickelt sich hierbei eine schmerzhafte Ankylosierung einer großen Reihe von Gelenken, die den Körper vollständig steif und bewegungsunfähig macht. Besonders befallen werden hierbei die Wirbelsäule (namentlich die Nackenpartie) und die Kiefergelenke. Die Erkrankung letzterer führt zu einer großen Qual der Kranken, denn sie sind nicht imstande zu kauen, und mehr und mehr wird die Nahrungsaufnahme unmöglich. In ausgeprägten Fällen zeigt sich dann eine sehr ausgeprägte Atrophie des Unterkiefers, der immer mehr atrophiert und sich gegen den Oberkiefer zurückschiebt, so daß „die Kranken das Kinn verlieren".

Die Kinder erliegen dieser schweren Krankheit stets.

In einer anderen Reihe von Fällen kommt es nicht zur Ausbildung eines chronischen Gelenkrheumatismus, sondern es geht der Gelenkrheumatismus in eine Chorea minor schwersten Grades mit starker Mitbeteiligung des Endokards über, einer Form dieser Krankheit, wie sie unten beschrieben ist. Auch hier ist der Tod meist unvermeidlich.

Diese schwerere Form ist auch sehr oft mit schwerer Erkrankung des Herzens verbunden, die den Charakter einer malignen hochfieberhaften, mit Milzschwellung einhergehenden Endokarditis annimmt und schnell zum Tode führt.

Abgesehen von der Gefahr, die diese schweren, ausgebreiteten, der Therapie schwer zugänglichen, rezidivierenden Formen des Gelenkrheumatismus erkennen lassen, mahnt aber auch jeder zunächst leicht und gutartig verlaufende Fall zu größter Vorsicht. Denn nach kürzerer oder längerer Zeit, nach Monaten und Jahren treten neue rheumatische Erkrankungen auf, entweder auch als Gelenkrheumatismus oder aber als Chorea, seltener als Purpura rheumatica verlaufend. Jede neue derartige Attacke bringt das Kind von neuem in die Gefahr einer bleibenden Schädigung seines Herzens bzw. erheblicher Verschlimmerung einer bestehenden Herzerkrankung. Jede neue Attacke läßt außerdem befürchten, daß es diesmal zu einer malignen Form der Erkrankung kommen möge.

So ist also jede Erkrankung an Gelenkrheumatismus im Kindesalter sehr ernst zu nehmen, auch dann, wenn es gelingt, die erste Erkrankung leicht und schnell zu beseitigen.

Diagnose und Prognose der Krankheit ergeben sich aus dem Vorstehenden.

Therapie. Die Therapie besteht in Warmhaltung und Feststellung der erkrankten Gelenke und in der Anwendung der antirheumatischen Mittel. Als solche sind hauptsächlich zu nennen das salizylsaure Natron, das Aspirin (Acid. aceto-salicylicum) und das Antipyrin. (Selbstverständlich können auch andere ähnlich zusammengesetzte Mittel angewendet werden.) Eine besondere Beachtung verdient das Atrophan, auf das viele Patienten reagieren, die sich gegen die Salizylpräparate refraktär verhalten.

Die genannten Mittel werden zweckmäßig in einzelnen größeren Dosen gegeben, zwei- bis dreimal täglich 0,5 — 1 g. Die Mittel sind in den einzelnen Fällen nicht gleichwertig, man kann nicht vorher wissen, welches im einzelnen Falle gerade am besten wirken wird, und muß deshalb probieren.

Tritt in den schweren Fällen eine Wirkung nicht ein, so hat es keinen Zweck, die Medikation fortzusetzen, man beschränkt sich dann auf eine schmerzstillende Feststellung der Gelenke. Über die Behandlung der Herzerkrankung ist unten das Nötige gesagt.

Chorea minor, Veitstanz.

Die Chorea minor ist eine Erscheinungsform der rheumatischen Infektion, die im Kindesalter häufiger ist als der Gelenkrheumatismus. Sie verschont nur die ersten Lebensjahre, wenigstens sind Fälle unter vier Jahren nicht beobachtet worden.

Die Erkrankung beginnt plötzlich, dauert längere Zeit, Wochen, auch Monate und besteht in eigentümlichen Zuckungen verschiedener Muskelgruppen, meist des Gesichts, des Kopfes und der oberen Extremitäten, seltener des übrigen Körpers.

Die Beziehungen zum Gelenkrheumatismus und zu den rheumatischen Erkrankungen des Herzens sind so eng, daß es für jeden, der über größere klinische Erfahrung verfügt, kaum zweifelhaft sein kann, daß wir es hier mit einem Äquivalent des Gelenkrheumatismus mit einer eigenartigen Äußerung der rheumatischen Infektion zu tun haben.

Zunächst spricht dafür, daß Gelenkrheumatismus und Chorea direkt ineinander über gehen können, wie wir es bei schweren, malignen Fällen von Gelenkrheumatismus sehen, bei denen das Einsetzen einer äußerst heftigen, maniakalischen Chorea das Schlußbild des Trauerspiels darstellt. Es spricht ferner dafür, daß man bei vielen Patienten eine Abwechslung zwischen Gelenkrheumatismus und Chorea beobachten kann. Man findet recht häufig, daß Kinder an Gelenkrheumatismus erkrankt waren und später eine Chorea haben, die dann erst zur Entstehung einer Herzerkrankung führt, die bei der Attacke durch den Gelenkrheumatismus noch nicht zustande kam. Ebenso findet sich das Umgekehrte. Forscht man bei Erwachsenen, die an Gelenkrheumatismus erkranken, nach, so findet man bei einem Teil, daß sie schon in der Kindheit einmal an dieser Krankheit gelitten haben, bei anderen findet man in der Anamnese die Angabe, daß sie einmal oder mehrmals an Chorea erkrankt waren.

Ferner spricht dafür die genau dem Gelenkrheumatismus gleichende Beziehung der Chorea zur Entstehung von Herzkrankheiten.

Ferner spricht dafür die Beziehung der Chorea zum Scharlach, also zu einer Krankheit, die den Streptokokken, den wahrscheinlichen Erregern des Gelenkrheumatismus, die Wege ebnet. Wir sehen nach Scharlach nicht selten Gelenkrheumatismus auftreten, meist in gutartiger Form, zuweilen aber auch zu Herzerkrankungen führend, und wir sehen zu derselben Zeit nach Scharlach auch Chorea auftreten, die meist sich in mäßigen Grenzen hält, zuweilen aber auch zu Herzerkrankung führt. Ich kenne einen derartigen, besonders markanten Fall, in dem sich im Anschluß an einen mittelschweren Scharlach Chorea einstellte, von ziemlich schwerem Verlauf, die unter einer allerdings ungewöhnlich verkehrten Behandlung zu einem schweren komplizierten Herzfehler führte, der das bis dahin blühend gesunde Kind für sein ganzes Leben schädigte. In diesem Falle zeigten sich im späteren Leben kurzdauernde Attacken von Gelenkrheumatismus.

Schließlich mag auch noch angeführt werden, daß man in schweren tödlich verlaufenden Fällen von Chorea Streptokokken im Blut und im Nervensystem gefunden hat.

Man hat dagegen geltend gemacht, daß die Chorea durch psychische Insulte, Schreck, Aufregung, hervorgerufen werden, daß sie durch psychisch unverständige Behandlung der Kinder gesteigert werden könne, und schließlich, daß sie durch Nachahmung auf andere Kinder übergehen könne.

Daß es sich im letzteren Falle um ein hysterisches Krankheitsbild handelt, dürfte jedem klar sein, der derartige Fälle gesehen hat, und dem der enorme Einfluß der Suggestion auf Kinder, namentlich Mädchen von 10—14 Jahren — um solche handelt es sich meistens — bekannt ist.

Der Beginn nach einem psychischen Insult dürfte ebenso einzuschätzen sein wie die Entstehung von Gelenkrheumatismus durch ein Trauma, das ein Gelenk getroffen hat usw., dürfte also wohl nur als eine auslösende Gelegenheitsursache anzusehen sein. Mit Recht weist Heubner darauf hin, daß die Angehörigen des Kindes bei dem Eintreten eines so alarmierenden Krankheitsbildes, wie es die Chorea ist, nach einer Entstehungsursache für die Krankheit suchen und dann Ereignisse dafür verantworlich machen, die ohne den Eintritt der Krankheit ganz unbeachtet geblieben wären.

Die Steigerung der choreatischen Zuckungen durch eine psychisch unzweckmäßige Behandlung, durch Neckereien usw., die das Kind aufregen und ärgern, ist genau so erklärlich wie die zum Husten reizende Wirkung zu trockener Luft auf eine erkrankte Bronchialschleimhaut.

Alle diese Einwände können also die Auffassung der Chorea als eine Infektionskrankheit, als ein Äquivalent des Gelenkrheumatismus, das besonders häufig im jugendlichen und kindlichen Alter seine Stelle vertritt und ebenso wie dieser zu Rezidiven neigt, wobei entweder mehrere Male eine Erkrankung der gleichen Form eintritt, oder aber Gelenkrheumatismus und Chorea abwechseln, nicht widerlegen.

Die pathologische Anatomie läßt uns bei der Erkenntnis der Entstehung der choreatischen Bewegungen gänzlich im Stich, wenigstens sind die gemachten Angaben so unsicher, daß mit ihnen nicht viel anzufangen ist. Das ist verständlich, wenn man bedenkt, daß nur sehr selten ein Kind während einer floriden Chorea stirbt.

Der Krankheitsverlauf der Chorea ist folgender:

In den meisten Fällen beginnen ziemlich plötzlich, aus guter Gesundheit heraus, die Kinder einzelne zuckende Bewegungen zu machen, deren Charakter gleich beschrieben werden soll. In einer Minderzahl der Fälle gehen dem Eintritt der Zuckungen Allgemeinerscheinungen als Prodrome der Krankheit voraus. Die Kinder werden verdrießlich und mißlaunig, klagen über Kopfschmerzen, über Gliederschmerzen, über ein Schwächegefühl in einem Arm oder Bein, ermüden leicht und geben in einzelnen Fällen wohl auch eine Schmerzhaftigkeit bestimmter Gelenke an. Dann erst kommen die Zuckungen. Die Zuckungen tragen in leichten und mittelschweren Fällen dadurch einen besonderen Charakter, daß sie koordinierte Bewegungen nachahmen, die völlig ungewollt geschehen, aber aussehen, als wenn sie gewollt wären.

So fängt das Kind plötzlich an, in einer eigenartigen Weise mit den Schultern zu zucken, als wollte es einen Zweifel ausdrücken. Es spitzt den Mund, als ob es pfeifen wollte, es steckt die Zunge heraus, es verzieht den Mund nach links und rechts, zeigt ein grinsendes Lachen, knirscht mit den Zähnen, runzelt die Stirn, zieht die Augenbrauen in die Höhe usw. In den Händen und Armen machen sich die Zuckungen namentlich bei Tätigkeiten geltend, die eine feine Koordination erfordern. Beim Schreiben, beim Nähen usw. machen sich ausfahrende Bewegungen bemerkbar, die die ordnungsmäßige Funktion stören. Ebenso kann durch die Zuckungen ein längeres Verweilen der Muskeln in einer bestimmten Stellung gehindert werden, d. h. die Kinder lassen plötzlich, ohne einen äußerlich erkennbaren Grund einen Gegenstand fallen, den sie in der Hand haben. Weiterhin gehen die Zuckungen auch auf den Rumpf über. Die Kinder sitzen in der Schule nicht ruhig, rutschen auf der Bank hin und her, verdrehen bald nach dieser, bald nach jener Richtung den Oberkörper. Bedenkt man, daß diese Bewegungen durchaus nicht krampfhaft und ungewollt aussehen, sondern vielmehr vom Willen des Kindes abhängig erscheinen, so kann man verstehen, daß längere Zeit das Leiden des Kindes für eine schlechte Angewohnheit gehalten wird, für Unart usw. Dann werden solche Kinder nicht behandelt, sondern bestraft, und der damit verbundene psychische Insult, verbunden mit dem für das Kind deprimierenden Gefühl, die sog. Unart nicht vermeiden zu können und unschuldig bestraft zu werden, steigert noch die Unruhe. Ebenso wirken natürlich noch Neckereien und Hänseleien der Altersgenossen, denn das Kind fühlt sich ihnen gegenüber völlig hilflos, weil es gar nicht verstehen kann, daß es die verspotteten Bewegungen nicht unterdrücken kann.

Die Sprache nimmt an der Störung teil. Die Kinder sprechen meist leise mit unmotivierten Pausen, stoßweise die Worte hervorsprudelnd, da und dort zeigt sich eine verkehrte Konsonantenbildung und eine ganz falsche Betonung innerhalb des Satzes oder auch einzelner Wörter.

Die Zwangsbewegungen dehnen sich nun immer mehr aus, sie ergreifen auch die unteren Extremitäten und führen dort auch zu Bewegungen, die ungewollt sind und doch gewollt aussehen.

Die Kinder treten von einem Bein auf das andere, stellen sich auf die Fußspitzen usw. Allmählich werden auch hier die Bewegungen stärker, sie stören mehr und mehr die normale Koordination und damit die Funktion des Stehens und Gehens, in schweren Fällen machen sie sie unmöglich.

In einigen Fällen bleiben die Bewegungen auf eine Körperhälfte beschränkt (Hemichorea).

Die Art der Bewegung behält in leichten und mittelschweren Fällen den Charakter der gewollten Bewegung bei, und zwar sind die Bewegungen so beschaffen, daß sie als Gesten, also bestimmt, irgendeinem Affekt Ausdruck zu geben, erscheinen, nicht Zweckbewegungen, wie Gehen, Greifen, Schlagen, Werfen usw.

Je stärker allerdings die motorische Unruhe wird, desto mehr verliert sich dieser ursprüngliche Charakter, und es kommt mehr und mehr zu sehr heftigen Bewegungen der gesamten Körpermuskulatur, mehr krampfhaften Charakters.

Bei diesen Zuständen ist von Stehen und Gehen nicht mehr die Rede. Die Kinder können auch im Bett kaum einen Moment ruhig liegen, sie werfen sich hin und her, schlagen mit den Armen um sich und würden sich verletzen, wenn man die Wände des Bettes nicht polsterte. Die Sprache leidet sehr, sie wird unter Umständen zu einem ganz unverständlichen Lallen.

Auch die Nahrungsaufnahme kann durch die Beteiligung der Zunge und der Schlingmuskulatur stark behindert sein. Nur mit vieler Mühe gelingt es dem Kinde, Nahrung zu nehmen, vieles wird durch die mannigfaltigen, fortwährenden unzweckmäßigen Bewegungen der Zunge wieder aus dem Munde herausgestoßen. Kauen ist ganz unmöglich, so daß die Kinder nur flüssige und breiige Nahrung bekommen können.

Die Folgen dieser motorischen Unruhe und der durch sie gesetzten Funktionsstörungen sind verschiedene.

Der Schlaf, in leichten und mittelschweren Fällen nicht gestört, leidet in den schweren Fällen ganz erheblich, ja er kann ganz fehlen. Hier handelt es sich stets um sehr ernste Zustände, bei denen das Kind in großer Gefahr ist, an Erschöpfung zugrunde zu gehen.

Neben diesen Bewegungen, die das charakteristische Symptom für die Chorea sind, finden sich dann noch andere mehr oder weniger ausgeprägte nervöse und psychische Störungen. Als solche sind zu nennen: Kopfschmerzen, Schwindelgefühl, Parästhesien, Sehstörungen, tiefe Verstimmung, Gedächtnisschwäche, Paraphasien, psychische Depression, die sich bis zu einer wirklichen Psychose steigern kann.

Die Temperaturbewegung spielt keine wesentliche Rolle, doch kommt Fieber bis 39° wohl vor.

Diagnose. Die Diagnose der Krankheit ist leicht, wenn man sie einmal gesehen hat, und es ist auch nicht leicht möglich, sie mit anderen äußerlich ähnlichen Krankheiten zu verwechseln. Eine gewisse Ähnlichkeit hat der Tik, auch Chorea electrica (Henoch) genannt. Hier erfolgen auch Zuckungen, namentlich in der Gesichtsmuskulatur, doch sind diese schnell, blitzartig und wiederholen sich monate- und jahrelang immer in derselben Art und an derselben Stelle. Diese Zwangsbewegungen, die mit den rheumatischen Erkrankungen nichts zu tun haben, sind außerdem mit Echolalie und Koprolalie verbunden.

Ferner kann die Hysterie Veranlassung zur Verwechslung geben.

Bei einiger Aufmerksamkeit wird man leicht aber die wirkliche Chorea von der Nachahmung unterscheiden können. Die Anamnese lehrt in solchem Fall, daß das betreffende Kind mit Choreakranken zusammen gewesen ist, man merkt dem Kinde an, daß es sich mit seiner „Krankheit" interessant machen will, es unterläßt die Bewegungen, wenn es sich unbeobachtet glaubt, ist durch Suggestion leicht zu beeinflussen usw.

Prognose. Die Prognose der Chorea ist im allgemeinen gut. Die Dauer der Krankheit ist allerdings eine recht lange, mindestens sechs Wochen, in schweren Fällen viele Monate.

Die Prognose wird getrübt durch die lange Dauer sehr starker Bewegungen mit Störung des Schlafes und schlechter Nahrungsaufnahme. Schwächliche Kinder können .hierdurch zur äußersten Erschöpfung gebracht werden und dieser schließlich erliegen.

Die Prognose quoad valetudinem sowohl wie quoad vitam wird ferner getrübt durch das Einsetzen einer Herzerkrankung, sei es, daß diese nun zu einem einfachen Herzfehler führt, sei es, daß sich eine maligne Form der Herzentzündung entwickelt, worüber unten näher zu sprechen sein wird.

Ungünstig ist stets eine Kombination von Chorea und Gelenkrheumatismus, denn diese Kombination zeigt oft eine maligne Wendung der Krankheit durch schwere, tödliche Herzentzündung an. Die Prognose wird selbstverständlich auch getrübt durch die Neigung zu Rezidiven und durch die Möglichkeit, daß die nächste Attacke einen ungünstigen Verlauf nimmt.

Therapie. Ein von Chorea befallenes Kind leidet an einer Infektionskrankheit, die stets die Gefahr einer dauernden Herzschädigung mit sich bringt. Derartige Kinder gehören also ins Bett. Die Ruhelage dort und das Fehlen von Anregungen und Bewegungen wirken allein schon wohltätig, ferner muß bedacht werden, daß durch die vielen unzweckmäßigen Muskelbewegungen viel Energie verbraucht wird, und daß deswegen die Ruhe des übrigen Körpers für die Erhaltung des allgemeinen Kräftezustandes günstig und notwendig ist.

Aus demselben Grunde ist auch auf eine sehr sorgfältige Ernährung Wert zu legen, denn die Chorea bringt den Ernährungzustand sehr zurück. In leichteren Fällen macht das keine Schwierigkeiten, und man kann dann sogar mit Vorteil eine Art Mastkur mit den Kindern vornehmen. Als Nahrung wird Milch, Mehlspeisen, Gemüse, Obst und Kompott bevorzugt, nicht Fleisch und Eier, von denen nur wenig gegeben werden soll.

Die übrige Therapie besteht in der Anwendung von warmen Bädern mit nachfolgender Schwitzpackung des ganzen Körpers von etwa einstündiger Dauer. Diese Prozedur kann je nach dem Kräftezustand täglich oder alle zwei Tage vorgenommen werden.

An Medikamenten kommen zur Anwendung das Arsen und Narkotika; die Salizylpräparate usw. schaffen keinen Nutzen.

Das Arsen wird (Anwendungsweise der Heubnerschen Klinik) in folgender Form gegeben:

Rp. Liq. arsenicos. Fowl. gtt. XXX,
Aq. menth. pip.   80,0,
Sirup. spl.   ad 100,0,
M.D.S. 3 × täglich 10 ccm.

Nach einer Woche läßt man der Mixtur 40 Tropfen zusetzen, nach weiteren 14 Tagen bis 3 Wochen 50 Tropfen. Dabei wird geblieben während mehrerer Wochen.

Die Narkotika kommen zur Anwendung bei den Fällen mit sehr starker Muskelunruhe, mit Störung des Schlafes, der Nahrungsaufnahme usw., denn hier hängt alles davon ab, dem Kranken erst einmal Ruhe zu verschaffen, damit er nicht der völligen Erschöpfung anheimfällt. Am besten verwendet man hier große Dosen von Bromnatrium oder einer Mischung von diesem Salz mit Bromammonium. Man gibt dreimal täglich 1—5 g davon, je nach dem Alter des Kindes. Auch Chloral und selbst Morphium müssen zu Hilfe genommen werden, doch sei man mit der Anwendung dieser Mittel vorsichtig, da zuweilen Kollapse nach ihrer Anwendung auftreten. Das Chloral wird am besten als Klysma verwendet. Auch andere Narkotika können gegeben werden.

Die Purpura rheumatica

und ähnliche Prozesse unterscheiden sich beim Kinde nicht wesentlich von ihrem Auftreten beim Erwachsenen, und es kann deswegen auf eine genauere Schilderung hier verzichtet werden.

Eine besondere Besprechung macht aber die ominöse Komplikation der rheumatischen Infektion, die Erkrankung des Herzens, nötig.

Die Endokarditis

ist die häufigste Form der Herzerkrankung bei Gelenkrheumatismus und Chorea. Sie wird am häufigsten getroffen beim Gelenkrheumatismus, danach kommt unmittelbar die Chorea noch vor allen anderen Infektionskrankheiten, die zu einer Schädigung des Endokards führen können. Über die Häufigkeit der Herzerkrankung bei Gelenkrheumatismus gibt Heubner 74% an, für die Chorea 53% (alle Herzgeräusche mitgerechnet, auch solche, die später wieder verschwanden). Brüning gibt nach dem Material der Leipziger Kinderklinik für die Chorea an, daß 65% der Fälle Erkrankungen des Herzens zeigten. Meine eigenen Erfahrungen an den in Straßburg sehr zahlreichen Fällen von rheumatischen Erkrankungen gehen noch über diese Zahlen hinaus. Es zeigten über 80% Herzkomplikationen.

Bei beiden Krankheiten entwickelt sich nach einiger Zeit, gewöhnlich nach einer Woche, unter leichtem Fieberanstieg, der aber auch fehlen kann, ein Geräusch am Herzen, meist der Mitralis, seltener der Aortenklappe entsprechend, das bald stärker wird. Später findet man dann den ausgeprägten Herzfehler vor. In einer kleinen Gruppe von Fällen verschwindet das Geräusch nach dem Ablauf der Grundkrankheit wieder, oder es gleicht sich auch ein entstandener Herzfehler im Laufe der Jahre wieder vollständig aus. Leider ist das aber nicht die Regel, sondern die Ausnahme, und man soll deswegen den Eltern keine allzugroßen Hoffnungen auf die völlige Wiederherstellung des Herzens machen.

Abgesehen von dieser relativ gutartigen Form der Herzerkrankung kommt aber auch eine maligne Endokarditis vor, die mit hohem Fieber, ja mit hyperpyretischen Temperaturen einsetzend, schnell ein sehr schweres Krankheitsbild schafft. Die Kinder verfallen sichtlich, werden tief bleich, zeigen Atemnot, Entzündungen der Pleuren usw. treten ein, und es zeigt sich eine schwere Benommenheit bzw. Bewußtlosigkeit, oder aber äußerst heftige Delirien, die dann sowohl beim Gelenkrheumatismus wie bei der Chorea zu maniakalischen großen Bewegungen führen, oft unter gleichzeitigen Halluzinationen. Diese Zustände sind es, die dann auch wohl als Chorea magna bezeichnet werden. Noch eine andere üble Wendung kann die rheumatische Erkrankung des Herzens nehmen, die im Kindesalter eine größere Rolle zu spielen scheint als beim Erwachsenen. Es ist das die Entstehung einer Perikarditis, die anfangs exsudativ, dann schnell adhäsiv wird und zu einer vollständigen Verlötung beider Herzbeutelblätter und zu einer Verödung des Herzbeutels neigt. Die Entzündung tritt unter mehr oder weniger hohem Fieber ein, gleichzeitig bildet sich auch eine Pleuritis aus, und es kommt zum Erguß eines perikardialen und eines pleuritischen Exsudats. Die Szene kann jetzt schnell ein übles Aussehen gewinnen, es treten von neuem Gelenkschwellungen auf, bzw. bilden sich bei der Chorea zum ersten Male aus, es kommt ähnlich, wie bei der geschilderten malignen Endokarditis zu schweren Delirien und Bewußtseinsstörungen, und bald tritt der Tod ein.

In anderen Fällen tritt durch die Perikarditis nicht sofort eine zum Tode führende Verschlechterung des Befindens ein, es bildet sich vielmehr das Exsudat zurück, aber nun kommt es zur Bildung zahlreicher Synechien zwischen den beiden Blättern des Perikards und zu einer immer mehr fortschreitenden Verödung des Herzbeutels. Hierdurch wird natürlich das Herz in seiner Funktion äußerst schwer geschädigt, und schnell macht sich die Behinderung des Kreislaufs geltend durch große Blässe der Kinder, schwere Atemnot, Angstzustände, starke Stauungen und dadurch Vergrößerungen von Leber und Milz. Diese Vergrößerung der Leber wird oft genug als „Leibschmerzen" angegeben, und deswegen sowie wegen der tiefen Blässe und des gänzlich fehlenden Appetits werden die Kinder zum Arzt gebracht.

Bei diesen Zuständen können die Kinder noch mal ihr Krankenlager verlassen, können unter Umständen noch mal so weit kommen, daß sie die Schule wieder besuchen, aber sie bleiben bleich und hinfällig, und schließlich macht doch die steigende Insuffizienz des Herzens nach monate- oder jahrelangem Leiden dem Leben ein Ende, wenn nicht durch eine neue Attacke von Gelenkrheumatismus und ein Aufflammen der Endokarditis und Perikarditis schon früher der Tod eintritt.

In einigen Fällen tritt auch bei der Perikarditis vollständige Heilung ein.

Die Diagnose und Prognose der Herzerkrankungen bei den rheumatischen Infektionen ergibt sich aus dem Vorstehenden.

Therapie. Die Therapie steht hier vor einer wenig dankbaren Aufgabe. Zunächst muß zugestanden werden, daß wir auf keine Weise die Entstehung der Endokarditis und Perikarditis bei Gelenkrheumatismus und Chorea verhüten können, ja wir können auch nicht verhindern, daß diese Erkrankung einen malignen Charakter annimmt.

Wir können höchstens solche Schädigungen ausschalten, die eine Erkrankung des Herzens begünstigen. Es ist also die möglichst gründlich und langdauernde Schonung des Körpers, die Bettruhe, die Vermeidung aller Erregungen usw. zu fordern.

Die Behandlung der frischen Endokarditis besteht in dem Auflegen einer Eisblase und in der Anwendung der Digitalis.

Bei der Perikarditis hat Digitalis weniger Wert, hier kann versucht werden, durch energische Ableitung auf die Haut eine Resorption des Exsudats anzubahnen. Heubner benutzt dazu ein 10×10 cm großes Vesikator. Auch die Punktion des Herzbeutels ist gemacht worden und hat in manchen Fällen gute Resultate ergeben. Wie weit indessen dadurch auch die Obliteration des Herzbeutels verhütet wird mit ihren traurigen Folgen, das muß dahingestellt bleiben.

Nach Überstehen der rheumatischen Infektion, gleichgültig, ob dabei eine Erkrankung des Herzens eingetreten ist oder nicht, empfiehlt Heubner eine Kur in Nauheim, dort beginnende und später fortgesetzte Abhärtung des Körpers, um einer Wiederholung des Gelenkrheumatismus bzw. der Chorea vorzubeugen. Die Abhärtung hat vorsichtig zu erfolgen, mit trockenen Abreibungen beginnend, dann zu feuchten nach vier Wochen übergehend, mit zunächst warmem Wasser, dessen Temperatur man dann immer weiter erniedrigt. Schließlich kommen kalte Bäder, Schwimmen, Aufenthalt an der See, Wintersport an die Reihe.

Sorgfältig ist auf die Kleidung zu achten. Die Kinder müssen nach dem Thermometer, nicht nach der Jahreszeit angezogen werden. Namentlich ist davor zu warnen, sie bei warmem Wetter zu dick anzuziehen, sie kommen dann leicht in Schweiß und erkälten sich.

Wenn irgend möglich, soll man Kinder, die einen oder mehrere Anfälle von Gelenkrheumatismus oder Chorea usw. gehabt haben und namentlich solche, bei denen das Herz ergriffen ist, aus feuchtem sonnenarmen Klima entfernen und sie in waldige sonnige Gebirgsgegenden bringen.

Flußtäler mit reichlicher Sumpfbildung sind besonders unzuträglich und man kann dort eine erschreckende Häufung und schweren Verlauf der rheumatischen Infektionen beobachten, wozu ich in Straßburg reichlich Gelegenheit hatte.

Die Influenza oder Grippe.

Die Krankheit überfällt die Bevölkerung von Zeit zu Zeit in großen pandemischen Wellen, deren zwei bis drei sich in Zwischenräumen von einigen Monaten folgen, dann läßt die Zahl der Fälle allmählich nach, einige Zeit kommen noch sporadische Fälle vor und schließlich verschwindet die Seuche wieder auf eine Reihe von Jahren. Dem Auftreten im letzten Jahrzehnt des vorigen Jahrhunderts folgte eine Pause bis zum Jahre 1917, wo die Krankheit zuerst in Spanien beobachtet wurde und von da ihren Zug über Europa antrat, während bei früheren Epidemien diese von den Steppen Rußlands herkamen und sich nach Westen ausbreiteten.

Die Empfänglichkeit für die Krankheit ist sehr verbreitet, umfaßt alle Altersstufen und ist unabhängig vom körperlichen Zustand, d. h. die Krankheit befällt nicht vorwiegend schwächliche und kränkliche Individuen, sondern auch kräftige Menschen im blühenden Alter, unter denen sie, wenigstens nach den jetzigen Erfahrungen, viele Opfer fordern kann.

Als ihr Erreger gilt der von Pfeiffer gefundene Influenzabazillus, ein sehr kleines plumpes Stäbchen, das nur etwa doppelt so lang als dick ist. Der Bazillus ist gramnegativ, sehr anspruchsvoll in bezug auf Nährboden, die einen Zusatz von Hämoglobin haben müssen, wozu Menschen- oder Taubenblut benutzt wird. Seine ätiologische

Bedeutung ist indessen nicht so geklärt, als es einige Zeit schien, denn er wird auch bei sorgfältigster Untersuchung oft vermißt, wie sich das namentlich bei der jetzigen Epidemie zeigt, und statt seiner werden Pneumokokken oder seltener auch andere Eitererreger gefunden, andrerseits wieder auch bei anderen Krankheiten gefunden, so z. B. nach Jochmann bei der Keuchhustenpneumonie zu Zeiten, wo keine Grippeepidemie besteht. Danach hat sich auch die Ansicht gebildet, daß diesem Bazillus nur eine sekundäre Bedeutung zukommt, und daß er ähnlich wie die Pneumokokken unter dem Einfluß des noch unbekannten eigentlichen Erregers im Organismus des Influenzakranken ganz besonders günstige Entwicklungsbedingungen vorfindet, also eine Rolle spielt ähnlich der der Streptokokken bei Scharlach. Diese Frage muß vorläufig als ungeklärt gelten.

Das Verhalten des Organismus gegenüber der überstandenen Krankheit läßt sich so definieren, daß eine sichere und einigermaßen anhaltende Immunität nicht erworben wird. Eine gewisse kurz dauernde Immunität mag anerkannt werden, doch ist sie unsicher und wird überlagert durch die sehr große Neigung der Krankheit zu Rückfällen, die eine äußerst sorgfältige Schonung in der Rekonvaleszenz nötig macht.

Das deckt sich damit, daß die Einwirkung der Krankheit auf den Gesamtorganismus eine sehr tiefgreifende ist, daß die Widerstandskraft auch bei gesunden und sehr kräftigen Menschen stark herabgesetzt wird, was sich auch in Fällen ohne besondere Organkomplikationen durch ein ganz besonders schweres Krankheitsgefühl geltend macht, durch eine schnell einsetzende Mattigkeit und Prostration, der gegenüber auch der energischste Wille nicht standhält.

Ein sicher definiertes Inkubationsstadium kann man nicht konstruieren. Das verbietet sich schon deswegen, weil die Möglichkeiten der Infektion bei einer Pandemie auf so breiter Basis stehen, daß es kaum möglich ist, den Eintritt der Infektion auch nur einigermaßen genau zu bestimmen. Jedenfalls beträgt die Inkubation nur sehr kurze Zeit, wenige Stunden bis vielleicht drei Tage.

Krankheitsbild.

Für die allgemeinen Züge der Krankheit läßt sich sagen, daß sie meist plötzlich beginnt mit hohem Fieberanstieg unter Frieren, auch wohl Schüttelfrost, bei Kindern auch unter plötzlichem Erbrechen und einem sehr starken Krankheitsgefühl.

Dann sind es zwei Erscheinungen, die dem weiteren Verlauf ihr Gepräge geben.

Erstens die Beeinflussung des Nervensystems — zweitens die Beeinflussung der Schleimhäute. Die Beeinflussung des Nervensystems zeigt sich in einer allgemeinen Schmerzhaftigkeit der Muskulatur und der Gelenke, dem Kranken tut alles weh und namentlich starke Kreuzschmerzen können den Patienten sehr plagen. Auch im jungen

Kindesalter, bei Säuglingen zeigt sich diese Schmerzhaftigkeit schon und macht die Kinder ungewöhnlich unruhig, sie schreien viel und kläglich und werden durch die Schmerzen schwer im Schlaf gestört.

Ältere Kinder klagen über starken Kopfschmerz, der oft geradezu exzessive Grade erreichen kann. Daneben finden sich starke Aufregungszustände bis zu manischen Delirien, unterbrochen wieder von Bewußtseinsstörungen und Depressionszuständen, so daß ein Bild entstehen kann, das deutlich an Meningitis erinnert, und an eine solche Diagnose noch mehr denken läßt, wenn eine Schmerzhaftigkeit und Steifigkeit der Nackenmuskulatur vorhanden ist. In anderen Fällen tritt mehr eine Mißlaunigkeit und allgemeiner Negativismus hervor. Kleine Kinder sind einfach weinerlich und ablehnend, ältere Kinder zeigen die schwere Depression deutlicher. Diese Zustände finden sich nicht etwa nur in Begleitung der Influenzapneumonien, ich habe sie vielmehr auch bei Kindern gesehen, die ohne eine ernstliche Erkrankung der Atmungsorgane bekommen zu haben, nach wenigen Tagen wieder genesen.

Als anatomische Grundlage darf man wohl eine leicht vorübergehende Reizung der Meningen ansehen, die bei der später zu besprechenden Neigung zur Hyperämie in verschiedenen Gefäßgebieten sich in einer Hyperämie der Meningen und wohl auch in einer gewissen Flüssigkeitsvermehrung geltend machen kann, denn man findet bei diesen Zuständen von Meningismus oft bei der Lumbalfunktion einen erhöhten Druck, aber eine klare Lumbalflüssigkeit ohne nachweisbare entzündliche Veränderungen. Daneben ist daran zu denken, daß man bei der Sektion zuweilen auch enzephalitische Herde findet, so daß mit leichten entzündlichen Veränderungen der Hirnrinde auch gerechnet werden darf.

Daß auch eine wirkliche schwere eitrige Meningitis bei Influenza vorkommt, soll später erwähnt werden.

Die Hyperämie und Schwellung der Schleimhäute des Rachens und der oberen Luftwege ist die häufigste und regelmäßigste Erscheinung der Influenza sowohl beim Erwachsenen wie beim Kind und kann zu sehr erheblichen Beschwerden führen. Bald tritt hier der Schnupfen und die Verschwellung des Nasenrachenraums mehr in den Vordergrund, bald die Angina. Stets zeigen dann die der Betrachtung zugängigen Teile der Schleimhaut eine dunkle Verfärbung und Schwellung, die sich an der Grenze des weichen Gaumens ähnlich wie bei Scharlach scharf absetzt. Die stark erweiterten Gefäße platzen leicht und es kommt zu Nasenbluten oder zu Blutungen im Nasenrachenraum oder auch aus der Schleimhaut der Trachea und der Bronchien, so daß beim Husten ein blutig verfärbtes Sekret erscheint, das mit Lungenblutungen verwechselt werden kann. Die Schwellung der Schleimhaut kann so hochgradig werden, daß Schlucken und Atmung erschwert erscheinen, wie bei einem Retropharyngealabszeß, oder auch die Schwellung greift über auf den Kehlkopf und es kommt mit oder ohne Stimmverlust zur Ausbildung eines phlegmonösen Krupp, der eine Tracheotomie notwendig machen kann,

Werden die tieferen Luftwege ergriffen, so lassen sich wieder zwei Formen des Fortschreitens, wie bei jedem intensiven katarrhalischen Prozeß, besonders im Kindesalter unterscheiden. Einmal schreitet der Prozeß auf der ganzen Oberfläche des Bronchialbaums schnell in die Tiefe, führt zur Verschwellung und Verengerung der mittleren und kleinen Bronchien und damit zur Kapillärbronchitis mit hochgradigem Lufthunger und Zyanose mit unmittelbarer schwerer Bedrohung des Lebens, oder aber es kommt zur Bildung bronchitischer Herde, die in großer Anzahl auftreten, eine große Neigung zur Konfluenz und zur Bildung bronchopneumonischer Herde mit ausgesprochen hämorrhagischem Charakter tragen. Diese bronchopneumonischen Herde, die an den verschiedensten Teilen der Lunge gleichzeitig auftreten, verdichten sich schnell zu großen lobären Pneumonien, bleiben auch oft zentral und sind dann schwer physikalisch erkennbar. Die Pneumonien zeichnen sich aus durch ihre Neigung, rapid fortzuschreiten, weite Teile der Lunge schnell zu befallen und damit das Leben zu gefährden, und ferner durch ihre Neigung zur Wanderung, so daß nach oder während Abheilung eines Herdes sich ein neuer bildet, neues Fieber einsetzt und der Prozeß sich, den Kranken erschöpfend, über Wochen hinzieht.

Metapneumonische Empyeme sind nicht selten, kommen zuweilen auch primär oder bei ganz kleinen Lungenherden vor und haben die Neigung zur schnellen Bildung eines großen Exsudats. Die bei Erwachsenen beobachteten schnell ansteigenden Empyeme aus einem dünnen lehmfarbenen Exsudat habe ich in dieser Epidemie bei Kindern nicht gesehen.

Von den Rachenorganen aus kommt es leicht zu einer Mittelohrentzündung, die sich dadurch auszeichnet, daß die Gefäße des Trommelfells sehr stark erweitert sind und sich leicht Hämorrhagien bilden. In dieser Epidemie hat bisher bei meinem Material die Mittelohrentzündung nur eine geringe Bedeutung gehabt.

Der Digestionsapparat ist im Kindesalter sehr häufig beteiligt. Auch in den leichten und abortiv verlaufenden Fällen, in denen neben allgemeiner Abgeschlagenheit nur ein oder zwei Tage hohes Fieber besteht, findet sich anfangs Erbrechen und auch Durchfall, namentlich bei Säuglingen, ohne daß diesen Erscheinungen außer einer Beeinträchtigung der Ernährung eine größere Bedeutung zukommt. In anderen Fällen aber kommt es zu wirklichen Darmentzündungen mit anfangs durchfälligen schleimigen Stühlen, denen sich bald Blut beimengt. Bald nehmen die Stühle an Zahl zu, verlieren mehr und mehr ihren fäkulenten Charakter, bestehen nur noch aus Schleim, Eiter und Blut und nehmen den Charakter dysenterischer Stühle an. Dabei besteht hohes Fieber und Schmerzhaftigkeit des Leibes. Bald tritt ein schwerer Kollaps ein und die Kinder gehen zugrunde.

Die Sektion zeigt eine starke Hyperämie der Darmschleimhaut im Dünndarm, namentlich in seinen unteren Partien, und ebenso im Dickdarm, in dem aber noch mehr oder weniger Geschwüre sich vorfinden, die vollkommen denen bei Ruhr gleichen. Ich habe in der letzten Epidemie zwei Säuglinge auf diese Weise verloren, die beide im Hause angesteckt wurden. Bei dem einen Kind handelte es sich um Rekonvaleszenz nach schwerer Atrophie, die durch mehrmonatige Behandlung hier aber schon völlig ausgeglichen war, bei dem anderen um einen Fall intensiver Stoffwechselstörung durch einseitige Kohlehydratnahrung. Beide Kinder hatten nicht die geringste Gelegenheit zur Infektion mit Dysenterie gehabt, wohl aber herrschte auf dem Saal die Grippe.

Eine weitere schwere Krankheitserscheinung ist die Meningitis. Sie verläuft als akute eitrige Meningitis und ist wohl immer tödlich.

In diesen Fällen dürfte es zu einer allgemeinen Aussaat der Erreger ins Blut gekommen sein, die auch zu anderen Lokalisationen des septischen Prozesses führen können. So sind Gelenk- und Hautabszesse mit reinem Befund von Influenzabazillen beschrieben worden.

An anderen selteneren Komplikationen sind Exantheme zu erwähnen, die sich namenlich in protrahierten Fällen zeigen und oft einen ausgesprochen skarlatinösen Charakter haben. In anderen Fällen sind die Exantheme weniger charakteristisch, sind urtikariaartig, zeigen Herpes usw. Auch hämorrhagische Exantheme, zuweilen in Form einer ausgesprochenen Purpura, kommen vor.

Die Nieren zeigen selten Entzündungszustände, die keine große Bedeutung haben. Das Herz zeigt im Kindesalter nur selten eine stärkere Erkrankung, dagegen hat sich durchgehends bei meinen Fällen eine deutliche Pulsverlangsamung gezeigt, bzw. der Puls folgt nicht der Temperatur, sondern bleibt weit hinter ihr zurück.

Am Blut ist auffällig oft eine Leukopenie nachweisbar, die nur dann verschwindet bzw. verdeckt wird, wenn komplizierende andere Entzündungsprozesse, z. B. Pneumokokkenprozesse, eine Leukozytose erzeugen.

Der schwere Depressionszustand, unterbrochen von Aufregungszuständen, hohes Fieber bei relativ niederem Puls und Leukopenie kann die Differentialdiagnose gegen Typhus recht schwierig machen. Es fehlen die Roseolen, die Milz ist meist nicht geschwollen, die Agglutination fällt negativ aus, so daß eine Unterscheidung schon möglich ist, wenn auch erst nach einigen Tagen.

Seitens des Nervensystems kann es außer den oben mitgeteilten Zuständen von Meningismus und Hyperästhesie und den Depressionszuständen auch nach Ablauf der eigentlichen fieberhaften Krankheit zu Zuständen schwerer Sommolenz und Verwirrtheit kommen, bei älteren Kindern zu einer vollständigen Lebensunlust, ein Zustand, der wochenlang andauern kann aber schließlich doch in Genesung übergeht.

Es wurde oben schon gesagt, daß man bei Sektionen hier und da enzephalitische Herde findet und es kommen auch während des Lebens Zustände zur Beobachtung, die sich nur als Enzephalitis deuten lassen. Ob sie eine zufällige Komplikation oder in unmittelbaren

Beziehungen zum Erreger der Influenza zu setzen sind, muß dahingestellt bleiben.

Die Prognose der Krankheit ist gut in den Fällen, in denen die Kinder, ohne deutliche Organerkrankungen zu zeigen, nach 1—2 tägigem Fieber in die Rekonvaleszenz eintreten. Hier ist dann nur noch für einige Tage etwas Schonung erforderlich. Da bei dichten Epidemien die Zahl dieser Erkrankungen unter den Kindern sehr groß ist, sicher größer als bei Erwachsenen, so gewinnt man den Eindruck, daß die Krankheit im Kindesalter besonders leicht verläuft. Das trifft auch zu, wenn diese leichten abortiven Fälle gleich ins Bett kommen und genügend geschont werden, kommt es aber erst mal zur Organerkrankung, namentlich zu einer solchen der Lungen, so sind die Kinder ebenso, ja noch mehr gefährdet, als die Erwachsenen, denn ihre Widerstandslosigkeit gegen bronchitische und bronchopneumonische Prozesse ist bekannt und ist um so deutlicher, je jünger die Kinder sind. Das gleiche gilt für die oberen Luftwege, denn es kommt beim jungen Kind viel leichter zu einer gefährlichen Verschwellung der Schleimhaut des Kehlkopfs, als beim älteren Kind und beim Erwachsenen. Die Prognose ist also bei Erkrankungen des Rachens und der Luftwege stets zweifelhaft, wozu noch die Möglichkeit einer schweren Beteiligung des Nervensystems kommt.

Beim Säugling hängt außerdem die Prognose wesentlich ab vom Zustand seiner Verdauungsorgane. Jede stärkere Dyspepsie, die parenteral bedingt eintritt, ist imstande, die Widerstandskraft des Organismus in gefährlicher Weise herabzusetzen, wird der Darm selbst zum Sitz der Entzündung im oben geschilderten Sinne, dann wird die Prognose weiter getrübt und meist ganz hoffnungslos.

Therapie.

Vor allem frühzeitig begonnene und lange fortgesetzte Bettruhe. Im übrigen ist die Behandlung eine rein symptomatische. Gegen das Fieber werden die üblichen Fiebermittel angewendet: Aspirin, Antipyrin, Citrophen usw., von manchen Autoren wird das Chinin, während der Fieberremission gegeben, bevorzugt. Ich selbst habe einen besonderen Vorteil gegenüber den anderen Fiebermitteln nicht gesehen. Eine neuere Empfehlung ist die der Anwendung des Methylenblau intravenös. Mir stehen bei Kindern eigene Erfahrungen nicht zu Gebote.

Die Lungenerkrankungen sind nach den bei der Kapillärbronchitis und Lungenpneumonie gegebenen Regeln zu behandeln, namentlich kann eine frühzeitige Senfeinwicklung bei den hyperämischen Schwellungen der Schleimhaut oft gute Dienste leisten. Treten die Depressionszustände, die Schlafsucht usw. sehr in den Vordergrund, verbunden eventuell mit Herzschwäche und niederem Blutdruck, dann soll man energisch Kampfer und Koffein abwechselnd in 2—3 stündigen Pausen geben und das unter Umständen tagelang fortsetzen.

Meningitis cerebrospinalis epidemica.
Epidemische Genickstarre.

Bei der Meningitis cerebrospinalis epidemica handelt es sich um eine eitrige Entzündung der Hirn- und Rückenmarkshäute, hervorgerufen durch einen gut charàkterisierten Erreger, den von Weichselbaum (1887) gefundenen Meningococcus intracellularis, der von Mensch zu Mensch übertragbar ist und sich zu dünnen Epidemien entwickeln kann. Hierbei ist aber zu betonen, daß die Meningitis nur eine Teilerscheinung einer Allgemeininfektion mit Meningokokken darstellt, ähnlich wie auch die tuberkulöse Meningitis nur eine Teilerscheinung der Miliartuberkulose ist.

Daß man die Krankheit nach der Entzündung der Hirnhaut benannt hat, erklärt sich daraus, daß dort die stärksten pathologischen Veränderungen sich zu finden pflegen, weil dort offenbar der Meningokokkus besonders günstige Bedingungen für seine Ansiedelung vorfindet, und weil das klinische Bild durch die von der Entzündung der Meningen abhängigen Symptome in den meisten Fällen beherrscht wird. Wir kennen aber Fälle schwerster Art, die nach wenigen Tagen zum Tode führen und nur den Eindruck einer schweren allgemeinen Sepsis oder einer schweren Vergiftung machen, ohne daß meningitische Reizerscheinungen besonders hervortreten. Bei der Sektion findet sich dann nur eine Hyperämie der Meningen und beginnende sero-fibrinöse Exsudation, aber noch keine schwereren Veränderungen.

Hieran muß stets gedacht werden, wenn man das wechselnd bunte Bild der Meningokokkenerkrankung verstehen will.

Die Krankheit hat erst seit der Mitte des vorigen Jahrhunderts eine größere Bedeutung erlangt und seitdem in größeren Pausen in einzelnen Landstrichen eine epidemische Ausbreitung gezeigt, unter denen die im ersten Jahrzehnt dieses Jahrhunderts in Schlesien, Westfalen und in Nordamerika beobachteten besonders Gelegenheit zu genaueren Studien gegeben haben.

Neben diesen Epidemien zeigen sich jetzt stets sporadische Fälle namentlich in den Großstädten. In auffälliger Weise befällt die Krankheit unter einer großen Zahl von Menschen, die gleichzeitig der Infektion ausgesetzt waren, immer nur einzelne Individuen und bevorzugt das Kindesalter, so daß in mehreren Epidemien festgestellt werden konnte, daß etwa 88 % der Erkrankten dem Kindesalter angehörten und von diesen etwa 25 % Säuglinge waren. Außer den Kindern sind noch solche Menschen von der Krankheit bevorzugt, die eng beieinander wohnen, und es ist namentlich in Kasernen ein gehäuftes Auftreten der Krankheit beobachtet worden.

Das Fortschreiten der Krankheit vollzieht sich nicht immer so, daß ein Kranker die nächste Umgebung ansteckt, sondern vielfach springt die Krankheit in der Weise, daß in einer Familie eines oder mehrere der Kinder erkranken, die nächste Umgebung verschont bleibt und in einem anderen Hause wieder Kinder oder auch Erwachsene erkranken, die mit den zuerst erkrankten Kindern nachweislich nicht in Berührung gekommen sind. Aus diesen Tatsachen ergibt sich die Folgerung, daß erstens die Virulenz des Erregers bzw. die Empfänglichkeit des Menschen für die Krankheit nicht groß sein kann und eine besondere Disposition für die Krankheit angenommen werden muß, weil unter einer größeren Zahl von Menschen, die der Infektion ausgesetzt waren, immer nur ein kleiner Teil betroffen wird, und zweitens, daß der Erreger auch von gesunden Menschen beherbergt werden kann, daß also mit Kokkenträgern gerechnet werden muß.

Beides trifft zu. Die Bevorzugung des Kindesalters und hier wieder der jüngsten Individuen erklärt sich aus der diesem Alter eigentümlichen geringeren Widerstandsfähigkeit gegenüber Infektionen überhaupt, und innerhalb dieses Alters mögen die lymphatischen Individuen mit chronischen Entzündungen des lymphatischen Rachenrings besonders gefährdet sein, was aber nicht allgemein anerkannt wird.

Das Vorhandensein von Kokkenträgern ist, nachdem der Erreger genau bekannt ist, nach den Untersuchungen der letzten Jahre nicht mehr zu bezweifeln.

Es ist also anzunehmen, daß die empfänglichsten Individuen, die Kinder, und unter ihnen wieder die Säuglinge, Kristallisationspunkte für die Epidemie abgeben und von ihnen aus durch die Kokkenträger die Erreger weitergeschleppt werden.

Hiermit ist allerdings noch nicht erklärt, warum die Ausbreitung in Kasernen und ähnlichen Orten, wo eine große Menge von Menschen dicht beieinander wohnen, besonders häufig erfolgt. Eine Erklärung wäre hier nur so zu geben, daß unter solchen Bedingungen der Weg für die Übertragung ein sehr breiter ist und die überhaupt empfänglichen Individuen mit größter Wahrscheinlichkeit auch infiziert werden. Zu rechnen wäre auch mit einer Virulenzsteigerung der Mikroorganismen durch die häufigere Übertragung von Mensch zu Mensch.

Eine Rauminfektion ist nicht anzunehmen, denn die äußerst labilen Kokken können außerhalb des Körpers nur sehr kurze Zeit am Leben bleiben.

Der Meningokokkus ist ein Diplokokkus, oft liegen auch 4 Kokken als Tetraden zusammen, wobei die einzelnen Individuen Semmelform zeigen. Er hat eine große Ähnlichkeit mit den Gonokokken und mit dem Micrococcus catarrhalis, mit denen er die Lagerung innerhalb der Eiterzellen und die Entfärbung nach Gram gemeinsam hat. Er stellt sehr hohe Anforderungen an die künstlichen Nährböden, wächst noch am besten auf Aszitesagar oder Blutserumagar oder auf Loefflerschem Blutserum. Auch auf gewöhnlichem Agar ist ein Wachstum zu erzielen, das aber kümmerlich bleibt. Wesentlich ist die Anwesenheit von unverändertem tierischen Eiweiß. Er geht bei der künstlichen Züchtung sehr leicht zugrunde, ist sehr empfindlich gegen Licht, Austrocknung und wird schon durch schwache Desinfektionsmittel sicher vernichtet. Er ist auch sehr anspruchsvoll in bezug auf die Temperatur, die genau 36—39° betragen soll. Längere Abkühlung der Kultur führt zum Absterben, ebenso geringe Erhitzung. Seine Tierpathogenität ist gering. Junge Meerschweinchen lassen sich durch Einbringen von Kulturmaterial in Pleura und Peritonealhöhle tödlich infizieren. Die Artzugehörigkeit verdächtiger Stämme läßt sich durch Agglutination erweisen, wobei allerdings auch bei Verwendung hochagglutinierender Sera, die sich von Pferden, Ziegen und Kaninchen durch intravenöse Injektion abgetöteter Kulturen gewinnen lassen, sehr sorgfältig vorgegangen werden muß. Die Agglutination tritt erst nach 24 Stunden ein und manche Stämme agglutinieren nur schwer. Diese Identifizierung ist wegen der nahen Verwandtschaft mit dem Micrococcus catarrhalis und einigen anderen Kokkenarten unbedingt notwendig.

Eine weitere Unterscheidungsmöglichkeit hat man versucht zu gewinnen durch sein Verhalten gegenüber verschiedener Zuckerarten (vgl. Gruber und Kerschensteiner, Die Meningokokken-Meningitis, Ergebnisse der Inneren Medizin und Kinderheilkunde, Bd. 17, S. 431). Es zeigt sich, daß der Meningokokkus Dextrose und Maltose zerlegt, während Gonokokken nur auf Dextrose wirken, der Micrococcus catarrhalis Zucker überhaupt nicht angreift usw., so daß sich der Meningokokkus von den meisten ähnlichen Kokken abtrennen läßt.

Das Kulturverfahren und die Identifizierung nimmt oft viel Zeit in Anspruch und gelingt durchaus nicht gleich in allen Fällen. Besonders wichtig ist es, die Aussaat mit möglichst frischem Material zu machen, entweder so, daß das Lumbalpunktat sofort zentrifugiert und der Bodensatz auf geeigneten Nährboden gebracht wird, oder so, daß man direkt in Röhrchen mit Aszitesagar oder Löfflerserum eintropfen läßt. Oder man verwendet Aszitesbouillon und stellt die Röhrchen vor der Aussaat auf Platten einige Stunden in den Brutschrank. Das Verfahren ist sehr zu empfehlen, weil oft nur wenig lebensfähige Kokken in der Lumbalflüssigkeit vorhanden sind. Für die klinische Diagnose wird eine an Sicherheit grenzende Wahrscheinlichkeit gewonnen, wenn man im Eiter des Lumbalpunktats intrazelluläre Diplokokken findet, die gramnegativ sind.

Es ist viel darüber gestritten worden, wie die Meningokokken in die Meningen gelangen. Es handelt sich wesentlich darum, ob von der Schleimhaut und den lymphatischen Gebilden des Rachens und Nasenrachenraumes eine direkte Durchwanderung durch das Siebbein, durch die Lymphscheiden von Nerven und Gefäßen angenommen werden soll, was zunächst denkbar ist, weil sich die Meningokokken da auch beim Gesunden finden können, oder ob dort wohl die primäre Ansiedlung der Erreger, aber ihre Fortleitung in die Meningen auf dem Blutwege erfolgt. Ein Beweis für eine direkte Fortleitung aus der Nachbarschaft, also von der Nase und dem Nasenrachenraum aus, läßt sich mit voller Sicherheit nicht geben, so daß mindestens für einen Teil der Fälle auch an den Blutweg gedacht werden muß, der jetzt von den meisten Autoren angenommen wird.

Die Meningokokken finden sich in der Lumbalflüssigkeit, aber auch in anderen Organen und im Blut. Je mehr die Methoden der Züchtung ausgebaut wurden, desto häufiger glückt der Nachweis auch an solchen Stellen, an denen man den Erreger bisher vergeblich gesucht hatte.

Er ist von vielen Autoren im Blut gefunden worden, ferner im Gelenkexsudat, im Perikard- und Pleuraexsudat, bei Endokarditis in myokarditischen Infiltraten, im Peritonealexsudat, in Herpesbläschen, in Hauteruptionen, in pneumonischen Herden, im bronchialen Sekret (Sputum), bei eitriger Spermatozystitis und Epididymitis, im Milzsaft. (Literaturangaben s. Gruber und Kerschensteiner l. c.) Man kann also sagen, daß der Meningokokkus überall im Körper auftreten und nach Art anderer Eiterkokken septische Metastasen bewirken kann.

Die pathologischen Veränderungen der Meningitis bestehen in einer Entzündung der weichen Hirnhäute, in der Bildung eines eitrigen, seltener serofibrinösen Exsudats und in der Entwicklung eines Hydrozephalus. Die Entzündung erstreckt sich auch auf die Rückenmarkshäute.

Das eitrige Exsudat findet sich unregelmäßig verteilt und es ist nicht möglich zu sagen, wo die Eiterung begonnen hat. Am deutlichsten zeigt sich die Eiterung bei schnell verlaufenden Fällen, die im Verlauf etwa einer Woche zum Tode kommen. Hier ist oft ein Teil des Gehirns, z. B. das Vorderhirn, ganz von einem Eitermantel umgeben, die Subarachnoidealräume sind vollständig mit eitrig-fibrinösen Massen ausgefüllt. Andere Teile sind frei. Ebenso ist es am Rückenmark, wo auch einzelne Strecken frei, während andere von Eiter eingehüllt sind. Dauert der Prozeß länger, etwa 5 — 6 Wochen, so wird das eitrige Exsudat zunächst eingedickt und dann resorbiert. Es findet sich fleckweise verteilt eine trübe serös-eitrige Flüssigkeit in den Subarachnoidealräumen und fleckige Trübungen und Verdickungen der weichen Hirnhäute. Zugleich zeigt sich ein deutlicher Hydrocephalus internus, um so mehr, je länger die Krankheit bereits bestanden hat. Die Hirnventrikel und der Rückenmarkskanal enthalten eine trübe Flüssigkeit mit Eiterflocken. In den erweiterten Seitenventrikeln ist oft der Eiter am Boden abgesetzt und darüber befindet sich eine beinahe klare Flüssigkeit. Das Ependym der Ventrikel ist entzündet und verdickt.

Für die Entstehung des Hydrocephalus internus hat man in einer Reihe von Fällen mechanische Ursachen, z. B. Verschluß des Foramen Magendi durch entzündliche Vorgänge, verantwortlich gemacht, doch kommt der Hydrozephalus auch ohne solche Stromhindernisse zur Beobachtung und ist als entzündliches Exsudat aufzufassen. Dauert die Krankheit monatelang, dann sind die Veränderungen soweit zurückgegangen, daß man nur noch spärliche Trübungen der Hirnhäute und den Hydrozephalus findet.

In den seltenen ganz rapid tödlich verlaufenden Fällen findet man nur eine Hyperämie und Schwellung der Meningen und vielleicht eben beginnende fleckweise Eiterbildung. In einzelnen Fällen greift die Entzündung auch auf die Hirnsubstanz über, Meningoenzephalitis, und bildet dort hämorrhagisch-eitrige Abszeßherde.

Hier sei eine eigenartige Mitteilung von Oberndorfer (Münch. med. Wochenschrift 1915, S. 788) erwähnt. Er fand bei Sektionen von an Meningitis Erkrankten vielfach ein auffallend großes Hirngewicht, das nicht durch Hydrozephalus oder Ödem erklärt werden konnte. Er sieht darin eine Organdisposition für die meningitische Erkrankung.

Die anderen Organe sind in mannigfachster Weise und in wechselnder Stärke verändert. Am häufigsten werden die Veränderungen in Rachen und Nase betont. Westenhöffer (Patholog.-anatomische Ergebnisse der oberschlesischen Genickstarreepidemie von 1905, Klin. Jahrb. 15, 1906, S. 675) hat bei Kindern eine Hypertrophie, Rötung und Hypersekretion der Rachentonsille gefunden und mißt dem besondere Bedeutung bei, was von anderer Seite bestritten wird, und namentlich Göppert (Zur Kenntnis der Meningitis epidemica mit besonderer Berücksichtigung des Kindesalters, Klin. Jahrb. 15, 1906, S. 524); derselbe (Über Genickstarre, Ergebnisse der Inneren Medizin und Kinderheilkunde, Bd. 4, S. 165) kommt auf Grund seiner zahlreichen und sorgfältigen Untersuchungen zu folgendem Resultat:

„Die Nasenrachenraum- und Pharynxerkrankungen bei Genickstarre sind daher eine häufige, wohl charakterisierte Teilerscheinung der Krankheit. Sie sind aber keine obligatorische Erscheinung, namentlich nicht bei den foudroyanten Fällen. Im Nasenrachenraume ist also sicher nicht die alleinige Eintrittsstelle des Krankheitskeimes zu suchen."

Und weiter: „Der ganze Respirationstraktus von der Nase und ihren Nebenhöhlen bis zu den Lungenbläschen kann daher im Anfangsstadium der Meningitis mehr oder weniger heftige Entzündungserscheinungen zeigen. Der Zufall oder der Genius epidemicus bringen es mit sich, daß der eine Beobachter diese, der andere jene Affektion mehr beobachtet und in den Vordergrund gestellt hat. Speziell sind Katarrhepidemien nicht ohne Einfluß auf die Resultate der Beobachter gewesen. Keine dieser Affektionen ist aber an sich obligatorisch, und so darf die Vermutung ausgesprochen werden, daß einmal dieser, einmal jener Punkt der Schleimhaut die Eintrittspforte für den Meningokokkus in das Blut abgibt."

Diese Darstellung dürfte den heutigen Stand unserer Kenntnisse über die Bedeutung der Entzündung in Nase, Rachen und Luftwegen am besten wiedergeben.

Die Einzelerkrankungen in diesem Organgebiet können sich außer einer Entzündung und Schwellung der Rachentonsille zeigen als Angina, als Entzündung der Nasenschleimhaut, namentlich der hinteren Abschnitte, als Bronchitis und als pneumonische Herde.

Die Angina kann die verschiedensten Formen annehmen. Eine starke Schwellung der Tonsillen kann da sein wie bei phlegmonöser Angina (Göppert), diphtherieähnliche Zustände können beobachtet werden, in vielen Fällen aber zeigt die Angina eine eigentümlich fleckige Röte, die an ein Enanthem erinnert. Diese roten Flecke können auch erhaben sein. Sie soll als Frühsymptom aufgefaßt werden können, das der Genickstarre um 1—2 Tage vorausgeht; doch hat sie Göppert auch in der 2.—3. Woche gesehen, wo er sie als Rezidiv auffaßt.

Die Angina kann aber auch ganz fehlen, was bei Säuglingen die Regel ist.

Bronchitis kommt als Vorläufer und im Beginn der Krankheit vor und kann ziemlich heftige Grade erreichen. Die Hyperämie der Schleimhaut kann bei foudroyanten Fällen, am ersten Tage Verstorbener, von der Trachea bis zu den feinsten Bronchien reichen. Auch stärkere Tracheitis und Laryngitis kommt vor, die sich als kleine, teilweise hämorrhagische Entzündungsherde präsentieren kann, aber auch eitrige und nekrotische Infiltrationen hervorbringt, die zu schweren Stenosen mit Indikation zur Tracheotomie führen können.

Ferner zeigen sich pneumonische Herde nicht selten, die sich als bronchitische, peribronchiale und lobulärpneumonische Affekte mit eitrig-fibrinösem, graugelben bis graubraunem Exsudat darstellen (Gruber und Kerschensteiner). In diesen Herden sind Meningokokken gefunden worden. Auch lobäre Pneumonien kommen vor.

Die Pleuren werden in Form einer exsudativen serösen, hämorrhagischen, sero-fibrinösen und eitrigen Entzündung ergriffen. In dem Exsudat finden sich Meningokokken. In den Pleurablättern finden sich feinste Blutungen.

Analoge Veränderungen finden sich am Perikard, und unter dem inneren Blatt ebenfalls feine Blutungen und eitrige Infiltrate.

G. B. Gruber beschreibt im Myokard Entzündungsherde in Form kleinster zelliger Infiltrate. Makroskopisch zeigten diese Herzen eine akute Dilatation. Auch tiefgreifende Degenerationsprozesse wurden am Myokard beobachtet.

Endokarditis ist gleichfalls beobachtet worden. Die Milz wird oft vergrößert gefunden, doch ist das kein regelmäßiger Befund, ja es gibt Angaben, daß die Milz klein und atrophisch oder abnorm schlaff gefunden wird, was als eine regressive Phase nach vorangegangener Schwellung aufgefaßt wird. Die Angaben hierüber sind sehr wechselnd. Die Leber zeigt keine besonderen Veränderungen.

Der Darm ist nicht selten in verschiedener Weise verändert. Es findet sich Hyperämie und Schwellung der Schleimhaut, oft nur streckenweise ausgebildet, häufig mit vielen Hämorrhagien durchsetzt. Schwellung der Mesenterialdrüsen.

Peritonitis ist auch beobachtet worden. Die Nieren sind häufig verändert in Form von starker Hyperämie mit Blutaustritten. Demgegenüber finden sich auch deutlich anämische Nieren mit trüber Schwellung.

In den Nebennieren sind Blutungen bei Meningokokkensepsis beobachtet worden. Entzündungen der männlichen Genitalien als eitrige

Orchitis und Periorchitis, Epididymitis und Spermatozystitis sind beschrieben worden. Schwellungen des lymphatischen Apparates sind vielfach beobachtet und verschieden gedeutet worden, während Westenhöffer l. c. darin eine Konstitutionsanomalie, einen Status lymphaticus sieht, worin er durch das Vorhandensein einer großen Thymusdrüse noch bestärkt wurde, durch den ein besonders günstiger Boden für die Krankheit geschaffen werden soll. Göppert l. c. faßt die Schwellungen der lymphatischen Apparate des Darmes und der Lymphdrüsen als Giftwirkung der Meningokokken auf, die sich namentlich bei kurzdauernd zur Sektion kommenden Fällen zeigen. Was die Größe der Thymus anlangt, so macht er darauf aufmerksam, daß sie wesentlich vom Mastzustand des Körpers abhängt und deswegen bei Kindern, die nach ganz kurzer Krankheit in gutem Ernährungszustand sterben, leicht besonders groß erscheinen kann.

Busse (Die übertragbare Genickstarre, Klin. Jahrb. 23, 1910) zit. nach Gruber und Kerschensteiner, sieht in der von ihm ebenfalls oft festgestellten Vergrößerung der lymphatischen Gewebe des Darmes und Gekröses, die an das Verhalten bei Scharlach und Diphtherie erinnerten, nicht den sympathischen regionären Prozeß zu Primärerkrankungen der zugehörigen Schleimhäute, sondern mehr den Ausdruck der Allgemeininfektion des Körpers, indem hier, ähnlich wie bei anderen schwereren Infektionskrankheiten, das im Körper kreisende Virus in den verschiedenen Lymphdrüsen Hyperämien und Hyperplasien veranlaßt." Die häufigen Schwellungen der Hals- und Nackenlymphdrüsen mögen ebenso erklärt werden, doch liegt hier ihre Infektion von dem beinahe stets ergriffenen Quellgebiet doch sehr nahe.

An der Haut kommen verschiedenartige Veränderungen vor. Makulöse, papulöse, vesikulöse Ausschläge sind beschrieben, Urtikaria und masernähnliche Exantheme, Roseola und kleinere oder größere Hämorrhagien, derbe Infiltrate und eitrige Einschmelzungen wurden beobachtet.

Außerdem kommt nicht selten Herpes vor, der sich nicht immer im Gesicht entwickelt.

Dekubitus wird bei der oft langen Dauer der Krankheit und der starken Abmagerung der Patienten oft gesehen, der zum Ausgangspunkt für phlegmonöse Entzündungen werden kann.

Eine Zusammenstellung der mikroskopischen Befunde bei Meningokokkenerkrankungen findet sich bei Gruber und Kerschensteiner l. c.

Erkrankungen des Auges und Ohres s. u.

Das klinische Bild der Meningitis epidemica ist dadurch charakterisiert, daß während der ganzen Dauer der Krankheit, auch wenn diese Monate beträgt, die Reizerscheinungen dauernd im Vordergrund stehen, dagegen die Lähmungserscheinungen ganz zurücktreten und auch die Bewußtseinsstörung nur eine geringe ist. Dadurch unterscheidet sich die Krankheit deutlich von der tuberkulösen Meningitis und durch ihren langen Verlauf, der ganz eigentümliche Remissionen und Intermissionen aufweist, von den gewöhnlichen eitrigen Meningitiden. Eine Ausnahme machen nur die ganz akuten, in wenigen Tagen zum Tode führenden Fälle. Hier kann die Unterscheidung gegenüber der gewöhnlichen eitrigen Meningitis unmöglich werden (s. u.).

Der Beginn ist meist plötzlich mit hohem Fieber, heftigem Kopfschmerz, Erbrechen, Fröst schnell, im Verlauf von 24 Stunden, eintretende Nackenstarre. Zuweilen gehen einige Tage lang unbestimmte Symptome voraus. Mattigkeit, Kopfschmerz, Unwohlsein. Bald tritt die Nackenstarre und die übermäßige Streckung der gesamten Wirbelsäule so deutlich hervor, daß der volkstümliche Name Genickstarre verständlich wird.

In großen Epidemien werden allerdings seltene Fälle beobachtet, in denen dies Hauptsymptom fehlt, und zwar namentlich bei Säuglingen, meist allerdings nur bei kurzdauernder Beobachtung. Dann kann sogar die Verwölbung der Fontanelle und sonstige Erscheinungen des gesteigerten Hirndrucks, Erbrechen usw., fehlen und nur die starke Hyperästhesie übrig bleiben neben hohem Fieber und schwerem Allgemeinbefinden, oder aber die Fälle sehen aus wie eine schwere Sepsis. Hier kann die Diagnose so schwer werden, daß sie bei sporadischen Fällen kaum zu stellen ist (s. u.).

Das Fieber steigt schnell hoch an und erreicht 40° und mehr, kann kurze Zeit als Kontinua bestehen, nimmt dann aber einen unregelmäßig remittierenden Charakter an. Der Puls folgt dem Fieber. Er zeigt zuweilen Andeutungen von langsamem, unregelmäßigem Gang, doch ist das nicht sehr ausgeprägt. In akuten Fällen kommt ein plötzliches Ansteigen auf 160—180 Schläge vor, beruhend auf Vaguslähmung.

Die Atmung kann ebenfalls unregelmäßig sein, mit tiefen, seufzenden Inspirationen, aber auch diese Erscheinung ist nicht so deutlich ausgeprägt wie bei der tuberkulosen Meningitis. Erst in der Agonie zeigen sich schwere Atmungsstörungen.

Im Vordergrunde des klinischen Bildes stehen die Reizerscheinungen. Wie oben schon gesagt, überwiegen sie während des ganzen Verlaufs so sehr, daß Lähmungserscheinungen und Bewußtseinsstörungen dagegen ganz zurücktreten. Im ersten Beginn ausgeprägter Fälle kann vollkommene Bewußtlosigkeit bestehen, die sich dann aber aufhellt.

Auf motorischem Gebiet sind vor allem die Hypertonien ganzer Muskelgruppen zu nennen, die zur Nackenstarre, zum Opisthotonus, zur Starre und Kontraktur einzelner Glieder führen kann, die oft den Patienten sehr belästigen und ihrer Lösung starken Widerstand, mit Schmerzen verbunden, entgegensetzen. Namentlich bei jungen Kindern kommt es außerdem nicht selten zu klonischen Krämpfen. Häufiger sind die automatischen Bewegungen, wie Kauen, Gähnen, Verziehen des Mundes, Stirnrunzeln usw.

Außerdem zeigen sich Störungen der Augenmuskulatur, Strabismus, ungleiche Pupillen mit erhaltener Reaktion.

Auf sensiblem Gebiet ist eine äußerst quälende Hyperästhesie und

Hyperalgesie vorhanden. Jede Berührung, jede Bewegung wird schmerzhaft, der Patient fühlt sich zum mindesten dauernd unbehaglich. Außerdem wird er von neuralgischen Schmerzen geplagt. Kopfschmerzen, Kreuzschmerzen, Schmerzen in den Füßen und Händen können so heftig werden, daß die Kinder laut jammern, oder mit schmerzlich verzogenem Gesicht vor sich hinbrüten, dann versuchen, in anderer Stellung Ruhe zu finden, durch die Bewegung neue Schmerzen auslösen, so daß der Zustand äußerst quälend wird.

Ferner zeigen sich stets stark ausgeprägte Reizungen im Vasomotorengebiet. Fliegende Röte, starke Dermographie, auch vorübergehende Erytheme, die alle möglichen Formen annehmen können, treten auf. Am 3.—5. Tage entwickelt sich häufig eine Herpes labialis. Das Bewußtsein ist dauernd erhalten, wenigstens lassen sich die Kinder stets zum Antworten und zur Reaktion bringen, wenn auch widerwillig. Die Stimmung ist sehr gedrückt, der Gesamtzustand sehr quälend, das Krankheitsgefühl deswegen sehr groß.

Nur kurz vor dem Tode stellt sich bei den schweren, schnell verlaufenden Fällen Bewußtlosigkeit ein, bei lang sich hinziehenden Fällen bleibt dagegen das Bewußtsein, wenn auch getrübt, bis ganz kurz vor dem Tode erhalten (s. o.).

Vielfach kommen, namentlich nachts, Delirien vor, meist ängstlichen Inhalts, die sehr heftig werden können.

Im ganzen sind die Kinder erregt. Lähmungserscheinungen treten dagegen ganz in den Hintergrund. Sensibilitätsstörungen kommen vor, einzelne Hautpartien werden gefühllos oder zeigen Parästhesien. Motorische Lähmungen treten sowohl als schlaffe wie als spastische Lähmungen auf und müssen dann durch ein Übergreifen des Prozesses auf Rückenmark bzw. Hirnsubstanz erklärt werden. Am häufigsten sind noch paraplegische Lähmungen.

Im ganzen sind solche Lähmungen aber doch recht selten und können nicht eigentlich zum Bild der Krankheit gerechnet, sondern müssen als Komplikationen aufgefaßt werden.

Abgesehen von den Fällen, die in 24 Stunden oder nach 3 und 4 Tagen schon tödlich enden, und den später zu erwähnenden rudimentären Fällen mit schneller Heilung, macht sich nun bald ein ganz eigenartiger Verlauf geltend, der es erlaubt, diese Meningitis von jeder anderen allein durch die klinische Beobachtung abzutrennen. Es zeigen sich nämlich im Verlauf des Leidens in unregelmäßiger Folge Schwankungen der Art, daß sowohl die einzelnen Tage sich stark von einander unterscheiden und bald Besserungen, bald Verschlimmerungen bringen, als auch innerhalb eines Tages gute und schlechte Stunden miteinander wechseln. Zum Teil gehen diese Remissionen dem Fieber parallel, doch wird auch berichtet, daß bei steigendem Fieber die Kopfschmerzen nachgelassen und das Allgemeinbefinden sich gebessert habe.

Nach einiger Zeit werden die Remissionen deutlicher und länger, und schließlich unterscheiden sie sich nicht von einer Rekonvaleszenz.

Dabei ist man aber niemals sicher, ob die Krankheit nicht wieder aufflammt, auch wenn die Patienten bereits tagelang, ja mehr als eine Woche fieberfrei waren. Geht die Sache gut, so schließt sich an eine dieser Remissionen die endgültige Heilung an.

Der Verlauf ist in seiner Dauer sehr verschieden. Günstig verlaufende mittelschwere Fälle dauern etwa 3—4 Wochen und zeigen auch schon in dieser Zeit deutlich Remissionen. Der Verlauf kann aber über Monate sich hinziehen, und wenn erst mal der Wechsel von Besserung und Verschlimmerung sich einige Male wiederholt hat, so kann man nach 3 Monaten noch genau so weit sein wie nach 3 Wochen.

Die Besserungen, namentlich die tagelang anhaltenden, können sehr täuschend sein und lassen sich von dem wirklichen Beginn der Rekonvaleszenz nicht unterscheiden. Die Kranken werden frei, Kopfschmerzen und sonstige Schmerzen und Beschwerden verschwinden, Appetit stellt sich ein, das Kind spielt, das Fieber ist gesunken und alles läßt die beginnende Abheilung erhoffen, da steigt das Fieber von neuem, neue Kopfschmerzen und Erbrechen stellen sich ein und alles beginnt von neuem. Wiederholen sich solche Episoden, so wird das Krankheitsbild immer einförmiger. Einige Tage geringes oder fehlendes Fieber bei relativ gutem Allgemeinbefinden, dann neues Fieber, Kopfschmerzen, Erbrechen, schweres Krankheitsgefühl. Allmählich wird der Ernährungszustand immer schlechter und in allgemeiner Erschöpfung tritt der Tod ein. Dabei soll man aber nicht zu früh alle Hoffnung aufgeben, denn selbst nach mehrmonatlichem Verlauf kann es doch noch zu vollkommener Heilung und Erholung kommen.

Als Erkrankungen anderer Organe und Komplikationen sind folgende zu nennen:

Häufig ist Schnupfen und Nasenbluten, zuweilen kommt es auch zur Bronchitis und Bronchopneumonie. Im Anschluß an den häufigen Entzündungsvorgang im Nasenrachenraum schwellen in der zweiten Krankheitswoche die Lymphdrüsen im hinteren Halsdreieck an und können auch schmerzhaft werden.

Seitens der Verdauungsorgane ist zu nennen außer dem Erbrechen, das zerebralen Ursprungs ist, vor allem die Appetitlosigkeit, die hohe Grade annehmen und geradezu entscheidend für die Prognose werden kann. Sie ist übrigens nicht in allen Fällen vorhanden, namentlich in den letzten, in Straßburg beobachteten Fällen hat sie gefehlt, und es gelang ohne Schwierigkeit, den Kindern genügende Nahrung während des ganzen Krankheitsverlaufs beizubringen. Außerdem werden noch heftige Singultus und Diarrhöen beobachtet.

Die Milz schwillt häufig und oft stark an.

Nierenentzündungen kommen vor, sind aber selten.

Häufiger sind Gelenkentzündungen mit Rötung, Schwellung und Schmerzhaftigkeit, die einen Gelenkrheumatismus vortäuschen können.

Die Exantheme und ähnliche Symptome an der Haut sind oben schon erwähnt.

Die Augen zeigen folgende Erkrankungen. Es kommen nicht so selten entzündliche Veränderungen im Augeninnern vor, als Iridozyklitis mit oder ohne Hypopyon, das vollständig abheilen kann. Häufiger ist die metastatische Ophthalmie, die schon im Beginn der Krankheit eintreten kann. Hier kommt es zur Schrumpfung des Augapfels und zur völligen Erblindung des Auges. Die Erkrankung ist stets einseitig.

Keratitis kommt vor, ist aber nicht charakteristisch und dürfte mehr als Eintrocknungserscheinung aufzufassen sein.

Erkrankungen des Sehnerven werden nicht selten beobachtet. Sie gehen oft in völlige Heilung aus und beginnen nach Göppert nicht vor dem 10. Tage der Krankheit. Spätere Erblindung bei protrahierten hydrozephalischen Fällen kann zustande kommen durch Druck der derben schwieligen Massen, in die die Sehnerven an der Basis eingebettet sind.

Göppert beschreibt noch eine andere Form der Amaurose, die sich im Abheilungsstadium einstellt. Die Kinder erblinden plötzlich und ganz vollständig. Meist ist die Prognose gut, nach 3—4 Tagen kann schon Heilung eintreten, doch können auch mehrere Wochen und Monate vergehen, ehe das Sehvermögen wieder normal wird. Die Erscheinung wird auf flüchtige Ödeme oder mäßig schwere Entzündungen zurückgeführt.

Die Konjunktivitis ist selten und ohne Bedeutung, die entzündliche Schwellung des Orbitalgewebes ist ebenfalls selten und geht meist ohne Absonderung zurück.

An den Augenmuskeln werden folgende Erscheinungen beobachtet: In den ersten Tagen Strabismus convergens. Nach Göppert ein beinahe konstantes, wenn auch vorübergehendes Symptom. Seltener hält das Schielen dauernd an oder verschwindet erst nach längerer Zeit.

Ptosis ist selten.

Störungen der Pupillenreaktion kommen sehr häufig vor als Pupillendifferenz im Anfang der Krankheit.

Die Pupillenreaktion ist erloschen in einer Reihe von Fällen in der 2.—3. Woche bei Schwerkranken, und zwar sind die Pupillen anfangs eng und werden später weit. Der Zustand der Reaktionslosigkeit kann vorübergehend sein und kann sich wiederholen.

Die Erweiterung der Pupille bei Schmerzempfindung steigert sich bei Meningitikern so weit, daß ein einfaches Streichen der Haut mit dem Nagel genügt, um sie auszulösen. Nach Göppert tritt diese Reaktion auch dann ein, „wenn die Pupillen sonst nicht mehr reagieren, wenn Kneifen nicht mehr als Schmerz empfunden wird, ja schließlich, in dem Fall eines bewußtlosen Kindes, bei jeder passiven Bewegung". Das Symptom zeigt sich namentlich in foudroyanten Fällen und muß als ernst gelten, wenn es in der ersten Zeit der Krankheit beobachtet wird. Nach der dritten Woche soll es prognostisch von geringerer Bedeutung sein.

Das Gehörorgan kann in folgender Weise erkranken. Es kann eine Mittelohrentzündung eintreten, deren Häufigkeit mit der Dauer der Krankheit zunimmt. Sie ist meist nicht sehr heftig und führt erst spät zur Perforation. Selten kommt es von da zu Knochenerkrankungen.

Die Infektion dürfte hier durch die Tube von den erkrankten Rachenorganen aus erfolgt sein. Von größerer Bedeutung sind die Erkrankungen des inneren Ohres. Sie tritt schon im Beginn der Krankheit auf, ist beinahe stets doppelseitig und kann zur starken Herabsetzung des Hörvermögens, aber auch zur völligen Ertaubung führen. Daneben bestehen mehr oder weniger stark ausgeprägte Erscheinungen von Schwindel. Die Infektion kann fortgeleitet durch den Akustikus erfolgen, doch muß auch die Möglichkeit eines embolischen Prozesses erwogen werden, denn das Leiden entwickelt sich auch bei abortiven Fällen, bei denen eine stärkere Entzündung der Hirnhäute nicht besteht und ein Übergreifen auf den Nerven nicht wahrscheinlich ist. In einigen Fällen konnte die Entzündung und Degeneration entlang dem Hörnerven bis in das innere Ohr verfolgt werden.

Das Blut zeigt starke neutrophile Leukozytose, die sich bei den einzelnen Verschlimmerungen des Prozesses immer von neuem einstellt und während der Remissionen zurückgeht. Höhere Zahlen als 24000 und ein Hochbleiben während der Remissionen gelten als ernst. Vor dem Tode ist ein Zurückgehen der Leukozytenzahl beobachtet worden.

Bei foudroyanten Fällen sollen nach Flexner die eosinophilen Zellen fehlen.

Im Blut sind häufig Meningokokken nachweisbar (s. o. S. 307), und es finden sich in ihm Agglutinine.

Herzerkrankungen werden im Leben meist nicht nachgewiesen außer der Herzschwäche bei sehr schweren Fällen. Über das Verhalten des Pulses und die anatomischen Veränderungen s. o. S. 309 und 311.

Die Atmungsorgane. Bronchitis und Bronchopneumonie, auch Lobärpneumonien, kommen als echte Meningokokkenprozesse im Beginn der Krankheit vor und können das Bild vollständig beherrschen. Daneben weist höchstens eine allgemeine Hyperästhesie auf die Eigenart der Krankheit hin. Ebenso kann es dabei zur Pleuritis kommen.

Außerdem kann es später im Lauf des konsumierenden Leidens zu pneumonischen Prozessen kommen und zwar durch Wirkung der Meningokokken oder auch als Sekundärinfektionen.

Klinische Erscheinungen seitens des Magen-Darmkanals sind häufig im Beginn der Krankheit oder gehen den ausgesprochen meningitischen Symptomen voraus. Es besteht Durchfall oder auch dysenterisch-enteritische Erscheinungen, Entleerung schleimig-eitriger Stühle. Wenn diese dysenterieähnlichen Reizzustände schwinden, bleibt oft nach längere Zeit eine Neigung zu Durchfällen, namentlich bei Kindern unter 3 Jahren, zurück, die der ausreichenden Ernährung der Kranken ernste Schwierigkeiten bereiten kann. Die pathologisch-anatomischen Veränderungen s. o.

Erscheinungen seitens der Leber, bestehend in Ikterus, sind selten. Der Ikterus tritt am ersten Tage auf und soll nach Göppert als ein Zeichen der Sepsis anzusehen sein. Die Milz wird in einer Reihe von Fällen vergrößert gefunden, das Symptom ist aber nicht konstant.

Nieren. Häufig wird in den ersten Wochen Eiweißausscheidung beobachtet, auch zuweilen eine solche von Zucker ohne besondere klinische Bedeutung.

Haut. In etwa 60% wird Herpes beobachtet, nach Göppert niemals bei Kindern unter 3 Jahren.

An Exanthemen wird in den ersten Tagen eine Roseola beobachtet. Außerdem masernähnliche universelle Ausschläge, die von einigen Autoren schon am ersten Tage, von anderen erst in der zweiten bis vierten Woche beobachtet wurden.

Hautblutungen in mehr oder weniger großer Ausdehnung, auch nach Art des Morbus maculosus, kommen vor und gelten mit Recht als prognostisch ungünstig. Die Fälle sind als septisch anzusehen und verlaufen meist sehr schnell tödlich.

Bei schwerem Hydrozephalus im letzten kachektischen Stadium finden sich ebenfalls Hautblutungen.

Besondere Verlaufsarten.

Die vorstehende Schilderung des Verlaufs der Meningokokkenmeningitis bezieht sich auf die Mehrzahl der im Kindesalter zur Beobachtung kommenden Fälle. Daneben seien noch einige Formen des foudroyanten Verlaufs und das Verhalten des Säuglings gegenüber der Krankheit besprochen.

Göppert, dem ich mich anschließen möchte, weil mir seine Schilderung wenigstens für das Kinderalter am meisten zutreffend erscheint, unterscheidet 4 Formen der perakut verlaufenden Krankheit:

1. Hohes Fieber, tonisch-klonische Krämpfe, Bewußtlosigkeit, schwere Herzschwäche mit starker Zyanose und kalten Extremitäten. Tod nach spätestens 2—3 Tagen.

2. Eine zweite Form verläuft in Form eines sehr schweren Kollapses. Ohne Fieber oder sonstige Erscheinungen stellt sich sehr starkes Krankheitsgefühl ein, dem bald Bewußtlosigkeit folgt, aus der die Kinder nicht mehr erwachen. In wenigen Stunden sind sie tot.

3. Die apoplektiformen Fälle. Nach Fieber, Hals- und Kopfschmerzen, die nur ein leichtes Krankheitsbild entstehen lassen, brechen die Kinder mit einem Aufschrei tot zusammen. Bei der Sektion sind Hirnblutungen gesehen worden oder auch nur Veränderungen, die der beginnenden Hirnhautentzündung entsprechen.

4. In eigentümlicher Weise wechseln Zustände von schwerem Sopor mit solchen von klarem Bewußtsein. Außerdem findet sich Erbrechen und kann Nackensteifigkeit vorhanden sein.

Die Meningokokkensepsis kann ohne meningitische Erscheinungen in rapidem Verlauf zum Tode führen. Die Fälle sind wenig charakteristisch und können einem schweren Morbus maculosus sehr ähnlich sehen. Die Krankheit beginnt mit starken Kopfschmerzen, Erbrechen, starken Delirien oder Bewußtlosigkeit und hohem Fieber. Bald entwickeln sich zahlreiche Hautblutungen verschiedener Größe und Herzschwäche, die zur Zyanose und Abkühlung der Extremitäten führt. Außerdem stellen sich Gelenkschwellungen und Vereiterungen ein. Daneben können Entzündungsvorgänge im Rachen, in der Nase, an den Konjunktiven und in Bronchien und Lunge bestehen. An der Haut können neben den Blutungen masern- oder scharlachähnliche Exantheme auftreten. Im Blut sind Meningokokken im Anfang der Krankheit gefunden worden. Von Seiten der Hirnhäute bestehen keine nachweisbaren Symptome, die Nackensteifigkeit fehlt, höchstens ist das Kernigsche Phänomen nachweisbar und eine starke Hyperästhesie. Die Fälle verlaufen in 1—2 Tagen tödlich. Bei der Sektion, die im übrigen das Bild der akuten Sepsis bietet, ist oft die beginnende Meningitis nachweisbar, und es gelingt auch während des Lebens, in der Lumbalflüssigkeit Meningokokken zu finden.

Diese uncharakteristischen Erscheinungen können sich auch mit einer foudroyant verlaufenden Meningitis verbinden, wodurch dann natürlich ein wesentlich deutlicheres Bild sich entwickelt. Neben diesem schnellen tödlichen Verlauf gibt es auch Fälle, die abortiv verlaufen, dann aber schwere Störungen an Augen und Ohren, wie oben geschildert, zurücklassen können.

In wieder anderen Fällen verläuft die Sepsis längere Zeit unter dem gewöhnlichen Bild der Septikämie mit Hautausschlägen und Gelenkschwellungen, ohne immer eine schlechte Prognose zu bieten. Auch wenn sich allmählich die Erscheinungen der Meningitis noch deutlich entwickeln, ist die Prognose nicht schlechter als bei den gewöhnlichen Fällen von epidemischer Meningitis.

Sehr leichte und abortive Fälle von Meningitis epidemica finden sich bei jeder größeren Epidemie. Ein Teil dieser Fälle ist überhaupt nur bakteriologisch erkennbar, denn es entwickelt sich nur eine Pharyngitis und Angina.

Die Fälle mit ausgesprochen meningitischen Erscheinungen können in zweierlei Weise verlaufen. Entweder sind alle meningitischen Erscheinungen sehr leicht, wenn auch deutlich (trüber Liquor, intrazelluläre gramnegative Kokken usw.) nachweisbar, nach wenigen Tagen Heilung, oder der Beginn zeigt ein schweres Krankheitsbild mit Bewußtseinsstörung, Nackensteifigkeit usw. Der Liquor ist hier meist klar oder enthält nur wenig Eiterzellen; dabei hohes Fieber. Nach 2—3 Tagen Erholung nur noch leichte Steifigkeit der Wirbelsäule und Kopfschmerzen.

Mit Recht machen Gruber und Kerschensteiner darauf aufmerksam, daß manche Fälle von gutartigen aseptischen eitrigen und serösen Meningitiden zur Meningokokkenmeningitis zu rechnen sind, denn die Erreger sind in diesen leichten Fällen sehr spärlich und die Kultur mißlingt beinahe stets.

Eine besondere Besprechung verdient die Meningokokkenmeningitis im Säuglingsalter.

In diesem Alter fehlt häufig die Nackenstarre und das Kernigsche Phänomen, so daß die Dingnose schwierig werden kann.

Nach den Erfahrungen Göpperts in der schlesischen Epidemie lassen sich wesentlich zwei Verlaufstypen aufstellen.

In dem ersten Typus überwiegt der schnell steigende Hirndruck. Die Fontanelle wird stark gespannt, vorher schon geschlossene Nähte klaffen und zeigen in ausgesprochenen Fällen eine Trennung der Schädelknochen durch eine „schwarzrot pulpöse Gewebsschicht".

Allerdings sind die gespannte Fontanelle und die klaffenden Nähte ein Symptom, das immer nur mit Vorsicht zu verwerten ist, denn es verliert bei rachitischen Säuglingen sehr an Wert.

Am besten ist es zu verwerten bei gesunden Brustkindern und bei Nahrungsverweigerung und Durchfällen, wenn der eintretende Wasserverlust ein Einsinken der Fontanelle erwarten ließe.

Es besteht außerdem eine Übererregbarkeit, aber nicht in dem Maße, wie beim zweiten Typus.

Das Bewußtsein erlischt bald und nach 10—14 Tagen gehen die Kinder zugrunde.

Bei dem zweiten Typus steht die Übererregbarkeit im Vordergrund. Der Hirndruck steigt langsamer und es kommt nicht zu wesentlicher Spannung der Fontanelle. Das Bewußtsein ist nur wenig gestört. Nackensteifigkeit kann vorhanden sein, ebenso Krampfanfälle. Bei fehlender Nackenstarre wird zum wichtigsten Symptom die Überempfindlichkeit. Diese zeigt sich am besten bei passiven Bewegungen besonders der Beine. Die Kinder schreien heftig beim Trockenlegen, lassen sich nicht aufsetzen und nicht tragen. Das Fieber ist meist mäßig remittirend und ziemlich gleichmäßig, der Gesamtzustand erscheint nicht übermäßig schwer, doch ist auch in diesen Fällen, die etwas länger dauern als die des ersten Typus, die Prognose meist schlecht. Ein Teil geht in das hydrozephalische Stadium über und kann zu einer relativen Heilung kommen.

Diese hydrozephalische Form ist zu unterscheiden von dem schnell einsetzenden, entzündlichen Hydrozephalus des ersten Typus, bei dem ein frühzeitiger Verschluß sämtlicher Ausführungsgänge des vierten Ventrikels zustande kommt.

Dieser spät entstehende Hydrozephalus, der auch zu einer Auftreibung des Kopfes führt, wird von gut entwickelten Säuglingen, namentlich Brustkindern, oft merkwürdig gut ertragen und läßt eine gute Entwicklung der Intelligenz zu, so daß solche Kinder verhältnismäßig wenig geschädigt aus der Krankheit hervorgehen können.

Das Stadium des Hydrozephalus als Ausklang der Meningitis findet sich bei Kindern häufiger als bei Erwachsenen und führt in der Mehrzahl der Fälle unter schwerer Kachexie zum Tode.

Die Kinder magern äußerst stark ab, haben eine graue, trockene, abschilfernde Haut und Steifigkeit der Beine, die meist gebeugt, zuweilen bei jüngeren Kindern auch gestreckt gehalten werden. Das Bewußtsein ist stark eingeschränkt, die Intelligenz sehr gesunken und bei näherer Untersuchung findet sich ein ziemlich hoher Grad von Idiotie. Die Kranken liegen mit stumpfem, gleichgültigen oder auch schmerzlichen Gesichtsausdruck da und zeigen nur noch Interesse für die Nahrung. Andere sind aufgeregt, ängstlich, schreien viel. In anderen Fällen tritt vollständige Bewußtlosigkeit ein, und die Kinder liegen dauernd in Kontrakturstellung.

Die Reflexe verhalten sich verschieden, sind bald gesteigert, bald erloschen. Fußklonus kann vorhanden sein, Nackensteifigkeit und Kernigsches Phänomen fehlen selten.

Die Augen bieten außer leichten Störungen der Pupillenreaktion ebenso wie die Ohren nichts Besonderes. Ertaubungen und Erblindungen kommen nach Göppert in diesem Stadium nicht mehr zustande, sind aber oft schon vorhanden. Fieber kann anfangs in mäßigem Grade vorhanden sein und 14 Tage bis 4 Wochen dauern, dann fehlt es oder tritt nur in einzelnen kurzen Schüben auf, selten hält es bis zum Tode an.

Erbrechen tritt schubweise auf mit Verschlechterung des Allgemeinbefindens, in ähnlicher Weise wie oben die Exazerbationen bei dem gewöhnlichen Verlauf beschrieben wurden. Meningokokken sind nachweisbar im Liquor, wenn auch in geringer Menge. Der Liquor selbst ist trüb.

Heilung ist selten, aber möglich, auch wenn ein sehr schwerer Zustand besteht (Göppert). Hydrozephalus und Kachexie gehen nicht parallel, doch ist bei starker Kachexie stets ein deutlicher Hydrozephalus nachweisbar.

Über die Art der Entstehung des Hydrozephalus hat Göppert interessante Untersuchungen angestellt, die im Original nachgelesen werden müssen (Ergebnisse der inneren Medizin und Kinderheilkunde Bd. 4, S. 223).

Folgeerscheinungen.

Rezidive sind selten. Genesene können noch spät plötzlich zugrunde gehen, die Sektion ergibt nur starken Hydrozephalus.

Lähmungen heilen, wenn auch langsam, beinahe stets aus.

Schwachsinn kommt vor, ist aber nicht sehr häufig, wohl aber eine langandauernde starke Gedächtnisschwäche und psychische Störungen in Form von Jähzorn und Aufregungszuständen.

Die Diagnose.

Die Diagnose ist leicht in den ausgesprochenen Fällen, in denen namentlich das Kardinalsymptom, die Nackenstarre, deutlich ausgeprägt ist. Die Unterscheidung gegenüber anderen Meningitiden wird gegeben durch den langen Verlauf mit vielfachen Remissionen und durch das ständige Überwiegen der Reizerscheinungen bei nicht aufgehobenem Bewußtsein. In den ersten Tagen allerdings ist eine Unterscheidung gegenüber einer gewöhnlichen eitrigen Meningitis kaum möglich durch rein klinische Untersuchung. Von der tuberkulösen Meningitis unterscheidet sich die Krankheit durch ihren schnellen Beginn und durch das Fehlen der eigentümlichen Mischung von Reiz- und Lähmungserscheinungen, die jene auszeichnet.

Aber auch hier kommen Bilder vor, die wenigstens bei kurzer Beobachtung auch dem Geübten große Schwierigkeiten machen können. Das sicherste Merkmal bietet die bakteriologische Untersuchung, über die oben das Notwendige gesagt worden ist. In den nicht typischen Fällen bietet sie beinahe die einzige Möglichkeit, das Wesen der Krankheit zu erkennen, wenn man überhaupt daran denkt, sie vorzunehmen. Während einer Epidemie wird man leichter darauf gelenkt, wo es sich aber nur um sporadische Fälle handelt, werden sicher eine große Anzahl von Meningokokkenerkrankungen übersehen. Zu betonen ist hier die Übererregbarkeit namentlich bei passiven Bewegungen, die wohl auf den richtigen Weg führen kann.

Prophylaxe.

Eine durchgreifende Prophylaxe ist sehr erschwert durch den Umstand, daß die Krankheit vornehmlich durch Kokkenträger verbreitet wird und durch solche Menschen, die wohl eine Rachenerkrankung, aber noch keine Meningitis oder sonstige ernste Erscheinungen haben. Ein radikales Mittel wäre die Isolierung sämtlicher Kokkenträger, was sich aber bei deren Menge und der sehr langen Anwesenheit der Kokken im Rachen usw. dieser Menschen praktisch nicht durchführen läßt. Es läßt sich kaum mehr fordern, als daß die Angehörigen von Kranken sich gründlich Mund und Rachen spülen und sich einer zweckentsprechenden Behandlung auch der Nase und des Nasenrachenraums unterziehen, ehe sie mit anderen Menschen zusammenkommen. Namentlich gilt das von den Arbeitern, die in ihrer Familie einen Kranken haben.

In ähnlicher Weise ist in Kasernen usw. vorzugehen, wo sich auch eine Absperrung gegen die Außenwelt bis zu einem gewissen Grade durchführen läßt. Ein sicheres Mittel, die Kokken auf den Schleimhäuten zu vernichten oder sie zu entfernen, haben wir nicht. Namentlich der Pyozyanose wurde diese Eigenschaft nachgerühmt. Hierdurch und durch manche andere Prozeduren, z. B. das agglutinierende Trockenserum von Kolle und Wassermann, mag eine gewisse Verminderung der Keime erzielt werden, mehr aber nicht.

Mehr als die Fahndung auf die Kokkenträger und die Versuche, sie von den Kokken zu befreien, versprechen allgemeine hygienische Maßnahmen der Wohnungshygiene, namentlich bei Ansammlung vieler Menschen in engen Räumen, Erziehung zur Mund- und Rachenpflege und zum sauberen Umgehen mit dem Auswurf. Eine Isolierung der

Erkrankten ist gerechtfertigt, aber die übertriebene Angst, die man vielfach auch bei Ärzten vor der Ansteckung findet, ist ganz falsch und übertrieben. Man gebärdet sich so, als wenn man Scharlach oder eine andere hochkontagiöse Krankheit vor sich hat, wovon gar keine Rede ist. Die noch unerklärte individuelle Disposition zur Meningokokkenerkrankung ist viel wesentlicher als das kurze Zusammensein eines gesunden Menschen mit einem Kranken.

Therapie.

Die Therapie der Meningokokkenmeningitis läßt sich scheiden in eine spezifische und eine nichtspezifische.

Erstere besteht in der Anwendung von bakteriziden und antitoxischen Sera, die von verschiedenen Fabriken hergestellt werden, und zwar nach Art der polyvalenten Sera. Einige seien hier angeführt.

Von Merk in Darmstadt hergestelltes Jochmannsches Serum. Einspritzung von Pferden mit abgetöteten Meningokokkenkulturen möglichst vieler und verschiedener Stämme erst subkutan, dann intravenös. Später Einspritzung lebender Kulturen.

Ein ähnliches Serum wird auch von Paltauf in Wien hergestellt.

Das Serum nach Kolle-Wassermann, hergestellt im Institut für Infektionskrankheiten in Berlin. Das Serum wird gemischt von drei verschieden behandelten Pferdeserien. Erste Serie: behandelt mit abgetöteten, später lebenden Kulturen möglichst verschiedener Stämme. Zweite Serie: behandelt mit einem Stamm, der erfahrungsgemäß die höchsten Sera liefert. Dritte Serie: behandelt mit den wasserlöslichen Substanzen aus abgetöteten Kulturen.

Flexner-Joblingsches Serum, hergestellt im Rockefeller-Institut. Abwechselnd subkutane Einspritzung von lebenden Kulturen und Kulturautolysaten möglichst verschiedener Stämme.

Hiervon unterscheidet sich prinzipiell das Ruppelsche Serum, das die Farbwerke in Höchst herstellen. Immunisierung von Pferden mit einem für Mäuse hochvirulenten Stamm. Hier ist also auf die Gewinnung eines polyvalenten Serums verzichtet unter der Voraussetzung, daß der für Mäuse hochvirulente Stamm alle wesentlichen Eigenschaften für die Gewinnung eines wirksamen Serums enthält. Neben den bakteriziden und antitoxischen (eigentlich antiendotoxischen) Eigenschaften sollen die Sera auch noch phagozytosebefördernde Antikörper (Neufeld) enthalten.

Eine genaue Wertbestimmung des Serums ist kaum möglich, doch ist seit Januar 1916 eine staatliche Prüfung auf Gehalt von Antikörpern eingeführt.

Das Serum soll direkt durch Lumbalpunktion in den Arachnoidealraum gebracht werden.

Das Serum soll möglichst frühzeitig angewandt werden, und zwar bei trüber Lumbalflüssigkeit sofort im Anschluß an die Punktion.

Nur wenn die Lumbalflüssigkeit klar gefunden wird, mag bis zum Ergebnis der bakteriologischen Untersuchung gewartet werden.

Bei der Spinalpunktion wird von einigen Autoren empfohlen, soviel Liquor als möglich abzulassen, andere warnen davor wegen der Gefahr von Blutungen und wollen nur bis zu einem Druck von 120 bis 100 mm Wasser ablassen.

Dann wird das Serum eingespritzt in Mengen von 30—40 ccm, bei kleinen Kindern 10—20 ccm. Die Einspritzung wird bei schweren Fällen, wenn nach 12 Stunden keine Besserung eingetreten ist, wiederholt. Im allgemeinen sollen die Einspritzungen 4 Tage lang täglich wiederholt werden, dann soll eine viertägige Pause folgen, dann wieder 4 Injektionen usw. Bei Verschlimmerungen wird sofort wieder eingespritzt, ebenso beginnt man die viertägige Kur sofort wieder, wenn nach einer größeren Remission der Prozeß wieder aufflammt.

Die Wirkung des Serums soll kontrolliert werden durch den bakterioskopischen Nachweis der Diplokokken. Sind nach viertägiger Einspritzung noch Diplokokken vorhanden, dann wird ohne Pause täglich weiter eingespritzt, die Pause soll erst gemacht werden, wenn die Diplokokken verschwunden, die Krankheitserscheinungen aber noch weiter bestehen.

Die Injektionen werden fortgesetzt bis zur Heilung oder bis zum Eintritt des chronischen Zustandes. Das Serum soll nicht älter als 3 Monate sein.

Die Anwendung des Serums ist ungefährlich. Zwischenfälle bei der Lumbalpunktion s. u.

Der Erfolg ist bis jetzt nicht sicher erwiesen, doch ist namentlich nach den Erfahrungen von Flexner ein vorsichtiger Optimismus erlaubt und die Behandlung sollte weiter versucht werden.

Erwähnt sei noch, daß man bei Säuglingen das Serum auch direkt durch Ventrikelpunktion einbringen kann, wozu man sich entschließen wird, wenn keine Verbindung mit dem Rückenmarkskanal besteht.

Die nicht spezifische Therapie ist ebenfalls noch sehr umstritten. Es werden folgende Behandlungen empfohlen.

1. Die Lumbalpunktion. Es kann nicht bezweifelt werden, daß die Lumbalpunktion oft einen sehr günstigen Einfluß auf das Allgemeinbefinden hat. Die Kranken werden freier von Beschwerden, wie Kopfschmerzen, Brechreiz, das Bewußtsein wird klarer, appetitlose Kranke sind eher zum Essen zu bewegen, der Puls wird besser, ebenso die Atmung, so daß der Eindruck ein günstiger ist. Zuweilen hält diese Besserung an, meist ist sie aber nur vorübergehend, läßt sich aber in vielen Fällen wiederholen.

Andererseits bestehen aber auch gewisse Gefahren bei der Lumbalpunktion, von denen die wesentlichste in Blutungen besteht. Diese droht namentlich, wenn der Druck zu schnell und zu tief erniedrigt wird. Es empfiehlt sich deswegen nicht, gleich am sitzenden Patienten zu punktieren und bis auf 40 oder 50 mm Wasser abzulassen, sondern zunächst am liegenden Patienten, der nachher langsam und vorsichtig aufgerichtet wird. Dabei soll der Druck nicht niederer als 100—120 mm Wasser werden.

Manche Patienten vertragen aber trotz aller Vorsicht die Spinalpunktion schlecht, sie bekommen heftige Kopfschmerzen und sogar Krämpfe.

Auch an die Infektionsgefahr bei häufig wiederholten Punktionen ist zu denken, doch scheint mir diese bei sorgfältiger Ausführung nicht sehr groß zu sein. Bei schwerem quälenden Allgemeinzustand mit Bewußtseinsstörungen ist die Punktion sicher gerechtfertigt und kann auch je nach der beobachteten Wirkung bei Verschlimmerung wiederholt werden. Namentlich ist das ratsam bei hohem, schnell wieder ansteigenden Druck, um der Gefahr der Bildung des Hydrozephalus möglichst zu begegnen. Eine absolute Regel läßt sich nicht geben, es muß dem Urteil des gut beobachtenden Arztes überlassen bleiben, ob er im einzelnen Fall häufige Lumbalpunktionen für günstig hält.

Die Lumbalpunktion ist außer zur Einspritzung des Meningokokkenserums auch zur Einbringung anderer Substanzen benutzt worden. Es wurden Injektionen von 1%iger Lysollösung versucht, ebenso von Karbol, von Pyozyanase, ferner wurden Ausspülungen mit physiologischer Kochsalzlösung und eine Dauerdrainage empfohlen, ohne sich allgemeine Geltung verschaffen zu können. Erwähnt sei noch, daß der Liquor auch zur Autovakzination und Autoserotherapie benutzt wurde, nachdem die Kokken durch Sonnenlicht oder Kälte abgetötet waren, wovon einzelne Autoren auch Erfolge gesehen haben wollen (zit. nach Gruber und Kerschensteiner l. c.).

Eine weitere Beeinflussung der Druckverhältnisse im Schädel ist durch Anwendung der Bierschen Stauung versucht worden. Es soll dadurch eine stärkere Absonderung von Liquor erzielt werden, der im spinalen Arachnoidealraum resorbiert werden soll. Es wird zunächst eine Spinalpunktion gemacht und dann auf 21—22 Stunden die Stauungsbinde angelegt. Die Patienten sollen das sehr angenehm empfinden. Genügende Erfahrungen liegen nicht vor.

Sehr verbreitet ist die Anwendung einer hydrotherapeutischen Methode, der allmählich in der Temperatur gesteigerten heißen Bäder mit nachfolgender Schwitzpackung, die zuerst von Aufrecht empfohlen wurden.

Die Meinungen über ihre Wirksamkeit sind geteilt, ich selbst habe nur Gutes von ihnen gesehen. Man beginnt mit 35° und steigt jeden Tag um 1° bis 40° und darüber. Täglich werden ein oder auch zwei Bäder gegeben und danach eine schweißtreibende Einwicklung von einer Stunde Dauer. Natürlich verbietet sich diese Methode bei sehr hohem Fieber und wird auch besser bei starken Erregungszuständen nicht angewandt. Oft werden die Bäder aber sehr angenehm empfunden und machen den Patienten sichtlich freier.

An physikalischer Therapie ist ferner noch die Erwirkung lokaler Abkühlung durch Eisblase und Kühlschlauch zu erwähnen, die oft sehr angenehm empfunden wird.

Die medikamentöse Behandlung ist außer einer rein symptomatischen auch zur direkten Beeinflussung des Krankheitsprozesses benutzt worden. Außer den oben schon erwähnten Einspritzungen von Lysol, Pyozyanase usw. in den Lumbalsack ist empfohlen worden, nach Ablassen von 30—40 ccm Liquor 5 ccm Tropakokain zu injizieren und 10 Minuten später Injektion von 10 ccm einer 2%₀₀igen Protargollösung. Ferner wurden von Friedemann (zit. nach Gruber und Kerschensteiner) intralumbale Optochininjektionen in 2%₀₀iger Lösung empfohlen und auch von den genannten Autoren nachgeprüft. Nach den von ihnen gegebenen Mitteilungen ergaben sich keine besonderen Erfolge.

An Medikamenten per os wird das Urotropin von Ibrahim (Med. Klinik 1910, Nr. 48), ebenso von Strickmayer (Allg. Wiener med. Zeitung 1910, Nr. 4 u. 5) empfohlen.

Bamberger (Münch. med. Wochenschrft 1916, Nr. 42) hat nach Injektion von 1 ccm 1%iger Milchsäurelösung intravenös Günstiges gesehen.

Schließlich werden in dem Gedanken, daß es sich bei der Meningitis um die Teilerscheinung einer Sepsis handelt, auch intravenöse Kollargolinjektionen empfohlen.

Als symptomatisches Mittel gegen die Kopfschmerzen wird Pyramidon und Natr. salicyl. empfohlen.

Die Hauptsache der Therapie ist aber eine äußerst sorgfältige Pflege. Man muß sich auf eine lange konsumierende Krankheit gefaßt machen und legt deswegen den Patienten von vornherein möglichst auf ein Wasserkissen oder bettet ihn sonst so, daß Dekubitus möglichst vermieden wird.

Sorgfältig hat die Ernährung zu sein. Bei Säuglingen ist Frauenmilch unbedingt erforderlich, bei älteren Kindern eine konzentrierte Nahrung aus Milch, Zucker, Malz, Ei, Fleischpulver usw. Besteht Appetitlosigkeit, so müssen von der Pflegerin die beinahe an jedem Tage eintretenden schmerzfreien Intervalle sorgfältig beobachtet und für die Nahrungsaufnahme benutzt werden. Eventuell muß Sondenfütterung vorgenommen werden. Diese Intervalle sind oft besonders deutlich und anhaltend nach dem heißen Bad.

Außerdem ist eine sorgfältige Pflege des Mundes und der Haut, letztere durch spirituöse Abwaschungen, anzuraten.

Im übrigen muß der Kranke möglichst ruhig gehalten werden, muß geschützt sein vor lautem Geräusch, vor grellem Licht und nicht mehr durch Anfassen belästigt werden, als unbedingt notwendig ist.

Nur ganz geschulten Personen sollte man solche Kranke, namentlich Säuglinge, anvertrauen.

Eitrige Hirnhautentzündung, Meningitis purulenta, Konvexitätsmeningitis.

Unter diesem Namen werden eitrige Entzündungen der weichen Hirnhaut mit Bildung eines eitrig-fibrinösen Exsudats in den Arachnoidealräumen bezeichnet. Von einer Konvexitätsmeningitis wird gesprochen, weil die stärkste Eiterbildung sich an der Konvexität der Großhirnhemisphären zu finden pflegt, womit aber nicht gesagt ist, daß die Basis oder andere Teile von Gehirn und Rückenmark frei sind. Der Name ist entstanden namentlich im Gegensatz zu der basalen tuberkulösen Meningitis, eine Bezeichnung, die auch nicht vollständig richtig ist.

Die Krankheit entsteht durch das Eindringen von Eitererregern in den Subarachnoidealraum. Diese Erreger können verschiedener Natur sein. Staphylokokken, Streptokokken, Pneumokokken, Influenzabazillen, Koli, Paratyphus und andere sind beobachtet worden. Die größte Bedeutung kommt den Streptokokken und namentlich den Pneumokokken zu.

Die Meningokokkenmeningitis gehört streng genommen auch zu den eitrigen Hirnhautentzündungen, doch macht die Eigenart ihres Verlaufs, ihr epidemisches Auftreten und ihre Zugehörigkeit zu einer Allgemeinerkrankung, der Meningokokkenkrankheit, eine gesonderte Besprechung notwendig.

Für die Entstehung der Krankheit ist, wie bei allen Infektionen der Schädelhöhle, an zwei Möglichkeiten zu denken. Einmal kann die Infektion von angrenzenden Organen direkt fortgeleitet werden, zweitens kann sie auf dem Blutweg als Metastase bei septisch-pyämischen Prozessen erfolgen. Beide Wege werden beschritten, doch kommt der direkten Fortleitung sicher eine sehr große Bedeutung zu.

Das zeigt sich z. B. bei der schwersten Form, der Streptokokkenmeningitis. In den vielen Fällen allgemeiner Streptokokkensepsis nach Scharlach wird nicht gerade häufig eine Meningitis gefunden. Wohl aber kommt es leicht zu einer solchen, wenn sich eine schwere Otitis media streptococcica mit Knochennekrosen entwickelt hat. Außer dem Ohr kommt noch die Nasenhöhle durch Vermittlung des Siebbeins, die Keilbeinhöhle, die Augenhöhle in Betracht, und zwar setzt sich die eitrige Entzündung auf dem Wege der Lymphbahnen fort. In ähnlicher Weise kann eine Infektion auf dem Wege der Lymphscheiden der Interkostalnerven vom Pleuraraum erfolgen. In manchen Fällen kann man den Eintritt der Infektion direkt nachweisen, z. B. so, daß bei eitriger Entzündung der Nasenhöhle an der inneren Seite des Siebbeins sich eine besonders starke Eiterbildung zeigt. Ähnliches zeigt sich, wenn die Infektion von der Pleura aus das Rückenmark erreicht hat.

Eine besondere Begünstigung erfährt die Infektion von der Nase aus durch die syphilitische Rhinitis und durch den Keuchhusten, vom Ohr aus sind besonders gefährlich die durch Streptokokkeninfektion hervorgerufenen Entzündungen des Mittelohrs bei Scharlach, weil die hier schnell einsetzende Knochennekrose und Thrombose des Sinus ganz besonders günstige Bedingungen schafft.

Von den Kindern, die an eitriger Meningitis erkranken, stehen die meisten im Säuglings- oder angrenzenden Alter, jenseits des zweiten Lebensjahres erkranken weniger Kinder.

Die pathologisch-anatomischen Veränderungen zeigen sich in der Bildung einer dicken, gelbgrünlichen Eiterhaube, die den vorderen Teil des Großhirns umfaßt. Die Sulci sind vollständig mit dem eitrigen Exsudat ausgefüllt, das seitlich und hinten dünner wird und an der Basis sich als eitrig- oder hämorrhagisch-seröse Flüssigkeit zeigt.

Die eitrige Entzündung führt zur Infiltration der Pia und einzelner Teile der Hirnoberfläche. Die Hirnsubstanz ist blutreich, die Hirnventrikel sind leer oder enthalten nur wenig Flüssigkeit ohne Beteiligung an der Entzündung.

Klinisches Bild. Die Entwicklung und der Verlauf der Krankheit beim Säugling sind stürmisch. Hohes Fieber, Erbrechen, heftiger Kopfschmerz, der durch jede Bewegung und Berührung des Kopfes heftig gesteigert wird. Das Bewußtsein erlischt schnell und heftige, sich oft wiederholende Konvulsionen setzen ein.

Die Fontanelle ist stark vorgewölbt. Nackenstarre kann vorhanden sein, aber auch fehlen. Das Kernigsche Phänomen ist meist auslösbar.

Neben den Konvulsionen zeigen sich automatische Bewegungen, Gähnen, Kaubewegungen, Knirschen mit den Zähnen, Verziehen des Mundes, Spitzen der Lippen, vorübergehender Strabismus usw.

In den meisten Fällen tritt der Tod schon innerhalb der ersten Woche ein. In einigen Fällen kann sich die Krankheit aber auch länger hinziehen, und ich sah einen Säugling von sechs Monaten mit reiner Streptokokkenmeningitis, der sechs Wochen am Leben blieb. Das Krankheitsbild näherte sich mehr dem einer subakut verlaufenden Meningokokkenmeningitis, die Sektion ergab eine reine Streptokokkenmeningitis mit starker Eiterhaube.

Bei älteren Kindern beginnt die Krankheit auch mit hohem Fieber, Erbrechen und heftigen Kopfschmerzen, die hier noch deutlicher hervortreten und zu förmlichen Tobsuchtsanfällen führen können. Dazwischen liegen die Kinder apathisch da, empfinden jede Berührung, ja jede leichte Erschütterung des Bettes sehr unangenehm und schreien bei der leisesten Bewegung des Kopfes laut auf.

Der Appetit ist schlecht, die Zunge dick belegt, der Stuhl angehalten, der Puls ist schnell, zuweilen unregelmäßig, die Pupillen sind eng. Konvulsionen und Gliederstarre können auftreten, Nackenstarre und Versteifung der Wirbelsäule können mehr oder weniger deutlich ausgeprägt sein, das Kernigsche Phänomen ist fast immer vorhanden.

Das Bewußtsein ist getrübt, aber in den ersten Tagen nicht immer vollständig erloschen. Delirien ängstlichen und schmerzlichen Inhalts unterbrechen den soporösen Zustand.

Gegen Ende des Lebens, das meist in der ersten Woche erreicht wird, tritt vollständige Bewußtlosigkeit ein, doch wird beinahe bis zuletzt jede Bewegung des Kopfes noch mit Schmerzäußerung beantwortet.

Die Diagnose kann nur insofern Schwierigkeiten machen, als eine Verwechslung mit schwerem Meningismus bei Pneumonien, mit dem akuten Stadium der Enzephalitis, mit schweren Fällen der Meningokokkenmeningitis oder auch bei Säuglingen mit eklamptischen Anfällen möglich ist. Sie läßt sich aber ohne weiteres sichern durch die Lumbalpunktion, die ein deutlich eitriges Exsudat mit polynukleären Leukozyten ergibt, in dem sich die Erreger meist leicht nachweisen lassen. Nur in perakut verlaufenden Fällen kann die Lumbalflüssigkeit noch beinahe klar aussehen und der Nachweis der Mikroorganismen schwieriger sein.

Das Exsudat steht unter mäßig erhöhtem Druck, die Menge, die bei der Punktion gewonnen wird, ist nicht groß.

Die Prognose ist schlecht.

Die Behandlung ist rein symptomatisch und muß wesentlich darauf gerichtet sein, die schweren Qualen des Patienten zu lindern. Dazu dient die Kühlung des Kopfes durch Eisblase, Leiterschen Kühlschlauch oder Berieselung.

Die Lumbalpunktion schafft auch vorübergehende Erleichterung, doch ist der Eingriff ziemlich quälend und unterbleibt besser, da eine Aussicht auf Heilung doch nicht besteht.

Außerdem Narkotika in großen Dosen, z. B. Chloralklystiere von 0,5—1 g.

Meningismus.

Unter Meningismus versteht man ein Krankheitsbild, das viele wesentliche Züge einer Meningitis aufweist, ohne daß eine solche nachweisbar ist.

Starke Kopfschmerzen, Bewußtseinsstörungen, Krämpfe, das Kernigsche Phänomen, Nackenstarre können das Bild einer Meningitis so deutlich erscheinen lassen, daß zunächst eine Unterscheidung von wirklicher Meningitis nicht möglich ist.

Ein solcher Meningismus findet sich bei vielen Infektionskrankheiten, wie Typhus, Scharlach, Masern, Influenza, bei akutem Gelenkrheumatismus und septischen Erkrankungen, ferner bei Pneumonie, namentlich bei einer solchen des Oberlappens.

Die Lumbalflüssigkeit ist in diesen Fällen klar und steril, ist aber vermehrt und steht unter erhöhtem Druck. Kommt es zur Autopsie, dann findet sich keine entzündliche Veränderung an den Meningen, so daß man sich die Erscheinungen als toxisch bedingt vorgestellt hat.

Ruhr und ruhrartige Erkrankungen.

Als Erreger kommen in Betracht die Bazillen der einheimischen Ruhr und Streptokokken.

Der Sitz der Krankheit ist in den meisten Fällen der Dickdarm, und zwar namentlich das Colon ascendens, zuweilen auch der ganze Dickdarm und wohl auch die unteren Teile des Dünndarmes. Selten aber erstreckt sich der Prozeß kontinuierlich über größere Darmpartien, sondern er tritt mehr fleckweise auf.

Die Schleimhaut befindet sich im Zustande starker, teils hämorrhagischer Entzündung, an der sich namentlich die lymphatischen Gebilde, die solitären Follikel, intensiv beteiligen.

Die Schleimhaut ist stark verdickt und gewulstet, hyperämisch und infiltriert. Die Schwellung betrifft auch die Submukosa, und auch die Serosa zeigt oft an den erkrankten Stellen eine starke Injektion.

Die Schleimhaut sondert ein schleimig-eitriges blutiges Sekret ab, das sich dem Stuhle beimischt oder auch allein entleert wird.

Die Follikel sind stark geschwollen, die Schleimhaut bildet um sie herum einen stark hyperämischen Wulst, so daß die Innenfläche des Darmes ein eigentümlich rauhes Aussehen erhält. Die Follikel können in Geschwüre übergehen, und so können sich weit ausbreitende und tiefgreifende Zerstörungen der Darmschleimhaut eintreten.

Die klinischen Erscheinungen beginnen mit großer Unruhe des Kindes, das offenbar heftige Leibschmerzen hat. Die Beine werden an den Leib gezogen, die Bauchdecken sind straff gespannt; später, wenn in der eintretenden Entkräftung der Muskeltonus nachläßt, ist der Bauch eher eingesunken als aufgetrieben, mit Ausnahme des Dickdarmes, der oft durch die Bauchdecken hindurch deutlich zu fühlen ist. Die Palpation ist schmerzhaft.

Der Gesichtsausdruck des Kindes wird ängstlich, der Mund bekommt den Ausdruck des Ekels, der Blick ist verstört, die Hautfarbe wird fahl, die Augen sinken ein, die Nase tritt scharf hervor. Der Schlaf ist unruhig und schlecht.

Der Appetit kann in den ersten Tagen noch leidlich sein, bald aber läßt er ganz nach, und es ist kaum möglich, dem Kinde Nahrung beizubringen. Dabei besteht aber ein erhebliches Durstgefühl, die Zunge, die Lippen sind stark gerötet und trocken.

Die Entleerungen erfolgen nun häufiger, anfangs sind sie noch fäkulent, dann verlieren sie mehr und mehr diesen Charakter und bestehen schließlich nur noch aus Schleim, Eiter und Blut. Die Zahl der Entleerungen steigt pro Tag auf 40—60 und mehr, die Menge des Stuhles ist bei den einzelnen Entleerungen äußerst gering. Während bei den Durchfällen, wie sie oben S. 67 beschrieben wurden, die feste Substanz des Stuhles von einem großen Wasserhof in der Windel begleitet ist, fehlt dieser hier, und man findet nur ein kleines eitrig-blutiges Schleimklümpchen. Die Entleerungen erfolgen unter starken Tenesmen, und diese zusammen mit den Kolikschmerzen und dem allgemeinen Krankheitsgefühl machen den Zustand des kleinen Patienten äußerst quälend, was sich in dem Ausdruck schweren Leidens auf dem Gesicht widerspiegelt.

Die Temperatur ist erhöht, in einigermaßen ausgeprägten Fällen besteht hohes Fieber, das keinen typischen Verlauf zeigt, sondern je nach Ausbreitung der Darmentzündung und dem Ausbleiben oder Eintreten von Komplikationen einen verschiedenen Charakter annimmt.

Die Kinder nehmen rapid ab, das Fettpolster schwindet, das Gesicht wird greisenhaft, die Knochenvorsprünge treten überall hervor, und bald bietet der Patient ein völlig atrophisches Aussehen.

Beinahe niemals bleiben Komplikationen aus. Zunächst entwickelt sich durch die fortwährende Benetzung der Umgebung des Afters mit dem entzündlichen Sekret des Darmes eine starke Intertrigo, die sich schnell ausbreitet; ferner schafft die schwere eitrige Entzündung des Darmes eine sehr erhebliche Resistenzverminderung gegen anderweitige eitrige Affektionen, die, in der verschiedensten Form auftretend, diesen Kindern äußerst gefährlich werden. Es treten, namentlich auf den intertriginösen Hautstellen, Furunkel auf. Von da aus entwickeln sich Phlegmonen und Abszesse. Es kommt zur Erkrankung des Mittelohres, die hier häufig, wenn auch nicht immer, durch Streptokokken bedingt ist und jedenfalls stets bei diesen Fällen einen besonders schweren Charakter annimmt, zur Beteiligung der Nebenhöhlen, zur schnellen Einschmelzung des Knochens und den daraus sich ergebenden Gefahren führt.

Ferner erkrankt gern die Blase durch Kolibazillen (s. a. S. 185) oder Eiterkokken, namentlich bei weiblichen Säuglingen; die Resistenz gegen diese Erkrankung ist gering, die Entzündung breitet sich schnell aufsteigend im Nierenbecken und in der Niere aus, es kommt zur eitrigen Pyelonephritis mit schweren Zerstörungen. Seltener werden die Nieren und das Nierenbecken auf metastatischem Wege ergriffen, es kommt dann zu einer schweren Nierenentzündung, zu multiplen Abszessen in der Niere usw. Es handelt sich hier um ein Zeichen einer septischen Allgemeininfektion vom Darme aus, die sicher vorkommt, aber immerhin selten ist.

Eine weitere, äußerst· häufige und sehr ernste Komplikation sind die Erkrankungen der Lungen. Zum Teil mögen die hier sich entwickelnden disseminierten bronchopneumonischen Herde durch Vermittelung des Ductus thoracicus auf dem Blutwege entstehen, zum Teil entstehen sie aber wohl sicher durch Aspiration. Die Kinder sind äußerst geschwächt, sie liegen mit beschleunigter, aber wenig ausgiebiger Atmung viel auf dem Rücken, die hinteren Lungenpartien werden schlecht gelüftet, Entzündungserreger, die beim Erbrechen und Verschlucken in die Lungen gelangt sind, bleiben leicht liegen, und so sind alle Bedingungen zur Entstehung bronchopneumonischer Herde gegeben. Auffällig ist, daß auch hier sich sehr oft Streptokokken zeigen, die auch die nicht selten sich anschließenden Empyeme verursachen.

Das Peritoneum erkrankt selten, doch ist auch das schon beobachtet worden.

Eine Stomatitis entwickelt sich oft, beinahe stets ist namentlich gegen das Lebensende hin Soor vorhanden.

In eigentümlicher Weise ist das Nervensystem in vielen Fällen beteiligt. Es bildet sich ein Zustand namentlich motorischer Reizerscheinungen heraus, der zusammen mit dem schweren Allgemeinbefinden stark an Meningitis erinnert, ja ihr täuschend ähnlich sein kann. In einer Reihe von Fällen handelt es sich tatsächlich um eine Infektion der Meningen, und in der klaren, durch die Spinalpunktion entleerten Flüssigkeit können die schädigenden Mikroben nachgewiesen werden, oder es entwickelt sich eine wirklich eitrige Meningitis mit deutlich eitriger Spinalflüssigkeit.

In einer anderen Reihe von Fällen dürften aber diese Erscheinungen von Meningismus (auch Hydrozephaloid genannt nach der früher gebräuchlichen Bezeichnung Hydrocephalus acutus für Meningitis tuberculosa) rein toxischer Natur sein.

Der Verlauf ist nur in den allerschwersten Fällen, in denen ein sehr großer Teil der Darmschleimhaut-Oberfläche erkrankt ist, ein kurzer. Es tritt dann innerhalb einer Woche bis 10 Tagen unter stürmischen Erscheinungen der Tod ein. Hierher dürften namentlich Fälle von echter einheimischer Ruhr zu rechnen sein. In allen anderen Fällen zieht sich die Krankheit lange hin, wie sich das schon aus dem häufigen Auftreten der verschiedenen genannten Komplikationen ergibt.

Auch bei günstigem Ausgange ist die Rekonvaleszenz eine sehr langsame, und die nach dem Verschwinden aller infektiösen Erscheinungen vorhandene Atrophie ist äußerst hartnäckig.

Diagnose. Die Diagnose wird hauptsächlich aus dem Aussehen der Stühle gestellt. Allerdings kommt es vor, daß auch bei schwerer infektiöser Entzündung des Darmes einfach diarrhoische Stühle entleert werden, und nur wenig Schleim und Eiter in ihnen zu finden ist, in den meisten Fällen aber zeigen die Stühle ein typisches Verhalten: innig mit Eiterzellen durchsetzten Schleim, der auch mehr oder weniger zahlreiche Blutpunkte enthält. Das Vorhandensein von Blut kann zu Irrtümern Veranlassung geben, wenn es nicht aus einem entzündeten Darm, sondern aus Rhagaden am After stammt; indessen dürfte es bei einigermaßen sorgfältiger Untersuchung doch nicht schwer sein, diesen Irrtum zu vermeiden. Eine weitere differentialdiagnostische Schwierigkeit kann dem Anfänger bei der Unterscheidung gegenüber der Invagination erwachsen. Das Allgemeinbefinden ist in ähnlicher Weise gestört, die lokale Untersuchung des Abdomens kann einen deutlichen Befund geben, muß es aber nicht tun. Das heftige Erbrechen kommt auch bei der Enteritis vor. Die Stühle zeigen aber einen deutlichen Unterschied. Entgegen den sehr häufigen Entleerungen bei der Enteritis stockt hier die Stuhlentleerung entweder ganz, oder es wird reichlich Blut entleert, „löffelweise".

Prognose. Die Prognose hängt ab: 1. von der Schwere der ursprünglichen Infektion, 2. von dem Ernährungszustande des Patienten, in dem Sinne zu verstehen, ob das betreffende Kind zur Zeit der Erkrankung stoffwechselgesund war oder nicht, und 3. von den Komplikationen.

Therapie. Die Therapie hat um so bessere Aussichten, je früher der Fall in Behandlung kommt, je weniger Komplikationen vorhanden sind, und je mehr es sich um ein Kind handelt, das in seinem Stoff-wechsel noch nicht wesentlich geschädigt ist.

In den Fällen schwerster Infektion dürfte jede Therapie machtlos sein. Das sind aber wenige Fälle, wie sie uns gelegentlich bei jeder Infektionskrankheit begegnen, und die für die allgemeine Prognose der Krankheit nicht in Betracht kommen. In mittelschweren Fällen hat die Therapie keine undankbare Aufgabe.

Zunächst kommt es darauf an, den infektiösen Darminhalt zu beseitigen. Das gelingt am besten mit kleinen wiederholten Dosen von Rizinusöl, das allen anderen Abführmitteln, auch dem Kalomel, in diesen Fällen weit vorzuziehen ist. Man gibt einem Säugling zweistündlich $^{1}/_{2}$, einem älteren Kinde 1 Teelöffel 3 Tage lang. Daneben werden täglich 1—2 mal Darmausspülungen mit essigsaurer Tonerde 1 : 1000 oder ähnlichen Flüssigkeiten gemacht. Damit ge-lingt es in den meisten Fällen, den infektiösen Darminhalt zu ent-fernen und eine erhebliche Besserung der Tenesmen zu erzielen. Die Kinder werden ruhiger und fühlen sich oft sichtlich wohler.

Die Entleerung des Darmes wird unterstützt durch ein Aussetzen der Nahrung. Man gibt 6—10 Stunden nur Tee mit Saccharin, und wenn das Kind noch kurz vor dem Beginn der Behandlung Nahrung erhalten hat, spült man den Magen aus.

Man soll aber keine längere Hungerkur einleiten, denn die Kinder verfallen namentlich bei der Ruhr sehr schnell, wenn sie hungern, und es ist geradezu der therapeutische Erfolg davon abhängig, daß es gelingt, dem Patienten genügend Nahrung zuzuführen. Das ist um so eher möglich, als der Dünndarm in den meisten Fällen intakt und zur Resorption fähig ist. Andererseits besteht bei der Ruhr und ihr ähnlichen Erkrankungen in den meisten Fällen eine Achylie und damit eine starke Herabsetzung der Leistungsfähigkeit der Verdauung. Namentlich das Fett wird nicht verarbeitet und kann leicht zu Störungen Veranlassung geben. Man beginnt deswegen die Ernährung mit fettarmen Mischungen.

Beim jungen Säugling hat man zur Hebung seiner Widerstands-kraft gegenüber der Infektion nach Möglichkeit danach zu streben, daß er Frauenmilch bekommt; da diese zu fettreich ist, beginnt man mit entfetteter Frauenmilch nach einer nur ganz kurzen Hunger-periode von 6—8 Stunden.

Als weitere Nahrung kommt dann eine solche in Betracht, die wenig Fett und möglichst viel leicht zu verarbeitendes Kohlehydrat enthält, bei mäßiger Menge von Eiweiß. Eine solche Nahrung ist die Kellersche Malzsuppe oder noch besser Milchverdüunungen mit dem Soxhletschen Nährzucker oder der verbesserten Liebigsuppe desselben Autors. Der Malzzucker kann direkt als Disaccharid resorbiert werden und ist doch verbrennbar, und die kleinen Mengen von Eiweiß ($^{1}/_{3}$ Milch) und Fett werden auch meist gut vertragen.

Neben der entfetteten Frauenmilch gibt man nach einigen Tagen eine solche Malznahrung, bzw. beginnt bei älteren Kindern damit die Behandlung. Erst wenn das Allgemeinbefinden sich bessert, die Stühle an Zahl nachlassen und weniger Blut und Eiter enthalten, beginnt man mit der Zulage von Fett, gibt also beim Säugling gewöhnliche Frauenmilch. Diese Behandlung bewährt sich auch am besten in den unten erörterten Fällen, in denen sich die infektiöse Störung mit einer alimentären Intoxikation kompliziert.

Bei Säuglingen bleibt man längere Zeit, etwa 4 Wochen, bei dieser Nahrung, zieht dann, wenn nicht dauernd Frauenmilch verfügbar ist, diese heraus und ersetzt langsam die Malzsuppe oder ähnliche Nahrung durch andere Milchmischungen bzw. Brei. Bei älteren Kindern verfährt man entsprechend, gibt Breie verschiedener Art, dann vorsichtig Eier und Fleisch und zuletzt schlackenreichere Nahrung, wie Gemüse. Niemals soll man ein an Ruhr erkranktes Kind aus der Behandlung entlassen, bevor mit Sicherheit feststeht, daß es die seinem Alter entsprechende Kost auch wirklich gut verträgt.

Stopfmittel sind zu vermeiden, namentlich auch Opium mit dem man leicht, namentlich bei jungen Kindern, einen sehr unangenehmen Zustand von Darmlähmung erzeugen kann.

Man muß sich immer darüber klar sein, daß bei ruhrartigen Erkrankungen, abgesehen vielleicht von den ersten Stunden, keine eigentlichen Durchfälle bestehen, sondern nur eine Reizung des Dickdarmes, während der übrige Darm eher eine geringere Bewegung zeigt.

Nur wenn in der Rekonvaleszenz noch lange ein Reizzustand zurückbleibt, mag man Tannigen, Wismut und ähnliche Präparate geben.

Die beliebte Bolus alba - Therapie lehne ich für das Kind ab, ebenso die Verwendung von Eiweißmilch. Allerdings tritt Stuhlverhaltung ein, aber der Krankheitsprozeß geht weiter, die Fäulnisvorgänge der Eiweißmilch sind ungünstig für den Prozeß und das Vorhandensein des stark eingedickten Darminhalts kann für die Patienten äußerst quälend werden, wie man aus Beobachtungen bei älteren Kindern und Erwachsenen sieht.

Es wurde oben schon angedeutet, daß der Erfolg der Therapie neben anderem auch davon abhängig sei, ob ein Kind bereits durch alimentäre Schädigungen eine Einbuße an der Leistungsfähigkeit seiner Stoffwechselfunktionen erlitten habe oder nicht. In wenigen Fällen nur dürfte das nicht der Fall sein. Es kommen freilich, namentlich bei einer Streptokokkenaussaat in der Marktmilch, die leicht zustande kommen kann[1]), auch Fälle vor, die ein bisher wirklich darm- und

---

[1]) Wie leicht eine derartige Infektion der Milch mit Streptokokken zustande kommen kann, zeigte mir ein Erlebnis gelegentlich von Desinfektionsversuchen in den v. Behringschen Ställen in Marburg. Es gelang dort, den Keimgehalt der Milch bis auf eine minimale Zahl herabzusetzen. Plötzlich waren die Kulturplatten von Kolonien übersät, und zwar waren es beinahe ausschließlich Streptokokkenkolonien. Nach vieler Mühe fand man den Grund. Ein Euterviertel einer von 10 Kühen war entzündet und lieferte die Streptokokken, die sich dann massenhaft in dem ganzen Gemelk fanden. Die Kühlung der Milch nach dem Melken war allerdings primitiv.

stoffwechselgesundes Kind treffen, aber meist werden Kinder befallen, die durch unzweckmäßige Ernährung in ihrer Widerstandsfähigkeit auch gegen infektiöse Schädigungen geschwächt waren und vielleicht nur deswegen den Mikroben ein Haften und eine Enfaltung pathogener Eigenschaften ermöglichten. Denn es ist recht wohl denkbar, daß nicht immer die besonders hohe Virulenz der Streptokokken oder Dysenteriebazillen die Krankheit entstehen ließ, sondern die Verminderung der Widerstandsfähigkeit auch gegenüber wenig virulenten Mikroben, bedingt durch die alimentäre Schädigung des Organismus. Für die Therapie kann das von der größten Bedeutung sein, denn bei dem zunächst alimentär geschädigten Kinde wird es in erster Linie darauf ankommen, auf diese Schädigung Rücksicht zu nehmen, während ein anderes, zunächst gesundes Kind für die Ernährung nach der Krankheit einfachere Aufgaben stellt.

Führt die Resistenzverminderung gegen Infekte bei alimentären Schädigungen einerseits dazu, daß überhaupt eine Infektion zustande kommt, so setzt andererseits diese Infektion die Leistungsfähigkeit des Stoffwechsels erheblich herab und kann dadurch Bedingungen schaffen, die bei einem unzweckmäßig ernährten Kinde eine alimentäre Intoxikation entstehen lassen.

Die Behandlung der Komplikationen ergibt sich aus dem bei den betreffenden Krankheiten Gesagten.

In den meisten Fällen ist die Reparation eine sehr langsame, und es vergehen auch bei Frauenmilchnahrung viele Wochen, ehe das Kind wieder zunimmt und sich völlig erholt.

Siebentes Kapitel.

Die chronischen Infektionskrankheiten im Kindesalter.

Die hereditäre und kongenitale Syphilis.

Die angeborene Syphilis verdankt ihre Entstehung der Infektion des Kindes mit syphilitischem Virus vor der Geburt.

Es ist viel darüber gestritten worden, welchen Modus man für diese Infektion annehmen soll. Unzweifelhaft kann die Syphilis sowohl vom Vater als von der Mutter herrühren, und es ist eine Frage, die mehr die Syphilidologie als die Kinderheilkunde angeht, auf welche Weise der Fötus die Infektion erleidet. Sie kann hier mit Rücksicht auf die Bestimmung des vorliegenden Buches und auf den Raum nicht eingehend erörtert werden.

Die pathologischen Veränderungen beziehen sich besonders auf die großen Drüsen und auf die Knochen, und sind am ausgeprägtesten, wenn einerseits die Infektion der Frucht frühzeitig erfolgt, andererseits der Tod der Frucht nicht so früh eintritt, daß keine Entwicklung der pathologisch-anatomischen Veränderungen möglich ist. Uns interessieren am meisten die Veränderungen, die sich an lebend zur Welt gekommenen Kindern zeigen, und es sollen zunächst die Veränderungen bei den Fällen besprochen werden, die, früh infiziert, bei der Geburt eine schwere, deutlich ausgeprägte Erkrankung zeigen.

Die Leber ist vergrößert, hart, stark injiziert, zeigt bei mehr fortgeschrittener Erkrankung das Aussehen der Feuersteinleber. Pfortader und Gallengänge sind dicht in fibröses Bindegewebe eingehüllt, es findet sich eine starke interstitielle Entzündung.

Die Lungen sind bei lebensfähigen Kindern meist nicht wesentlich verändert, bei totgeborenen oder nach wenigen Atemzügen gestorbenen Kindern sind sie dagegen äußerst häufig ergriffen und zeigen dann Gummata und namentlich eigenartige, für Syphilis charakteristische interstitielle Entzündungsherde von oft großer Ausdehnung; daneben finden sich aber auch alveolär-katarrhalische Veränderungen. Näheres muß in den Lehrbüchern der pathologischen Anatomie nachgesehen werden.

Die Milz ist vergrößert, zeigt eine diffuse Hyperplasie und wiegt das Doppelte oder auch Vielfache der normalen Milz. Man findet teils zahlreiche Bindegewebswucherung und miliare Gummata, teils diffuse kleinzellige Infiltration der Trabekel usw.

Die Nieren erkranken sehr häufig, und zwar ist es auch hier die interstitielle Entzündung. Nach Hecker ist die zellige Infiltration der Wandung und Umgebung der kleinsten Rindenarterien in erster Linie pathognomonisch für Syphilis.

Diese Befunde sind natürlich meist an totgeborenen Früchten oder an solchen Kindern erhoben worden, die bald nach der Geburt starben. Trifft aber Heckers Meinung zu, daß die Nieren zu den am häufigsten bei der kongenitalen Lues befallenen Organen gehören, so wird man auch bei der kritischen Bewertung der klinischen Erscheinungen der kongenitalen Lues bei Kindern, die längere Zeit oder dauernd am Leben bleiben, auch auf die Erkrankung der Nieren achten müssen.

Außer diesen Veränderungen kommen Gummen noch an verschiedenen Organen vor, doch handelt es sich dabei um Früchte, die meist nicht lebensfähig sind, und für die deswegen auf die ausführlichen Lehrbücher verwiesen werden muß.

Eine äußerst interessante und pathognomonisch wichtige Veränderung zeigen die Knochen.

Die Osteochondritis syphilitica, deren genaue anatomische Beschreibung wir namentlich Wegener verdanken, zeigt sich schon bei jungen Föten im fünften Monat, ist aber auch bei Kindern, die längere Zeit extrauterin gelebt haben, nachweisbar. Freilich ist es ein Irrtum, wenn man annimmt, daß bei jedem hereditär syphilitischen Säugling, der verschieden lange nach der Geburt aus irgend welchem Grunde stirbt, auch die Zeichen einer Osteochondritis syphilitica nachweisbar sein müssen. Diese Veränderungen fehlen namentlich dann, wenn inzwischen rachitische Veränderungen sich eingestellt haben.

Die Veränderung zeigt sich an der Epiphysengrenze dadurch, daß die weißgelbliche Linie, die Knorpel und Knochen trennt, eine starke Verbreiterung auf 1—2 und mehr Millimeter erfahren hat. Das mikroskopische Bild lehrt, daß es sich um die abnorm verbreiterte provisorische Verkalkungszone des Knorpels handelt. Sieht man sich das vorliegende Bild genau an, so zeigt sich als wesentliche Störung ein Stillstand aller Wachstumsvorgänge an der Epiphysengrenze und eine Verkalkung aller gebildeten provisorischen Elemente. Wir haben also ungefähr das Gegenteil von dem vor uns, was bei der Rachitis beschrieben ist: bei dieser Weitergehen der Anbildung organischer Substanz, Ausbleiben der Verkalkung, bei jener Stillstand dieser Anbildung und weitgehende Verkalkung.

Das verkalkte Gewebe verfällt teilweise der Nekrose, es ist bröcklig und mürbe. Schließlich erweicht es, und es kommt (zuweilen durch Sekundärinfektion unter Vereiterung) zur Epiphysenlösung.

Ferner finden sich Veränderungen an Haut und Schleimhäuten, von denen im Zusammenhang mit den klinischen Erscheinungen die Rede sein soll.

Die klinischen Erscheinungen bieten ein verschiedenes Bild, je nachdem die Symptome der Lues schon bei der Geburt des Kindes deutlich ausgesprochen waren oder sich erst später im extrauterinen Leben entwickeln.

Hat die Krankheit bereits früh den kindlichen Organismus befallen, so kommt es zur Frühgeburt, an der dann in sehr vielen Fällen schon deutliche Erscheinungen der Syphilis nachweisbar sind, die sich aber auch an einem ausgetragenen Kinde finden können.

In diesen schweren Fällen findet sich ein bullöser Ausschlag (Pemphigus syphiliticus), namentlich an Handtellern und Fußsohlen, mehr oder weniger über den ganzen Körper verbreitet. Daneben zeigen Vergrößerungen von Milz und Leber die Erkrankung dieser Organe an.

In den leichteren Fällen, die das wichtigste Material der Säuglingslues darstellen, sind die Kinder zunächst scheinbar gesund und zuweilen durchaus kräftig entwickelt. Nach einiger Zeit, 2—3, meist aber 5—6 Wochen, stellt sich dann ein trockener Schnupfen ein, eine Veränderung, die sich auch bei den eben beschriebenen schweren Fällen findet.

Es handelt sich bei diesem Schnupfen um eine trockene Schwellung der Schleimhaut, der Submukosa und zuweilen auch der Haut der Nase und ihrer Umgebung. Die trockene Schwellung der Schleimhaut erschwert, zusammen mit Bildung eines borkigen Sekrets, den Durchtritt der Luft. Die Kinder atmen deswegen mit etwas geöffnetem Munde, und wenn man diesen schließt, so erzeugt das Durchströmen der Luft durch die verengte Nase ein eigentümliches Geräusch, das man mit „Schniefen" bezeichnet. Gleichzeitig bildet sich die Sattelnase aus.

Die Schwellung der Kutis in der Umgebung der Nase greift häufig auch in die Umgebung des Mundes über, sie führt zu Einrissen in die Epidermis und damit zur Bildung der syphilitischen Rhagaden, die radiär gestellt sind und als feine lineare Narben noch später die Lues hereditaria erkennen lassen.

An der Haut finden sich weiter folgende Veränderungen, die sich meist bald an den Schnupfen anschließen, aber auch wenig ausgeprägt sein bzw. fehlen können. Sie bestehen aus blaß-schmutzig-roten linsengroßen Flecken im Gesicht (Stirn, Nase, Kinn), an den Genitalien, in der Umgebung des Afters und auch am übrigen Körper. Die Flecken infiltrieren sich, zeigen Abschuppung und damit eine Rauhigkeit der Haut.

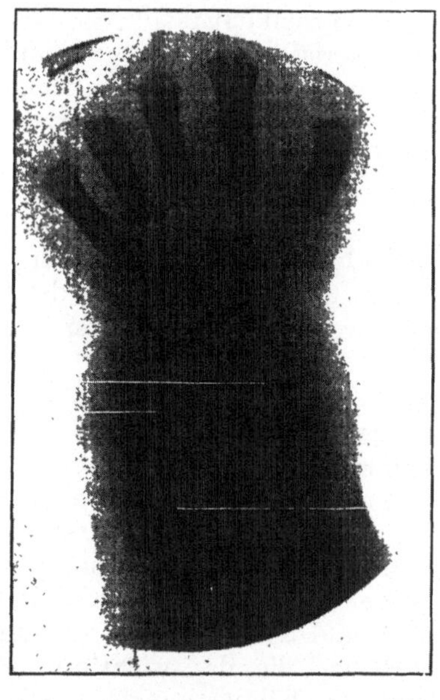

Abb. 12. Vorderarm und Mittelhand eines sechs Wochen alten, hereditär syphilitischen Säuglings mit Parrotscher Pseudoparalyse sämtlicher vier Extremitäten.

Eine andere Form der Hautaffektion besteht in einem masernähn-lichen Ausschlag (Roseola), der schnell eine tiefdunkelrote Farbe an-nimmt, an einzelnen Stellen Infiltration und Abschuppung zeigt: makulo-papulo-squamöses Syphilid.

Breite Kondylome in der Umgebung des Afters, an den Genitalien vervollständigen das Bild der syphilitischen Hauterkrankung, die zuweilen von Fieber begleitet ist.

Die vorhin schon erwähnte Infiltration und Verdickung der Haut findet sich nach Hochsinger in etwa vier Fünfteln aller Fälle am stärksten ausgeprägt nach etwa sechs Wochen, besteht namentlich in einer kleinzelligen Infiltration um die Gefäße und Drüsen und befällt vornehmlich die Handteller und Fußsohlen, die Stirn, Nase, Umgebung des Mundes und in wenigen Fällen auch die Beine. Äußerlich zeigt sich ein Erythem in feinsten Stippchen oder flächenhaften Flecken, dann verdickt sich die Haut, wird gespannt, glänzend. An einzelnen Stellen, namentlich Handtellern und Fußsohlen, kommt es in einer Reihe von Fällen zur lamellösen Abhebung der Epidermis, es treten Risse auf (ähnlich den oben beschriebenen Rhagaden), einzelne Stellen fangen an zu nässen, bedecken sich mit Borken usw., so daß für oberflächliche Betrachtung das Bild eines Ekzems entsteht, und man hat in der Tat von einem syphilitischen Ekzem gesprochen, das sich von dem gewöhnlichen etwas durch die starke Infiltration und dadurch bedingte Starrheit der Haut unterscheidet.

Ähnliche Veränderungen mit Rhagaden zeigen sich an den Augenwinkeln und an den Augenlidern und Brauen, dort zu einem unregelmäßigen, ausgebreiteten Haarverlust führend.

An den Nägeln entspricht dieser Hautaffektion die Paronychia syphilitica (der Nagel wird dünn und spröde, am Nagelfalz treten Einrisse und Geschwüre auf).

Im Munde finden sich nicht so häufig Erkrankungen wie beim Erwachsenen.

Die Lymphdrüsen sind nach dem Befallensein ihres Quellgebiets in Ketten geschwollen, namentlich am Halse und Nacken.

Eine gewisse pathognomonische Bedeutung hat die Anschwellung der Kubitaldrüsen. Sie sind, wenn die Anschwellung, wie in den meisten Fällen, nur gering ist, ziemlich schwer sicher zu fühlen. Man prüft sie am besten so, daß man den rechten Arm des Patienten mit der linken Hand etwas anhebt und dann mit den Fingerspitzen der rechten Hand unter der Innenkante des Bizeps entlang fühlt, nach der unteren Epiphyse des Humerus zu. Auf der anderen Seite macht man es umgekehrt.

Alle genannten Symptome können ganz verschieden stark ausgeprägt und in den verschiedensten Kombinationen vorhanden sein, so daß ein außerordentlich mannigfaltiges Bild entsteht und oft auch die Lues nur äußerst schwer nachweisbar ist. Das einzige Symptom, was dann vorhanden ist, ist der Schnupfen, daneben auch eine Schwellung der großen abdominalen Drüsen, aber keinerlei verwertbare Hautveränderungen.

Veränderungen dieser Drüsen, der Leber und Milz, sind durch die Palpation leicht nachweisbar, die die Vergrößerung dieser Organe anzeigt. Direkte Folgen dieser Veränderung lassen sich nicht immer deutlich erkennen, denn nur zuweilen ist Aszites nachweisbar, insbesondere aber ist ein Ikterus als Folge der interstitiellen Hepatitis recht selten, wenn er auch zuweilen vorkommt; aber diese Affektionen der großen abdominalen Drüsen, die man als viszerale Lues bezeichnet, sind insofern ein ernstes Zeichen, als sie auf ein Hineinragen der fötalen syphilitischen Veränderungen in das Säuglingsalter hinweisen und damit die Aussicht auf Heilung trüben.

Die oben besprochenen anatomischen Veränderungen an den Knochen geben auch klinisch durch die Osteochondritis syphilitica zu schweren Störungen Anlaß. Die Wachstumsstörung als solche macht an sich kaum klinische Erscheinungen, wohl aber die erwähnte Epiphysenlösung und die Erweichungsprozesse an der Epiphysengrenze. Diese verfallen einerseits zuweilen sekundären eitrigen Infektionen, häufiger aber wirkt der traumatische Reiz, den die Epiphysenlösung mit sich bringt, entzündungserregend auf Periost und umliegende Weichteile und bringt eine schmerzhafte Schwellung derselben hervor. Die Schmerzhaftigkeit an dieser Stelle ist eine sehr große, und deswegen vermeiden die Kinder jede Bewegung des Gliedes (meist handelt es sich um die distale Epiphyse des Humerus) und jede Betätigung der ihm zugehörigen Muskulatur. So entsteht das Bild einer schlaffen Lähmung, einer Paralyse, und man hat deswegen dies Krankheitsbild nach seinem ersten Autor als Parrotsche Pseudoparalyse bezeichnet. Bei der Untersuchung zeigt sich die große Schmerzhaftigkeit der betreffenden Epiphysengegend.

Die Erkrankung beschränkt sich meist auf einen Arm, kann aber auch an allen vier Extremitäten auftreten.

Außer diesen hauptsächlichen und deutlich ausgeprägten Erscheinungen der Syphilis hereditaria treten zuweilen noch Störungen allgemeiner Art auf, deren Zugehörigkeit zur Syphilis teils nur anatomisch, teils nur aus dem gleichzeitigen Bestehen anderer syphylitischer Symptome erschlossen werden kann.

Hierher gehört der syphilitische Hydrocephalus internus, der sich während oder nach dem Bestehen der floriden Erscheinungen der Syphilis ausbildet und dieselben Veränderungen am Gehirn und Schädel hervorruft wie der genuine Hydrozephalus. Auch anatomisch finden sich keine deutlichen Unterschiede gegenüber dem gewöhnlichen Hydrozephalus.

Eine verwandte, seltenere Affektion stellt der Hydrocephalus externus dar, der im Anschluß an eine Pachymeningitis haemorrhagica eintritt. Bei der Spinalpunktion zeigt sich in diesen Fällen eine blutig gefärbte Flüssigkeit, die beim Hydrocephalus internus ganz wasserklar ist.

Ferner zeigen die syphilitischen Kinder eine mehr oder weniger starke Anämie, die der Haut dieser Kinder eine schmutzig blaßgelbliche Verfärbung verleiht. Das Blutbild gleicht dabei anderen anämischen Zuständen im Kindesalter und zeigt nichts für Lues Spezifisches, ist auch durch eine antisyphilitische Behandlung nicht zu beeinflussen.

Schließlich tritt bei den syphilitischen Kindern eine gewisse Minderwertigkeit der gesamten Konstitution zutage. Sie sind in vielen Fällen schon bei der Geburt mager, zeigen ein schlechtes Fettpolster und einen schlechten Turgor, wenn das auch nicht immer zutrifft.

Einen deutlichen schädigenden Einfluß hat die Syphilis auf den Ernährungserfolg. Die Kinder nehmen, auch an der Brust, schlechter zu als gesunde Kinder; während der floriden Erscheinungen bleibt das Gewicht stehen, oder die Kinder nehmen auch erheblich ab. Mit der spezifischen Behandlung und der allgemeinen Besserung nimmt auch das Gewicht wieder zu.

Die Kinder sind außerordentlich anfällig. Sie bekommen bei der künstlichen Ernährung noch viel leichter Verdauungsstörungen als andere Kinder, und es ist viel schwieriger, bei ihnen eine künstliche Ernährung durchzuführen. Sie sind ferner außerordentlich widerstandslos gegen Infektionen aller Art, verfallen leicht der Sepsis, erkranken an Pneumonien, an Eiterprozessen usw. usw.

Außer diesen Allgemeinstörungen des syphilitischen Organismus, die oft von ausschlaggebender Bedeutung für die Erhaltung des Lebens sind, hat man noch mit einer Reihe von Erscheinungen zu rechnen, die man als Symptome von Rezidiven ansehen muß.

Nachdem die oben geschilderten floriden Erscheinungen mit oder ohne Behandlung abgeklungen sind, und eine kürzere oder längere Zeit verflossen ist, in der die Kinder gesund zu sein scheinen, treten von neuem syphilitische Krankheitssymptome auf, die, soweit es sich um Eruptionen an der Haut und Schleimhäuten handelt, in Form von flachen Papeln an Lippen, Zunge, Mandeln usw. und von flachen Kondylomen am After, Genitalien usw. auftreten.

Ferner finden sich Gummiknoten an verschiedensten Stellen der Haut mit Neigung zum Zerfall und zur Verschwärung, gummatöse Prozesse an den Knochen, Hoden, Nebenhoden, an den großen Drüsen, am Darm können derartige Geschwüre vorkommen usw. usw.

Ferner finden sich gummatöse Prozesse an den Meningen und an der Hirnrinde und bringen dann Erscheinungen hervor, die im wesentlichen denen der zerebralen Kinderlähmung, der Enzephalitis, gleichen. Sie haben also Fieber, halbseitige Krämpfe, halbseitige Lähmungen, Bewußtseins- und Intelligenzstörungen und epileptische Zustände im Gefolge.

Schließlich bilden sich in dieser Zeit Erkrankungen der Gefäße aus, die sich namentlich in Symptomen des Zentralnervensystems äußern. Es handelt sich um die Endarteriitis und Mesarteriitis syphilitica der Hirngefäße, die zu Ernährungsstörungen im Gehirn führen.

Die Erscheinungen sind im wesentlichen die von wechselnden Lähmungen und Krämpfen, vorübergehende Besserung und Verschlimmerung, schließlich Lähmung eines Armes oder Beines. Auch kann das Bild einer Epilepsie entstehen und viele Fälle von Idiotie sind auf diese syphilitischen Gefäßveränderungen zurückzuführen.

Hierbei ist zu bedenken, daß das Gehirn des Säuglings unfertig ist und sich erst in den ersten neun Monaten soweit ausbildet, daß seine anatomische Beschaffenheit wesentlich der des Erwachsenen gleicht. Wird durch Ernährungsstörung eine Zellgruppe vernichtet, so fällt nicht nur das Zerstörte aus, sondern auch das, was sich daraus noch entwickeln sollte.

Diagnose. Die Diagnose stützt sich auf die klinischen Erscheinungen (es soll hier nicht von der anatomischen Diagnose der Totgeborenen gesprochen werden), wie sie oben geschildert wurden. Besonders wichtig ist der trockene Schnupfen, der in den zahlreichen leichten und wenig ausgeprägten Fällen das einzige deutlich ausgeprägte Symptom sein kann. Die größte Schwierigkeit für die rechtzeitige Diagnose liegt darin, daß in den für die Praxis wichtigsten Fällen 4—6 Wochen und zuweilen noch länger beim Kind keinerlei Krankheitserscheinungen vorhanden sind, was namentlich für die Ammenfrage bei solchen Kindern höchst unangenehm ist. Von größter Bedeutung ist die serologische Diagnose (Wassermann). (Über diese Diagnose selbst hier zu sprechen, verbietet der Rahmen dieses Buches.)

Prognose. Die Prognose richtet sich danach, wieweit die Syphilis bereits bei der Geburt des Kindes fortgeschritten ist. In den schwersten Fällen kommt die Frucht nicht lebend zur Welt, und nur durch eine energische Behandlung der Eltern ist es möglich, für die Zukunft lebende Früchte zu erzielen.

Wird das Kind zu früh geboren mit starken Veränderungen der inneren Organe und deutlichen Hauteruptionen, so ist die Hoffnung auf Erhaltung des Lebens gering und nur wenig besser, wenn es sich um ein ausgetragenes Kind handelt.

Erheblich besser ist die Prognose, wenn die Kinder, ohne sichtbare syphilitische Veränderungen geboren, erst nach mehreren Wochen die ersten Anzeichen der Krankheit zeigen. In diesen Fällen kann bei richtiger Behandlung mit ziemlicher Sicherheit auf eine Beseitigung der sichtbaren Erscheinungen gerechnet werden, was allerdings noch nicht mit einer Beseitigung der Krankheit, mit einer Vermeidung der Rezidive und der später zu besprechenden Lues tarda identisch ist. Vor allem aber bleibt die Minderwertigkeit solcher Kinder bestehen, ihr äußerst labiles Verhalten gegenüber alimentären und infektiösen Schädigungen, das ihr Gedeihen und ihr Leben auch dann noch in Frage stellt, wenn die syphilitischen Symptome längst geschwunden sind.

Die Prophylaxe und Therapie hat zunächst dahin zu wirken, daß kein syphilitisches Individuum die Ehe eingeht, bevor nicht durch energische Kuren dafür gesorgt ist, daß mit größter Wahrscheinlichkeit (eine absolute Sicherheit gibt es leider nicht) keine Ansteckungsfähigkeit mehr erwartet werden kann. (Siehe die einschlägigen Lehrbücher.)

Ist die Syphilis aber in einer Familie schon ausgebrochen, sind bereits Tod- und Fehlgeburten vorhanden, dann muß mit aller Energie mit einer Behandlung des kranken Ehegatten oder besser beider vorgegangen werden, wenn man für die Zukunft auf lebensfähige Nachkommenschaft hoffen will.

Für das syphilitische Kind ist neben der gleich zu besprechenden spezifischen Quecksilberbehandlung die Hauptsache, günstige hygienische Verhältnisse und eine zweckmäßige Ernährung zu schaffen.

Kinder aus schlechten sozialen Verhältnissen sind deshalb in einer geeigneten Anstalt, namentlich wenn dort abgedrückte Frauenmilch zur Verfügung steht, besser aufgehoben als zu Hause, vorausgesetzt, daß ihnen eine gleichwertige Nahrung hier wie dort gegeben werden kann. Ein künstlich zu nährendes Kind wird deswegen in einer guten Säuglingsstation bessere Aussichten haben als in einer mangelhaft hygienischen Wohnung und unter mangelhafter Pflege, denn es muß mit ganz besonderer Sorgfalt vor Infektionen und vor alimentären Schädigungen bewahrt werden, was in der Arbeiterfamilie kaum möglich ist.

Anders steht die Sache, wenn die Mutter das Kind selbst nährt. Die Frauenmilch ist für den syphilitischen Säugling noch weniger entbehrlich als für ein anderes Kind, sie gibt für die Erhaltung des Lebens und für eine befriedigende Entwicklung soviel bessere Chancen, daß ihre Durchführung wie nur immer gefördert werden muß. Niemals sollte man sich deshalb bereit finden, ein Kind von der Mutter fortzunehmen und künstlich zu ernähren, das an Syphilis leidet. Auch die beste Anstalt kann ihm keinen Ersatz für die Muttermilch bieten. Auch in gut situierten Familien soll man hier besonders energisch fordern, daß die Mutter ihr syphilitisches Kind nährt, denn die Ernährung an der Brust ist die beste Gewähr für die Erhaltung des Lebens und kann in diesem Falle nicht durch Ammenmilch ersetzt werden. Es ist gewissenlos und strafbar, für ein syphilitisches Kind eine gesunde Amme zu nehmen, gewissenlos auch dann, wenn man die betreffende Person davon unterrichtet hat, daß sie ein syphilitisches Kind nähren soll. Das ungebildete Mädchen kann sich wohl nie klar machen, welchen Gefahren sie sich dabei aussetzt, und es ist ein trauriger Standpunkt, wenn man glaubt, sie dafür mit Geld entschädigen zu können. Ist eine Amme bei einem Kinde, bei dem sich nachträglich die Syphilis herausstellt, so muß sie unter irgendeinem Vorwande entfernt werden.

Besteht für die Amme die größte Gefahr der Ansteckung, so ist es gerade umgekehrt bei der eigenen Mutter des Kindes. Mag diese auch keinerlei sichtbare Zeichen von der Syphilis darbieten, so wird sie von ihrem Kinde doch nicht angesteckt, ebenso wie es ungefährlich ist, das Kind einer syphilitischen Mutter, das noch keine Erscheinungen der Syphilis zeigt, von dieser nähren zu lassen.

Ist man zur unnatürlichen Ernährung des Kindes gezwungen, so muß mit äußerster Vorsicht verfahren werden, wenn man Erfolg haben will.

Die medikamentöse Behandlung besteht in der Anwendung des Quecksilbers. Seine Applikation kann eine verschiedene sein. Man kann es innerlich geben als Quecksilberchlorür, Kalomel, 2—3 mal täglich 0,002—0,003. Noch besser und für den Darm weniger reizend ist das Quecksilberjodür, das Hydrargyr. jodat. flav., 2 mal täglich 0,005—0,01. Auch andere Quecksilbersalze, so z. B. das Hydrarg. tannic. oxydulat. und das Hydrargyr. salicyl., lassen sich anwenden.

Eine andere Art der Beibringung des Quecksilbers besteht in der Anwendung der Sublimatbäder 1:20000. Da ein Säuglingsbad 20 l enthält, so würde man eine Sublimatpastille à 1 g auf ein Bad zu nehmen haben. Diese Art der Quecksilberapplikation hat aber in zwei Richtungen Nachteile. Erstens wirkt sie bei intakter Haut nur sehr wenig, zweitens ist bei erkrankter Haut nie auch nur annähernd zu bestimmen, wieviel Sublimat aufgenommen wird. Schließlich zwingt diese Methode dazu, den Eltern das reine Sublimat oder doch wenigstens eine starke Lösung des schweren Giftes in die Hand zu geben. Das ist schon gebildeten Leuten gegenüber nicht angenehm, wird aber hochgefährlich, wenn es sich um Arbeiterfamilien handelt, in denen es dann schwer ist, in der engen Wohnung das Gift so zu verwahren, daß kein Unglück damit geschehen kann.

Eine weitere Anwendungsart des Quecksilbers ist die Schmierkur. Sie hat die unangenehme Eigenschaft, in ihrer Bedeutung weit bekannt zu sein, so daß aus ihr schon oft von Laien die richtige Diagnose geschlossen wird, was gerade bei der hereditären Syphilis beinahe stets vermieden werden muß. Will man sie anwenden, so empfiehlt es sich, die ominöse graue Salbe mit Zinnober rot zu färben und als Konstituens Vaselin oder sonst ein reines Fett zu verwenden, da die gewöhnliche graue Salbe von der Haut der meisten Kinder schlecht ertragen wird und leicht Ekzeme hervorruft. Besonders gilt das von den Fällen mit stark veränderter Haut, bei denen eine Schmierkur überhaupt besser unterbleibt. Als Quecksilber wird am besten hierfür das Hydrargyrum colloidale genommen.

Das Rezept würde z. B. lauten:

<pre>
Rp. Hydrargyr. colloid.   1,0
    Lanolin   30,0
Div. in part. aequal. Nr. X
D. täglich 1 Päckchen zur Einreibung.
</pre>

Bei älteren Säuglingen kann die Einzeldosis auf 0,3—0,5 verstärkt werden.

Die genaueste und wirksamste Anwendung des Quecksilbers ist die der intramuskulären Sublimatinjektionen, die zu gleicher Zeit eine außerordentlich bequeme Methode der Behandlung in Sprechstunde oder Poliklinik darstellen.

Der Säugling erhält je nach seinem Alter von einer Lösung:

<pre>
Sublimat   0,2—0,4
Natr. chlorat.   0,2—0,4
Aq.   10,0
1—2 mal wöchentlich 0,1 ccm intraglutäal.
</pre>

An Stelle des Sublimats kann auch das Sublamin verwandt werden.

Es bleibt noch übrig, mit einigen Worten auf die Schädigungen einzugehen, die eine Hg-Vergiftung beim Säugling hervorbringt. Die Stomatitis mercurialis, die beim Erwachsenen deutlich anzeigt, daß zuviel Hg gegeben wurde, fehlt bei dem zahnlosen Säugling, statt dessen tritt eine Dickdarmentzündung ein, die sich mit häufigen, unter Tenesmen abgesetzten Stühlen, die Schleim, Eiter und Blut enthalten, äußert. Man hat das Auftreten dieser Entleerungen bei jeder Hg-Kur sorgfältig zu beachten.

Für die Behandlung einzelner Symptom ist noch folgendes zu bemerken: Kondylome werden mit Kalomel bepudert, dann mit Kochsalzlösung abgewaschen. Der Schnupfen bedarf oft einer besonderen Behandlung. Eine solche kann bestehen in Einführung von Tampons, die mit roter Präzipitatsalbe getränkt sind, in Kalomeleinstäubungen, 1 : 20—30, und vor allem in der Anwendung der Nebennierenpräparate (s. S. 141). Man erreicht mit diesen Präparaten ein zeitweises Abschwellen der Schleimhaut, damit eine bessere Durchgängigkeit der Nase und eine freiere Atmung, die namentlich auch der Nahrungsaufnahme zugute kommt.

Bei jeder Behandlung eines Falles von hereditärer Syphilis muß man an die Neigung der Krankheit zu Rezidiven denken, darf deswegen die Kur nicht zu früh abbrechen (nicht vor Ablauf von 14 Tagen nach dem Schwinden aller syphilitischen Erscheinungen) und muß sie von Zeit zu Zeit wiederholen.

Große Bedeutung hat die Behandlung der Lues hereditaria mit Neosalvarsan gewonnen. Es wird am besten kombiniert mit Quecksilber angewandt und leistet in schweren, hartnäckigen Fällen sehr gute Dienste.

Bei einem Säugling von einigermaßen normalem Gewicht und Entwicklung werden 3—4 Injektionen von Neosalvarsan gegeben zu 0,15 (bei stark untergewichtigen Kindern 0,05), die ersten beiden dicht hintereinander, die anderen beiden mit größeren Zwischenräumen innerhalb von 6 Wochen. Daneben Sublimatinjektionen 2 mal wöchentlich von 0,001—0,002 nach folgendem Rezept:

Sublimat	0,02
Natr. chlorat	0,1
Aq.	10,0

S. 2 mal wöchentlich $\frac{1}{2}$—1 Spritze.

Sowohl Sublimat wie Neosalvarsan werden intramuskulär gegeben.

2—3 Wochen nach der ersten Kur wird eine zweite vorgenommen und am Ende des ersten Lebensjahres (nach mehrmonatlicher Pause) eine dritte.

Bei 2—3jährigen Kindern werden 0,3, bei 3—5jährigen 0,45 Neosalvarsan gegeben.

Die gefürchtete Überschwemmung mit Toxinen nach der Injektion habe ich an dem großen Straßburger Material nie gesehen.

Die Lues tarda.

Mit diesem Namen bezeichnet man einen Symptomenkomplex der Syphilis, der sich bei hereditär luetischen Kindern im späteren Kindes- und Pubertätsalter findet.

Am meisten bekannt ist eine Dreiheit von Symptomen, die sogenannte Hutchinsonsche Trias. Sie besteht in einer Entwicklung einer interstitiellen Keratitis, Labyrintherkrankung, die zur Taubheit führt, und einem halbmondförmigen Substanzverlust an den bleibenden mittleren oberen Schneidezähnen. Dazu kommt noch eine chronische, doppelseitige, ankylosierende Kniegelenkentzündung. Diese vier Symptome kommen in den verschiedensten Kombinationen vor, ausgeprägte Trias ist nicht gerade häufig.

Außer diesen Veränderungen sind noch folgende zu erwähnen:

Hyperplastische Periostitis an der Vorderfläche der Schienbeine, die eine Verdickung und spindelförmige Auftreibung des Knochens herbeiführt und recht heftige Schmerzen hervorruft, ferner gummatöse Prozesse mit charakteristischer Geschwürbildung an Knochen und Haut. Dabei wird namentlich oft der Schädel betroffen, das Nasengerüst, der harte Gaumen.

In Leber, Milz und Nieren bildet sich eine interstitielle Entzündung aus mit starker Vergrößerung von Leber und Milz.

Die Lymphdrüsen sind vielfach geschwollen, beinahe stets die Kubitaldrüsen. An der Haut findet sich noch ein Ausschlag, der sich kaum von den tertiären Hautveränderungen bei akquirierter Lues unterscheidet.

Am Nervensystem zeigen sich ebenfalls gummatöse Prozesse, die zu einer syphilitischen Meningitis und Enzephalitis, zu einer Endarteriitis syphilitica der Hirnarterien und ihren Folgen führen. Äußerlich zeigen sich dann Lähmungserscheinungen verschiedener Art, Kopfschmerzen bestehen usw.

Ferner werden Funktionsstörungen beobachtet, die sich nicht einfach auf anatomische syphilitische Prozesse zurückführen lassen: mangelhafte geistige Entwicklung, bis zur völligen Idiotie sich steigernd. In seltenen Fällen Tabes und Paralyse.

Diagnose. Die Diagnose der Lues hereditaria tarda ergibt sich aus dem Vorstehenden, sie ist in nicht deutlich ausgeprägten Fällen nicht leicht, namentlich wenn man das Kind und die Familie vorher nicht gekannt hat. Am charakteristischsten sind noch die Symptome der Hutchinsonschen Trias.

Prognose. Die Prognose ist bei mäßig schwerer Erkrankung und richtiger Behandlung relativ gut. Nicht selten wird eine, wenn auch langsame Ausheilung erreicht.

Die Therapie besteht im wesentlichen in der Darreichung von Jod.

<pre>
Rp.   Natr. jodat.   10,0
      Extract. Bellad.   0,1
      Aq.   200,0
Ds. 3 mal täglich 5—10 ccm zu nehmen.
</pre>

Diese Medikation, die mit der Darreichung anderer Jodpräparate, z. B. des Sirup. ferri jodat. und anderer, abwechseln kann, muß monatelang gegeben werden.

Zeigen sich Vergrößerungen und Verhärtungen der großen Drüsen, so wird abwechselnd mit dieser Jodkur auch eine Quecksilberkur vorgenommen.

Ferner ist Sorge zu tragen für eine kräftige Ernährung, viel Aufenthalt in frischer Luft, namentlich an Plätzen mit reichlicher Besonnung, für eine Anregung durch Bäder usw. Eines besonderen Rufes erfreuen sich mit Recht für die Behandlung solcher Patienten die Bäder Tölz in Oberbayern und Hall in Oberösterreich.

Die Tuberkulose im Kindesalter.

Die Tuberkulose ist eine Krankheit, deren Wesen auch heute noch zu lebhaften Diskussionen Veranlassung gibt, obgleich wir über ihre Ätiologie schon recht gut unterrichtet sind und auch ihre klinischen und anatomischen Erscheinungsformen gut kennen.

Ein großer Teil dieser Diskussionen wird dadurch hervorgerufen, daß man entweder einen anatomischen oder einen ätiologischen bzw. biologischen Begriff mit dem Worte Tuberkulose verbinden kann. Geschieht ersteres, so darf man nur solche Fälle zur Tuberkulose rechnen, in denen die spezifischen anatomischen Veränderungen gefunden werden, im anderen Falle wird man von Tuberkulose überall da reden, wo eine Infektion mit Tuberkelbazillen und eine biologische Einwirkung derselben auf den Organismus nachweisbar ist.

Im folgenden soll dem zweiten Modus der Betrachtung der Vorzug gegeben werden, weil uns hier nicht allein die anatomisch nachweisbaren tuberkulösen Erkrankungen interessieren, sondern ganz besonders auch die Frühstadien der Infektion, bei denen die anatomischen Veränderungen ganz zurücktreten.

Zunächst ist es notwendig, den Infektionsmodus zu betrachten.

Während bei der vorstehend behandelten Lues des Kindes die Heredität die größte Rolle spielt, tritt diese hier ganz zurück, ohne allerdings stets ausgeschlossen zu sein. In den allermeisten Fällen handelt es sich um extrauterine Infektionen, die allerdings schon sehr früh eintreten können.

Eine zweite Frage ist, welchen Weg die Infektion einschlägt. Es kommen namentlich zwei Wege in Betracht: die Atmungsorgane und der Verdauungstraktus. Über die Häufigkeit, mit der der eine oder andere Weg bei der Infektion des Säuglings und im angrenzenden Alter beschritten wird, ist vor einigen Jahren ein heftiger Kampf entbrannt, der zu einer definitiven Entscheidung nicht geführt hat. Man kann wohl sagen, daß beide Wege möglich sind, und es interessiert dann das infektiöse Material, das hier in Betracht kommt.

Für die Atmungsorgane kommt hier in Frage ein entweder staubförmiges oder in kleinste Tröpfchen verteiltes Material, das mit dem Luftstrom in die Lungen gelangen kann.

Für die Verdauungsorgane kommt außer diesem Material, das natürlich ebensogut verschluckt wie eingeatmet werden kann, noch die Nahrung in Frage, also namentlich die Milch. Hier kommen wir wieder auf einen Punkt, der zu den heftigsten Diskussionen Veranlassung gegeben hat.

Es wurde nämlich behauptet, der Tuberkelbazillus des Rindes sei ungefährlich für den Menschen, und eine Übertragung von Rind auf Mensch mit Kuhmilch, die Rinderbazillen enthält, sei nicht möglich. Das hat sich als ein Irrtum gezeigt. Die Tuberkelbazillen des Rindes sind pathogen für den Menschen. Eine Infektionsmöglichkeit ist also sicher vorhanden und zwingt zur genauesten diesbezüglichen Kontrolle der Kuhmilch. Die Möglichkeit, sich mit Tuberkelbazillen zu infizieren, unterliegt im Kindesalter Bedingungen, die eine kurze Betrachtung erfordern.

Im Säuglingsalter überwiegen die Infektionen durch direkte Berührung, Anhusten usw. und durch Staubinhalation in schlecht gehaltenen Wohnungen. Der Säugling ist an sein Bett gebunden, so daß die Infektion zu ihm kommen muß, er sie nicht aufsuchen kann. Dadurch erscheint es relativ einfach, ihn vor Infektion zu schützen, wenn man ihn unter hygienische Wohnungsverhältnisse bringt und es vermeidet, daß Menschen mit offener Tuberkulose zu ihm kommen. Leider gelingt es aber in tuberkulösen Familien nicht, solche Bedingungen aufrecht zu erhalten. Ist es schon schwer, in engen Wohnungen die Hygiene so zu gestalten, daß sie den notwendigsten Anforderungen genügt, so ist es noch schwerer, tuberkulöse Familienmitglieder mit Sicherheit von dem Kinde fernzuhalten. Besonders gilt das von der tuberkulösen Mutter. Nur wenige Mütter entschließen sich, sich sofort von ihrem Kinde zu trennen oder auch nur auf seine Pflege, auf Liebkosungen usw. zu verzichten, so daß die Gefahr der Ansteckung für einen Säugling in tuberkulöser Familie eine sehr große ist.

Es ist oben schon gesagt worden, daß eine tuberkulöse Mutter ihr Kind nicht stillen darf, aber zu verlangen wäre, daß sie sich vollständig von ihm fern hält, was eine Überwindung voraussetzt, die nur sehr selten vorhanden ist. Mit Recht wird verlangt und jetzt wohl auch an den meisten Stellen durchgeführt, daß Säuglinge nicht in tuberkulöse Familien in Pflege gegeben werden dürfen, daß die Pflegemutter und ihre Familienmitglieder vorher sorgfältig zu untersuchen sind, bevor man ihr einen Säugling anvertraut.

Anders werden die Möglichkeiten der Infektion, sobald das Kind anfängt sich von der Stelle zu bewegen, zu kriechen und zu laufen. Hierdurch kommen die Kinder mit mehr Menschen in Berührung und die Wahrscheinlichkeit wächst, daß unter diesen sich ein Infektionstüchtiger befindet. Ferner wird die Ansteckung begünstigt durch das Fehlen des Ekelgefühls beim jungen Kinde. Sie fassen wahllos alles an und stecken vieles in den Mund oder fassen sich mit schmutzigen Händen in den Mund, wodurch sie leicht in der Wohnung und auf der Straße infektiöses Material aufnehmen können. Diese Form der Infektion, die man als Schmierinfektion bezeichnet, ist namentlich bei jungen, herumkriechenden Kindern von größter Bedeutung. Die Empfänglichkeit des ersten Kindesalters für Tuberkulose ist sehr groß, so daß man wohl mit Recht annehmen kann, daß die meisten Menschen in diesem Alter infiziert werden. Daraus ergibt sich die Notwendigkeit, die Tuberkulosefürsorge noch viel mehr als es bisher geschehen ist, auch auf dies Alter zu erstrecken.

Auf welchem Wege nun aber auch immer die Infektion zustande kommen mag, eines ist im Auge zu behalten: Es ist nicht notwendig, daß die Infektion an der Eingangspforte oder in ihrer nächsten Umgebung gleich irgendwie erhebliche oder auch nur leicht erkennbare anatomische Veränderungen im Gefolge hat. Vielmehr kann dieser „Primäraffekt" nur mit größter Sorgfalt nachweisbar und kaum zu erkennen sein. Das gilt sowohl für die Lunge wie für den Darm. Es ist auch nicht notwendig, daß nun die nächsten Lymphdrüsen gleich starke Veränderungen im Sinne einer Verkäsung usw. aufweisen müssen, oft sind diese Veränderungen äußerst geringfügig, gehen über eine einfache, markige Schwellung nicht hinaus, und die Drüsen lassen sich nur durch das Tierexperiment als Träger von Tuberkelbazillen nachweisen.

Diese ganz geringfügigen Veränderungen bringen es mit sich, daß man über die ersten Anfänge der kindlichen Tuberkulose noch nicht zu ganz abgeschlossenen Vorstellungen gekommen ist, und daß namentlich zwischen dem Studium der klinischen Frühsymptome und den anatomischen Bildern, die vom Sektionstisch gewonnen werden, nicht immer Übereinstimmung herrscht, wie wir bei der Besprechung der klinischen Erscheinungen sehen werden.

Auf die anatomischen Veränderungen braucht hier nicht näher eingegangen zu werden, da sie prinzipiell dieselben sind wie bei der Tuberkulose der Erwachsenen. Wo besondere Einzelheiten für die kindliche Tuberkulose von Wichtigkeit sind, werden sie bei der Darstellung der klinischen Erscheinungen Erwähnung finden.

Die klinischen Erscheinungen der kindlichen Tuberkulose erhalten ihr besonderes Gepräge durch das Überwiegen der Allgemeinerscheinungen als Ausdruck der Infektion mit Tuberkelbazillen gegenüber den örtlichen Erscheinungen als Ausdruck der tuberkulösen Organveränderungen.

In den meisten und wichtigsten (namentlich therapeutisch wichtigsten) Fällen macht der tuberkulöse Herd gar keine örtlichen Erscheinungen und ist auch durch die genaueste Untersuchung nicht herauszubringen. Oft genug werden dann solche Herde zufällig bei der Autopsie entdeckt, bei Menschen, die niemand für tuberkulös infiziert gehalten hätte, und die an anderen Krankheiten zugrunde gegangen sind.

Die Allgemeinerscheinungen, die durch die tuberkulöse Infektion ausgelöst werden können (nicht müssen!), geben ein wenig charakteristisches Krankheitsbild.

Am häufigsten zeigen sich Störungen im Temperaturverlauf.

In einer Reihe von Fällen tritt Fieber auf, das abends eine Steigerung der Körpertemperatur bis 38,5 und 39° und darüber hervorruft und Morgenremissionen bis zur Norm oder beinahe bis zur Norm zeigt. Dabei sind die Kinder wenig affiziert, haben guten Appetit und kein subjektives Krankheitsgefühl. Allerdings trifft das meist doch nur für Kinder zu, die eben wegen des Fiebers im Bett gehalten werden, während bei Kindern, die außer Bett sind, namentlich Schulkindern, sich bald eine gewisse Mattigkeit, schnelles Ermüden, Verlust der Spiellaune zeigt, und dann gewöhnlich auch bald Appetitlosigkeit eintritt. Man sieht solche Fälle namentlich in den unteren Volksschichten, in denen die Kinder weniger ängstlich beobachtet und nicht gleich bei den ersten Anzeichen einer Krankheit ins Bett gesteckt werden und in ärztliche Behandlung kommen.

Häufig entdeckt man dann bei Kindern, die wegen Mattigkeit und Appetitlosigkeit dem Arzte zugeführt werden, die Anomalien im Temperaturverlauf, die sich bis zu dem oben beschriebenen Fieber steigern und dann leicht erkennbar sein können.

Offenbar gehen aber dem eigentlichen Fieber schon Störungen voraus, die nur bei genauerer Beobachtung im Krankenhause erkannt werden können.

Man sieht dann bei zweistündlichen Messungen Kurven, die sich bei der üblichen Morgen- und Abendmessung allerdings wenig oder gar nicht von der Norm unterscheiden, deren höchste und tiefste Punkte aber außerordentlich starke Schwankungen der 24 stündigen Temperatur erkennen lassen. Die physiologische Nachtsenkung der Temperatur geht außerordentlich tief, auf 35,6 und tiefer, während nachmittags Temperaturen von 37,3—37,5 im Bett beobachtet werden. Werden die Nachtmessungen nicht ausgeführt, so erscheint dem Beobachter der Temperaturverlauf des Patienten normal.

Noch deutlicher werden diese Schwankungen, wenn man derartige Kinder tagsüber außer Bett läßt. Man beobachtet dann nachmittags Temperaturen bis 37,8 und 38 neben den tiefen Nachtsenkungen. Dem eigentlichen Fieber pflegt, wie das auch bei anderen, langsam sich entwickelnden Fieberzuständen zu geschehen scheint, eine Abflachung der Nachtsenkung voranzugehen, der dann das Fieber folgt.

Diese Temperaturanomalien sind in vielen Fällen das einzige objektiv festzustellende Symptom, so daß bei lange sich hinziehenden Fällen, und die sind sehr häufig, es wochenlang ganz unmöglich ist, zu einer scharfen Diagnose zu kommen. Diese diagnostische Schwierigkeit ist um so unangenehmer, als es sich hier um Fälle handelt, die einer zielbewußten Therapie ein sehr dankbares Objekt bieten.

Man muß in diesen Fällen versuchen, auf biologischem Wege weiterzukommen, d. h. untersuchen, ob das Kind auf Tuberkulin reagiert. Die gewöhnliche Tuberkulinreaktion setzt allerdings voraus, daß das Kind wenigstens bei dauernder Bettruhe keine fieberhaften Temperaturen hat, und sie bedeutet immerhin eine Immunitätsreaktion, eine vorübergehende Intoxikation des Gesamtorganismus. Es ist deshalb mit Recht versucht worden, die Einwirkung des Tuberkulins auf den Körper in anderer Weise zu studieren, erstens unabhängig von dem jeweiligen Zustand der Temperaturregulierung des Patienten und zweitens an einer äußerlich sichtbaren Reaktion, bei der das Tuberkulin nicht auf den Gesamtorganismus wirken muß.

Die eine Art dieser Reaktion ist die von Calmette angegebene Einträufelung von verdünnter Tuberkulinlösung in den Augenbinde-hautsack. Bei tuberkulösen Individuen soll dann eine Konjunktivitis eintreten, die sich bald zurückbildet. Wie später noch auseinander-zusetzen sein wird, ist dies Verfahren aber nicht ganz ungefährlich, weil zuweilen die Veränderungen am Auge über das erwartete Maß hinausgehen und Prozesse, namentlich an der Kornea, zeitigen, die nicht ohne weiteres sich schnell zurückbilden.

Ein anderes, viel besser brauchbares Verfahren ist die kutane Tuberkulinreaktion von v. Pirquet. Sie wird so vorgenommen, daß man auf eine gereinigte Hautstelle in einem Abstand von etwa 10 cm je einen Tropfen reines Alttuberkulin bringt. Dann wird mit einem kleinen, meißelartigen Instrument zunächst in der Mitte zwischen den beiden Tropfen eine ganz oberflächliche Verletzung der Epidermis ge-setzt. Man setzt dazu den kleinen Meißel senkrecht auf die Haut auf und wirbelt ihn, ohne zu drücken, einige Male mit den Fingern hin und her. Dann wiederholt man diese Manipulation, indem man den Meißel in der Mitte der erwähnten Tuberkulintropfen ansetzt. Darauf wird auf jeden Tuberkulintropfen so viel weiße Watte gebracht, daß die Flüssigkeit eben festgehalten wird und nicht fortfließt, und um das Ganze werden ein paar Bindentouren gelegt, die nach einigen Stunden entfernt werden können. Nach 24—72 Stunden hat sich bei positivem Ausfall der Reaktion an den mit Tuberkulin benetzten Stellen eine kleine Quaddel mit rotem Hofe gebildet, die, zuweilen recht stark ausgebildet, eine große Ähnlichkeit mit der Vakzineerup-tion haben kann. Da sich in manchen Fällen die Reaktion erst nach mehr als 24 Stunden ausbildet, muß man bei zunächst negativem Ausfall das Kind auch nach mehreren Tagen nochmals ansehen.

Eine ähnliche Reaktion läßt sich mit der Moroschen Salbe erzielen; sie ist weniger empfindlich.

Der positive Ausfall der Tuberkulinreaktion, in welcher Weise sie nun auch vorgenommen werden mag, beweist mit Sicherheit, daß eine Infektion des Körpers mit tuberkulösem Virus stattgefunden hat und daß der Körper sich im Kampfe gegen diese Infektion befindet, und zwar in einer ganz bestimmten Phase des Kampfes, wovon gleich noch die Rede sein wird. Der Ausfall der Reaktion beweist aber gar nichts für das Vorhandensein irgendwie erheblicher anatomischer tuberkulöser Veränderungen. Wenn z. B. ein zweifelhafter Lungenbefund vorliegt, so kann man nicht etwa mit der Tuberkulinreaktion entscheiden, ob dieser Lungenbefund auf tuberkulöse Veränderungen zu beziehen ist oder nicht.

Immerhin ist es wichtig genug, zu wissen, daß eine tuberkulöse Infektion stattgefunden hat, mag diese auch mit dem vorliegenden Krankheitsbefund in keinem direkten Zusammenhang stehen.

Leider ist der negative Ausfall der Reaktion nicht in gleicher Weise verwertbar, denn sowohl bei tuberkulösen wie bei nicht tuberkulösen Kindern kann die Reaktion negativ ausfallen.

Das erklärt sich aus den Bedingungen, unter denen die Tuberkulinreaktion allein zustande kommt. Wir haben hier einen besonderen Fall der „Überempfindlichkeit" vor uns, die bei allen Immunisierungen eine große Bedeutung hat.

Ohne auf die einzelnen Theorien vom Zustandekommen dieser Überempfindlichkeit einzugehen, sei hier nur bemerkt, daß dem erreichten Schutz, der Unempfindlichkeit gegen ein Gift, ein Stadium erhöhter Empfindlichkeit gegen eben dieses Gift vorausgeht. Das Stadium kann verschieden lang sein und hat bei der Tuberkulose offenbar eine recht erhebliche Länge, so daß es relativ leicht ist, den mit Tuberkulosevirus vergifteten Organismus gerade in diesem Stadium der Vergiftung bzw. der Immunisierungsvorgänge anzutreffen. Es ist aber andererseits auch ganz klar, daß ein Mensch unter dem Einfluß des tuberkulösen Giftes stehen kann, ohne sich gerade in diesem Stadium zu befinden. Das kann erstens der Fall sein im Beginn der Giftwirkung, wenn diese noch nicht weit genug vorgeschritten ist, um eine Überempfindlichkeit zu erzeugen, ferner dann, wenn eine natürliche Immunität und Unempfindlichkeit gegen das betreffende Gift eingetreten ist (bei Tuberkulose allerdings wohl sehr selten zutreffend), und schließlich, wenn der Körper so weit vergiftet ist, daß er nicht mehr die normalen Immunitätsreaktionen zeigt, keine Antikörper mehr gegen das betreffende Gift bildet (denn das Stadium der Überempfindlichkeit ist stets an die Bildung von Antikörpern gebunden). Man sieht aus dieser Betrachtung, daß sowohl ganz geringfügige wie sehr weit vorgeschrittene Vergiftungen mit Tuberkulose die Tuberkulinreaktion vermissen lassen können. Wenn man dann noch bedenkt, daß die einzelnen Individuen durchaus nicht gleichwertig sind in ihrer Reaktion auf bakterielle Gifte, so versteht man, daß es nicht möglich ist, den negativen Ausfall der Tuberkulinreaktion ganz sicher zu verwerten.

Sehen wir uns die klinischen Erscheinungsformen der kindlichen Tuberkulose weiter an, so finden wir neben den geschilderten Allgemeinerscheinungen ein wenig prägnantes Bild, das nur da zu einem abgeschlossenen oder wenigstens leicht erkennbaren wird, wo sich lokale Herde ausbilden oder eine allgemeine Überschwemmung mit Tuberkelbazillen eintritt. Jene kommen vorwiegend an den Lymphdrüsen und an den Knochen zur Beobachtung, und in früherer Zeit, in der die infektiöse Natur dieser Veränderungen noch ganz unklar war, wurden diese Krankheitsprozesse, deren tuberkulöse Natur außer Zweifel ist, als skrofulöse bezeichnet, ein Name, auf den noch zurückzukommen sein wird. Die Erkrankung als solche ist uns aus der inneren Medizin und Chirurgie hinreichend bekannt, bedarf keiner besonderen Beschreibung, betont sei nur ihre Häufigkeit im kindlichen Alter und ihre langsame Entwicklung, die es oft monatelanger Beobachtung unmöglich macht, zu sagen, wo das Übel sitzt.

Eine besondere Betrachtung erfordert die

sogenannte Skrofulose,

einer der am meisten umstrittenen und unklarsten Begriffe, die die Medizin kennt. Man versteht darunter, wie schon oben gesagt, neben anderen Erscheinungen namentlich Drüsen- und Knochenerkrankungen, an deren tuberkulöser Natur nicht der mindeste Zweifel möglich ist. Die Knochenerkrankungen hat seit Erkennung ihrer tuberkulösen Natur der Sprachgebrauch der Ärzte aus dem Begriff der Skrofulose ausgeschaltet, die Drüsen sind sonderbarerweise in dem Begriff geblieben und werden zusammen mit chronischen Veränderungen der Haut und der Schleimhäute zu dem Bilde der Skrofulose vereinigt.

Es zeigte sich bald, daß diese Paarung eine unnatürliche war, daß man sich schlecht vorstellen konnte, daß alle hierbei auftretenden Haut- und Schleimhautveränderungen durch Einwirkung des Tuberkulosevirus zustande kämen, während für die Drüsenveränderungen die Zugehörigkeit zur Tuberkulose allerseits sicher angenommen wird. Noch schwieriger wurde die Verständigung dadurch, daß man mit dem Worte Skrofulose auch noch eine Konstitutionsanomalie bezeichnen wollte, die eine besondere Disposition zur Tuberkulose mit sich brachte. Man wollte also eine ausgesprochen tuberkulöse Affektion und eine Konstitutionsanomalie in ein Krankheitsbild zusammenschweißen. Die Folge war eine bis heute noch nicht entschiedene Diskussion, ob man außer den Drüsenschwellungen auch die Haut- und Schleimhautaffektionen als tuberkulös bedingt ansehen solle.

Diese Schwierigkeit der Auffassung des Krankheitsbildes hat dann durch die Arbeiten Czernys über die exsudative Diathese eine wesentliche Klärung erfahren, der zeigte, daß es eine Konstitutionsanomalie gibt, die er mit exsudativer Diathese bezeichnet, und die eine Reihe von sog. skrofulösen Erscheinungen bedingt.

Man findet bei der exsudativen Diathese, wie näher unter dem betreffenden Kapitel beschrieben ist, eine Neigung zu Exsudationen und chronischen Entzündungen der Haut und Schleimhäute und eine Widerstandslosigkeit gegenüber dort haftenden Infektionen, wie sie früher stets der Skrofulose zugezählt wurden. Diese Konstitutionsanomalie und ihre Folgen kommen aber ganz sicher auch ohne Tuberkulose vor, und es ist notwendig, das daraus resultierende Krankheitsbild von den sicher tuberkulösen Erscheinungen zu trennen. Dabei ist aber weiter die Frage zu stellen, wie sich ein an exsudativer Diathese leidendes Kind gegenüber dem Tuberkulosevirus verhält. Allen Infektionen gegenüber sind diese Kinder minderwertig, alles heilt bei ihnen schwerer, so daß der Gedanke nahe liegt, daß auch das Gift der Tuberkulose, das sicher nicht nur in der örtlichen Wirksamkeit der Tuberkelbazillen seine Tätigkeit entfaltet, eine besondere Wirkung auf die Haut und Schleimhäute derartiger Kinder ausübt. Es wäre durchaus denkbar, daß durch die Einwirkung dieses Giftes diese

Katarrhe eine besondere Tenazität, eine besondere Form mit Neigung zur Hyperplasie und Verschwärung annehmen. Für einen besonderen Einfluß der Tuberkulose spricht es entschieden, daß man bei Kindern, die den unten beschriebenen sog. skrofulösen Typus zeigen, auch ohne daß erhebliche Drüsenschwellungen vorhanden sind, die Tuberkulinreaktion stets positiv ausfällt (einzelne Ausnahmen natürlich zugegeben). Außerdem findet man, wenn derartige Kinder zufällig zur Sektion kommen, stets Bronchialdrüsentuberkulose. Freilich bleibt damit immer noch die Möglichkeit eines zufälligen Zusammentreffens offen, die bei der Häufigkeit sowohl der exsudativen Diathese wie der Bronchialdrüsentuberkulose im Kindesalter nicht von der Hand zu weisen ist.

Ein weiterer Grund, eine spezifische Einwirkung des tuberkulösen Giftes auf die Schleimhäute anzunehmen, ist die eigentümliche Erkrankung der Augen. Die Conjunctivitis phlyctaenulosa und die chronische Konjunktivitis finden sich ganz besonders häufig bei Kindern, die eine Infektion mit Tuberkelbazillen nachweisbar (Tuberkulin) erlitten haben. Ganz besonders aber hat die Anwendung der sog. Ophthalmoreaktion (Calmette) dazu beigetragen, eine spezifische Bedeutung des Tuberkulosegiftes für die Entstehung der genannten Augenerkrankung anzunehmen. Man beobachtet nämlich, daß bei der Einträufelung der Tuberkulinlösung in das Auge beim Tuberkulösen nicht nur eine mäßige Konjunktivitis einsetzt, sondern sich auch Phlyktänen bilden, und ein Krankheitsbild entsteht, das vollständig der sog. skrofulösen Augenentzündung entspricht. Danach ist es sehr wahrscheinlich, daß auch die natürlich entstehende skrofulöse Augenentzündung auf eine spezifische Einwirkung des Tuberkulosegiftes zurückzuführen ist.

Das klinische Bild, das ein an exsudativer Diathese leidendes Kind unter dem Einfluß der tuberkulösen Infektion darbietet, weist m wesentlichen folgende Züge auf. Neben mehr oder weniger stark ausgeprägten Drüsenschwellungen, die von eben nachweisbaren Ketten bis zu geschwulstartigen Bildungen variieren können, bilden sich Schleimhautkatarrhe aus. Der chronische Schnupfen bringt eine starke Schwellung der Schleimhaut und der Submukosa mit sich, er liefert ein teils dünnflüssiges, teils schleimig-eitriges, zu Krusten und Borken eintrocknendes Sekret, durch das der Naseneingang und die Oberlippe exkoriiert und in den Zustand eines chronischen Ekzems versetzt werden. Oberlippe und Naseneingang sowie die nächste Umgebung schwellen unter dem Einfluß dieses chronischen Ekzems stark an, die Oberlippe wird rüsselförmig, und nun entsteht die eigentümliche Entstellung des Gesichts, die zusammen mit den eventuell vorhandenen Drüsentumoren des Halses dem Kinde ein Aussehen gibt, das an das eines Schweines erinnert. Danach hat bekanntlich die Skrofulose ihren Namen. Das Ekzem breitet sich weiter aus und kann das ganze Gesicht und den behaarten Kopf überziehen. Zu gleicher Zeit oder auch schon vorher stellt sich die Augenerkrankung ein. Sie zeigt das typische Bild der Conjunctivitis bzw. Keratitis phlyctaenulosa, die mit starker Lichtscheu und Blepharospasmus verbunden ist.

Dazu kommt starke Sekretion aus dem Auge, Verklebung und Schiefstellung der Zilien, Ekzem und Verdickung der Lider[1]).

Der Schnupfen ist verbunden mit einem Katarrh des Nasenrachenraumes, dieser wieder führt zu einer Mittelohrentzündung, die als solche nicht spezifischer Natur ist, aber durch den chronischen Katarrh auch außerordentlich hartnäckig ist und zu Rezidiven neigt.

Weiter entwickeln sich andere Hauterkrankungen, das sog. Skrofuloderma, das in einer tiefen Infiltration der Haut mit Neigung zur Geschwürbildung besteht.

Die Geschwüre zeigen einen blutigen Rand, sie sezernieren einen blutigen Eiter und sind äußerst hartnäckig. Eine seltenere Affektion ist der Lichen scrophulosus, der in gruppenförmiger Eruption schmutzigblaßroter Knötchen besteht, die sich namentlich an den unteren Extremitäten und am Stamme entwickeln.

Die Zähne zeigen oft eine zirkuläre Karies, doch ist dies Symptom auch bei der exsudativen Diathese oft anzutreffen und keinesfalls charakteristisch für einen tuberkulösen Prozeß.

Der Ernährungszustand dieser Kinder ist scheinbar gut, sie sind dick, bei näherer Betrachtung aber aufgeschwemmt, zeigen schlecht entwickelte Muskulatur, schlaffes Fett, geringen Turgor, blasse Hautfarbe. Oft läßt sich Anämie nachweisen, ohne daß diese eine besondere Eigenart zeigte.

Dies Krankheitsbild stellt den Typus der sog. torpiden Skrofulose dar.

Daneben finden sich Kinder, die die Exsudationen und chronischen Katarrhe nicht zeigen, nicht dick sind, sondern einen außerordentlich grazilen Körperbau mit schwacher Muskulatur zeigen. Die Haut ist im allgemeinen blaß, die Wangen sind zart gerötet, die Kinder zeigen einen sehr schönen Teint, wechseln leicht die Farbe, haben eine sehr erregbare Haut, auf der das geringste Trauma langdauernde rote Flecken hinterläßt, sind nervös und wenig widerstandsfähig gegen Witterungseinflüsse.

Dabei zeigen sich mehr oder weniger deutlich Drüsenschwellungen.

Bei sehr vielen dieser Kinder sind eigentümlich lange Zilien vorhanden, verhältnismäßig starke Behaarung zwischen den Schulterblättern und ein sehr feinsträhniges, seidenweiches Haupthaar.

Die Tuberkulinreaktion fällt positiv aus.

Wir haben hier den sogenannten erethischen Typus der Skrofulose vor uns. Wieweit es sich auch bei dieser Form zunächst um eine Konstitutionsanomalie handelt, die Czerny ebenfalls der exsudativen Diathese zuzählt, bei der also die tuberkulöse Infektion auch nur sekundär ist und nicht den ganzen Zustand des Kindes bedingt, mag zunächst offen bleiben, ist mir aber sehr wahrscheinlich.

Die Diagnose der Fälle von sog. Skrofulose ist bei einiger Kenntnis

---

[1]) Für die nachstehende Schilderung vgl. auch das unter dem Kapitel „Exsudative Diathese" Gesagte.

des Krankheitsbildes nicht schwer, nur muß man sich hüten, jedes exsudative Kind für skrofulös bzw. tuberkulös zu halten. In zweifelhaften Fällen ist die Tuberkulinreaktion anzustellen.

Prognose. Die Prognose der Fälle ist bei rechtzeitiger Behandlung nicht schlecht, jedenfalls außerordentlich viel besser als bei den später zu besprechenden tuberkulösen Organerkrankungen.

Therapie. Die Therapie dieser Zustände setzt sich aus zwei Aufgaben zusammen. Die erste betrifft die Kräftigung des Gesamtorganismus und die Bekämpfung der event. vorhandenen Konstitutionsanomalie, die zweite betrifft die spezifische Bekämpfung der tuberkulösen Infektion.

Der ersteren Aufgabe zu genügen, ist nicht so leicht, als es gewöhnlich angenommen wird. Zunächst hat man sich nach der Nahrung der Kinder genau zu erkundigen. Man wird dann oft finden, daß die Kinder viel Milch, daneben reichlich Fleisch und Eier und „auch" Gemüse und etwas Obst und Kompott erhalten. Nach Ansicht der Mutter ist das eine „kräftige und stärkende" Kost, die für das kranke Kind ganz besonders geeignet sei. Da die Kinder blaß sind, wird dann daneben noch Eisen und ein „kräftigendes" Nährpräparat gegeben. Die häufig bestehende Verstopfung wird mit Klistieren, Abführmitteln usw. bekämpft.

Ein derartiges Vorgehen ist nicht zweckentsprechend. Diese Kinder vertragen Eier und Fett nicht gut, namentlich die pastösen Kinder zeigen das meist deutlich, sie bessern sich dagegen unter einer vorwiegend pflanzlichen, fettarmen, kohlehydratreichen Kost, der reichlich Obst zugesetzt ist. Auch bei den zarten, grazilen Kindern ziehe ich diese Kost vor, doch scheint mir hier der Vorteil derselben nicht so deutlich zu sein wie bei den pastösen Kindern. Fleisch können solche Kinder neben der reichlichen vegetabilen Kost bekommen, doch ist ein Übermaß zu vermeiden.

In manchen Fällen aus der Armenpraxis, in denen die Kinder überhaupt unterernährt sind, bringt freilich zunächst jede reichliche gemischte Kost einen deutlichen Vorteil. Neben der Ernährung muß dafür gesorgt werden, daß die Kinder unter guten hygienischen Bedingungen leben. Sie müssen nach Möglichkeit aus engen, luft- und lichtlosen Wohnungen, namentlich auch aus dem Zusammenleben mit Phthisikern befreit werden, sollen viel ins Freie, namentlich an die Sonne kommen. Allerdings ist das oft nur ein frommer Wunsch, da geeignete Einrichtungen für die arme Bevölkerung noch nicht in irgendwie zureichendem Maße vorhanden sind. Die Ferienkolonien, die vielfach auch gerade solche Kinder (wenigstens schulpflichtige) aufnehmen, sind gut gemeint, stellen aber einen Versuch mit völlig unzureichenden Mitteln dar, weil der Aufenthalt viel zu kurz ist, um einen nennenswerten Einfluß ausüben zu können.

Eine besondere Besprechung verlangen noch die Salz-, Sol- und Seebäder. Sie werden leider äußerst kritiklos angewandt, ähnlich wie bei der Rachitis. Sie können zweifellos von Nutzen sein bei fetten, pastösen Kindern, bei denen durch sie eine allgemeine Anregung gegeben wird, sie sind aber direkt schädlich bei schwachen, mageren Kindern, die dadurch unnütz angestrengt werden, noch mehr abmagern und den Appetit völlig verlieren.

Kann man solche Kinder fortschicken, so ist für die pastösen Kinder ein Aufenthalt an der Nordsee (nicht Ostsee) oft von großem Vorteil, vorausgesetzt, daß dort vernünftig mit ihnen umgegangen wird, und man nicht das Heil davon erwartet, die Kinder „möglichst den ganzen Tag" am Strande zu lassen. Dann „bekommt die See schlecht". wie man von vielen Eltern hören kann. Eine Nordseekur muß stets genau von einem mit dem Klima genau vertrauten Arzte überwacht werden, wenn sie wirklichen Nutzen stiften soll. Sie darf auch nicht zu kurz sein, und es wird bisher noch viel zuwenig Gebrauch vom Winteraufenthalt an der Nordsee gemacht.

Für die schwächlichen, zarten Kinder ist die Nordsee ungeeignet, ebenso wie die Solbäder.

Diese zarten Kinder schickt man besser an sonnige Plätze des waldigen Mittelgebirges oder noch besser in das Hochgebirge (über 1300 m), das sie gut vertragen, vorausgesetzt, daß sie nicht herzkrank sind. Auch hier werden die Winterkuren noch nicht genügend berücksichtigt, und leider werden die besonders günstig gelegenen Orte immer mehr nur Stationen für einen vornehmen Wintersport, der die Preise in unsinniger Weise in die Höhe schraubt, und der Charakter als Kurort tritt mehr zurück. Namentlich ist auf die Bedürfnisse der Kinder, auf die Gewährung einer vorwiegend vegetabilischen Kost noch zuwenig Rücksicht genommen.

Ferner kann bei solchen Kindern eine vorsichtige Abhärtung von Nutzen sein. Es ist grundfalsch, bei diesen Kindern, die sich notorisch leicht erkälten, gleich mit Kaltwasserprozeduren zu beginnen. Man fängt am besten mit trockenen Abreibungen des ganzen Körpers an, die morgens und abends vorgenommen werden, und die man einige Wochen, zwei bis drei, fortsetzt. Dann geht man zu Abreibungen mit warmem Wasser über und setzt ganz allmählich die Temperatur der Abreibungen immer mehr herab. Dabei ist aber stets darauf zu achten, daß die Haut sich ordentlich rötet, und das Kind nach der Prozedur nicht·friert, sonst muß die Kur eingestellt werden, bzw. man muß zu wärmeren Abreibungen zurückkehren.

Erst wenn die Kinder eine solche Kur gut vertragen haben, mag man zu kalten Abgießungen usw. übergehen.

Die spezifische Kur ist die Tuberkulinkur. Sie gibt bei der sog. Skrofulose nach Ansicht mancher Autoren gute Erfolge und ist bei verständiger Anwendung gefahrlos.

Als Krankenmaterial sind zunächst solche Fälle auszuwählen, die kein Fieber haben. Man beobachtet dazu die Kinder am besten während der Bettruhe und nimmt, wenn irgend möglich, zweistündliche, auch nachts fortgesetzte Messungen vor. Zeigt sich dabei, daß die Temperatur 37,3 bis höchstens 37,4 nicht überschreitet, dann kann man zur Tuberkulinkur schreiten. Es eignet sich dazu gut das Alt-tuberkulin, und man beginnt mit kleinen Dosen, $^1/_{100}-^1/_{20}$ mg. Bei diesen Dosen bekommt man dann nach 24—60 Stunden etwa eine leichte Reaktion, die am besten nur durch eine leichte Temperatur-erhöhung zu erkennen sein soll. Stärkeres Fieber, allgemeine Abge-schlagenheit, Appetitlosigkeit, Kopfschmerzen deuten darauf hin, daß die Dosis zu hoch gewählt wurde. Man läßt nun die Temperatur wieder zur Norm, zu dem Typus, den sie vor der Injektion hatte, zurückkehren, und beobachtet, ob das Gewicht des Kindes in den nächsten sieben Tagen steigt. Dann wird die Injektion mit derselben Dosis wiederholt. Es tritt jetzt nach kürzerer Zeit als das erste Mal eine geringe Temperaturerhöhung ein, man beobachtet wieder das All-gemeinbefinden und das Gewicht usw. Schließlich löst die erste Dosis eine Reaktion nicht mehr aus, was man meines Erachtens am besten daran erkennt, daß auch die Nachtsenkung der Temperatur ungestört bleibt[1]). Dann wird vorsichtig mit der Dosis gestiegen, bis die erste eben wieder nachweisbare Temperaturerhöhung erscheint usw.

Ältere Kinder müssen dabei nicht notwendig dauernd im Bett bleiben, allerdings sollen sie sich auch nicht zu stark bewegen, weil sonst die Temperaturbeobachtung ganz unmöglich wird. Denn bei diesen Kindern ist die Temperaturregulierung meist schlecht, sie zei-gen bei starker Körperbewegung leicht subferile Temperaturen.

Hat man eine solche Tuberkulinkur längere Zeit fortgesetzt, und ist dabei das Gewicht des Kindes gestiegen, so macht man eine größere Pause von einigen Monaten, wobei natürlich vermieden werden muß, daß die Kinder wieder in eine ungesunde und sie gefährdende Um-gebung zurückkommen, und wiederholt dann die Kur, wobei zunächst auch wieder mit sehr kleinen Dosen zu beginnen ist.

Es ist nicht zweifelhaft, daß mit einer frühzeitig begonnenen und energisch ausgeführten Kur viel erreicht werden kann. Noch mehr als bisher sollte dabei auch das Säuglingsalter berücksichtigt werden.

Allerdings ist daran zu denken, daß es sich immerhin um einen aktiven Immunisierungsvorgang handelt, gegen den junge Kinder sehr empfindlich sind. Wieweit die von Much angegebenen Partialanti-gene einen Vorteil zu bringen vermögen, muß erst die Zukunft lehren.

Die lokalen Erkrankungen an Tuberkulose.

Hier sind die schwereren Drüsenerkrankungen und tuberkulösen Knochenherde zu erwähnen, die aber im wesentlichen chirurgisches Interesse haben und in den Lehrbüchern der Chirurgie nachzusehen sind.

---

[1]) Die genaue Beobachtung der Nachtsenkung hat sich mir bei Anstellung von Tuberkulinkuren als sehr wertvoll erwiesen. Es gelingt so, ganz leichte Reaktionen noch zu erkennen, die bei den gewöhnlichen Messungen am Tage der Beobachtung völlig entgehen und dann zu einer zu schnellen Steigerung der Dosis führen.

Die wichtigste Lokalerkrankung für die Kinderpraxis ist die

tuberkulöse Meningitis,

die allerdings gewöhnlich nur Teilerscheinung einer allgemeinen Miliartuberkulose ist, aber im Kindesalter so in den Vordergrund des klinischen Bildes tritt, daß sie als selbständige Krankheit besprochen werden muß.

Die Krankheit entsteht durch eine miliare Aussaat von Tuberkeln, die sich namentlich längs der Hirngefäße entwickeln, zur Entzündung und Bildung eines sulzigen Exsudats, namentlich an der Hirnbasis, und zur Entstehung eines akuten entzündlichen Hydrozephalus führen. Dieser akute Hydrozephalus hat der Krankheit früher, als man von der Tuberkulose noch nichts wußte, ihren Namen gegeben.

Zu gleicher Zeit findet eine allgemeine Aussaat miliarer Tuberkel auch an anderen Teilen des Körpers statt, doch wird dadurch das klinische Bild gar nicht oder nur unwesentlich beeinflußt.

Die Aussaat der Tuberkelbazillen geht von irgendeinem vorher schon vorhandenen Herde (meist Bronchialdrüsen) aus und erfolgt auf dem Blutwege. Es fragt sich nur, wodurch sie ausgelöst wird. In vielen Fällen ist eine besondere Ursache nicht zu finden, indessen gibt es einige Krankheiten, die mit Recht deswegen gefürchtet werden, weil eine latente Tuberkulose durch sie zum akuten Ausbruch gebracht wird. Das sind namentlich Masern und Keuchhusten.

Eine andere Art der Entstehung kommt so zustande, daß von einem tuberkulös erkrankten Nachbarorgan, z. B. dem knöchernen Ohr, ein Übergreifen des tuberkulösen Prozesses auf die Meningen stattfindet und dort zur Bildung käsiger Platten führt. Von diesen, die auch auf andere Weise, metastatisch, entstanden sein können, erfolgt dann die Aussaat der Tuberkelbazillen in die Hirnhäute hinein. In diesen Fällen entwickeln sich zunächst weniger allgemein die Herderscheinungen (s. u.). Dieser Weg der Infektion ist sicher viel seltener als die direkte Infektion auf dem Blutwege.

Das klinische Bild läßt sich ungezwungen in zwei Stadien teilen, von denen das erste, das Stadium der Reizung, in ein Stadium der sensiblen und sensorischen Überempfindlichkeit und in ein solches der motorischen Reizung sich unterscheiden läßt. Man kann deswegen auch von drei Stadien der tuberkulösen Meningitis sprechen. Das letzte, dritte Stadium ist das der allgemeinen Lähmung.

Zunächst sind die Kinder weniger lebhaft, mürrisch, verlieren den Appetit und die Spiellaune. Sie wenden sich vom hellen Lichte ab, suchen dunkle Ecken auf, drücken den Kopf mit dem Gesicht in das Sofa. Laute Geräusche sind ihnen sehr unangenehm, sie schrecken zusammen, weinen, fassen sich mit den Händen nach dem Kopfe. Jede Berührung wird ihnen unangenehm, sie schreien und wehren ab. Oft genug wird das veränderte Benehmen des Kindes als Launenhaftigkeit und Unart angesehen und bestraft,

Die Störung der psychischen Funktionen stellt sich zunächst als Reizung dar, die aber bald in Lähmungserscheinungen, Bewußtseinstrübungen, übergeht, die sich an den höchsten, am leichtesten verletzbaren Funktionen des Zentralnervensystems zuerst äußern. Im weiteren Verlauf der Krankheit mischen sich Lähmungs- und Reizerscheinungen zu den verschiedensten Variationen, bis schließlich die Lähmungserscheinungen überwiegen. Es steht das im Gegensatz zu dem Verhalten der Meningitis cerebrospinalis epidemica, bei der zu allen Zeiten des Krankheitsverlaufs die Reizerscheinungen überwiegen (s. S. 310).

Allmählich kommen leichte Bewußtseinstrübungen und motorische Reizerscheinungen hinzu. Die Kinder sehen plötzlich mit starren Augen ohne Ausdruck vor sich hin, seufzen tief auf, kommen dann aber wieder zu sich und reagieren auf Anrufe. Die motorischen Reizerscheinungen zeigen sich in Gähnen, Kauen, Zähneknirschen, Herumzupfen an der Nase usw. Zuweilen kommen auch Konvulsionen vor, sind aber in dieser Periode der Krankheit nicht häufig. Dazwischen können starke Aufregungszustände vorkommen. Die Kinder werfen sich ängstlich herum, wehren sich heftig mit stärkstem Geschrei gegen jede Berührung und sind oft kaum im Bett zu halten.

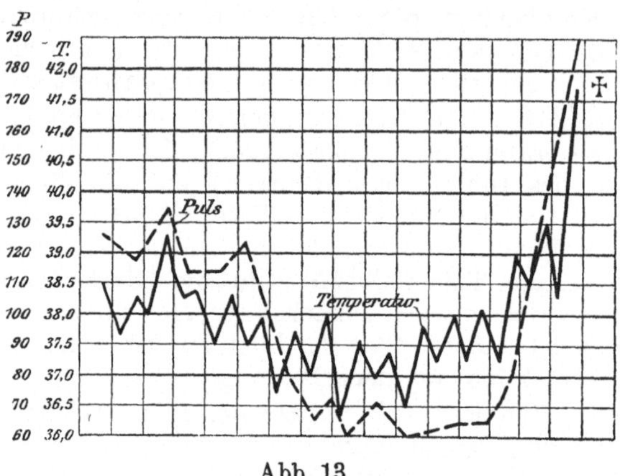

Abb. 13.

Ein weiteres Reizsymptom ist das Erbrechen. Es erfolgt meist leicht, im Strom, sog. zerebrales Erbrechen, zuweilen aber auch unter Würgen.

Der Stuhl ist angehalten, der Darm kontrahiert, die Bauchdecken straff. Mit der fortschreitenden Abmagerung treten die stark gespannten Bauchmuskeln in ihren Konturen immer deutlicher hervor, und es entsteht die sog. kahnförmige Einziehung des Leibes. In einigen Fällen, bei relativ jungen Säuglingen, besteht anfangs neben dem Erbrechen Durchfall, wodurch die Differentialdiagnose gegenüber akuten alimentären Intoxikationen erschwert wird.

Die Temperatur ist erhöht, es besteht ein mäßiges Fieber, das 39—39,5 selten überschreitet und einen unregelmäßigen Typus zeigt.

Stehen während dieses ersten Stadiums die Reizerscheinungen durchaus im Vordergrunde und treten die Lähmungserscheinungen dagegen zurück, so bringt im zweiten Stadium der wechselnde Schädeldruck eine allmähliche Lähmung der höchsten Funktionen des Gehirns hervor. Das Bewußtsein schwindet mehr und mehr, die Kinder liegen apathisch da, hin und wieder unterbricht ein tiefes Aufseufzen die unheimliche Stille, und oft zu gleicher Zeit fliegt eine bald vorübergehende Röte über die Wangen, um so auffälliger, je mehr die Haut im ganzen erblaßt. Das Phänomen stellt Reizvorgänge dar, die im vasomotorischen System sich abspielen.

Die auffälligste Reizerscheinung, die sich zeigt, wird durch einen Druck auf den Vagus ausgeübt. Seine Reizung zeitigt einen ver- langsamten und unregelmäßigen Puls, der bei febrilen und sub- febrilen Temperaturen 70—60 Schläge und noch weniger zeigt. Das Phänomen tritt meist ziemlich plötzlich ein, so daß man auf den Tag genau sagen kann, wann die Verlangsamung begonnen hat. Es ist ein prognostisch wichtiges Symptom, da es meist eine Woche etwa vor dem Tode sich zeigt (zuweilen sterben die Kinder allerdings schon 1—2 Tage danach, zuweilen halten sie sich noch 14 Tage).

Die Atmung, die vorher in der Zahl ungefähr der Temperatur entspricht und nur wenig unregelmäßig war, wird jetzt stark unregel- mäßig, zeigt schon hin und wieder den Cheyne-Stokesschen Typus, d. h. es folgen eine Anzahl tiefer Atemzüge aufeinander, dann folgt eine Atmungspause, dann beginnen erst langsame, dann schnellere tiefe Atemzüge usw. Je mehr sich dies Phänomen ausbildet, desto mehr haben wir es mit einer fortschreitenden Lähmung des Atmungszentrums zu tun.

An der Körpermuskulatur herrschen noch die Reizerscheinungen vor. Es kommt zu heftigen Konvulsionen, zu allgemeiner Muskel- starre, zu Opisthotonus, der meist nur bei Säuglingen höhere Grade annimmt, während bei älteren Kindern die Nackenstarre ganz fehlen kann.

Die automatischen Bewegungen, Gähnen, Kauen usw., sind noch vorhanden, es werden ferner lange Zeit irgendwelche Bewegungen mit den Extremitäten ausgeführt, schlagende Bewegungen, z. B. mit einem Bein usw. Ferner sind häufig Reizerscheinungen an den Augenmuskeln, Strabismus u. a. nachweisbar.

Die Vasomotoren sind äußerst reizbar. Jedes Anfassen des Kindes ruft eine starke Hautrötung hervor, auch ohne Berührung läuft hin und wieder eine flammende Röte über die Haut, es entstehen die meningitischen Exantheme (s. a. unter Meningitis cerebrospinalis epi- demica).

Daneben machen sich auch an den motorischen Nerven schon ver- einzelte Lähmungen geltend, namentlich an den Augen und im Fazialis- gebiet treten sie hervor, doch kommen auch halbseitige Lähmungen der Extremitäten vor.

Das Bewußtsein schwindet mehr und mehr, das Kind liegt in tiefem Sopor, ist schwer noch wach zu bekommen, erkennt die Mutter nicht mehr.

Diese Ruhe wird wieder durch eine eigentümliche Reizerscheinung unterbrochen, durch einen meist nachts erfolgenden durchdringenden, gellenden Schrei, der die entsetzte Mutter an das Bett des Kindes stürzen läßt, das dann schon wieder ruhig und tief benommen daliegt.

Die objektive Untersuchung der inneren Organe ergibt zu dieser Zeit wenig Besonderes. Die Milz ist geschwollen, über den Lungen hört man einige katarrhalische Geräusche, kann aber keinen deutlichen Befund erheben. Am meisten lohnt noch die Untersuchung des Augenhintergrundes. Hier zeigt sich Stauungspapille, zuweilen sind auch miliare Tuberkel zu erkennen.

Jetzt treten allmählich die Reizerscheinungen zurück, und die Lähmung, die dem wachsenden Hirndruck entspringt, beherrscht das Bild. Die höheren Reflexe erlöschen, die Pupillen reagieren nicht mehr, sie sind starr und weit. Das Bewußtsein ist ganz geschwunden, und bald bricht das letzte Stadium, das der allgemeinen Lähmung, die dem Tode vorausgeht, herein.

Bevor es aber dazu kommt, tritt in vielen, nicht allen, Fällen eine scheinbare Besserung ein, die eine äußerst schmerzliche Enttäuschung für die Eltern bringt.

Das kurz vorher noch vollkommen apathische und benommene Kind wird klar, setzt sich auf, erkennt die Mutter wieder, verlangt Nahrung, spricht, will genommen sein, greift nach dem gewohnten Spielzeug, mit einem Wort, alles scheint auf eine günstige Wendung hinzudeuten.

Diese eigentümliche Besserung kann zuweilen 24—48 Stunden anhalten, sie beruht wohl auf einer Adaptierung des Großhirns an den hohen Schädelinnendruck. Nach kürzerer oder längerer Zeit aber sinkt das Kind wieder in den Sopor zurück, und bald tritt der Tod ein.

Zu dieser Zeit hat der Puls bereits einen anderen Charakter angenommen. Er ist nicht mehr unregelmäßig und langsam, sondern wird schneller und schneller, seine Kurve kreuzt die Temperaturkurve, er erreicht Zahlen von 200 und mehr, d. h. die Vagusreizung ist in die Vaguslähmung übergegangen.

Die eigentümliche, trügerische Besserung hat sich auf der Schwelle zum letzten Stadium abgespielt.

Das letzte Stadium ist das Stadium der allgemeinen Lähmung. Das Kind ist völlig bewußtlos, die Pupillen starr, oft verschieden weit, die Augen halb geschlossen, oft entzündet (mangelnder Lidschlag und Lidschluß), auf keinen Reiz erfolgt mehr eine Reaktion, und außer dem fliegenden schwachen Puls und der den Cheyne-Stokesschen Typus zeigenden Atmung findet sich kein Zeichen des vorhandenen Lebens,

Die Temperatur verhält sich ganz verschieden; meist zeigt sie einen neuen Anstieg, selbst bis zu hyperpyretischen Graden, in anderen Fällen fällt sie unter die Norm.

Das Stadium dauert selten länger als 30—48 Stunden, dann tritt der Tod ein. Die ganze Krankheit dauert etwa $2^1/_2$—3 Wochen.

Nicht in allen Fällen ist das Bild so wie eben geschildert. Es kommen Variationen mannigfacher Art vor, so daß recht große Abweichungen möglich sind. Zunächst können Reiz- und Lähmungserscheinungen sich in ganz verschieden intensiver Weise entwickeln und verschieden lange dauern. So tritt die Bewußtseinstrübung bald schon im Anfang ein, bald erhält sich das Bewußtsein mit leichten Trübungen bis kurz vor dem Ende noch reaktionsfähig. Ebenso ist es mit den Reizerscheinungen. Bald beherrschen sie lange Zeit das ganze Bild, führen frühzeitig zu häufigen Konvulsionen, bald treten sie ganz zurück. Bei genauerer Beobachtung wird man aber fast nie die eigenartige Mischung von Reizung und Lähmung vermissen, die diese Meningitis auszeichnet.

Sehr verändert wird das Bild, wenn zunächst nur ein Solitärtuberkel oder käsige Platten entstehen oder nur eine ganz beschränkte Aussaat von Tuberkeln erfolgt.

Dann treten Kopfschmerzen, Unlust, geringe Bewußtseinsstörungen ein, verbunden wohl auch mit sensiblen und motorischen Reizerscheinungen, Zuckungen oder Krämpfe einzelner Extremitäten usw., die den Charakter von Herdsymptomen tragen. Dieser Zustand, der mit dem Beginn der tuberkulösen Meningitis die größte Ähnlichkeit haben kann, dauert oft sehr lange Zeit, an ihn kann sich die eigentliche Meningitis direkt anschließen, die dann einen ungewöhnlich langen Verlauf zu haben scheint, 6—8 Wochen und mehr. Oder aber diese Erscheinungen bilden sich zurück und erst nach längerem Intervall bildet sich die Meningitis aus.

Diagnose. Im ersten Stadium ist die Diagnose nicht immer leicht und Verwechslungen mit alimentären Intoxikationen und anderen Infektionen, namentlich Typhus, kommen oft vor.

Die alimentären Störungen, die unter Umständen ein Bild geben können, das sich beinahe gar nicht von der Meningitis unterscheidet, verursachen in den meisten Fällen doch einen Durchfall und Auftreibung des Leibes, während bei der Meningitis hartnäckige Verstopfung besteht und der Leib eingezogen ist.

Bei Säuglingen kommen allerdings auch bei der Meningitis Durchfälle vor, indessen hat man hier ein anderes wichtiges Symptom, das die Diagnose sichert, das ist das Verhalten der Fontanelle. Bei den schwereren Ernährungsstörungen ist sie eingesunken, bei der Meningitis wegen des gesteigerten Hirndruckes vorgewölbt und gespannt.

Die Differentialdiagnose gegen Typhus kann recht schwer sein. Allgemeinbefinden, Temperatur, Puls können ganz ähnlich sein. Für Typhus sprechen die trockenen Lippen, die rote Zunge, das Vorhandensein von Roseolen und eine Auftreibung des Leibes, der bei der Meningitis eingezogen ist.

Gegenüber der epidemischen Meningitis ist verwertbar, daß bei diesen die Reizerscheinungen sich schnell zu steigern pflegen ohne Mischung mit Lähmungserscheinungen. Die Nackenstarre tritt früh auf (freilich auch nicht immer), die Störung des Bewußtseins ist geringer. Dann lehrt auch der Verlauf (s. S. 310) das weitere. Die gewöhnliche eitrige Meningitis verläuft stürmischer und schneller.

In manchen Fällen gibt aber nur die Spinalpunktion Sicherheit.

Sie ist leicht auszuführen und zeigt zunächst den Druck, der in der Schädelhöhle herrscht. Er ist bei der Meningitis stark erhöht, beträgt 400—600 mm Wasser. Die Flüssigkeit ist wasserklar, enthält keinen Zucker, wenig Zellen, Lymphozyten. Man läßt die in einem Reagenzglas oder dergl. aufgefangene Flüssigkeit im Eisschrank stehen. Es scheidet sich dann ein äußerst feines, spinnwebartiges Gerinnsel ab, das vorsichtig auf einem Objektträger ausgebreitet und auf Tuberkelbazillen untersucht wird. Die Untersuchung ist oft mühsam und zeitraubend, es gelingt aber beinahe stets, die Tuberkelbazillen nachzuweisen und damit die Diagnose zu sichern.

Prognose. Die Prognose ist beinahe stets schlecht. Einzelne Fälle von Heilungen (auch mit Bazillennachweis) sind berichtet worden, sie sind aber sehr selten.

Therapie. Die Therapie hat die Aufgabe, dem Kinde, solange es noch Bewußtsein hat, seinen Zustand erträglich zu machen und die Angehörigen zu beschäftigen. Letzteres ist notwendig, denn es wäre eine Grausamkeit gegen die Eltern, wollte man ihnen lange vorher schon den Tod ihres Kindes ankündigen und ihnen sagen, daß man die Hände ruhig in den Schoß legen könne. Der Erfolg würde sein, daß ein anderer Arzt geholt werden würde.

Eine Hauptsache ist die Ernährung. Konsequent muß dem appetitlosen Kinde in häufigen kleinen Dosen konzentrierte Nahrung beigebracht werden.

Ferner werden Eisblasen auf den Kopf, Eisumschläge, Einreibungen mit Jodpräparaten längs der Wirbelsäule, Blutentziehungen (an den Warzenfortsätzen) angewendet. Innerlich wird Kalomel als Abführmittel gegeben usw.

Für gute Hautpflege muß gesorgt werden, das Kind kommt auf ein Wasserkissen, wird öfter lau abgewaschen, mit Essigwasser gewaschen, leichte hydrotherapeutische Prozeduren, kühle Übergießungen im lauen Bade, Einwicklungen und dergl. tun dem Kinde wohl und beschäftigen die Angehörigen. Im übrigen wird rein symptomatisch verfahren.

Spinalpunktionen bringen vorübergehende Besserung, namentlich der Hirndrucksymptome. Das Erbrechen und eventuelle Konvulsionen lassen nach.

Andere tuberkulöse Organerkrankungen

haben für das Kindesalter nichts Spezifisches und können deshalb hier kurz behandelt werden.

Die Bedeutung der Bronchialdrüsen für die kindliche Tuberkulose ist schon hervorgehoben worden. Meist verläuft ihre Erkrankung, ohne lokale Erscheinungen zu machen; die Kinder zeigen dann den Typus der latenten Tuberkulose, wie er oben besprochen wurde. In einigen Fällen aber übt die Geschwulst der Bronchialdrüsen eine Reizung auf die Trachea aus, und es kommt zu einem Reizhusten, der auch einen krampfhaften Charakter annehmen und dann leicht mit Keuchhusten verwechselt werden kann. Daneben besteht ein unregelmäßiges Fieber, wie es sonst die Drüsentuberkulose zu begleiten pflegt.

Diagnose. Die lokale Diagnose ist sehr unsicher, die physikalischen Methoden geben nur unsichere Resultate, und man ist keineswegs berechtigt, aus einer Dämpfung über dem Manubrium sterni ohne weiteres auf eine Anschwellung der Bronchialdrüsen zu schließen. Nur wenn die Drüsengeschwülste das vordere Mediastinum ausfüllen, ist man in der Lage, einen deutlichen Befund zu erheben. Am meisten ist noch durch das Röntgenverfahren zu erreichen.

Die Wahrscheinlichkeitsdiagnose ergibt sich aus dem Gesamtbilde und aus dem hartnäckigen, krampfhaften Husten.

Prognose. Die Prognose ist ernster als bei der latenten Drüsentuberkulose, denn die starke Schwellung zeigt an, daß der tuberkulöse Prozeß weit vorgeschritten ist, und mit einem Durchbruch der Drüse und mit einem Übergreifen auf die Lunge gerechnet werden muß.

Die Behandlung deckt sich im wesentlichen mit dem bei Skrofulose Gesagten. Man wird aber mit diesen Kindern besonders vorsichtig sein müssen und möglichst frühzeitig versuchen, durch energische klimatische Kuren eine Besserung zu erzielen. In Betracht kommen namentlich die Nordsee- bzw. Ozeanbäder und das Hochgebirge. In letzterem leisten namentlich die Winterkuren Vorzügliches, doch ist es jetzt auch möglich, Kinder im Winter an die Nordsee zu bringen, wozu man namentlich noch relativ kräftige, dicke Kinder aussuchen muß.

Der Aufenthalt an solchen Orten muß stets ein solcher von mehreren Monaten sein, sonst hat die ganze Reise keinen Zweck.

An Medikamenten kann Gujakolkarbonat, Kreosotal, Thiokoll, namentlich in Form des (teuren) Sirolins, versucht werden.

Der starke Reizhusten zwingt häufig zur Anwendung von Narkotizis (Kodein).

Die Lungentuberkulose

des älteren Kindes unterscheidet sich nicht wesentlich von der gleichartigen Krankheit des Erwachsenen, dagegen zeigt sie beim Säugling und im zweiten Lebensjahre einen etwas abweichenden Verlauf, auf den kurz eingegangen werden muß.

Zunächst kommt relativ oft eine sog. Granulie der Lunge vor, d. h. eine massenhafte Aussaat von miliaren Tuberkeln, die einem Einbruch eines tuberkulösen Herdes in die Körpervenen ihre Entstehung verdanken dürften. Sie findet sich namentlich bei Verkäsung der retroperitonealen Lymphdrüsen, des Ductus thoracicus usw. Die miliaren Tuberkel finden sich beinahe nur in der Lunge, beinahe nirgends sonst, wenigstens nicht in besonderer Menge.

Der Verlauf entspricht einer akuten Infektionskrankheit. Das Fieber steigt allmählich an, bleibt dann ziemlich hoch, stark remittierend, der Puls ist hoch, die Atmung stark beschleunigt, dyspnoisch; schwerer Allgemeinzustand, große Erregbarkeit und Unruhe, nächtliche Delirien, völlige Appetitlosigkeit, Kräfteverfall. Im Urin starke Diazoreaktionen. Milz geschwollen, sonst ergibt die physikalische Untersuchung keinen Befund; höchstens einige bronchitische Geräusche über den Lungen. Der unklare Zustand wird häufig von schweren Kollapsen unterbrochen, er dauert mehrere Wochen an und endet meist unter Krämpfen und Herzschwäche mit dem Tode.

Eine andere Form der akuten Tuberkulose der Lungen verläuft auch unter dem Bilde einer akuten, schweren Infektionskrankheit, doch ist es hier etwas leichter möglich, lokale Erscheinungen nachzuweisen als bei der eben beschriebenen Granulie der Lungen.

Die Allgemeinerscheinungen sind ungefähr dieselben wie bei der eben geschilderten Form, und lange Zeit ist es auch nicht möglich, einen verwertbaren lokalen Befund zu erheben, trotzdem starker Husten und Dyspnose auf die Lungen hinweisen. Nach 3—4 Wochen aber fängt das Bild an deutlicher zu werden. Es tritt da und dort feines Rasseln auf, stets herdweise, aber doch mehr und mehr sich ausbreitend. Bald darauf tritt der Tod (nach 4—6 Wochen Krankheit) ein.

Die Sektion zeigt in diesen Fällen eine disseminierte tuberkulöse Peribronchitis.

In einer dritten Gruppe von Fällen entsteht eine tuberkulöse Pneumonie (durch Einbruch einer verkästen Lymphdrüse in einem Bronchus).

In diesen Fällen steigt das Fieber schnell hoch an, und bald ist mehr oder weniger ausgedehnte Dämpfung, Bronchialatmen und Knisterrasseln zu hören. Das Bild kann zunächst vollkommen einer gewöhnlichen lobären Pneumonie gleichen, und eine solche wird auch oft genug angenommen. In der zweiten Woche löst sich aber die vermeintliche Pneumonie nicht, der Allgemeinzustand wird immer schwerer, das Kind wird tief bleich, der Puls sehr schnell, schwere Kollapse unterbrechen das Bild, der Kräfteverfall nimmt sichtbar zu. Gelingt es in dieser Zeit Sputum zu bekommen, so enthält dies meist reichlich Tuberkelbazillen.

Der tödliche Ausgang tritt auch hier meist 4—6 Wochen nach Beginn der Krankheit ein, zuweilen halten sich aber die Kinder auffällig lange.

Anatomisch findet man außer der käsigen Pneumonie dann noch disseminierte peribronchitische Herde.

Diagnose. Die Diagnose dieser Zustände von akuter Lungentuberkulose macht große Schwierigkeiten und kann ganz unmöglich sein, wie sich aus dem Vorstehenden ergibt.

Man hat auf äußerlich erkennbare Zeichen der Skrofulose zu achten, wird versuchen, Retinaltuberkulose nachzuweisen, die aber durchaus nicht in allen Fällen vorhanden sein muß, und muß sich im übrigen ganz auf eine Wahrscheinlichkeitsdiagnose beschränken, wenigstens im Anfang der Krankheit. Verwertbar sind: auffällige Blässe, schneller, sonst nicht motivierter Kräfteverfall, stark beschleunigte Respiration und Dyspnoe ohne genügenden Lungenbefund und akutes Emphysem der vorderen Lungenpartien. In den Fällen der tuberkulösen Pneumonie ermöglicht wenigstens im späteren Verlauf die Untersuchung des Sputums auf Tuberkelbazillen die Sicherung der Diagnose. Die örtliche Tuberkulinreaktion ist nicht verwertbar, weil sie in diesen Fällen bald positiv, bald negativ ausfällt.

Prognose. Die Prognose ist schlecht.

Therapie. Die Therapie ist machtlos.

Außer diesen akuten Formen der Lungentuberkulose kommt beim Kinde noch eine subakute und chronische Form vor, die mit der Phthise des Erwachsenen die größte Ähnlichkeit hat.

Die Anfänge des Leidens werden meist ärztlich nicht beobachtet. Die Kinder werden blaß, nehmen nicht mehr zu, dann ab, haben vielerlei Verdauungsstörungen, husten etwas, zeigen leichtes, unregelmäßiges Fieber und schwitzen viel. Untersucht man in dieser Zeit das Kind, so findet man häufig schon an einzelnen Teilen der Lunge eine Schallabschwächung und mehr oder weniger katarrhalische Geräusche. Bald wird der Befund deutlicher. Es zeigt sich eine deutliche Dämpfung über einem Teil des Lappens oder auch einem ganzen Lappen, Bronchialatmen und Rasseln. Bald treten Kavernensymptome hinzu, klingendes Rasseln, amphorisches Atmen. Jetzt ist die Diagnose natürlich leicht, zumal im Sputum beinahe immer Tuberkelbazillen nachweisbar sind.

Das Kind magert dann mehr und mehr ab und geht unter zunehmender Herzschwäche im Kollaps zugrunde.

Neben der tuberkulösen Lungenerkrankung findet sich durch das verschluckte Sputum sehr häufig sekundär der Darm infiziert und tuberkulös erkrankt.

Die Dauer der Krankheit beträgt 3—9 Monate.

Es handelt sich bei diesen Fällen um ein allmähliches Übergreifen der Tuberkulose von einer Lymphdrüse aus auf das Lungengewebe und um weiteres Fortschreiten des Prozesses in dem Lungengewebe.

Diagnose. Die Diagnose ist anfangs schwierig, später leicht.

Prognose. Die Prognose ist nur in den ersten Anfängen und bei chronischen Formen der Krankheit zweifelhaft, sonst schlecht.

Die Therapie kann versucht werden wie bei der Bronchialdrüsentuberkulose; ist die Krankheit noch im Beginn, so kann ein Versuch mit einer klimatischen Kur, Hochgebirge oder subtropisches Klima (Ägypten), gemacht werden.

In chronischen und im Beginn befindlichen Fällen, die namentlich durch das Röntgenverfahren erkannt werden können, ist, wenn der Prozeß einseitig ist, ein Versuch mit dem künstlichen Pneumothorax gerechtfertigt, der oft sehr gute Resultate gibt. Die Technik ist dieselbe wie beim Erwachsenen.

Die tuberkulöse Pleuritis

kommt ebenso wie beim Erwachsenen auch beim Kinde vor, doch ist zu bemerken, daß hier häufiger als bei jenem auch die serofibrinöse Pleuritis auf nichttuberkulöser Grundlage entsteht, hervorgerufen durch Pneumokokken usw.

Die tuberkulöse Perikarditis

kommt im Kindesalter nicht so selten vor, sie führt zur Obliteration des Herzbeutels, zeigt aber keinen für das Kindesalter charakteristischen Verlauf.

Die tuberkulöse Peritonitis

ist verhältnismäßig häufig im Kindesalter.

Man kann zwei Formen unterscheiden: 1. die exsudative Form mit einem mehr oder weniger freien Exsudat in der Bauchhöhle und 2. die adhäsive Form.

Bei der ersteren findet sich im Abdomen, dessen Umfang beträchtlich vergrößert ist, ein reichliches Exsudat, das frei beweglich ist.

Die Kinder sind blaß, magern allmählich ab, haben oft keinen, zuweilen aber auch noch einen ganz leidlichen Appetit. Fieber mäßigen Grades ist oft vorhanden, kann aber auch, wenigstens zeitweise, fehlen.

Die Kinder erbrechen zuweilen und haben Leibschmerzen, aber nicht immer trifft das zu, sondern oft haben namentlich junge Kinder gar keine Beschwerden, und nur die Abmagerung und die Vergrößerung des Leibes veranlassen die Eltern, das Kind dem Arzte vorzustellen.

Bei der letzteren sind die Därme in geringerem oder größerem Umfange verklebt, bilden mit Konvoluten von geschwollenen Mesenterialdrüsen unregelmäßige Tumoren. Ferner zeigt sich oft auch ein Exsudat, das, durch die Adhäsionen abgekapselt, nicht frei in der Bauchhöhle beweglich ist.

Der Leibesumfang ist auch hier vergrößert, der Leib fühlt sich höckerig an, die Palpation ist erschwert, es gelingt kaum, die großen

Organe abzugrenzen, auch wenn sie vergrößert sind. In anderen Fällen findet man undeutlich begrenzte Tumoren, die Geschwülste aller möglichen Organe vortäuschen können.

Die Allgemeinerscheinungen sind dieselben wie bei der ersten Form. Die Kinder sind meist schwer ergriffen, fiebern stets und sind beinahe immer appetitlos.

Neben diesen Erscheinungen finden sich oft noch allerlei andere Symptome, die tuberkulöse Erkrankungen anzeigen. Durchfälle deuten auf Darmtuberkulose, Drüsenschwellungen, tuberkulöse Haut- und Knochenerkrankungen sind vorhanden usw. In vielen Fällen findet man einen „skrofulösen Habitus" neben der tuberkulösen Peritonitis.

Diagnose. Die Diagnose ist im allgemeinen leicht, namentlich wenn es sich um die exsudative Form handelt. Ansammlungen von Flüssigkeit in der Bauchhöhle werden im Kindesalter am häufigsten durch die tuberkulöse Entzündung des Bauchfells bedingt, und die Differentialdiagnose gegenüber dem Hydrops durch Herz- oder Nierenerkrankungen ist durch die Differenz des Eiweißgehalts zu stellen.

Schwieriger ist die Diagnose bei der adhäsiven Form; hier können alle möglichen Tumoren vorgetäuscht werden, und oft ist es ganz unmöglich, eine einigermaßen klare Vorstellung durch die Palpation zu gewinnen. Man soll aber stets daran denken, daß größere Tumoren im Abdomen des Kindes beinahe stets auf Mesenterialdrüsentuberkulose und der adhäsiven Form der tuberkulösen Peritonitis beruhen.

Prognose. Die Prognose der adhäsiven Form ist nicht günstig, wenigstens dann nicht, wenn schon in großer Ausdehnung Verklebung der Darmschlingen und Verkäsung der Mesenterialdrüsen vorliegt. Ist eine richtige Diagnose schon bei Beginn der Krankheit und nach gutem Kräftezustand gestellt, so mag es in manchen Fällen noch gelingen, eine Abheilung oder doch eine wesentliche Besserung zu erzielen.

Die Prognose der exsudativen Form ist erheblich besser, ja man kann bei einigermaßen gutem Allgemeinzustande sogar mit großer Wahrscheinlichkeit auf einen vollen Erfolg der unten beschriebenen Therapie rechnen.

Therapie. Die Therapie besteht in lokalen Ableitungen, der Anwendung gewisser Medikamente, in klimatischen Kuren und in eventueller Operation.

Die Ableitungen werden wie folgt vorgenommen: Die Vorder- und Rückseite des Abdomens werden mit Schmier(Kali)seife eingerieben, diese bleibt etwa 10 Minuten auf der Haut, wird dann mit warmem Wasser abgewaschen. Dann wird ein Prießnitzumschlag (mit wasserdichtem Stoff) umgelegt.

Wird die Haut zu sehr angegriffen, so pausiert man 8—10 Tage, pudert in dieser Zeit mit einem Fettpuder (Vasenol) und beginnt dann von neuem.

An Medikamenten werden Guajakolkarbonat, Thiokoll, Kreosotal usw. zu versuchen sein. Tuberkulinkuren sind nur ausnahmsweise möglich.

Die klimatischen Kuren sind ähnlich den oben (S. 355) genannten, namentlich empfiehlt sich hier ein langdauernder Seeaufenthalt (Nordsee), der allerdings unter permanenter ärztlicher Aufsicht erfolgen muß.

Die Operation ist angezeigt in allen Fällen, in denen es sich um die reine exsudative Form handelt. Die Laparotomie bringt hier oft dauernde Heilung. Selbst hartnäckige rezidivierende Fälle werden oft noch durch eine zweite und dritte Operation zur schließlichen Heilung gebracht. Bei der adhäsiven Form ist die Operation nur dann aussichtsvoll, wenn nur erst geringe Verklebungen und ein abgegrenztes Exsudat vorhanden sind, oder wenn es sich um gut abgegrenzte Drüsentumoren noch ohne ausgebreitete Verklebungen handelt. Sind aber Drüsen und Darmschlingen zu einem Konvolut verklebt, so ist auch von der Operation nichts mehr zu hoffen.

Die tuberkulösen Knochen- und Gelenkerkrankungen sind in den ausführlichen Lehrbüchern (der Chirurgie) nachzusehen. Von einer Schilderung der selteneren tuberkulösen Erkrankungen der Nieren und anderer Organe ist hier ebenfalls abgesehen worden, da sie nichts für das Kindesalter Charakteristisches bieten.

Konstitutionskrankheiten.

——

Achtes Kapitel.
Die exsudative Diathese.

Es ist ein großes Verdienst Czernys, darauf hingewiesen zu haben, daß die Aufmerksamkeit auch auf die Eigenart des Organismus des Kindes bei der Beurteilung klinischer Bilder gerichtet sein muß und daß man nicht allein auf eine von außen wirkende Noxe, sei sie alimentärer oder infektiöser Art, zu achten habe.

Ein Krankheitsbild, das wir vor uns sehen, kommt zustande durch eine Reihe von Bedingungen, von denen ein Teil die Einwirkungen der Außenwelt betrifft, der andere Teil die Reaktionen des Organismus auf diese Einwirkungen darstellt. Man ist im allgemeinen geneigt, immer nur den ersten Teil der Bedingungen als Variable anzusehen und danach die Krankheitsbilder zu gruppieren, es ist aber ganz selbstverständlich, daß auch das Verhalten des Organismus in den einzelnen Fällen verschieden sein kann und dadurch Bedingungen geschaffen werden, die ein abweichendes Bild entstehen lassen. Freilich sind die Differenzen hier wohl nicht so groß wie bei der ersten Reihe von Bedingungen, und die Änderungen des Krankheitsbildes sind dementsprechend weniger weitgehend, sie genügen aber doch, um eine eingehende Würdigung zu erfahren, zumal sie oft für Prognose und Therapie im Einzelfalle von großer Bedeutung sein können.

Der von Czerny geschaffene Begriff der exsudativen Diathese bezeichnet eine kongenitale Anomalie des Organismus, die sich zunächst nur in der Kindheit bemerkbar macht, erblich ist und meist alle Kinder einer Familie betrifft, allerdings oft in einem sehr verschiedenen Grade und auch in verschiedener Form, s. u. Nach Czerny ist die Vererbung durch die Mutter häufiger und wesentlicher als diejenige durch den Vater.

Die Anomalie macht sich schon im ersten Lebensjahre, ja auch schon in den ersten Lebensmonaten und -Wochen bemerkbar.

Es sind dabei zwei Gruppen von Kindern zu unterscheiden. Die erste Gruppe zeichnet sich dadurch aus, daß die Kinder schon mit einem geringen Gewicht zur Welt kommen, bei Frauenmilch nicht genügend zunehmen und hinter gesunden Brustkindern in der Entwicklung zurückbleiben. Gewöhnlich wird dann die Schuld auf die Frauenmilch geschoben, es wird von einer „schlechten" Frauenmilch gesprochen, und niemand denkt daran, daß die anormale Konstitution des Kindes das schlechte Gedeihen desselben bedingt. Werden diese Kinder mit einer fettarmen, kohlehydratreichen — künstlichen — Nahrung gefüttert, so nehmen sie stark zu und befriedigen damit Mutter und Arzt, bis sich dann die Schädigungen der einseitigen Energiebestreitung mit Kohlehydraten bemerbar machen.

In einer zweiten Reihe von Fällen nehmen die Kinder schon bei einer geringen Menge von Frauenmich oder künstlicher Nahrung stark zu, noch mehr bei reichlicher Fütterung. Sie werden dick und aufgeschwemmt, zeigen reichliches Fettpolster, schlaffen Turgor, schlechte Muskulatur, blasse Hautfarbe und sehen aus wie Kinder in einem gewissen Stadium des Milchnährschadens (s. S. 118 und 119), ohne daß man aber im einzelnen Falle einen quantitativen Mißbrauch mit Milch nachweisen könnte.

Beide Zustände scheinen zunächst ganz verschieden zu sein, soweit der äußerliche Zustand des Patienten in Betracht kommt, und doch haben sie etwas Gemeinsames, das Czerny als eine „Störung der Fettausnutzung der Nahrung" bezeichnet. Warum in dem einen Falle trotz der anormalen Fettverwertung ein Ansatz erzielt wird, in dem anderen nicht, ist vorläufig eine nicht zu beantwortende Frage, da wir über die physiologischen Vorgänge des Ansatzes nicht genügend unterrichtet sind, um über eine krankhafte Störung desselben eine sichere Vorstellung zu haben.

Wahrscheinlich spielt hier auch der Salzstoffwechsel eine bedeutsame Rolle, doch ist darüber noch nicht genügendes Material vorhanden, um eine nähere Betrachtung hier zu ermöglichen.

Die erste Erscheinung, die außer der allgemeinen Minderwertigkeit des Organismus auf die exsudative Diathese aufmerksam macht, ist die **Landkartenzunge**, die durch schmerzlos auftretende Exsudationen in der Zungenschleimhaut sich entwickelt. Sie ist oft schon beim jungen Säugling nachweisbar, verschwindet und kommt schnell wieder, ohne daß sonst in dem Befinden des Kindes irgendeine Änderung eingetreten wäre. Dies schnelle Entstehen und Verschwinden der Landkartenzunge bringt es mit sich, daß die Erscheinung bei oberflächlicher Beobachtung sehr häufig übersehen wird. Die Exsudationen bleiben stets auf die Zungenschleimhaut beschränkt, zeigen sich nicht an anderen Teilen der Mundschleimhaut.

Eine weitere exsudative Veränderung ist der sog. **Gneis** und der **Milchschorf** der Säuglinge. Ersterer besteht in der Bildung von schmutziggrauen Schuppen auf der Höhe des Schädeldachs in der Umgebung der großen Fontanelle und Sagittalnaht, nach deren Entfernung eine hyperämische Hautfläche zum Vorschein kommt, die sich bald von neuem mit Schuppen bedeckt. Ist bei der Entfernung

der Schuppen nicht sehr vorsichtig zu Werke gegangen worden, so
beginnt die Hautfläche zu nässen, und es bilden sich dicke Krusten.
Sehr leicht tritt eine Infektion dieser nässenden Hautstellen und
damit die Entstehung eines Ekzems ein, das sich dann über den
ganzen Kopf verbreitet. Das Kopfekzem der Säuglinge entwickelt
sich also außerordentlich leicht und oft, es ist aber nicht mit dem
Gneis identisch, sondern eine sekundäre, durch Infektion bedingte
Veränderung der Haut. Der Gneis entwickelt sich sowohl bei
mageren wie fetten Kindern mit exsudativer Diathese, doch ist bei
letzteren die Neigung zum Nässen und zur Entstehung eines Ekzems
bedeutend größer als bei ersteren.

Eine ähnliche Veränderung wie der Gneis auf der Kopfhaut ist
der Milchschorf auf der Wangenhaut. Man findet hier — stets nur
im ersten Lebensjahre — eine ziemlich scharf absetzende Rötung
der Wangenhaut, die rauh wird und Abschuppung zeigt. Die Affektion
erscheint und verschwindet ohne jede Therapie. In vielen, nicht in
allen Fällen besteht Juckreiz, die Kinder kratzen sich, es kommt zur
Infektion der Haut und zur Entstehung von Gesichtsekzemen, die
also auch hier, ähnlich wie beim Gneis, sekundärer Natur sind.

Der Milchschorf findet sich sowohl bei mageren wie bei fetten
Kindern, bei ersteren aber nur in ganz leichter Weise eben ange-
deutet, bei letzteren stark ausgeprägt. Er ist bis zu einem gewissen
Grade direkt abhängig von dem Ernährungszustande. Nehmen die
Kinder zu und setzen Fett an, so erscheint der Milchschorf; magern
sie aus irgendeinem Grunde ab, so verschwindet er.

Eine weitere Erscheinung an der Haut, die nach Czerny zur
exsudativen Diathese gehört, ist die Prurigo, wie er die Affektion
nennt, während von anderen diese Hauteruption mit dem Namen
„Strophulus" bezeichnet und der Urtikaria zugerechnet wird.

Die Affektion zeigt sich zumeist im zweiten Lebenshalbjahr, wenn
sie auch schon bei jüngeren Kindern zuweilen vorkommt, und kann
über das erste Lebensjahr hinaus noch jahrelang bestehen bleiben.
Auch diese Affektion ist wesentlich abhängig von dem Ernährungszustande des Kindes. Bei fetten Kindern ist die Hautveränderung
stärker ausgeprägt als bei mageren, was sich auch in einem etwas
anderen Aussehen der Effloreszenzen selbst äußert. Bei fetten Kindern
bilden sich Quaddeln, die zunächst deutlich gerötet sind. Die Rötung
verschwindet dann nach 24—48 Stunden, und es bleiben derbe Haut-
infiltrate zurück, die später ohne jede Narbenbildung verschwinden.
Bei mageren Kindern fehlt die erste starke Reaktion, und es bilden
sich in Gruppen stehende derbe Knötchen aus. Die Erkrankung
ist mit mehr oder weniger starkem Juckreiz verbunden, der bei
den einzelnen Patienten sehr verschieden stark sein kann. Führt
er zum Zerkratzen der Knötchen, so kann von da aus ein Ekzem
sich entwickeln, das eine große Ausdehnung und Hartnäckigkeit
zeigen kann.

Auch diese Hauterkrankung verschwindet und kommt wieder in

unregelmäßigen Intervallen, ohne daß es möglich wäre, zu sagen, womit das Auftreten und Verschwinden zusammenhängt.

Außer diesen Erkrankungen zeigt die Haut auch noch insofern eine Eigentümlichkeit, als sie außerordentlich leicht wund wird. Diese Kinder werden nicht nur wund in der Umgebung des Afters, bei Verdauungsstörungen oder schlechter Pflege, sondern sie werden auch leicht wund an den Halsfalten, hinter den Ohren, in der Achselhöhle, in der Ellenbogen- und Kniebeuge usw. Auch hierdurch wird natürlich die Entstehung von Ekzemen begünstigt, die also bei diesen Kindern sehr häufig sind.

Dieselbe Neigung zu Exsudationen wie an der Haut zeigt sich auch an den Schleimhäuten solcher Kinder, besonders an der Schleimhaut der Zunge und der Respirationsorgane. Die Zunge zeigt die eigentümlichen Exsudationen, die man als Lingua geographica bezeichnet (s. o.). Sie sind ein sehr häufiges Symptom, das früh auftritt und bei derartigen Kindern oft noch im zweiten und dritten Lebensjahre zu erkennen ist.

Die Exsudationen an der Schleimhaut der Respirationsorgane äußern sich wie folgt: Die Kinder haben einen starken Hustenreiz, man hört auch oft bei ihnen ein Rasseln bei der Atmung, die Kinder sind, wie die Mutter sich ausdrückt, „voll auf der Brust“, sind „verschleimt“. Namentlich tritt das deutlich bei solchen Kindern auf, die pastös sind und ein reichliches Fettpolster aufweisen. Nach zwei Richtungen hin kann diese Affektion der Respirationsschleimhäute kompliziert werden. Einmal gibt sie zu äußerst häufigen Infektionen. der Luftwege Veranlassung, die eine sich schnell diffus über große Teile der Lunge ausbreitende Bronchitis zur Folge haben. Ferner können diese Bronchitiden unter asthmatischen Beschwerden, die oft einen recht hohen Grad erreichen, verlaufen. Nach Czerny beruht das nicht auf einem besonderen Charakter der Bronchitis, sondern hängt ab von dem Reizungszustande des Nervensystems der Kinder, wobei er annimmt, daß das Asthma zur Bronchitis in demselben Verhältnis steht wie das Jucken zu den Hautaffektionen.

Diese Neigung zur diffusen Bronchitis und zu Asthma bleibt lange bestehen, sie macht sich sehr unangenehm bemerkbar in den Schuljahren, wo sie zum häufigen Unterbrechen des Schulbesuchs zwingt. Das Asthma quält außerdem die Kinder sehr und ängstigt die Eltern, es verliert sich nicht leicht von selbst und greift auch in das Alter. des Erwachsenen ein.

Die diffuse Bronchitis, der beinahe permanent bestehende Husten, führt früher oder später zu einer Blähung der Lungen, zum Emphysem und zu einer stark ausgeprägten Exspirationsstellung des Thorax, zu einem emphysematischen, faßförmigen Thorax mit sehr flachem, epigastrischen Rippenwinkel. Die Bewegungen an solchem Thorax bei Inspiration und Exspiration sind gering, die Rippen büßen deshalb an Elastizität ein, der Thorax wird eigentümlich starr, wovon man sich am besten überzeugt, wenn man versucht, während der Exspiration den Thorax zusammenzudrücken. Das gelingt bei gesunden Kindern leicht, bei diesen Kindern aber hat man deutlich das Gefühl erhöhten Widerstandes.

Diese Veränderung des Thorax bildet sich besonders deutlich dann heraus, wenn schwere diffuse Bronchitis- und Asthmaanfälle schon im Säuglingsalter vorhanden waren.

Außer diesen Reizzuständen an der Schleimhaut der Bronchien macht sich die exsudative Diathese auch an der Rachenschleimhaut geltend. Es treten Reizzustände auf, die ebenso wie an Haut und Bronchien zu Infektionen Veranlassung geben; die Kinder leiden dann bald an Angina, bald an Pharyngitis, bald an Entzündungen der Rachenmandel, die sich besonders bei leichten äußeren Schädigungen, Witterungswechsel usw., einstellen, an die sich die Eltern beinahe gewöhnen, so daß sie bei der Anamnese nur auf besondere Fragen beiläufig erwähnt werden.

Es wurde eben schon darauf hingewiesen, daß kleine äußere Schädigungen, namentlich solche klimatischer Natur, die verschiedenen Anginen usw. bei diesen Kindern auslösen. Sie sind offenbar gegen Erkältungen äußerst empfindlich und scheinen in der Tat auch insofern eine gewisse Minderwertigkeit zu zeigen, als ihre Temperaturregulierung und damit ihre Anpassung an die Außenwelt mangelhaft ist.

Die sich häufig widerholenden Reizzustände an Tonsillen bzw. Rachenmandel führen dann nach und nach zu einer Vermehrung des lymphoiden Gewebes und zu einer Vergrößerung der genannten Gebilde, die ein mechanisches Hindernis abgeben können. Selbstverständlich wird eine derartige chronische Schwellung durch die häufig sich dort etablierenden Infektionen noch weiter begünstigt.

Diese Infektion und Vermehrung des lymphoiden Gewebes ist also eine sekundäre Folge der exsudativen Diathese, die zu dieser in demselben Verhältnisse steht wie die häufigen Infektionen der Bronchialschleimhaut. Das wird nicht immer richtig erkannt, sondern man glaubt, daß die Vermehrung des lymphoiden Gewebes in Tonsillen usw. die Ursache auch für die häufigen Bronchitiden dieser Kinder sei, und daß man deswegen mit ihrer Entfernung auch die Neigung zu Erkrankungen der Bronchialschleimhaut herabsetzen könne. Das ist nicht richtig. Man schafft durch die Entfernung nur insofern eine Besserung, als an der Stelle der Operation selbst, wo sich später eine Narbe entwickelt, weniger häufig Infektionen haften, und daß auch die zunächst in Mitleidenschafft gezogenen Teile, bei der Rachenmandel besonders das Mittelohr, vor Infektionen bewahrt bleiben. Die Infektionen der Bronchien usw. erfolgen aber genau so oft wie vorher[1]).

Die häufigen Erkrankungen der Rachenorgane können sich in der

---

[1]) Es sei hierbei aber bemerkt, daß auch hervorragende Pathologen die lymphatische Hyperplasie für die primäre Veränderung halten, auf deren Boden erst die besonders häufige Infektion zustande kommt.

verschiedensten Weise äußern, worauf in alle Einzelheiten einzugehen weit über den Rahmen dieses Buches hinausgehen würde; nur sei noch ein eigentümliches Krankheitsbild erwähnt, von dem Czerny mit Recht sagt, daß es wenig allgemein bekannt sei. Die Kinder sind periodenweise appetitlos und haben einen unangenehmen Geruch aus dem Munde. Beinahe stets wird das auf den Magen bezogen, während in Wahrheit Schleimexudationen im Rachen und den angrenzenden Teilen, Zersetzungen des Exsudats und Infektionen an dieser Stelle die Ursache der meist mit Fieber verbundenen Attacke sind.

Im Blut findet sich eine starke Vermehrung der eosinophilen Zellen (bis zu 30 % der Leukozyten), allerdings scheint sich dieses Blutbild nur einzustellen, wenn Ekzem vorhanden ist oder Asthma.

Außer den genannten Veränderungen zeigen diese Kinder oft eine eigenartig schlaffe Muskulatur, die sich auch oft im weiteren Leben erhält und nur schlecht übungsfähig ist. Diese Muskelschwäche bezieht sich auch auf das Herz und häufig auch auf die glatte Muskulatur: Leider wissen wir über konstitutionelle Verschiedenheiten in der Anlage der Muskulatur so wenig, daß hierauf nicht näher eingegangen werden kann. Ähnliche Beschaffenheit zeigt auch die Muskulatur bei Lymphatismus (s. u.).

Haben wir bisher in allgemeinen Zügen betrachtet, welche Krankheitsbilder dadurch entstehen, daß der anormal beschaffene Organismus auf den Einfluß der Außenwelt anders reagiert als der normal beschaffene, so müssen wir uns nun darum bekümmern, wie sich die äußeren Bedingungen so ändern lassen, daß auch mit dem anormal veranlagten Organismus ein Lebensprozeß entstehen kann, der sich der Norm möglichst nähert.

Czerny folgend, haben wir auf dreierlei unsere Aufmerksamkeit zu richten.

1. Die Ernährung dieser Kinder muß besondere Schwierigkeiten machen, denn sie stellt schon an den Organismus des normal veranlagten Kindes ganz erhebliche Anforderungen, die bei einer unzweckmäßigen Gestaltung der äußeren Lebensbedingungen zu schweren Schädigungen Veranlassung gibt, wie die oben S. 117 beschriebenen Nährschäden zeigen. Soll jetzt ein anormal beschaffener und funktionierender Organismus der Aufgabe der Ernährung gerecht werden, so wird eine besonders sorgfältige Anpassung der Nahrung notwendig sein, man wird um so weniger darauf rechnen können, daß sich der Organismus einer nicht ganz passenden Nahrung adaptiert.

Zunächst ist, rein energetisch betrachtet, jedes Zuviel zu vermeiden, jede starke Inanspruchnahme des Stoffwechsels, die auf Ansatz, auf Mästung abzielt. Es wird dadurch eine Schädigung im Allgemeinbefinden des Kindes herbeigeführt, gleichgültig, ob ein Ansatz in Form von sehr reichlichen Fettablagerungen wirklich zustande kommt oder ausbleibt. In beiden Fällen zeigt sich die Minderwertigkeit des betreffenden Organismus, der nicht imstande ist, einen Stoffumsatz so zu regeln, daß ein normaler Ansatz, wie er für den Säugling als physiologisch zu betrachten ist, eintritt. Es ist klar, daß ein derartig minderwertiger Stoffwechsel sehr leicht überlastet werden kann, und daß deshalb jede starke Inanspruchnahme sorgfältig vermieden werden muß.

Derartige Kinder müssen in der Zeit, in der sie nur mit Milch ernährt werden können, sehr knapp gehalten werden, auch an der Brust, und wenn sie künstlich zu ernähren sind, dann soll man fettreiche Mischungen vermeiden, aber natürlich auch nicht etwa durch übermäßige Kohlehydratfütterung eine schnelle Gewichtssteigerung durch Wasseransatz erreichen wollen. Die Aufgabe der Ernährung besteht vielmehr darin, das Kind so zu ernähren, daß nur eine ganz langsame Gewichtszunahme erfolgt. Sobald als möglich soll man die einseitige Milchnahrung verlassen und zu einer gemischten Kost übergehen, die im wesentlichen aus Vegetabilien, namentlich grünen Gemüsen und Obst, bestehen soll. Leider werden solche Kinder, namentlich wenn sie von selbst mager geblieben sind, am Ende des ersten und im zweiten Lebensjahre ganz unsinnig mit allen möglichen Dingen zur Kräftigung gestopft. Namentlich die Eier erfreuen sich hier einer großen Beliebtheit, sie sind aber für derartige Kinder ein ungeeignetes Nahrungsmittel. Ebenso steht es mit dem Übermaß des Fleischgenusses, der vielfach auch von den Eltern angestrebt wird in der irrigen Vorstellung, damit dem Kinde ganz besonders zu nützen. Man sieht dann gerade bei Kindern gutsituierter Familien die schwersten Krankheitsbilder.

2. Auf den Zustand des Nervensystems muß sorgfältig geachtet werden. Diese Kinder, die immer und immer wieder kränkeln, immer wieder der Gegenstand ganz besonderer Sorge sind, werden verzogen, eigenwillig, lernen es, sich mit ihrem eigenen Körper zu beschäftigen, werden wehleidig, abnorm reizbar und empfinden die Störungen der exsudativen Diathese besonders schwer.

Als äußeres Zeichen der Neuropathie gibt Czerny häufigen Farbenwechsel und auffällige Blässe an, die nicht auf eine Änderung der Blutbeschaffenheit, sondern auf vasomotorische Störungen zurückzuführen ist.

Eine Besserung der Neuropathie wird erreicht durch eine zweckmäßige Ernährung, die die exsudative Diathese selbst bessert. Hören die Krankheitserscheinungen, die das Kind belästigen und die Eltern ängstigen, auf, fühlen sich diese nicht mehr als Patienten und werden auch von den Eltern nicht mehr als solche behandelt, so bessert sich der Zustand schnell. Dazu soll dann noch eine vernünftige energische Erziehung kommen, die namentlich auch den Verkehr der Kinder mit Altersgenossen zu pflegen hat.

3. Infektionen müssen vermieden werden, bzw. die Neigung, solche zu erleiden, herabgesetzt werden. Der ersteren Forderung kann man am besten genügen durch einen Aufenthalt der Kinder in hygienisch guter Umgebung, in guter, staubfreier Luft. Zu diesem Zwecke ist es nützlich, namentlich für Kinder der Großstädte, im Sommer klimatisch

gut gelegene Orte aufzusuchen und die Kinder möglichst lange dort zu lassen. Erlauben es die Mittel, dann ist es günstig, den Winter für solche Kinder möglichst abzukürzen und sie im Frühjahr und Herbst lange im Süden leben zu lassen.

Kuren in Orten mit starken klimatischen Einflüssen sind solche an der See (Nordsee) und im Hochgebirge. Ich ziehe letzteres für die Mehrzahl der Kinder vor, der Aufenthalt an der See wird namentlich von den zarten nervösen Kindern schlechter, als der im Hochgebirge vertragen.

Die Hauptsache aber bei der Bekämpfung der Infektionen ist auch hier die Änderung der Ernährung, die die Erscheinungen der exsudativen Diathese und damit die Neigung zu Infektionen beseitigt. Eine zweckentsprechende Ernährung ist unbedingt, auch während des Aufenthalts im Kurort usw., notwendig, wenn die Kur Erfolg haben soll. Leider wird darauf nicht immer genügend Rücksicht genommen, die Kinder werden vielmehr häufig in den Hotels ganz verkehrt ernährt und haben dann von dem Aufenthalt sehr wenig.

Der Status lymphaticus.

Man versteht darunter einen Zustand, bei dem ein großer Teil der fühlbaren Lymphdrüsen sich geschwollen erweist und bei der Sektion die lymphoiden Organe wie Tonsillen, Thymus, Milz, Darmfollikel ebenfalls hyperplastisch gefunden werden.

Man hat daraus ein eigenes Krankheitsbild machen wollen, doch dürfte es richtiger sein, es dem Begriffe der exsudativen Diathese einzuordnen.

Die Schwellung der Lymphdrüsen am Halse usw. bezieht Czerny allein auf Infektionen in ihren Quellgebieten, sieht sie also stets als eine sekudäre Erscheinung an und glaubt nicht an eine genuine, primäre Hyperplasie dieser Organe. Es dürfte wohl aber richtiger sein, auch eine primäre Veränderung des Lymphsystems anzunehmen in der Art, daß die schon normale Weitmaschigkeit des Lymphsystems im ersten Kindesalter hier abnorm gesteigert ist.

Die Schwellung der Lymphdrüsen überdauert oft tage- und wochenlang die durch die Infektion bedingten Veränderungen im Quellgebiete der Drüsen, so daß sie geschwollen gefunden werden, wenn in dem Quellgebiet kein pathologischer Prozeß mehr nachgewiesen werden kann. Häufen sich dann noch die Infektionen, so daß die Drüsen keine Zeit haben, sich bis zum Einsetzen der nächsten Infektion zurückzubilden, so erscheinen sie dauernd geschwollen. So sind die Nackendrüsen (hinter dem Sterno-cleido-mastoideus gelegen) stets dauernd geschwollen bei Kindern, die häufig Infektionen des Nasenrachenraumes und namentlich der Rachentonsille erleiden, weil diese Teile (außer der benachbarten Kopfhaut) zu dem Quellgebiete dieser Drüsen gehören. In derselben Weise können Drüsenschwellungen auch an anderen Stellen entstehen, die durch verschiedene Infektionen, auch solche tuberkulöser Natur, bedingt sind.

Anders steht es mit der Hyperplasie der übrigen oben genannten lymphoiden Gebilde. Zum Teil mögen sie ihre Vergrößerung auch Infektionen verdanken, z. B. trifft das für die Gaumentonsillen und die Rachentonsillen in vielen Fällen — nicht immer — zu, aber es muß auch noch andere Bedingungen für die Entstehung dieser Hyperplasien geben. Namentlich gilt das von der Vergrößerung des Thymus, der häufig hyperplastisch gefunden wird und deswegen auch zu der Bezeichnung Status thymolymphaticus geführt hat. Die Bedeutung des vergrößerten Thymus ist nicht geklärt, doch liegt es wohl am nächsten, an eine Störung der inneren Sekretion der Drüse zu denken, von deren Funktion wir aber noch sehr wenig wissen. Auch an eine mechanische Störung durch die geschwollene Drüse ist gedacht worden, doch genügt eine solche nicht, um mancherlei Erscheinungen zu erklären, von denen unten gesprochen werden soll. Czerny sieht einen Teil solcher Bedingungen gegeben durch eine auf angeborener Anlage beruhende, anormal verlaufende Reaktion des Körpers auf Mästung, auf eine Nahrung, die den Ansatz von Fett begünstigt. Er schließt das aus der Tatsache, daß man bei beinahe allen Kindern, bei denen die Autopsie einen Status lymphaticus erkennen läßt, stets auch eine beträchtliche Adipositas nachgewiesen wird, und daß es gelingt bei einer Therapie, die den Fettschwund zur Folge hat, auch die Hyperplasien der lymphoiden Organe zur Zurückbildung zu bringen. Nicht bei jedem Kinde führt die Mästung zu einem Status lymphaticus. Die dazu veranlagten Kinder zeigen auch insofern eine Anomalie in ihrem Fettstoffwechsel, als das angesetzte Fett einen eigentümlichen Charakter trägt. Die Kinder sind besonders blaß durch abnorme Blutverteilung, sie haben ein eigentümlich schlaffes, wässeriges Fett, das bei oberflächlicher Beobachtung Zweifel entstehen läßt, ob wir es mit einer Adipositas oder mit einem Ödem zu tun haben. Die nähere Untersuchung lehrt, daß kein Ödem vorhanden ist. Man bezeichnet derartige Kinder als pastös. Diese Kinder zeigen eine große Überempfindlichkeit gegenüber Infektionen, genau so wie die die Erscheinungen der exsudativen Diathese darbietenden Kinder, sie bessern sich in ihrem ganzen Zustande durch dieselbe Ernährungstherapie, wie sie für die exsudative Diathese gilt, und es ist wahrscheinlich richtig für sie, prinzipiell dieselbe angeborene Anomalie wie für die exsudative Diathese vorauszusetzen, auch wenn die einzelnen Symptome nicht nachweisbar sind. Das Gemeinsame und prinzipiell wichtig ist die Anomalie in der Fettverwertung und wahrscheinlich im Salzstoffwechsel.

Mit Recht wird die Minderwertigkeit solcher Kinder von den Ärzten sehr gefürchtet. Sie erkranken nicht nur, wie oben schon gesagt, besonders leicht, sondern die Krankheiten zeigen auch einen abnorm schweren Verlauf. Krankheiten wie Masern, Keuchhusten, Scharlach, Diphtherie und andere verlaufen besonders schwer mit starker Be-

teilígung des Drüsensystems, schneller Ausbreitung von Sekundärinfektionen, langdauernden fieberhaften Drüsenschwellungen nach Ablauf der eigentlichen Krankheit.

Vor allem ist aber das Verhalten des Herzens bedeutungsvoll. Zunächst zeigt sich eine besonders leichte Erschöpfbarkeit des Organs.
Die Kinder zeigen bei geringem Fieber oft einen frequenten und
kleinen Puls, die Töne werden bald dumpf und eine Überdehnung des
Herzens tritt leicht ein. Bei der Obduktion solcher Kinder zeigt sich
dann eine abnorme schlaffe Herzmuskulatur.

Ferner sind diese Kinder in ganz eigentümlicher Weise in Gefahr,
einem plötzlichen Herztod zu erliegen. Bei stärkeren Aufregungen,
bei heftigem Schreien, starkem Husten, bei fieberhaften Krankheiten
kommt es oft ganz plötzlich zum Herzstillstand, der als Blockierung
des Herzens aufgefaßt werden muß und den Tod bedingt. Namentlich Krankheiten, die zu starkem Husten führen, wie Masern, sind hier
gefährlich, ferner der Keuchhusten, und dieser besonders, wenn bei den
Anfällen ein langdauernder Glottisschluß vorhanden ist. Vorwiegend
gefährdet sind Kinder, die gleichzeitig den Zustand der Spasmophilie
darbieten, was bei dem Lymphatismus sehr oft vorkommt. Solche
Kinder können bei jedem Anfall von Spasmus glottidis einen plötzlichen
Herztod erleiden. Eine befriedigende Erklärung für den plötzlichen
Herztod dieser Kinder gibt es nicht. Keinesfalls ist es möglich, den
vergrößerten Thymus im Sinne einer mechanischen Wirkung verantwortlich zu machen, etwa durch Druck auf Nerven usw., das ist nicht
möglich, denn solche Fälle von plötzlichem Herztod kommen auch
vor ohne nennenswerte Vergrößerung des Thymus.

Die Behandlung solcher Kinder ist dieselbe, wie die solcher, die
an exsudativer Diathese leiden.

Neuntes Kapitel.

Die Rachitis.

Die Rachitis ist eine Krankheit des wachsenden Organismus,
sie zeigt sich deshalb nur im Kindesalter und hier wieder in den Zeiten
des kindlichen Lebens, in denen die relativ starke Belastung des Stoffwechsels und der Ernährung eine besonders große Bedeutung für die
Entstehung von Krankheiten gibt, d. h. im Säuglingsalter und in den
nächsten diesem folgenden Jahren.

Die deutlichsten Erscheinungen der Krankheit zeigen sich am
Skelett, also dem System des Organismus, das die augenfälligsten
Wachstumsvorgänge aufweist.

Man hat die Frage lebhaft diskutiert, ob mit der Summe der
Erscheinungen, die die Rachitis am Knochen hervorruft, zugleich auch

ihr Symptomenkomplex erschöpft sei, ob man also die Rachitis als eine Krankheit des Knochensystems ansehen solle, oder ob sie wegen anderer häufig beim Rachitiker vorhandener Störungen, die das Blut, die Muskeln, das Nervensystem usw. betreffen, mehr als eine Allgemeinkrankheit des wachsenden Kindes aufgefaßt werden muß.

Eine befriedigende Antwort ist darauf nicht zu geben, weil wir wohl die histologischen Veränderungen an den rachitischen Knochen und die klinischen dadurch bedingten Erscheinungen kennen, nicht aber das eigentliche Wesen der Erkrankung, so daß es nicht möglich ist, mit Sicherheit zu sagen, ob sich die zur Rachitis führende Schädigung nur am Skelett bemerkbar machen oder auch andere Teile des Organismus befallen kann.

Andererseits ist es wieder sehr bedenklich, alles mögliche, was bei einem rachitischen Kinde beobachtet wird, der Rachitis zuzurechnen, weil sich in dem fraglichen Alter Ernährungsstörungen verschiedener Art abspielen oder in ihren Folgen noch sichtbar sind, die mit der Rachitis als solcher sicher nichts zu tun haben.

Im folgenden werden deshalb neben den Veränderungen an den Knochen nur solche Symptome erwähnt werden, von denen sich ein Zusammenhang mit der Rachitis entweder sicher nachweisen läßt, oder die wenigstens besonders häufig bei rachitischen Kindern beobachtet werden.

Die Ätiologie der Rachitis ist noch dunkel. Wir wissen nur, daß Alter, Ernährung, hygienische Verhältnisse, Konstitution und Heredität eine Rolle bei ihrer Entstehung spielen.

Das Alter entspricht, wie oben schon gesagt, derjenigen Zeitperiode, in der die Ernährung eine ganz besondere Bedeutung für das Kind hat, so daß der Gedanke naheliegt, den Ernährungsstörungen eine besonders wichtige Rolle bei der Entstehung der Rachitis zuzuweisen. In der Tat sieht man rachitische Veränderungen besonders häufig und besonders intensiv bei solchen Kindern, die schwer akute oder chronische Ernährungsstörungen durchgemacht haben. Besonders ist hier die Milchüberfütterung, der sogenannte Milchnährschaden, zu nennen. Es mag freilich fraglich sein, ob ein spezifischer Zusammenhang zwischen Rachitis und Milchnährschaden angenommen werden darf; denn als häufigste aller chronischen Ernährungsschädigungen trifft man den Milchnährschaden wohl ebensooft an, wie die Rachitis, so daß vielleicht das zweifellos häufige Zusammentreffen rein zufällig ist. Man muß ferner bedenken, daß die anderen chronischen Ernährungsstörungen, namentlich der Mehlnährschaden, in den meisten Fällen nicht bis zu ihren Endstadien zu beobachten sind, weil die Kinder vorher sterben.

Eine sichere Beurteilung der Beziehung zwischen Rachitis und Ernährungsstörungen ist zurzeit nicht möglich, denn der wahrscheinlich vorhandene Zusammenhung liegt auf dem Gebiet des Salzstoffwechsels, über den wir erst anfangen, die elementarsten Vorstellungen zu bekommen[1]).

Ein weiteres ätiologisches Moment ist in den allgemeinen hygienischen Bedingungen zu suchen, namentlich in den Wohnungsverhältnissen; denn man trifft zweifellos auf die meisten und schwersten Fälle von Rachitis bei solchen Kindern, die sich in schlechten sozialen Verhältnissen befinden, namentlich der Arbeiterbevölkerung in großen Städten angehören, die in engen, lichtarmen Wohnungen leben müssen. Der Einfluß der Wohnung ist offenbar sehr groß, denn in jeder Poliklinik kann man deutlich ein Anschwellen der Fälle von Rachitis am Ende des Winters und ein Nachlassen während der Sommermonate beobachten. Im Winter sind die Kinder auf die enge ungenügende Wohnung angewiesen, im Sommer haben sie mehr Gelegenheit, sich im Freien aufzuhalten. Dabei sind im allgemeinen die Stadtkinder schlechter daran als die Landkinder, denn diese leben wenigstens im Sommer in gesunden Verhältnissen, die Stadtkinder bekommen ihre „frische Luft" nur auf der eingebauten Straße und sind noch schlechter bestellt bezüglich der Besonnung, die in den mit hohen Häusern besetzten Straßen meist viel zu wünschen übrig läßt.

Die hierdurch bedingten Schädigungen haben sicher einen sehr großen Einfluß auf die Entstehung der Rachitis, denn in südlicheren Gegenden oder solchen, die eine intensive Insolation haben (Hochgebirge), ist die Rachitis auch unter der schlecht situierten Bevölkerung selten. Die Menschen halten sich hier nicht so viel in der Wohnung auf, ihr Leben spielt sich viel mehr im Freien ab, und nur kurz ist die Zeit, in der die Witterung zwingt, sich wesentlich in der Wohnung aufzuhalten, während sie sich in weniger günstigen Gegenden auf eine Reihe von Monaten erstreckt[2]).

Man findet aber Rachitis auch bei Kindern, die sich in guten hygienischen Verhältnissen befinden, und deren Ernährung während der Säuglingsperiode schwerere Ernährungsstörungen ausschließen läßt. Das trifft namentlich für Säuglinge zu, die mit Frauenmilch genährt wurden. Hier spielt zweifellos die Heredität eine Rolle, und man bringt oft, namentlich durch Befragen der Großmutter, heraus, daß Vater oder Mutter oder auch beide Eltern als Kinder an Rachitis gelitten haben. Sehr groß dürfte aber der Einfluß der Heredität nicht sein, denn Fälle, wie hier angenommen, sind immerhin nicht gerade häufig, und ferner ist in diesem Falle der Grad der Krankheit meist ein geringer, während man bei schweren rachitischen Veränderungen auch andere Schädigungen, Ernährung, Wohnung usw., auffinden kann. Unbedingt spielt aber die Konstitution des Kindes in jedem Fall eine wesentliche Rolle. Denn man sieht einerseits Kinder, die,

---

[1]) Auf hier vorliegende Angaben wird an dieser Stelle absichtlich nicht eingegangen, weil eine genügende Klärung der Frage noch nicht erfolgt ist.

[2]) Die Angabe, daß Rachitis sich im Hochgebirge nicht finde, ist nicht richtig. Sie erreicht allerdings selten hohe Grade.

unter jämmerlichen äußeren Verhältnissen lebend, sich in einem elenden Allgemeinzustand befinden, ohne wesentliche rachitische Veränderungen aufzuweisen, man sieht andererseits, wie oben schon gesagt, auch bei Kindern, die unter günstigen Verhältnissen leben, Rachitis sich entwickeln.

Wo Konstitution und ungünstige Verhältnisse zusammenwirken, da entstehen die schweren Fälle von Rachitis, denen wir namentlich in der Arbeiterbevölkerung begegnen.

Die pathologischen Veränderungen an den rachitischen Knochen.

Die Knochen des Rachitikers zeigen eine ganz bestimmte Störung. Das Wachstum als solches geht weiter, es bleibt aber die Verkalkung des neu gebildeten Knochengewebes aus oder hält wenigstens nicht Schritt mit der Anbildung der organischen Substanz. Dadurch entsteht in den äußerst verwickelten Vorgängen des Knochenwachstums Unordnung, und das mikroskopische Bild, das man von einem rachitischen Knochen bekommt, macht gegenüber dem normalen Knochen den Eindruck, daß die Reihe des Geschehens, die normalerweise zum Ablauf kommen muß, an irgendeiner Stelle unterbrochen ist, daß dadurch Unordnung bedingt ist, daß aber andere Vorgänge ruhig weiter gehen und nicht wesentlich von der Norm abweichen.

Erinnern wir uns kurz der Vorgänge bei dem Längswachstum der Knochen, so wissen wir, daß zunächst an der Epiphysengrenze Säulen von Knorpelzellen auftreten, deren Zellen sich namentlich nach der Diaphyse zu stark vergrößern und zu Knorpelriesenzellen werden. Zwischen diesen Säulen befindet sich Knorpelgrundsubstanz von bienenwabenartiger Struktur. Diese Zwischensubstanz wird starr durch die sog. provisorische Verkalkung, und es wird dadurch für die weiteren Vorgänge ein fester Halt gegeben, der unbedingt notwendig ist, wenn sich die folgenden Prozesse ohne Störung abspielen sollen. Jeder Knorpelzellsäule kommt von der Diaphyse aus ein Markraum entgegen, in ihm verschwinden die Knorpelzellsäulen, und am Rande des entstandenen Hohlzylinders produzieren jetzt die Osteoblasten die Knochengrundsubstanz, die sofort durch Aufnahme von Kalk usw. erstarrt. Gleichzeitig wird die provisorische Verkalkung beseitigt.

Dieser Prozeß des Aufbauens und Einreißens erfolgt mit einer solchen Sicherheit und Regelmäßigkeit, daß die Wachstumszone immer nur ganz schmal ist.

Wird jetzt der Ablauf der Vorgänge so gestört, daß die Erstarrung der Knorpelgrundsubstanz durch die provisorische Verkalkung und die Verkalkung der neugebildeten Knochengrundsubstanz ausbleibt, so muß der ganze Prozeß in Unordnung geraten. Zunächst hört die gerade Richtung der Knorpelzellsäulen auf, denn diese ist nur möglich durch die provisorische Verkalkung des die Knorpelzellsäulen umgebenden Knorpelgewebes. Verlieren aber die Knorpelzellsäulen ihre

Richtung, so leidet auch ihre Gegenüberstellung mit den Markräumen; und damit wird ihre rechtzeitige Umbildung in Frage gestellt. Aber auch die neugebildete Knochengrundsubstanz verkalkt nicht, sie bleibt weich und kann den Knochen nicht stützen.

Stellt man sich vor, und das entspricht höchstwahrscheinlich den wirklichen Vorgängen, daß die Bildung von Knorpelzellsäulen infolge des normalen Wachstumsreizes immer weitergeht, daß die Um- und Rückbildung aber infolge der fehlenden Verkalkung ausbleibt, so muß notgedrungen eine Störung der betreffenden histologischen Elemente eintreten, eine Ansammlung derselben, die zunächst zu einer Verbreiterung der Wachstumszone und schließlich zu einer Auftreibung der Epiphyse führen muß[1]). Zugleich gehen natürlich auch die Prozesse weiter, die stets, namentlich aber auch am wachsenden Knochen, zu einem Abbau alten Knochengewebes führen. Welche Bedeutung das hat, läßt sich am besten an dem Dickenwachstum der Knochen zeigen[2]).

An der Oberfläche des Knochens wird durch die Tätigkeit des Periosts neue Knochengrundsubstanz angelegt, die schnell verknöchert und fest wird, während vom Mark aus eine Einschmelzung von alter Knochensubstanz erfolgt. Bleibt nun die Verkalkung des apponierten Gewebes aus, geht aber die Apposition und die von innen erfolgende Aufsaugung weiter, so muß mit Notwendigkeit der Knochen, trotzdem er dicker wird, immer mehr an Halt verlieren, biegsam werden und wird der Gefahr der Einknickung ausgesetzt sein. Bei den flachen Knochen spielt sich der Vorgang genau so ab. Je nachdem hier aber Aufsaugung oder Apposition überwiegen, werden wir entweder eine Verdickung bekommen, ähnlich den Knochenverdickungen an der Epiphysengrenze, oder aber eine Verdünnung und Biegsamkeit der Platte, wie sie sich z. B. bei der sog. Kraniotabes (s. u.) zeigt. Verdickungen zeigen sich am Schädel, namentlich an den Tubera parietalia und frontalia, und an den Knochenrändern der Koronarnaht und der großen Fontanelle.

Die geringere Festigkeit des rachitischen Knochens macht sich in verschiedenster Weise geltend. Zunächst wird jede Belastung zu einer Deformation des betreffenden Knochens führen müssen, und wir sehen deshalb, daß sich die Beine rachitischer Kinder, die schon stehen und laufen können, verkrümmen. Ferner wirkt der Muskelzug und -druck von außen auf die Knochen in der gleichen Weise. Die Knochen sind dabei oft plastisch biegbar, so daß z. B. am Thorax der ge-

---

[1]) In einer bei Czerny gemachten Untersuchung kommt Krasnogorski (Jahrb. f. Kinderheilk. LXX, 5) zu der Anschauung, daß die Epiphysenauftreibung als Quellung zu deuten sei infolge von Mangel an Ca-Ionen, die die übermäßige Aufnahme von Wasser durch den Knorpel hindern. Die Untersuchungen sind nicht beweisend, wie an der Freiburger Klinik unter meiner Leitung nachgewiesen wurde.

[2]) v. Recklinghausen glaubt den Abbauprozessen bei der Pathologie der Rachitis die hauptsächliche Bedeutung zumessen zu sollen.

krümmte Arm des Kindes, der gegen die Schulter der Pflegerin einerseits und gegen den kindlichen Thorax andererseits gedrückt wird, in letzterem durch Verbiegung der Rippen einen genauen Abdruck erzeugt.

Am Schädel wird das weiche Hinterhaupt durch den Druck des Kopfes gegen die Unterlage plattgedrückt. Da zu gleicher Zeit eine Verdickung der Tubera parietalia und frontalia einzutreten pflegt, so nimmt der Schädel eine quadratische Form an.

Die Biegsamkeit der Knochen führt ferner zu einer stumpfwinkligen Verkrümmung der Wirbelsäule, allerdings ist hieran die Schlaffheit der Muskulatur mit schuld.

Die verbogenen Knochen sind der Gefahr ausgesetzt, zu brechen oder, besser gesagt, einzuknicken. Der Bruch erfolgt hier nämlich nicht so wie bei einem festen Knochen, daß eine völlige Trennung der beiden Bruchstücke stattfindet, sondern er bricht ein wie ein Rohrstock, den man zu stark biegt. In schweren Fällen der Rachitis erfolgen diese Infraktionen außerordentlich leicht, und bei vernachlässigten Kindern kann man oft eine erstaunliche Zahl solcher Einknickungen und die sonderbarsten und schwersten Deformationen der Glieder finden.

Die genauere pathologische Anatomie ist in den anatomischen Lehrbüchern nachzusehen.

Veränderungen an anderen Systemen bei der Rachitis.

Die Veränderungen, die mehr oder weniger beim Rachitiker beobachtet werden, beschränken sich aber nicht nur auf die Knochen, sie betreffen namentlich auch die Muskeln. Diese sind schlaff und unkräftig, und genauere Untersuchungen von Hagenbach-Burckhardt haben gezeigt, daß auch anatomische Veränderungen nachweisbar sind.

Bing, der sich auf Veranlassung von Hagenbach-Burckhardt mit dieser Frage beschäftigte, fand eine hochgradige gleichmäßige Verdünnung des Faserkalibers, Verlust der Querstreifung, abnormes Hervortreten der Längsstreifung, starke Vermehrung der Muskelkerne. Keine nennenswerte interstitielle Infiltration, Fehlen jeglichen Fettgewebes, Zurücktreten der feinen Wucherung des groben Bindegewebes. Bing nimmt eine Muskelveränderung sui generis an und glaubt nicht, daß man die Muskelschwäche der Rachitiker auf eine Inaktivitätsatrophie, bedingt durch die Schmerzhaftigkeit der Knochen bei Bewegungen, erklären könne.

Hierin hat der Autor sicher recht, denn man findet oft rachitische Kinder, die, ohne eine besondere Schmerzhaftigkeit der Knochen zu zeigen, doch durch ihre Unlust zu Bewegungen und die Schlaffheit der Muskulatur deutlich erkennen lassen, daß die Muskulatur pathologisch verändert ist.

Zweifelhaft bleibt allerdings dabei, wie weit alle diese Hypotonien der Muskulatur beim jungen Kinde der Rachitis eigentlich zuzurechnen sind. Sehr häufig ist der Milchnährschaden, der mit der Rachitis selbst sicher nichts zu tun hat, mit ihr kombiniert. In seinem Gefolge findet sich aber auch eine eigentümliche Schlaffheit der Muskulatur, eine Unlust zur Bewegung usw., so daß es bei gleichzeitig vorhandenen rachitischen Knochenveränderungen sehr schwer oder unmöglich sein kann, zu sagen, ob die schlechte Beschaffenheit des Muskelsystems auf die Rachitis oder auf den Milchnährschaden zu beziehen sei. Meines Wissens ist diese Frage an großem Material unter diesem Gesichtspunkte noch nicht geprüft worden. Mir scheint sie von besonderer Wichtigkeit zu sein, weil es vor ihrer definitiven Beantwortung kaum möglich ist, von einer spezifischen rachitischen Veränderung der Muskeln zu sprechen.

Ganz ähnlich steht es mit den anderen Erscheinungen, die häufig bei Rachitischen beobachtet, vielfach dem eigentlichen Symptomenbild der Rachitis zugezählt werden. Hier sind namentlich nervöse Störungen zu nennen.

Unter „Spasmophilie" werden eingehender Zustände einer eigentümlichen Übererregbarkeit der Nerven geschildert. Es ist nun gar nicht zu bezweifeln, daß sich diese Zustände außerordentlich häufig bei Kindern finden, die auch an ihrem Knochensystem Zeichen der Rachitis erkennen lassen. Andererseits ist durchaus kein Parallelgehen der rachitischen Knochenveränderungen und der Spasmophile zu erkennen, man findet vielmehr oft schwere Knochenveränderungen ohne spezifische Erscheinungen, und umgekehrt; man findet zuweilen auch Spasmen bei Kindern, die kaum Spuren von rachitischen Knochenveränderungen aufweisen. Es ist demnach ein innerer Zusammenhang zwischen diesen spastischen Zuständen und der Rachitis nicht erwiesen, es ist lediglich zu betonen, daß beide Zustände häufig nebeneinander vorkommen. Wie weit sie ätiologisch verwandt oder voneinander abhängig sind, wird sich erst feststellen lassen, wenn wir über das Wesen dieser Krankheiten etwas mehr wissen als heute. Genau dasselbe gilt von der Anämie, die sich häufig bei Rachitikern findet.

Verlauf der Rachitis.

Die Krankheit beginnt in den meisten Fällen im zweiten Lebenshalbjahr oder kurz nach Beendigung des ersten Lebensjahres. Die ersten Veränderungen pflegen sich bei Säuglingen am Kopfe zu zeigen. Die Kinder schwitzen am Hinterhaupt stark, und es fällt auf, daß die Nähte und Fontanellen sich nicht ordentlich schließen oder sogar weit offen bleiben. Bald macht sich die Wirkung der Rachitis, die Weichheit der Knochen und ihre teilweise Verdickung an der Form des Schädels kenntlich, das Hinterhaupt wird weich, Kraniotabes, man kann es leicht eindrücken, es wird durch den Druck gegen die Unterlage abgeplattet. Die Tubera frontalia und parietalia werden verdickt, sie springen vor, und so erhält der Schädel eine quadratische Form und sieht unförmig dick aus. Die Ränder der Fontanellen und der nicht geschlossenen Nähte sind verdickt, die Nähte usw. erscheinen demgegenüber eingesunken, so daß auf dem Schädeldach eine Kreuzfigur entsteht (Kreuzschädel). In hochgradigen Fällen ist eine Verwechslung mit Hydrozephalus sehr wohl möglich.

Die Zahnung leidet ebenfalls. Teils wird sie verzögert, teils kommen die Zähne unregelmäßig, so daß namentlich zwischen dem Erscheinen von zwei Zähnen, die paarweise zu kommen pflegen, ein Zeitraum von mehreren Wochen liegt. An den Zähnen selbst verursacht die Rachitis Defekte in der Schmelzbildung.

Die Veränderungen am Schädel haben insofern eine große Bedeutung, als das wachsende Gehirn längere Zeit eines wirklich festen Schutzes beraubt ist. Ob diese Weichheit des Hinterhauptes und die damit vorhandene Möglichkeit, leicht einen Druck auf das Gehirn auszuüben, eine Beziehung zu den bei Rachitikern vorkommenden Krämpfen hat, wie vielfach angenommen wird, ist zweifelhaft, denn diese Krämpfe finden sich auch bei Kindern, die kein weiches Hinterhaupt haben, und sie fehlen oft genug bei Fällen mit deutlichster Kraniotabes.

Die stärksten Veränderungen finden sich am Thorax. Zunächst zeigt sich eine Auftreibung an den Rippenepiphysen an der Knorpelknochengrenze. Schon beim gesunden Kinde ist diese Stelle des Längswachstums der Rippe etwas verdickt und fühlbar, indessen nimmt diese Verdickung bei der Rachitis schnell einen höheren Grad an, und man spricht dann von einem rachitischen Rosenkranz. Die Rippen und damit der Thorax werden zunächst durch die Rachitis in ihrem Wachstum verzögert, der Thorax bleibt also enger, ferner tritt aber auch eine Deformität verschiedener Art ein, und zwar auf folgende Weise: Zunächst wird der dem Rücken angehörende Teil der Rippen durch den Druck des Körpers gegen die Unterlage abgeplattet und schließlich in der Gegend der Rippenwinkel eingeknickt, die Seitenwände des Thorax werden dadurch ebenfalls abgeplattet, und wenn die Knochen genügend weich sind, so wird durch die Arme die Seitenwand wohl auch eingedrückt, wozu auch der Zug der Atmungsmuskulatur kommt. Die Atmung hat überhaupt einen großen Einfluß auf die Konfiguration des Thorax der Rachitiker. Man muß sich vorstellen, daß dieses in der Norm feste Gerüst des Thorax hier plastisch geworden ist und damit fähig, die Form anzunehmen, die die gleichmäßig stets wiederholte Einwirkung der Atmungsbewegung ihm gibt.

Die Einwirkung der Zwerchfellsbewegung zeigt sich an dem plastischen Thorax des Rachitikers durch die Entstehung einer Schnürfurche. Bei jeder Kontraktion des Zwerchfells soll unter normalen Verhältnissen die periphere Ansatzlinie des Muskels feststehen und seine Kuppe abgeflacht werden. Entbehrt die Ansatzlinie der nötigen Festigkeit, so ist die Folge eine Einwärtsziehung, die sich in Form einer Schnürfurche an dieser Stelle zu erkennen gibt.

Die Zwerchfellatmung hat weiter zur Folge, daß bei jeder Inspiration der Raum der Bauchhöhle beschränkt wird, was sich in einer Vorwölbung der Weichteile des Bauches äußert. Sind die unteren Rippen so wenig fest, daß sie diesem Druck nachgeben, so wird sich an ihnen gleichfalls die Vortreibung, die sonst nur an den Weichteilen zu sehen ist, bemerkbar machen, und es wird zu einer Vorbuchtung der unteren Teile des Rippenpanzers kommen, die zusammen mit der oben erwähnten Schnürfurche zu einer Gestaltung des unteren Teiles des Thorax führt, die an eine Hutkrempe erinnert. Man spricht dann von Hutkrempenthorax.

Weitere Deformationen zeigen sich am Beckengürtel und sind hier aus der Lehre von der Geburtshilfe genügend bekannt, und am Schultergürtel, wo namentlich die Klavikula durch Abknickungen Formveränderungen erleidet.

An den Extremitäten treten die Veränderungen am deutlichsten an den Epiphysengrenzen hervor. Die Weichheit der Wachstumszone führt unter dem Zug der Muskeln zu abnormer Gestaltung der Gelenkenden der Knochen. Durch die fortschreitende Apposition organischer Knochengrundsubstanz bei ausbleibender Verkalkung findet eine Art Stauung statt, die zu einer Verdickung der Epiphysen und damit zu den sog. zweiten Gelenken führt. Dazu kommen noch die periostalen Auflagerungen und Verdickungen, die die normale Konfiguration des Knochens ändern.

An der Diaphyse der langen Knochen äußert sich die Einwirkung von Druck durch das Gewicht des Körpers und von Muskelzug durch Verbiegungen und Einknickungen. Diese Verbiegungen werden in ihrer Entstehung natürlich großenteils von den mechanischen Bedingungen abhängig sein, die zu ihrer Entstehung führen. So werden an den Beinen die Verbiegungen und Einknickungen sich besonders bei solchen Kindern ausbilden, die zur Zeit des Eintritts der rachitischen Knochenveränderungen schon stehen und gehen konnten, und man hat oft, namentlich in großen Städten, Gelegenheit, Kinder zu sehen, die mit unglaublich verkrümmten Beinen doch die Funktionen des Laufens und Stehens noch gut durchführen. Allerdings ist nicht nur die statische Funktion maßgebend für die Entstehung derartiger Veränderungen, sondern auch die Schwere des rachitischen Prozesses.

Diese kann außerordentlich verschieden sein. Einerseits gibt es ganz leichte Fälle, wo die Andeutung eines Rosenkranzes die Verlangsamung des Fontanellenschlusses und der Zahnung die einzigen Erscheinungen der Rachitis sind, und andererseits zeigt die Erkrankung in der sog. osteomalacischen Form eine so schwere Veränderung, eine so hochgradige Erweichung der Knochen, daß bereits durch die leisesten Bewegungen, selbst durch noch so vorsichtiges Anfassen die mannigfaltigsten Verbiegungen und Einknickungen der Knochen zustande kommen.

Von der leichtesten zu dieser schwersten Form gibt es alle Übergänge.

Es war bisher stets nur von Einknickungen der Knochen, nicht von eigentlichen Frakturen die Rede. Diese sind in der Tat selten, s. o.

Die osteomalacische Form der Rachitis läßt die Knochen butterweich werden, und man kann ihren ganz geringen Kalkgehalt sehr gut im Röntgenbilde nachweisen. Da geben sie nur matte Schatten.

Es wurde schon gesagt, daß in diesen schwersten Fällen ganz minimale Gewalten genügen, um die schwersten Deformationen hervorzurufen. Da findet man oft an einem Knochen fünf bis sechs und mehr Einknickungen und Brüche, da entstehen pathologische Bildungen der Extremitäten, des Thorax usw., die man kaum für glaublich halten sollte.

Die vorstehend mitgeteilten Veränderungen am Bewegungsapparat des Körpers führen natürlich zu einer Reihe von Funktionsstörungen, auf die eingegangen werden muß. Der mangelhafte und stark verlangsamte Durchbruch der Zähne führt dazu, daß die Kinder nicht kauen können und sich nur schwer an die gemischte Kost gewöhnen lassen. Das ist namentlich für die Therapie, wie wir sehen werden, äußerst unangenehm.

Am Thorax hindern die gesetzten Veränderungen eine ausgiebige Atmung, wie sich aus folgender Überlegung ergibt: Bei der Inspiration wird der Innenraum des Thorax dadurch vergrößert, daß durch den Zug der Inspirationsmuskeln der Rippenpanzer gehoben und damit sein Tiefendurchmesser vergrößert wird. Ferner wird der Innenraum des Thorax dadurch gleichfalls vergrößert, daß die Zwerchfellkuppe nach abwärts steigt und dadurch den Längsdurchmesser vergrößert.

Beide Arten der Vergrößerung des Thoraxinnenraumes und die dadurch bedingte Schaffung eines negativen Druckes setzen aber voraus, daß die Wand des Thorax in sich starr sei. Ist das nicht der Fall, so wird erstens durch die an den Rippen ansetzenden Muskeln nicht eine Ortsbewegung der Rippe, sondern deren Verbiegung herbeigeführt, und die auszuführende Bewegung und damit auch die Vergrößerung des Thoraxinnenraumes bleibt aus oder kommt nur unvollständig zustande. Man muß dabei bedenken, daß die Festigkeit der Rippen eine ziemlich erhebliche sein muß, weil sie bei der Inspiration dem Gegenzug, den die elastischen Lungen ausüben, standhalten müssen. Erweist sich die Festigkeit der Rippen geringer als der Elastizitätszug der Lungen, so werden die Rippen zum Teil dem Zuge der Inspirationsmuskeln nicht folgen, sondern nach innen gezogen werden. Das gleiche gilt im wesentlichen von der Zwerchfellatmung. Wird dadurch der Thoraxinnenraum vergrößert, so drückt der äußere Luftdruck die weichen Rippen ein, da das weniger Energie erfordert als die Elastizität der Lungen zu überwinden, wie es in der Norm geschieht.

Es ist ohne weiteres klar, daß daraus eine schlechte, oberflächliche und unvollständige Atmung resultiert, daß die Lungen unvollkommen entfaltet werden und namentlich in den paravertebralen Teilen der Atelektasenbildung ausgesetzt sind. Erkranken solche

Kinder an Bronchitis usw., so sind sie natürlich in einer erheblich größeren Gefahr als Nichtrachitiker, andererseits geben sie aber durch die mangelhafte Lüftung der Lungen ganz besonders leicht Gelegenheit zum Haften von Infektionen. Besonders gefährdet sind derartige Kinder durch Krankheiten, die die Atmungsorgane besonders schädigen, namentlich Masern und Keuchhusten.

An der Wirbelsäule äußert sich die Weichheit der Knochen verschieden, je nachdem der Bandapparat und die Muskulatur noch eine gewisse Festigkeit ermöglichen oder nicht.

Im ersteren Falle können die Kinder wohl noch sitzen, aber es kommt nicht zu einer völligen Streckung des Rumpfes, sondern dieser knickt nach vorn über, die Wirbelsäule wird stumpfwinklig kyphotisch gekrümmt, der Kopf sinkt nach vorn, und die Kinder versuchen durch Unterschlagen der Beine die Stützfläche zu vergrößern, um nicht nach vorn umzukippen.

Im letzteren Falle läßt die Schwäche der Muskulatur und Bänder neben der Weichheit der Knochen eine Streckung und aufrechte Haltung des Rumpfes überhaupt nicht zu. Die Kinder knicken, wenn man passiv den Rumpf aufrichtet, nach vorn, hinten oder seitlich um und sind nicht fähig, die so eingenommene Lage selbständig zu verändern.

Was hier von der Haltung des Rumpfes gesagt wurde, das gilt in ähnlicher Weise auch für die Haltung des Kopfes. In einigen Fällen sind die Kinder in der Lage, den Kopf leidlich zu halten, wenn sie dabei auch schnell ermüden und bald den Kopf nach vorn auf die Brust sinken lassen, in anderen Fällen ist eine Fixierung des Kopfes ganz unmöglich, und dieser pendelt bei jedem Versuch dazu, dem Gesetze der Schwere folgend, hin und her.

Besonders deutlich wird die Beeinflussung der Muskelfunktion, wenn die Rachitis bei einem Kinde einsetzt, das bereits imstande war, den Kopf zu halten und zu sitzen. Dann geht diese Fähigkeit wieder verloren, und oft ist es gerade diese Erscheinung, die die Mutter veranlaßt, den Arzt aufzusuchen.

An den Extremitäten tritt die Funktionsstörung besonders an den Beinen hervor. Handelt es sich um Kinder, die noch nie laufen oder stehen konnten, so hat man die Empfindung, daß sie auch in einem Alter, in dem das Kind, passiv gehalten, versucht, die Beine aufzustellen, gar nicht wissen, wozu die Beine eigentlich da sind; bei Kindern dagegen, die schon Stehversuche oder Gehversuche gemacht hatten, merkt man, daß sie aus Furcht vor Schmerzen sich sorgfältig hüten, die Beine aufzustellen. Freilich können nicht in allen Fällen diese Schmerzen in den Knochen vorhanden oder wenigstens erheblich sein; denn sonst wäre es unmöglich, daß die Kinder mit Beinen, die eine ganz enorme Verkrümmung durch die Weichheit der Knochen erfahren haben, ganz vergnügt und mit anerkennenswerter Geschwindigkeit herumlaufen. In diesen Fällen ist die Beteiligung der Muskulatur an dem Krankheitsprozeß offenbar gering, und die Knochen sind wohl abnorm weich, aber nicht schmerzhaft. Die Schmerzhaftigkeit scheint nur bei frischen Fällen häufig zu sein.

An den oberen Extremitäten tritt die Funktionsstörung viel weniger hervor, mögen auch schwere Veränderungen, Infraktionen usw. vorhanden sein, nur bei der osteomalacischen Form sind natürlich auch diese Funktionen vollständig aufgehoben.

Die mehrfach erwähnten Knochenschmerzen, die bei allen schweren Fällen wohl stets vorhanden sind, äußern sich am wenigsten deutlich am Schädel, sie mögen zurückzuführen sein entweder auf die Infraktionen und die Verschiebungen an der Knochenknorpelgrenze oder auf Reizungen der Nervenstämme durch Veränderungen an den Wirbeln. Sie bringen in dem Kinde eine starke Furcht vor allen Berührungen hervor und veranlassen es zu energischer Abwehr bei jedem Versuche es anzufassen, durch sehr heftiges zeterndes Geschrei. Die Fähigkeit zu schreien, ist bei diesen Kindern virtuos ausgebildet, und man kann von einem rachitischen Geschrei sprechen.

Neben den Funktionsstörungen, die durch die pathologischen Veränderungen an den Knochen und Muskeln hervorgerufen sind, finden sich in einer Reihe von Fällen noch anderweitige Störungen beim Rachitiker, von denen es zweifelhaft ist, ob sie einen direkten Zusammenhang mit der Rachitis haben.

Zunächst fällt eine allgemeine Blässe dieser Kinder auf, die auch in der Veränderung des Blutbildes ihre Erklärung findet. Die Zahl der roten Blutkörperchen ist herabgesetzt bis auf drei bis zwei Millionen, die Zahl der weißen Blutkörperchen ist stark gestiegen. An morphologischen Veränderungen findet sich Poikilozytose, kernhaltige rote Blutkörperchen, Megalozyten. Ein charakteristisches, der Rachitis eigentümliches Blutbild läßt sich aber nicht aufstellen. Wir wissen auch nichts Wesentliches über charakteristische Veränderungen am hämatopoetischen System, namentlich ist über eventuelle Störungen im Knochenmark nichts Genügendes bekannt. Die Milz ist in allen schweren Fällen deutlich geschwollen, doch sind an ihr irgendwelche für die Rachitis charakteristischen Veränderungen nicht zu finden.

Ferner findet sich bei den Rachitikern sehr häufig neben der allgemeinen Atrophie in einer großen Reihe von Fällen ein eigentümliches „Aufgeschwemmtsein", eine pastöse Beschaffenheit der Haut und Muskulatur. Wieweit das aber auf die Rachitis oder auf einen gleichzeitig bestehenden Milchnährschaden oder auf exsudative Diathese zu beziehen ist, das muß so lange eine offene Frage bleiben, als wir nur die äußerlich sichtbaren Symptome dieser Störungen kennen, aber von ihrem inneren Wesen zuwenig wissen.

Genau dasselbe gilt von den Darm- und Lungenerkrankungen der Rachitiker. Es ist nicht zu bezweifeln, daß derartige Kinder sehr viel an Darmstörungen und Katarrhen der Luftwege zu leiden haben; man muß sich aber erinnern, daß diese Kinder beinahe stets Gelegenheit gehabt haben, primär alimentäre Störungen zu erwerben, wozu die Rachitis nicht notwendig war. In den meisten Fällen sind die Kinder schon nicht mehr darm- und stoffwechselgesund gewesen, als sie die ersten Erscheinungen der Rachitis zeigten.

Für die Erkrankungen der Lungen kommt in Betracht, daß sehr viele Kinder, die an Rachitis leiden, schon vorher die Erscheinungen der exsudativen Diathese darboten, daß also bei ihnen die Neigung zu exsudativen Erkrankungen der Schleimhäute nichts Besonderes ist, wofür man die Rachitis verantwortlich machen müßte. Diese spielt indessen doch in allen Fällen eine Rolle, wo durch sie die Mechanik der Atmung in der oben beschriebenen Art gestört ist, nur handelt es sich dann um eine indirekte Einwirkung, nicht um eine für die Rachitis charakteristische Beeinflussung der Atmungsorgane selbst.

Schließlich sind noch einige nervöse Symptome zu erwähnen, für die ihre Zugehörigkeit zur Rachitis schwer zu beweisen und schwer zu bestreiten ist.

Es handelt sich da namentlich um den Symptomenkomplex der sogenannten Tetanie, die an anderer Stelle (s. S. 432) genauer besprochen ist. Es läßt sich nicht bezweifeln, daß diese eigentümlichen Spasmen sich besonders häufig bei stark rachitischen Kindern finden, andererseits gibt es aber sicher eine große Zahl von Fällen schwerster Rachitis mit intensiven Knochenveränderungen, bei denen alle spasmophilen Erscheinungen fehlen, während sie stark ausgeprägt sind bei Kindern, die nur Spuren von rachitischen Knochenveränderungen zeigen. Bei diesen Kindern sind aber oft Fehler in der Ernährung gemacht und deren Folgen nachweisbar, z. B. Milchnährschaden. Ferner handelt es sich dabei um Kinder, die Erscheinungen der exsudativen Diathese darbieten. Besonders bedeutungsvoll ist das Bestehen eines Laryngospasmus.

Ferner zeigen die Rachitiker in vielen Fällen einen schlechten, unruhigen Schlaf, indessen kommt auch hier wieder in Betracht, daß sich die gleiche Erscheinung auch bei allen alimentären Störungen zeigt.

Schließlich seien noch die eigentümlichen Kopfschweiße der Rachitiker erwähnt. Sie sind etwas mehr charakteristisch für die Rachitis als die anderen erwähnten Symptome und kommen in dieser Art bei Rachitikern kaum vor.

Die Schwierigkeit der Klassifizierung derartiger Krankheitserscheinungen beruht darin, daß wir, wie schon oben betont, weder von dem eigentümlichen Wesen der Rachitis, noch von dem der verschiedenen nervösen Störungen, noch von dem der konstitutionellen Anomalien irgendetwas genauer wissen. Wir kennen nur die äußeren Erscheinungsformen und können die innere Zusammengehörigkeit nur daraus schließen, daß die betreffenden Symptome häufig nebeneinander vorkommen. Die Häufigkeit des Zusammentreffens wird naturgemäß in dem Material der einzelnen Beobachter verschieden sein, und je nachdem wird der Eindruck erweckt, daß es sich um Symptome einer Krankheit oder um ein zufälliges Zusammentreffen verschiedener Krankheitsprozesse handelt. Eine Entscheidung ist nicht zu treffen und der Streit darüber zurzeit noch recht unfruchtbar. Es genügt

zu wissen, daß derartige Erscheinungen beim Rachitiker besonders
oft beobachtet werden.

Diagnose. Die Diagnose der Rachitis stützt sich auf die Knochenveränderungen, d. h. auf die pathologischen Vorgänge, die wir bisher
allein als charakteristisch für die Krankheit gelten lassen können.
Die ersten Veränderungen können köchst geringfügig sein, und manch-
mal ist es Geschmackssache, ob man etwas schon als rachitische Knochenveränderung ansehen soll oder nicht. Namentlich gilt das von den
Verdickungen der Rippenepiphysen bei Säuglingen, die schon physiologisch etwas dicker sind als im späteren Alter.

Sobald die Knochenerkrankung einigermaßen ausgeprägt ist,
wird die Diagnose stets leicht zu stellen sein. Beim Säugling wird
man namentlich auf das Bestehen einer Kraniotabes zu achten
haben.

Die Prognose ist im allgemeinen gut. Die Knochenveränderungen,
selbst solche schwerer Art, bilden sich zurück, und wenn es sich nicht
gerade um die osteomalacische Form handelt, tritt wieder vollständige
Funktionsfähigkeit ein. Nur am Becken können die gesetzten Formveränderungen beim Weibe Geburtshindernisse hervorgerufen, andere
Störungen durch Deformationen des Skeletts sind dagegen selten.

Prognose. Die Prognose wird getrübt durch alle Krankheiten,
die die Weiterentwicklung stark aufhalten, also namentich Darm-
und Stoffwechselstörungen, ferner durch Affektionen, die beim Rachitiker besonders ungünstig verlaufen, also besonders Lungenerkrankungen.

Ferner sind Stimmritzenkrämpfe stets von übler Bedeutung, denn
sie können dem Leben schnell und unerwartet ein Ende machen.

Therapie. Die Therapie der Rachitis ist im wesentlichen eine
diätetische. Die Erfahrung hat gelehrt, daß eine einseitige Milchernährung, über ein gewisses Alter hinaus fortgesetzt, die Entstehung
der Rachitis begünstigt, ganz abgesehen davon, daß durch die Überfütterung mit Milch Verdauungs- und Stoffwechselstörungen eingeleitet
werden, wie sie oben beschrieben wurden.

Therapeutisch ist also eine etwa bestehende einseitige oder wenigstens
vorwiegende Milchnahrung zu verlassen und möglichst vollständig
durch eine gemischte, im wesentlichen vegetabilische Kost zu ersetzen,
der auch reichlich frisches Obst beigegeben werden soll.

Ferner ist auf die Wohnungshygiene zu achten. Die oft recht
schlechten Wohnungen der Arbeiterfamilien in den Städten tragen
sicher dazu bei, daß die Rachitis unter dieser Bevölkerungsklasse eine
so enorme Verbreitung hat. In den großen Städten wohnen die Leute
vielfach so eng, daß der auf den einzelnen fallende Luftkubus bei
weitem nicht mehr zureichend ist, und die außerordentliche Ausnutzung
des Flächenraums der Grundstücke, die zur Aufführung hoher und
sehr hoher Gebäude führt, bringt es mit sich, daß Luft und Sonne
diesen Kindern auch in der guten Jahreszeit nur kärglich zugemessen
wird. Nicht immer ist es möglich, hier etwas zu ändern, man soll aber
versuchen, das Kind so viel als möglich ins Freie und an die Sonne zu

bringen. In kleineren Städten ist das ja erheblich leichter, allerdings spotten auch dort die Arbeiterwohnungen oft jeder Beschreibung und stellen eine Sammlung hygienischer Wohnungsschädlichkeiten dar. Die Wohnungsnot, die sich im Anschluß an den Krieg ausgebildet hat, läßt hier wie bei der Tuberkulose sehr schlimme Folgen befürchten.

Ist es möglich, mit dem Kinde ein Bad aufzusuchen, so sollen Orte mit reichlicher Besonnung gewählt werden. Man kann dazu recht gut Plätze an der Nord- und Ostsee benutzen, sowie waldige Luftkurorte, Solbäder usw., vorausgesetzt, daß die wenigen Monate, in denen wir auf sonnige Tage rechnen können, nicht durch schlechtes Wetter unbrauchbar werden.

Sicherer ist es, Höhenkurorte (über 800 m) oder südliche Kurorte aufzusuchen, wegen der größeren Zahl von Sonnenstunden.

Für die vielfach beliebten Sol- und Seebäder gilt genau das unter Skrofulose Gesagte: Nicht jedes Kind paßt dafür. Namentlich hat es keinen Zweck, magere, atrophische Rachitiker in Salzwasser zu baden usw., die Kinder kommen dadurch nur noch mehr herunter. Derartige Kinder vertragen auch die Nordsee schlecht, während sie sich in den waldigen Kurorten der Ostsee gut erholen. Das gleiche gilt von den Solbädern, die häufig in einer ganz kritiklosen Weise verordnet werden. Alle diese Bäder sind dagegen gut zu brauchen für fette, schlappe Rachitiker, die darin schneller ihr Fett verlieren und eine kräftige Muskulatur zurückgewinnen.

Außer diesen, die Hebung des Allgemeinzustandes berücksichtigenden Maßnahmen ist die Therapie noch auf eine direkte Beeinflussung des rachitischen Prozesses, namentlich also der Knochenveränderungen, gerichtet. Hier ist seit den Arbeiten Wegners besonders durch Kassowitz der Phosphor beinahe als Spezifikum hingestellt worden. Das geht entschieden zu weit. Eine unmittelbare, direkte Beeinflussung der Knochenweichheit bleibt oft gerade in den schwersten und ausgeprägtesten Fällen dieser Art selbst bei monatelangem Gebrauch aus, dagegen muß zugegeben werden, daß der Phophor auf den Allgemeinzustand einen entschieden günstigen Einfluß hat, wobei die Art der Wirkung noch recht dunkel sein dürfte. Namentlich werden gewisse nervöse Symptome günstig beeinflußt, die Kinder verlieren die Kopfschweiße, schlafen besser, verlieren (in den meisten Fällen) den Laryngospasmus und sehen bald frischer aus. Dabei ist aber natürlich zu bedenken, daß zu gleicher Zeit auch die Nahrung und Lebensweise in der oben gedachten Art geändert wurde, so daß es nicht so ohne weiteres im einelnen Falle klar ist, was Wirkung der Diätetik und was solche des Phosphors ist. Man gibt den Phosphor meist in Form von Phosphorlebertran.

```
Rp. Phosphor                    0,01
    Ol. jecor. asell.         100,00
    D. S. 1—2mal täglich 1 Teelöffel.
```

Läßt sich der Lebertran nicht verwenden, weil das Kind ihn nicht verträgt oder einen unüberwindlichen Widerwillen dagegen hat, verordnet man ihn in folgenden Formen:

```
Rp. Phosphor              0,01
    Ol. amygd. dulc.      10,0
D. S. 1—2 mal täglich 10 Tropfen in Milch.
```

Oder in Emulsion:

```
Rp. Phosphor              0,01
    Ol. amygd. dulc.      20,0
    Pulv. Gummi arab.     10,0
    M. f. c. Aq. emulsio  100,0
    adde Sirup. Naphae    10,0
    Aeth. fragar. gtt. decem
S. 1—2 mal täglich 5 ccm zu nehmen.
```

Für sehr schwierige Patienten verwendet man Präparate wie die Gärtnerschen Phosphor-Schokoladenplätzchen (je 0,0005 P.) 1 bis 2 Stück täglich.

Eine große Schwierigkeit macht es im Anfang, die ganz appetitlosen Kinder an die gemischte Kost zu gewöhnen. Namentlich ist die Magenatonie oft unangenehm und macht die Ernährung recht schwer. Zunächst ist es gut, den Darm kräftig zu entleeren, wozu 1—2 Tage lang Rizinusöl in kleiner wiederholter Dosis, 2 stündlich 1 Teelöffel, am besten dient. Ferner ist es praktisch, einige Magenausspülungen vorzunehmen und sich durch Magenausheberungen von der mechanischen und chemischen Leistungsfähigkeit des Magens zu überzeugen. Man macht diese Ausspülungen an mehreren Tagen hintereinander.

In manchen Fällen bewährt es sich, nur wenige Mahlzeiten, 3 bis 4 in 24 Stunden, zu geben, in anderen kommt man weiter, wenn man häufig kleine Mahlzeiten gibt.

Ferner werden Stomachika angewandt, z. B.:

```
Tinct. nuc. vom.              1,0
Extract. Condurang. fluid.   2,0
Tinct. Rhei vin.         ad 10,0
D. S. 3 mal täglich 10—15 Tropfen 1/4 Stunde vor der Mahlzeit.
```

Die rachitischen Verkrümmungen dürfen nicht in feste Verbände gelegt werden, sonst entwickelt sich leicht eine Osteoporose und völlige Erweichung des Knochens. Überhaupt soll von energischen orthopädischen Eingriffen bei florider Rachitis abgesehen werden; sie schaden meist mehr als sie nützen. Erst wenn sich die Deformitäten bis in das dritte bis sechste Jahr erstrecken, dann mag man nach dem Abklingen der Rachitis orthopädisch vorgehen. Näheres in den entsprechenden Lehrbüchern.

Die Möller-Barlowsche Krankheit oder infantiler Skorbut.

Die Barlowsche Krankheit ist ein äußerst interessantes Beispiel für eine schwere, auch anatomisch leicht nachweisbare Schädigung mit rein alimentärer Ursache; sie ist nicht eigentlich eine Konstitutionskrankheit, hat aber mit der Rachitis einige allerdings nur äußerliche Ähnlichkeit, die es rechtfertigt, die Krankheit hier abzuhandeln, obgleich sie ätiologisch wohl den Nährschäden näher steht.

Über das Wesen ihrer Entstehung wissen wir noch nichts, doch lehrt die Empirie, daß gewöhnlich solche Kinder erkranken, die lange mit einer gekochten und sehr gleichmäßig zusammengesetzten Nahrung gefüttert wurden, bei denen auf die saubere Zubereitung dieser Nahrung sowie auf die Pflege des Kindes peinlichste Sorgfalt verwandt wird. Man begegnet dementsprechend der Krankheit besonders häufig bei Kindern, die sich in guten äußeren Verhältnissen befinden, und die von anderen Schädigungen, namentlich Verdauungsstörungen, die besonders in den unteren Volksschichten eine Rolle spielen, frei bleiben.

Die Bedingungen für die Entstehung der Krankheit scheinen demnach zu sein: künstliche, gekochte oder pasteurisierte Nahrung, einförmige Zusammensetzung der Nahrung, Freibleiben von Verdauungsstörungen. Letzteres hindert vielfach deswegen das Zustandekommen der Krankheit, weil es zur Unterbrechung der bisherigen Nahrung und zu einem Wechsel derselben zwingt. Mit Wahrscheinlichkeit sind zur Erklärung für die Entstehung der Krankheit die neuesten Forschungen über die Vitamine und qualitativ unzureichende Nahrung heranzuziehen, so daß die Krankheit als ein Nährschaden aufzufassen wäre.

Bei natürlicher Ernährung (ohne Zusatz) scheint die Krankheit nicht vorzukommen. (Die diesbezüglichen Mitteilungen sind nicht beweiskräftig.)

Die pathologischen Veränderungen sind im wesentlichen folgende: An den Knochen verändert sich das lymphoide Mark und wandelt sich in eine dem embryonalen Bindegewebe ähnelnde Substanz um, die Anbildung von Knochengrundsubstanz an der Epiphysengrenze hört auf; der Knochen wird dadurch mürbe und wenig widerstandsfähig, es kommt leicht zu Einrissen und Infraktionen an der Epiphysengrenze. Ebenso ist auch das periostale Knochenwachstum gestört. Daneben treten Blutungen auf, die sich schon früh als parenchymatöse im Knochenmark zeigen, dann durch die Verletzungen an der Epiphysengrenze eine größere Ausdehnung annehmen und vor allem sich zwischen Periost und Knochen ausdehnen, wo sie zu weiten Ablösungen des Periosts führen, vgl. die Abbildungen. Sie greifen dann auch über auf das intramuskulöse Bindegewebe, und es kommt

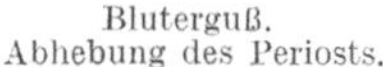

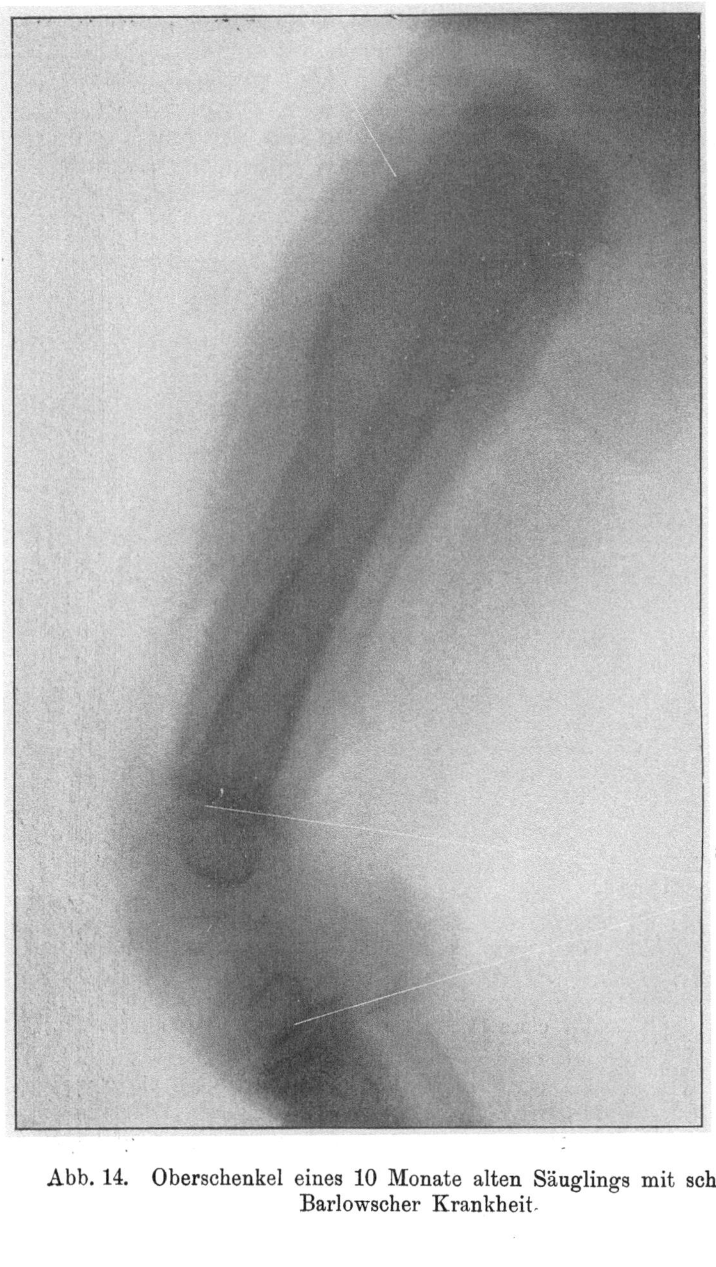

Abb. 14.   Oberschenkel eines 10 Monate alten Säuglings mit schwerster Barlowscher Krankheit.

zu starken Anschwellungen in der Umgebung der langen Knochen, die äußerst schmerzhaft sind. Die Blutungen treten auch noch an anderen Stellen auf, so namentlich am Zahnfleisch, wenn schon Zähne vorhanden sind, ferner an der Orbita und an anderen Stellen, die irgendwie durch Druck oder Stoß leicht lädiert werden. Selten nur fehlen Nierenblutungen. Die genauere pathologische Anatomie ist in anatomischen Lehrbüchern nachzusehen.

Die klinischen Erscheinungen entwickeln sich allmählich und sind zunächst wenig bestimmt. Die Kinder, es handelt sich beinahe stets um solche im letzten Drittel des ersten Lebensjahres, werden

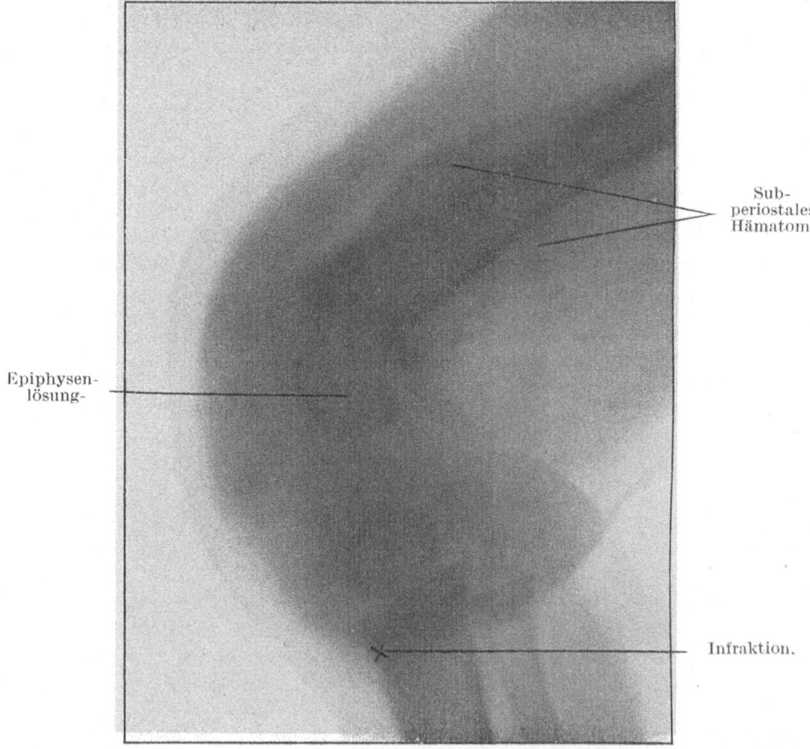

Abb. 15. Oberschenkel eines 11 Monate alten Säuglings mit schwerer Barlow-scher Krankheit, welche seit 4 Monaten besteht, ohne behandelt worden zu sein.

appetitlos, launisch, verdrießlich und blaß. Dann macht sich eine Schmerzhaftigkeit der Beine bemerkbar, die Kinder schreien, wenn man ihre Beine anfaßt, beim Trockenlegen, Baden usw. Bald merkt man, daß die Schmerzen namentlich ausgelöst werden, wenn ein Druck auf die untere Epiphyse des Oberschenkels ausgeübt wird. Die Schmerzen werden nach einiger Zeit sehr heftig, und die Kinder schreien fürchterlich bei jedem Versuch, ihre Beine anzufassen; sie selbst lassen die Beine ganz ruhig liegen, so daß beinahe der Eindruck einer Lähmung gemacht wird. Dann folgen Anschwellungen an der unteren Epiphysengrenze des Oberschenkels (wenigstens ist das eine Prädilektionsstelle), die sehr schmerzhaft sind und von dem Unkundigen leicht mit entzündlichen Affektionen des Gelenks oder Knochens verwechselt werden können. Die subperiostalen Blutungen, die diese Anschwellung bedingen, breiten sich dann bald weiter aus und umhüllen einen ausgedehnten Teil der Oberschenkelepiphyse; dann werden auch andere Knochen ergriffen, auch Suffusionen am Schädeldach kommen vor, und es treten Blutungen auch an der Haut und an den Schleimhäuten auf. Die Prädilektionsstellen sind Orbita und Zahnfleisch. Letzteres verfärbt sich (aber nur, wo Zähne vorhanden sind) blaurot bis braunrot, es schwillt an und umgibt bald jeden Zahn mit einem leichtblutenden, dunkelroten Wulst. Bisweilen besteht ein mäßiges Fieber.

Untersucht man zu irgendeiner Zeit der Erkrankung den Urin, so findet man meist Blut in ihm.

Wird die Diagnose nicht rechtzeitig gestellt und die richtige Therapie eingeleitet, so verfallen die Kinder mehr und mehr, werden tief blaß und kachektisch, magern rapid ab, verfallen sekundären Infektionen und gehen an diesen unter dem Bilde von Darmkatarrhen oder Lungenentzündung zugrunde; nur bei sehr mäßig ausgeprägten und leichten Fällen dürfte auf eine Spontanheilung zu rechnen sein.

Diagnose. Die Diagnose ist leicht für jeden, der die Krankheit kennt. Bei einer Schmerzhaftigkeit der Oberschenkel, bei der eigentümlichen Anschwellung dort ist stets an Barlow zu denken. Freilich kommen bei der floriden Rachitis auch Knochenschmerzen vor. Diese sind aber nicht in der eigentümlichen Weise lokalisiert, sie betreffen das ganze Skelett und äußern sich namentlich, wenn man das Kind um den Thorax faßt, was bei Barlowscher Krankheit erst in einem weit fortgeschrittenen Stadium Schmerzen macht, während die Schmerzhaftigkeit der Oberschenkel schon längst besteht.

In jedem derartigen Falle ist auf Zahnfleisch und Nierenblutungen zu achten und dann leicht die Diagnose zu stellen. Zu hüten hat man sich vor der Verwechslung mit Rheumatismus, Osteomyelitis usw., was besonders nahe liegt in Fällen, in denen Fieber vorhanden ist.

Prognose. Die Prognose ist abhängig von der rechtzeitigen Stellung der Diagnose und der Einleitung zur richtigen Therapie. Sie ist dann wohl immer gut, sonst sehr zweifelhaft oder schlecht.

Die Behandlung der Barlowschen Krankheit gehört zu den dankbarsten Aufgaben des Arztes, sie besteht ausschließlich in der Verordnung einer Diät, die aus frischen, möglichst wenig durch Kochen usw. denaturierten und in reicher Abwechslung gegebenen Nahrungsmitteln besteht.

Man gibt also: rohe Milch (natürlich eine sehr sauber gewonnene und bis zum Gebrauch unter Eis aufbewahrte) und Fruchtsäfte, 4 bis

5 Teelöffel täglich, die auch von halbjährigen Kindern gut genommen und vertragen werden. Man kann dazu alle Früchte der Jahreszeit verwenden, doch soll der Saft stets frisch aus den Früchten bereitet werden. Bei etwas älteren Kindern, um die es sich ja meist handelt, wird dann noch Gemüse hinzugefügt (Karotten, Spinat, Blumenkohl, Artischockenböden, Spargelspitzen, Schwarzwurzeln). Nimmt das Kind diese Speisen zunächst nicht, so kann man den Saft mancher Genußpflanzen roh geben. Schwarzwurzeln und Karotten werden geschabt oder sonst irgendwie zerkleinert und aus ihnen der Saft ausgepreßt, von dem dann mehrmals täglich ein Teelöffel gegeben wird. Außerdem kann noch Kartoffelbrei oder Reisbrei gegeben werden. Bei Kindern, die etwa 1 Jahr alt sind, kommen dazu noch täglich 2 bis 3 Teelöffel rohen Fleischsaftes (Rindfleisch).

Die Schmerzhaftigkeit der Glieder wird durch feuchte Wärme bekämpft; außerdem werden alle Manipulationen (Baden) unterlassen, die dem Kinde Schmerzen machen.

Die Abheilung dauert 2—3 Wochen auch in recht schwer aussehenden Fällen, schon nach 4—6 Tagen pflegt die Schmerzhaftigkeit nachzulassen.

Die wichtigsten Organerkrankungen im Kindesalter.

Zehntes Kapitel.

Erkrankungen der Leber.

Icterus catarrhalis.

Icterus catarrhalis ist eine im Kindesalter recht häufige Erkrankung (vgl. auch S. 37), die vielfach gehäuft auftritt und dann den Eindruck einer Epidemie erweckt. Man hat deswegen auch daran gedacht, eine bestimmte Art von Infektion für die Krankheit verantwortlich zu machen, und in neuester Zeit ist es Uhlenhuth gelungen, eine Spirochäte zu finden und zu züchten, die als Erreger der schweren Form des infektiösen Ikterus angesehen werden darf.

Wieweit die oft gehäuft vorkommenden Fälle von leichtem Ikterus im Kindesalter auf diese Infektion zuzurechnen sind, muß erst weitere Beobachtung lehren.

Der Icterus gravis unterscheidet sich nicht von der gleichen Erkrankung des Erwachsenen.

Die Krankheitserscheinungen des gewöhnlichen Ikterus sind: Appetitlosigkeit, Übelkeit, allgemeine Abgeschlagenheit, Gelbfärbung der Konjunktiven und der Haut, eventuell leichtes Fieber. Der Urin wird dunkel, der Stuhl mehr und mehr entfärbt, schließlich tonfarben, weißlich. Im Urin sind Gallenfarbstoff und Gallensäuren, im Stuhl Fettsäurenadeln als Ausdruck der gestörten Fettverarbeitung nachweisbar.

Die Krankheit dauert bis zu drei Wochen, zuerst färbt sich der Stuhl wieder, dann verschwindet der Gallenfarbstoff aus dem Urin, und die Gallenfärbung läßt nach.

Prognose. Die Prognose ist gut bis auf die immerhin seltenen Fälle, wo der Ikterus in eine bösartige Form, die akute gelbe Leberatrophie, übergeht, die auch schon im frühen Kindesalter vorkommt.

Therapie. Die Therapie besteht in der Vermeidung von Fett in der Nahrung, in der Darreichung salinischer Abführmittel (30 g Tartar. natronat. auf 150 g Wasser und 30 g Sirup., 2stündlich ein Eßlöffel oder Karlsbader Salz usw.). Die Kranken sollen im Bett oder wenigstens im Zimmer gehalten werden.

An weiteren Erkrankungen der Leber sind zu nennen:

Gallensteine.

Sie machen dieselben Erscheinungen wie beim Erwachsenen, sind aber sehr selten.

Lebertumor.

Er findet sich namentlich bei Syphilis, doch auch bei manchen Ernährungsstörungen, worauf bei den einzelnen Kapiteln hingewiesen wurde. Seltener ist die Tuberkulose dort lokalisiert, und sehr selten findet sich eine Leberzirrhose, dann meist bei Kindern, die Gelegenheit zum Alkoholgenuß haben.

Ferner kommt noch die Stauungsleber bei Herzerkrankungen vor, besonders stark bei der obliterierenden Perikarditis.

Elftes Kapitel.

Die Erkrankungen der Harn- und Geschlechtsorgane.

Akute Nephritis.

Neben der akuten Nephritis, wie sie sich bei Scharlach und Diphtherie findet, kommt auch noch akute Nephritis vor aus anderen Ursachen. In einigen Fällen ist eine Infektionskrankheit, wie Influenza, Mandelentzündung usw. usw., vorhergegangen, in anderen Fällen ist ein besonderer Grund für die Entstehung der akuten Nierenentzündung nicht zu finden, außer schwer zu kontrollierenden Angaben, wie Erkältungen usw.

Die Krankheitserscheinungen ähneln entweder denen der Scharlachnephritis, oder es zeigt sich neben den allgemeinen Störungen, Kopfschmerzen, Erbrechen, Mattigkeit, sofort eine gewisse Gedunsenheit und bald Ödem. Prinzipielle Unterschiede, gegenüber den Nierenerkrankungen des Erwachsenen, sind beim Kinde nicht vorhanden, so daß auf die Lehrbücher der inneren Medizin verwiesen werden darf.

Diagnose. Bei Untersuchungen des Urins, die ja in keinem Falle unterlassen werden darf, ist die Diagnose nicht leicht zu verfehlen.

Prognose. Die Prognose ist meist günstig, besonders bei den Fällen von hämorrhagischer Nephritis, etwas weniger gut bei der nichthämorrhagischen Form. Der Ausgang ist meist Heilung, selten wird als direkte Folge der akuten Nierenerkrankung ein tödliches Ende beobachtet, leider kommt es aber in einigen Fällen zu einem Übergang zur chronischen Nephritis.

Therapie. Vgl. Scharlachnephritis, doch sind die Blutentziehungen meist nicht nötig, und man kommt meist mit warmen Bädern,

schweißtreibenden Einwicklungen und der Darreichung einer kochsalz-
armen Diät aus.

Entwickelt sich aus der akuten eine

chronische Nephritis[1]),

so ist damit stets eine ernste Gefahr verbunden, denn viele dieser
Fälle kommen nicht zur Ausheilung, sie überdauern das Kindesalter
und führen im blühenden Alter des dritten und vierten Jahrzehnts
zum Tode.

Die chronische Nephritis kommt im Kindesalter sicher öfter vor,
als im allgemeinen angenommen wird, sie entwickelt sich entweder
aus einer akuten Nephritis, namentlich Scharlach, oder auch ohne
sicher nachweisbare Ursache und befällt meist Kinder, die in der
zweiten Kindheit stehen.

Die Schrumpfniere hat insofern noch eine besondere Bedeutung,
als sie nicht so ganz selten den endlichen Ausgang nicht abheilender
akuter Nephritiden darstellt (Scharlachnephritis).

Prognose. Die Prognose ist wenig günstig, wenn auch das Leiden
eine mehr oder weniger lange Zeit ertragen wird. Am wenigsten günstig
ist die große weiße Niere, am günstigsten die chronische hämorrhagische Form.

Die chronische Kindernephritis

findet sich in einigen Fällen im Anschluß an akute Nephritis, in
anderen Fällen ist ihre Entstehung völlig unklar. Wenn wir uns für
das Verständnis mancher krankhafter Zustände im Kindesalter erst
mehr daran gewöhnt haben werden, mit dem Begriff der Konstitution
zu rechnen, so werden wir mehr und mehr dahin geführt werden, bei
manchen Patienten eine gewisse Minderwertigkeit der Nieren anzunehmen, die auch den Ansprüchen nicht genügen können, die von
besser veranlagten Individuen gut ertragen werden. Die Forschung
steht aber in dieser Beziehung noch sehr im Anfang, und es ist zurzeit
kaum möglich, mehr als eine Andeutung in dieser Beziehung zu geben.

Das klinische Bild ist wenig charakteristisch. Die Kinder sind
blaß, zuweilen in der Umgebung der Augen etwas gedunsen, sie haben
oft schlechten Appetit, ermüden leicht bei körperlichen und geistigen
Anstrengungen, klagen über Herzklopfen und Herzschmerzen ohne
objektiven Befund, so daß das Ganze zunächst den Eindruck der Schul-
anämie macht.

---

[1]) Auf die Lehre von der Nephrose im Gegensatz zur Nephritis wird hier
absichtlich nicht eingegangen.

Beim Kinde läßt sich bei dem jetzigen Stand unseres Wissens nichts anderes sagen als beim Erwachsenen, bei dem die Frage ja auch noch nicht als
abgeschlossen gelten kann.

Dabei ist zu betonen, daß Untersuchungen in dieser Richtung im Kindesalter besonders interessant wären wegen des hier besonders bedeutungsvollen
Einflusses der Konstitution.

Eigentliche Ödeme fehlen, die Urinmenge ist annähernd normal.

Sehr häufig wird zunächst an eine Nephritis nicht gedacht, und mehr zufällig wird bei einer genauen Untersuchung des Urins das Leiden entdeckt. Das Leiden erhält sich vielfach jahrelang in dieser wenig ausgeprägten Art, in manchen Fällen aber unterbrechen akute Attacken von hämorrhagischer Nephritis das Bild, dann kommen Ödeme, starke Verminderung der Harnabsonderung, urämische Erscheinungen usw. zur Beobachtung. Heubner sah in einem fünf Jahre lang beobachteten Falle viermal solche Episoden.

Der Harn zeigt meist mäßige, schwankende Mengen von Eiweiß, zuweilen steigt allerdings der Eiweißgehalt auf drei und mehr pro Mille an. Das Sediment ist spärlich, vereinzelte hyaline und mit Epithelzellen bedeckte Zylinder, spärliche Leukozyten.

Das anatomische Bild ist noch wenig erforscht. Das liegt daran, daß die Krankheit entweder noch während des Kindesalters zur Heilung kommt, oder daß kurz ($1^{1}/_{2}-1$ Jahr) vor dem Tode die Zeichen der Schrumpfniere einsetzen, und sich dann bei der Autopsie die dafür charakteristischen Veränderungen zeigen.

Heubner hatte Gelegenheit, in einem solchen Falle die Nieren anatomisch zu untersuchen und fand eine mäßig starke Fettmetamorphose in den Epithelien der gewundenen Kanälchen erster Ordnung, also in dem eigentlichen funktionierenden Parenchym der Niere.

Diagnose. Die Diagnose ist nur insofern schwierig, als bei dem geschilderten Befinden der Kinder nicht immer auch an die Nieren gedacht und eine gründliche Urinuntersuchung vorgenommen wird. Diese sollte allerdings niemals unterlassen werden.

Prognose. Die Prognose ist zweifelhaft. Die Krankheit kann noch im Kindesalter oder später abheilen, sie kann aber auch bestehen bleiben und schließlich zur Schrumpfniere und damit zum Tode führen. Leider ist es aber ganz unmöglich, im einzelnen Falle zu bestimmen, welches der Ausgang sein wird.

Therapie. Die Therapie hat vor allem in der Vermeidung solcher Schädlichkeiten zu bestehen, die erfahrungsgemäß das Leiden verschlimmern. Das sind vor allem Erkältungen, namentlich Durchnässungen. Derartige Kinder müssen ganz besonders sorgfältig der jeweiligen Witterung entsprechend gekleidet werden, sie sollen einerseits gegen stärkere Abkühlungen durch genügende Kleidung geschützt werden, andererseits aber auch stärkere Schweißbildung durch zu warme Kleidung vermeiden. Der Grad der hier aufgewendeten Sorgfalt und das Verständnis der Eltern für diese Aufgabe mag oft genug für Erfolg oder Mißerfolg maßgebend sein.

Selbstverständlich wird für derartige Kinder ein Klima besonders günstig sein, das eine warme, gleichmäßige Temperatur und eine relativ trockene Luft hat. Ein solches Klima hat Ägypten, und es ist zweifellos, daß ein langer Aufenthalt in den Wintermonaten dort für derartige Kinder sehr nützlich ist. Leider ist eine derartige Kur aber so teuer, daß sie nur von wenigen Familien durchgeführt werden kann.

Von großem Vorteil ist ferner nach Heubner gerade in diesen Fällen eine Karlsbader Kur, die nach dem genannten Autor zur definitiven Ausheilung wohl ebensoviel beitragen kann als ein Aufenthalt in Ägypten.

Ein weiterer wichtiger Faktor ist die Ernährung und die sonstige Lebensweise des Kindes.

Die Ernährung soll eine vorwiegend vegetabilische sein, mit wenig Fleisch, wenn letzteres auch nicht durchaus zu verbieten ist. Ein Versuch kann mit salzloser Kost gemacht werden; zwecklos und quälend für das Kind ist eine absolute Milchdiät, durch die außerdem der Appetit meist schwer geschädigt wird.

Ebenso zwecklos ist es, das Kind wochen- und monatelang in das Bett zu stecken, die Kinder verlieren hier auch leicht den Appetit, werden schlaff und unlustig und ergeben sich leicht der Masturbation. Vielmehr ist aber eine mäßige körperliche Bewegung durchaus wünschenswert, wenn auch starkes Laufen, Turnen, anstrengende Spiele vermieden werden müssen. Die Kinder können — mit gewissen Einschränkungen — die Schule besuchen.

Die orthotische Albuminurie.

Ohne Nephritis kommt im Kindesalter eine Albuminurie vor, die man nach Heubner als orthotische Albuminurie bezeichnet. Der Ausdruck bedeutet, daß die Körperhaltung wesentlich für das Auftreten der Albuminurie ist, daß der Urin eiweißfrei ist während der Bettruhe, während das Eiweiß (2—3 %/oo) sofort wieder auftritt, sobald das Kind sich außerhalb des Bettes befindet.

Diese orthotische Albuminurie findet sich häufig und zeigt insofern eine besondere Eigentümlichkeit, als dabei ein besonderer durch Essigsäure in der Kälte fällbarer Eiweißkörper eine Rolle spielt. Dieser Eiweißkörper, vielfach als Nukleoalbumin angesprochen, findet sich entweder allein oder zusammen mit anderem Eiweiß, und nach Langstein kann man dementsprechend 3 Typen unterscheiden.

1. Fälle, in denen sich nur der durch Essigsäure fällbare Eiweißkörper findet.

2. Fälle, in denen neben diesem Eiweißkörper auch noch echtes Albumin in wechselnder Menge auftritt, und

3. Fälle, bei denen sich alle drei Eiweißkörper, der durch Essigsäure fällbare, Albumin und Globulin, finden.

Fälle ersterer Art haben eine gewisse Verwandtschaft mit dem Verhalten des Urins nach körperlicher Anstrengung gesunder Personen, wo man das Auftreten dieses durch Essigsäure fällbaren Eiweißkörpers allein oder, nach sehr starken Anstrengungen, neben Serumalbuminurie beobachten konnte.

Vergleicht man die orthotische Albuminurie mit einer chronischen Nephritis — der einzigen Affektion, die hier differentialdiagnostisch in Betracht kommen kann —, so zeigt sich, daß der durch Essigsäure fällbare Eiweißkörper nur bei der Amyloidniere gefunden wird, nicht aber oder nur in Spuren bei der chronischen Nephritis des Erwachsenen und des Kindes.

Das weibliche Geschlecht scheint häufiger befallen zu sein, doch finden sich auch gegenteilige Angaben. Eine gewisse Bedeutung scheint der Heredität zuzukommen.

Das Krankheitsbild kann sehr verschieden sein. In einer Reihe von Fällen wird die Albuminurie nur zufällig entdeckt, in anderen Fällen, und das ist die Mehrzahl, bestehen allgemeine undeutliche Beschwerden, die Langstein treffend mit denen der Chlorose vergleicht. Die Kinder sind blaß, leicht ermüdbar, klagen über Herzklopfen, Kopfschmerzen, sind appetitlos. Eine dritte Serie von Fällen umfaßt Kinder, die ganz gesund aussehen, aber doch einen neuropathischen Habitus darbieten. Sie sind vielfach unlustig, launisch, geben Kopfschmerzen an, haben Kongestionen nach dem Kopfe, zuweilen Kolikschmerzen, verbunden mit mehr oder weniger heftigem Erbrechen, rezidivierende Urtikaria.

Die objektive Untersuchung liefert bei diesen Fällen, abgesehen von dem Verhalten des Urins, wenig Ausbeute.

Am Herzen sind einige Symptome beschrieben worden, die einer kurzen Erwähnung wert sind. Als solche Symptome sind zu nennen: Herzklopfen, Dikrotie, stark hebender Spitzenstoß, Arhythmie und Geräusche. Auch Dilatationen, die schnell wechselten und verschwanden, sind beschrieben worden. Krehl hat die hier beobachteten Symptome und Herzveränderungen unter dem Namen des Cor juvenum zusammengefaßt.

Im Blut finden sich verwertbare Veränderungen nicht, namentlich ist der Hämoglobingehalt meist normal, auch bei Patienten, deren blasses Ausssehen an das Bestehen einer Anämie denken läßt. Die Blässe dürfte also wohl mehr auf Blutverteilung bzw. Angiospasmus zu beziehen sein als auf Blutveränderungen im Sinne einer Anämie.

Die pathologische Anatomie kann zur Aufklärung dieser Fälle nur wenig beitragen, weil sie nur äußerst selten, nur durch einen Zufall, zur Sektion kommen.

Einen derartigen Fall konnte Heubner genau untersuchen, mit dem Ergebnis, daß die Nieren anatomisch nicht verändert waren.

Von diesem entscheidenden Befund muß man ausgehen, wenn man sich der Frage nach der Ätiologie zuwenden will. Es sind zunächst alle Fälle auszuscheiden, die in irgendeinem Zusammenhang mit einer Nephritis stehen, namentlich als Ausklänge einer solchen aufzufassen sind. Für die wirklichen Fälle von orthotischer Albuminurie ist eine Reihe von Erklärungen gegeben worden.

Man hat sich vorgestellt, daß Zirkulationsstörungen eine Änderung in der Stromgeschwindigkeit in den Glomeruli der hauptsächlichste Grund für das Auftreten der Albuminurie sei. Es wurde bei Kindern mit orthotischer Albuminurie gefunden, daß der Quotient $\varDelta/\mathrm{NaCl}$ (also das Verhältnis der Kochsalzausscheidung zur Gefrierpunkts-

erniedrigung) im Urin ansteigt, was nach Koranyi auf eine verminderte Stromgeschwindigkeit des Blutes in der Niere hindeutet.
Auf Grund derartiger Untersuchungen fassen Loeb und andere die
orthotische Albuminurie als bedingt durch Zirkulationsstörungen in
der Niere auf.

Von anderer Seite, Leube, wurde betont, daß bei der orthotischen
Albuminurie eine angeborene Anomalie der Dichtigkeit des Nierenfilters vorausgesetzt werden müsse.

Es sind noch eine Reihe anderer Theorien zur Erklärung aufgestellt
worden, die indessen unwahrscheinlich sind, und hier übergangen
werden können. Von Bedeutung sind die Mitteilungen von Jehle,
den Einfluß der Lordose auf das Zustandekommen der orthotischen
Albuminurie betreffend, die wesentlich auf den Einfluß der Zirkulationsstörungen in der Niere zurückgreifen.

Jehle meint, in einer bogenförmigen starken Lordose, die einen
Druck auf die Cava inferior ausübt und so Zirkulationsstörungen in
der Niere bedingt, die Ursache für die Albuminurie gefunden zu
haben. Beim Liegen gleicht sich die Lordose aus, und damit verschwindet die Albuminurie. Jehle konnte nachweisen, daß sich auch
im Liegen die Albuminurie hervorrufen ließ, wenn künstlich eine
Lordose erzeugt wurde. Bei einem in lordotischer Stellung einge-
gipsten Kinde war die Albuminurie dauernd vorhanden.

Nach dem genannten Autor ist die Lordose die eigentliche, wesentliche Ursache, nicht nur ein unterstützendes Moment, denn es gelang
ihm, auch bei gesunden Individuen durch Lordose Albuminurie zu
erzeugen, in Fällen also, wo eine besondere Anomalie im Verhalten
des Nierenfilters nicht angenommen werden konnte.

Gegen die interessanten Versuche Jehles sind Einwände verschiedener Art erhoben worden, auf die hier nicht näher eingegangen
werden kann. Wer sich darüber näher unterrichten will, sei auf die
Darstellung von Langstein im Handbuch für Kinderheilkunde von
Pfaundler und Schloßmann hingewiesen.

Der wesentlichste Einwand wird von Langstein selbst l. c. gemacht, wenn er mitteilt, daß zuweilen sich ausgeprägte Lordose in der
von Jehle beschriebenen Art findet ohne Albuminurie, und andererseits
ohne einen Ansatz zur Lordose orthotische Albuminurie beobachtet
werden kann. Hierdurch wird einwandfrei bewiesen, daß die Lordose
nicht die einzige Ursache der orthotischen Albuminurie sein kann.

Nach dem bisherigen Stande unseres Wissens ist es am wahrscheinlichsten, daß Zirkulationsstörungen in der Niere für die orthotische Albuminurie verantwortlich zu machen sind. Jehles Untersuchungen machen es wahrscheinlich, daß in einer Reihe von Fällen
eine starke Lordose bei der Entstehung dieser Zirkulationsstörungen
von Bedeutung ist.

Für die Diagnose ist wesentlich, zu berücksichtigen, daß renale
und andere Erkrankungen ausgeschlossen werden müssen, die mit Eiweißausscheidung verbunden sind. Diese Sicherung der Diagnose per

exclusionem ist zum Teil leicht, zum Teil schwer. Es ist leicht, Herz-erkrankungen, Emphysem, fieberhafte Erkrankungen, Blasenentzün-dung und eine deutliche Erscheinungen machende Nierentzündung auszuschließen. Es ist aber nicht leicht, eine chronische Nephritis in allen Fällen auszuschließen, und man wird Leube Recht geben, wenn er dafür eine lange, über Monate und Jahre fortgesetzte Beobachtung verlangt.

Findet sich eine Hypertrophie des linken Ventrikels, erhöhter Blutdruck, so kann die Diagnose „orthotische Albuminurie" nicht ge-macht werden, ebensowenig, wenn Zylinder, auch sehr spärliche, ge-funden werden.

Hier ist allerdings sofern eine Einschränkung notwendig, als ein-zelne hyaline Zylinder noch nicht zur Annahme einer Nephritis be-rechtigen. Will man trotz ihrer Anwesenheit das Bestehen einer orthotischen Albuminurie annehmen, so ist das jedenfalls nur nach langer Beobachtung möglich.

Von Bedeutung ist in jedem Falle eine genaue Untersuchung des Augenhintergrundes, denn häufig tritt die Retinitis albuminurica als Frühsymptom der Nierenentzündung auf.

Die Allgemeinerscheinungen, Blässe, Kopfschmerzen, Schwindel, Erbrechen, lassen sich nicht verwerten, weil sie sowohl bei der Nieren-entzündung als bei der orthotischen Albuminurie vorkommen.

Die Prognose ist ausnahmslos günstig.

Die Therapie besteht in der Beschaffenheit möglichst guter Lebensbedingungen. Besondere Diätvorschriften sind überflüssig, so-fern die Kinder so genährt werden, wie es für ihr Alter verständiger-weise geschehen soll. Ganz unzweckmäßig sind Liegekuren; allerdings verschwindet während dieser Zeit das Eiweiß aus dem Urin, aber es kommt auch nach wochenlanger Bettruhe wieder, die selbstver-ständlich dem Allgemeinbefinden des sich wohl fühlenden Kindes nicht zuträglich ist. Zuweilen ist es nützlich, den Appetit durch Stomachika anzuregen, auch die Eisentherapie ist nützlich, nament-lich in den Fällen, in denen Beschwerden bestehen, die denen der Chlorose gleichen. Das Eisen wirkt hier günstig auch .in solchen Fällen, in denen die Untersuchung keine Herabsetzung des Hämo-globingehalts erkennen läßt.

Zwölftes Kapitel.

Die Anämien im Kindesalter.

Die pathologischen Veränderungen des Blutes im Kindesalter ge-hören zu den wenigst klaren Gebieten der pädiatrischen Forschung, ja man kann sagen, daß es eigentlich jetzt ganz unmöglich ist, be-stimmte, scharfe Krankheitsbilder aufzustellen und danach die ver-schiedenen Blutveränderungen, die sich beim Kinde finden, einzuteilen.

Versuche hierzu sind in verschiedenster Form gemacht worden, aber ihnen allen haftet bei näherem Zusehen der Fehler an, daß man bei der Aufstellung des Krankheitsbegriffs viel zuwenig auf die allgemeinen physiologischen Eigenschaften des kindlichen Organismus im Gegensatz zu dem des Erwachsenen Rücksicht genommen hat. Man hat statt dessen irgendein auffälliges Symptom, irgendeinen besonders ins Auge fallenden Blutbefund benutzt, um ein neues Krankheitsbild zu konstruieren, und hat sich wenig darum gekümmert, ob man nicht an Stelle einer bestimmten, selbständigen Krankheit in den einzelnen Fällen nur eine Erscheinungsform von Veränderungen vor sich hatte, die ihre gemeinsame Erklärung nur in der Eigenart des kindlichen Organismus. finden konnte. Es konnte nicht ausbleiben, daß man Variationen und Übergangsformen bei jedem der aufgestellten Krankheitstypen fand, und daß man sehr bald im Zweifel war, ob die Aufstellung eines besonderen Krankheitsbildes für diesen oder jenen Symptomenkomplex gerechtfertigt sei oder nicht. Zur Illustrierung dieser oberflächlichen Betrachtungsweise mag der Krankheitsbegriff der Anaemia splenica dienen. Kein Mensch kann sich darunter etwas Bestimmtes vorstellen. Man spricht eben von einer Anämie, bei der sich Milzvergrößerung findet, und erfindet dafür einen gelehrt klingenden Ausdruck, für den der feste Begriff fehlt. Wenn man bedenkt, wie außerordentlich leicht Veränderungen des Blutes einerseits, Vergrößerungen der Milz andererseits bei allen möglichen Schädigungen des kindlichen Organismus sich ausbilden, so muß man über die Naivität derartiger Diagnosen und sog. Krankheitsbilder einigermaßen erstaunt sein.

Ähnlich steht es mit der Anaemia pseudoleucaemica infantum. Eine Anämie liegt in diesen Fällen sicher vor, mit Leukämie hat sie nichts zu tun, mit dem, was man Pseudoleukämie beim Erwachsenen nennt, auch nichts, denn man kann durchaus nicht behaupten, daß es sich hier um eine Pseudoleukämie handelt, die, durch die Eigentümlichkeiten des kindlichen Organismus beeinflußt, einen besonderen Charakter annimmt — und das allein wird durch den Ausdruck Pseudoleucaemia infantum gesagt —, sondern es handelt sich einfach um eine schwere, aber reparable Form der Anämie, wie sie unten näher beschrieben werden wird. Auch durch diesen völlig überflüssigen Begriff, der nach rein äußerlichen Merkmalen aufgestellt wurde, ist viel Verwirrung angerichtet worden.

Im folgenden soll versucht werden, die wesentlichen Veränderungen, die im kindlichen Blute unter pathologischen Veränderungen eintreten, unter dem Gesichtspunkt der Eigenart des kindlichen, des unfertigen Organismus zu betrachten. Dabei kommt es mir weniger darauf an, einzelne mehr oder weniger undeutlich trennbare Krankheitsbilder zu beschreiben, als dem Leser das Verständnis dafür näher zu bringen, warum im Kindesalter so mannigfaltige, alle möglichen Variationen darbietenden Blutveränderungen, bedingt durch Schädigungen verschiedenster Art, vorkommen.

Für die Blutbildung des Kindes gilt in besonders hohem Maße, was von anderen lebenswichtigen Funktionen des Stoffwechsels und der Regulationsvorgänge gesagt wurde; es werden beim Kinde relativ weit höhere Anforderungen an die betreffenden Funktionen gestellt, es wird die Leistungsfähigkeit vielmehr bis zur äußersten Grenze des Möglichen beansprucht als beim Erwachsenen; dazu kommt noch das Unfertige des ganzen Organismus, so daß Störungen allein durch stärkere Belastung oder durch scheinbar geringfügige Schädigungen leicht eintreten können.

Bei der Blutbildung und der Erhaltung einer normalen Blutbeschaffenheit haben wir eine lebenswichtige Funktion vor uns, bei der mehr als bei anderen sichtbar das leichte Versagen und der Charakter des Unfertigen hervortritt. Wir sehen einerseits Veränderungen der Blutbeschaffenheit äußerst leicht eintreten bei Ernährungsstörungen, bei Infektionen verschiedenster Art, wir sehen andererseits ein schnelles Versagen der normalen Blutbildung und ein Zurücksinken in embryonale Verhältnisse. Letzteres tritt um so leichter ein, je jünger das Kind ist, je näher es also dem embryonalen Typus steht, je weniger die Funktionen des postempryonalen Typus der Blutbildung ausgebildet sind. Daher kommt es auch, daß das Auftreten solcher Formelemente im pathologischen Blute der Kinder bei weitem nicht die Bedeutung hat wie im Blute der Erwachsenen, bei dem das Versagen der normalen Hämatopoese nur bei besonders schwerer Schädigung eintreten kann. Immerhin wird auch beim Säugling und jungen Kinde eine Veränderung des Blutes, die den embryonalen Typus der Blutbildung wiedererkennen läßt, als schwerer und ernster anzusehen sein als solche Veränderungen, bei denen sich die Hämatopoese in normalen Bahnen bewegt, und es erscheint mir deswegen richtig, daß Flesch in dem dritten Bande der Ergebnisse der inneren Medizin und Kinderheilkunde die Anämien im Kindesalter einteilt in solche mit postembryonaler Hämatopoese und solche, bei denen eine Blutbildung nach embryonalem Typus eintritt. Damit soll allerdings nicht gesagt sein, daß durch diese Einteilung eine scharfe Grenze zwischen den einzelnen Krankheitszuständen ermöglicht wird; denn die embryonale Form der Blutbildung zeigt nur einen höheren Grad der Schädigung des Blutes an, und es ist verständlich, daß hier Übergänge aller Art zur Beobachtung kommen. Hierbei spielt auch das Alter des Kindes eine große Rolle. Je jünger das Kind, desto leichter findet wieder eine embryonale Hämatopoese statt, so daß die gleiche Schädigung bei einem jüngeren Kinde bereits einen embryonalen Typus entstehen läßt, der beim älteren Kinde noch nicht eintritt.

Aus allen diesen Erwägungen ergibt sich eine derartige Mannigfaltigkeit der Bilder, daß es mir recht müßig erscheint, jetzt schon scharfe Krankheitsbilder aufstellen, zu wollen, die ihr Stigma durch einen ganz bestimmten Blutbefund erhalten sollen. Es erscheint mir richtiger, kurz zu besprechen, unter welchen Umständen wir eine Ver-

änderung des Blutes beim Kinde eintreten sehen, welcher Art diese
ist, und wie die einzelnen Bilder in bezug auf Prognose und Therapie
zu beurteilen sind.

Bevor in die Schilderung eingetreten wird, ist es notwendig, zunächst noch einige Bemerkungen über das Verhalten des normalen
Blutes beim Säugling und jungen Kinde zu machen.

Das normale Blut des Säuglings und jungen Kindes.

Bekanntlich wird beim Fötus die Blutbildung zunächst von Leber
und Lymphdrüsen und später auch von der Milz besorgt und erfolgt
nach dem sog. embryonalen provisorischen Typus der Hämatopoese,
der einer niederen Entwicklungsstufe in der Tierreihe entspricht.
Charakteristisch ist die Bildung großer kernhaltiger roter Blutkörperchen, der sog. Megaloblasten, die einen chromatinarmen, blassen
Kern besitzen, der ein feines Netzwerk erkennen läßt. Das Aussehen dieses Kernes, namentlich seine Chromatinarmut, ist das charakteristische Zeichen des embryonalen Typus, mehr noch als die
meist auch beträchtliche Größe der embryonalen roten Blutzelle.

Im vierten Monat des Fötallebens tritt nach und nach das
Knochenmark als blutbildendes Organ auf und übernimmt in der
zweiten Hälfte des intrauterinen Lebens diese Funktion mehr und
mehr allein. Damit ändert sich auch der Blutbildungstypus, der
aus dem embryonalen, provisorischen in den bleibenden, definitiven
übergeht. Charakteristisch ist hierfür der Normoblast, die Vorstufe
des normalen roten Blutkörperchens, eine rote Blutzelle von normaler
Größe mit scharf erkennbarem, chromatinreichem, sich intensiv fär-
bendem Kern. Je mehr sich die Fötalzeit ihrem Ende nähert, desto
mehr wird das Blutbild dem des extrauterinen Lebens ähnlich. Die
kernhaltigen Blutkörperchen verschwinden mehr und mehr, die noch
vorhandenen sind Normoblasten, die kernlosen Zellen zeigen normale Größe und Megalozyten, Abkömmlinge der Megaloblasten verschwinden.

Auch für die ungefärbten Elemente des Blutes ist ein provi-
sorischer embryonaler Typus der Entwicklung und später unter
pathologischen Bedingungen ein Zurücksinken in diesen embryonalen
Typus der Zellbildung wahrscheinlich, indessen ist es nicht möglich,
hierauf näher einzugehen, weil zum Verständnis auf die ganz außerordentlich große und recht komplizierte Literatur der Bildung der
verschiedenen Arten von weißen Blutkörperchen eingegangen werden
müßte. Ich muß hierfür auf die Lehrbücher der Hämatologie ver-
weisen.

Das Blut des Neugeborenen ist gegenüber dem Blute des
Säuglings charakterisiert durch eine Eindickung, die sich in einem
besonders hohen spezifischen Gewicht äußert (1080:1060 gegenüber
1060:1050 beim Erwachsenen). Die Erythrozytenzahl beträgt beim
Neugeborenen meist über 5 000 000 und kann 7 000 000 über-

schreiten, wobei sich in den ersten Tagen einige kernhaltige Blut-körperchen finden. Der Hämoglobingehalt ist sehr hoch, gemessen an den Apparaten, die man für das Blut des Erwachsenen zu be-nutzen pflegt, 110—120%, ja von einigen Autoren werden noch höhere Werte angegeben. Diese Eindickung ist in den ersten Lebens-tagen wesentlich durch Wasserverlust zu erklären infolge geringer Flüssigkeitsaufnahme.

Die weißen Blutkörperchen finden sich ebenfalls in großer Zahl. Die angegebenen Zahlen sind 30 000 im cmm und darüber. In der ersten Zeit — bis zum zwölften Tage liegen genauere Beobachtungen vor — sind der Hauptanteil der weißen Blutkörperchen neutrophile Leukozyten. Nach Carstanjen findet man am ersten Tage 73,45 polynukleare neutrophile Leukozyten, 16,05 Lymphozyten, außerdem sehr viele sog. Übergangsformen und einige eosinophile Leukozyten. Von Tag zu Tag fällt dann die Zahl der polynuklearen neutrophilen Leukozyten, während die der Lymphozyten entsprechend ansteigt. Am dritten Tage notiert der genannte Autor 60%, am sechsten Tage 42%, am neunten Tage 36% polynukleare neutrophile Leukozyten. Am zwölften Tage finden sich bereits 45,6% Lymphozyten. Ihre Zahl steigt noch weiter, und es finden sich im späteren Säuglings-alter 50—60% Lymphozyten, 25—30% polynukleare neutrophile Leukozyten, 10—15% Übergangsformen, eosinophile Zellen usw. Vom Beginn des zweiten Lebensjahres wird die Zahl der Lymphozyten zu-gunsten der Leukozyten geringer, doch überwiegen erstere bis zum fünften Jahre.

Die eosinophilen Zellen betragen 2—4%.

Ein eigentümliches Verhalten zeigen die eosinophilen Zellen bei Kindern, die an exsudativer Diathese leiden. Untersucht man das Blut derartiger Kinder in einer Zeit, in der sie durch reichliche Nahrungs-, namentlich Fettzufuhr gemästet sind und Ekzeme oder Schleimhautexsudationen haben, so findet man sehr hohe Zahlen von eosinophilen Zellen, 20—30% der Gesamtzahl der weißen Blutzellen. Hungern die Kinder dann, werden sie auf eine zweckentsprechende fettärmere Diät gebracht, bessern sich die Erscheinungen der exsu-dativen Diathese, so sinkt auch die Zahl der eosinophilen Zellen. Es können hier in wenigen Tagen sehr große Differenzen beobachtet werden. Wie weit dieses sonderbare Verhalten der eosinophilen Zellen mit der Fettfütterung bei Kindern mit exsudativer Diathese zusam-menhängt, ist nicht völlig klar; auf jeden Fall ist das Phänomen außerordentlich interessant, wenn man sich daran erinnert, welche Rolle die eosinophilen Zellen beim Asthma spielen, und wie nahe die Beziehungen von Asthma und exsudativer Diathese sind.

Die Zahl der Erythrozyten ist nur an den ersten Tagen zu hoch, sie fällt vom elften Tage an und erreicht mit der Beendigung des ersten Lebensjahres durchschnittlich 5 000 000. Auch der Hämoglobin-gehalt fällt, und zwar noch unter die für den Erwachsenen normalen Werte. Man kann dann beim Säugling einen Hämoglobingehalt von

70—80 Proz. als normal gelten lassen. Zugleich fällt das spezifische Gewicht bis auf 1050 im dritten Monat, um dann langsam wieder zu steigen.

Die Zahl der weißen Blutkörperchen, über deren Verhalten in bezug auf die einzelnen Formen schon oben die Rede war, sinkt gleichfalls ab, sie beträgt nach Gundobin bis zum sechsten Monat 13000, am Ende des ersten Lebensjahres 12000, am Ende des zweiten Lebensjahres 11000, des dritten Lebensjahres 10000. Später während des Kindesalters schwankt sie zwischen 8000 und 10000. Zuweilen kommen auch bei gesunden Kindern noch etwas höhere Werte vor.

In den ersten Lebenstagen, vielleicht auch Wochen, kommen vereinzelte kernhaltige, rote Blutkörperchen und Myelozyten vor, später sind sie als pathologisch zu betrachten.

Wir wenden uns jetzt den Anämien im Kindesalter selbst zu.

Die Anämie des Säuglings- und angrenzenden Alters.

Die Anämie des Säuglings- und angrenzenden Alters wird in einer Reihe von Fällen durch alimentäre, in einer anderen Reihe von Fällen durch infektiöse Einflüsse ausgelöst oder auch durch starke Blutverluste. Die alimentären Schädigungen können sehr verschiedener Art sein, und man kann nicht sagen, daß den einzelnen Ernährungs- und Darmstörungen immer ein ganz bestimmtes Blutbild entsprechen müsse. Vielmehr sieht man alle möglichen Grade der Blutveränderung bei den verschiedensten Ernährungsstörungen eintreten, und es hängt von der Schwere und Dauer der Störung und von dem Organismus des Kindes ab, wieweit eine pathologische Veränderung des Blutes sich entwickelt. Das individuelle Verhalten spielt hier sicher eine große Rolle, denn wir sehen zuweilen schwere Nährschäden mit einer sehr geringen Anämie einhergehen, während diese in anderen Fällen stark hervortritt. Erwähnt sei hierbei, daß es nicht möglich ist, allein aus dem blassen Aussehen ernährungskranker Kinder auf eine Anämie zu schließen, da es sich oft nicht um eine Veränderung des Blutes, als vielmehr um eine ungünstige Blutverteilung handelt. Eine besondere Stellung nimmt die Rachitis ein. Sie ist ja sehr wahrscheinlich eine Ernährungsstörung, diesen Begriff weit gefaßt, die starke Veränderung der Knochen hervorruft, und es liegt der Gedanke nicht fern, daß diese Veränderung auch eine Schädigung des Knochenmarks, also des wichtigsten hämatopoetischen Organs, mit sich bringt.

Eine Krankheit, bei der Blutverlust durch Hämorrhagien, schwere Nährschädigung und hochgradige Veränderung des Knochens zusammenfallen, ist die Barlowsche Krankheit, bei der es zu schwerer Anämie kommt, ohne daß übrigens das mikroskopische Blutbild einen besonderen Charakter annähme oder ganz besonders schwere Veränderungen zeigte.

Schwere Blutverluste im ersten Kindesalter treten z. B. bei der Meläna des Neugeborenen auf, und es wäre von höchstem Interesse, hier über die Neubildung des Blutes näheres zu wissen. Leider sind die Meläna und ähnliche mit Blutungen verbundene Zustände sehr häufig septischer Natur, so daß von einer reinen Anämie durch Blutverlust nicht gesprochen werden kann. Unsere Kenntnisse über die Hämatopoese in diesem Alter und bei diesen Zuständen, soweit sie zur Heilung kommen, sind noch so gering, daß es nicht möglich ist, hierüber zu sprechen. Ein in meiner Klinik beobachteter Fall zeigte nach starkem Blutverlust keine Hämatopoese noch embryonalen Typus. Das Kind verhielt sich hier also wie ein Erwachsener nach starkem Blutverlust.

An Infektionen, die eine Schädigung des Blutes mit sich bringen, ist besonders die Syphilis und die Tuberkulose zu nennen. Beide können die Blutbildung schwer schädigen und hochgradige Anämien hervorbringen. Selbstverständlich können auch andere Infektionen, namentlich langdauernde Eiterungen (Ohr, Blase), zuweilen eine recht erhebliche Anämie hervorbringen, und besonders stark wird diese bei langdauernden eitrigen Prozessen im Darm, bei der Enteritis und Dysenterie.

Alle diese Anämien zeigen aber keinen bestimmten Charakter, sie unterscheiden sich lediglich durch den Grad der Blutveränderung, und es kann sich sowohl eine einfache Anämie entwickeln, wie das Bild der sog. Pseudoleucaemia infantum, ein Begriff, der außerordentlich viel Verwirrung geschaffen hat, weil immer wieder versucht wurde, damit eine Blutkrankheit sui generis zu bezeichnen, während es sich um nichts anderes handelt als um eine besonders schwere Blutveränderung mit embryonalem Typus, die aber durch dieselben Ursachen ausgelöst wird wie die einfachen Anämien auch.

Das Blutbild, das man bei den einfachen Anämien findet, und dasjenige bei der Anaemia pseudoleucaemia infantum verhält sich folgendermaßen.

Bei der einfachen Anämie mit postembryonalem Typus der Hämatopoese finden wir eine mehr oder weniger starke Verminderung der Zahl der roten Blutkörperchen und des Hämoglobingehalts. Ferner zeigt sich Anisozytose, Poikilozytose, Polychromatophilie. In mehr oder weniger großer Zahl treten kernhaltige Blutkörperchen auf, die hier den Typus der Normoblasten haben.

Eine Leukozytose verschiedenen Grades ist oft vorhanden, namentlich bei infektiösen Ursachen der Anämie und besonders bei der Anämie infolge von Syphilis. Die einzelnen Arten von weißen Blutkörperchen verhalten sich dabei gegeneinander in den einzelnen Fällen ganz verschieden. Flesch l. c. weist darauf hin, daß man bei Säuglingen schon früh und in großer Anzahl Myelozyten nicht nur bei der die angeborene Lues komplizierenden Blutarmut findet, sondern bei allen anämischen Zuständen des Kindesalters.

Bei der sog. Anaemia pseudoleucaemica infantum, bei der die schwere Schädigung der Hämatopoese embryonale Blutbilder entstehen läßt, und zwar um so leichter, je jünger das Kind ist, findet sich folgendes: Verminderung der roten Blutkörperchen auf 3 000 000 und weniger (es sind Zahlen unter 1 000 000 angegeben worden), der Hämoglobingehalt ist 40—30 % und weniger.

Hochgradige Anisozytose, Poikilozytose, Polychromatophilie. Außerordentlich viele kernhaltige rote Blutkörperchen, meist Normoblasten, doch auch zahlreiche charakteristische Megaloblasten. Die Zahl der weißen Blutkörperchen — meist kleine Lymphozyten dominierend — ist vergrößert und bewegt sich nach Flesch l. c. um 20 000, doch werden auch noch weit höhere Zahlen angegeben. Myelozyten finden sich verhältnismäßig reichlich. Das spezifische Gewicht des Blutes sinkt; nach den Angaben der Autoren beträgt es durchschnittlich 1035—1040.

Kinder, die diesen Blutbefund zeigen, bieten stets auch ein schweres klinisches Bild im ganzen dar. Der Ernährungszustand ist schlecht, wie ja eben eine so schwere Blutveränderung meist nur bei schwerer Schädigung des Organismus, meist bei künstlich genährten Kindern zustande kommt. Die Haut und die Schleimhäute sind äußerst blaß, die Haut nimmt einen schmutzig-bleichen, wächsernen Ton an. An Haut und Schleimhäuten treten kleine Blutungen auf, auch werden Fälle beschrieben, in denen diese Blutungen so stark wurden (Darmblutung — Flesch), daß man sie als Todesursache ansprechen mußte.

An weiteren Veränderungen finden sich Schwellungen von Leber und Milz, die bei dieser Form der Anämie wohl nie fehlen. Namentlich die Milz ist in vielen Fällen ganz enorm angeschwollen, sie nimmt dann die ganze linke Hälfte des Abdomens ein, ist hart und reicht nach unten weit unter den Nabel. Die Vergrößerung der Leber ist auch in den Fällen stärkster Milzschwellung weniger hochgradig, der untere Rand bleibt scharf.

Die Lymphdrüsen zeigen meist nur recht mäßige Schwellung. An Lungen und Herz finden sich klinisch keine erheblichen Veränderungen, die Atmung ist beschleunigt, das Herz etwas dilatiert, man kann oft deutliche anämische Geräusche hören usw.

An der Leiche lassen sich folgende Organveränderungen, die auf den pathologischen Zustand des Blutes Bezug haben, erkennen: Anämie aller Organe, Degeneration des Herzmuskels, vielfache Blutungen. Starke Vergrößerung der Milz, Gewichtsvermehrung derselben bis zum Zehn- bis Zwölffachen der Norm. Starke Vergrößerung der Leber, die aber verhältnismäßig hinter der Milz zurückbleibt. Lymphdrüsen teilweise dunkelrot, ebenso das Knochenmark. In Leber, Milz, Lymphdrüsen erythropoetisch-myeloide Herde.

In Knochenmark, Milz und Lymphdrüsen zeigt das Ausstichpräparat Normo- und Megaloblasten, neutrophile und eosinophile Myelozyten.

Der Appetit fehlt ganz oder ist doch sehr gering. Magen und Darm verhalten sich in den einzelnen Fällen verschieden, was wohl wesentlich von dem Zustande dieser Organe vor dem Einsetzen der schweren Blutveränderung abhängt.

Meist finden sich rachitische Veränderungen und eine große Muskelschwäche sowie eine große Mattigkeit, Unlust zu Bewegungen und allgemeine Apathie.

Diagnose. Die Diagnose ist bei Bewertung des Allgemeinbefindens und der histologischen Veränderung des Blutes nicht schwer.

Prognose. Die Prognose ist stets ernst, aber durchaus nicht absolut schlecht, denn es heilen etwa 50 Proz. der Fälle, darunter auch solche mit schwersten Blutveränderungen.

Therapie. Bei der Therapie dieser Zustände ist zu berücksichtigen, daß es sich hier nicht um eine eigene Krankheit, sondern um Symptome handelt, die die Folge einer primären anderweitigen Schädigung sind. Es wird also bei allen Anämien des Kindes, mag es sich um leichtere oder schwere Veränderungen des Blutbildes handeln, stets darauf ankommen, die Grundkrankheit zu bessern. Gelingt das, so folgt die Blutbildung in der Besserung bald nach, und selbst hochgradige Veränderungen bilden sich zurück. In vielen Fällen sind Nährschäden, unhygienische Wohnungen usw. die eigentliche Ursache. Dann erzielt man auf diätetischem Wege die hauptsächlichen Erfolge. Daneben kann man aber das Eisen nicht entbehren und soll es wochenlang in relativ großen Dosen geben. Welchem Eisenpräparat und welcher Medikation der Vorzug gebührt, ist im wesentlichen wohl dem Geschmack des einzelnen Arztes überlassen. Das von Heubner warm empfohlene Ferrum pyrophosphoricum cum ammon. citrico hat den Vorteil, von den Kindern gern genommen zu werden und den Magen nicht zu belästigen. Es hat den Nachteil, daß die Mixtur nur recht kurze Zeit haltbar ist. Es wird in folgender Form verschrieben:

Ferrum pyrophosph. c. ammon. citr. 1,5 — 2,0
Sirup. cort. aurant.　　　　　　　　20,00
Aq.　　　　　　　　　　　　　ad 120,00
M. Ds.　3 × tgl. 10 ccm nach dem Essen.

Außer dem Eisen wird in vielen Fällen, namentlich in denen mit einer Hämatopoese mit embryonalem Typus, Arsen gegeben, über dessen Wirksamkeit die Meinungen allerdings auseinandergehen. Ferner kommen klimatische Kuren und solche in bestimmten Bädern in Betracht.

Soweit es sich um Krankheiten wie Tuberkulose, Syphilis usw. handelt, wird man Bäder bzw. ein Klima wählen, das für die Patienten besonders günstig ist. Soweit es sich um die Folgen schwerer Ernährungsstörungen des Säuglingsalters und der anschließenden Lebensperiode handelt, ziehe ich einen längeren Aufenthalt im Hochgebirge allem anderen vor, namentlich auch den Solbädern, die leider oft recht kritiklos schwachen, anämischen Kindern verordnet werden. Das hochalpine Klima beginnt bei 1300 m.

Das bisher Gesagte bezog sich auf solche Veränderungen des Blutes, die als Folgen einer anderen primären Schädigung des Organismus, Ernährungsstörungen, Infektionen, anzusehen sind; es fragt sich, ob wir auch solche Krankheitsbilder beim Kinde kennen, die als eine selbständige, primäre Krankheit des Blutes anzusprechen sind.

Die perniziöse Anämie

ist im Kindesalter selten und gehört wohl im Säuglings- und angrenzenden Alter zu den größten Seltenheiten. Freilich sind auch bei

Kindern bis zu zwei Jahren Fälle mitgeteilt worden, aber es ist sehr
fraglich, ob man es da wirklich mit perniziöser Anämie zu tun hatte;
denn es scheint bei ihrer Beobachtung und bei der Bewertung des
Blutbildes nicht auf die oben hingewiesene Eigenart der jugendlichen
blutbildenden Organe Rücksicht genommen zu sein, die auf pathologische Reize anders antworten als die des Erwachsenen, die viel
leichter einen Rückschlag zur embryonalen Blutbildung erleiden als
jene, und so Blutbilder entstehen lassen, auf die man nicht ohne
weiteres die beim Erwachsenen gewonnenen Kriterien anwenden kann.
Manche „perniziöse Anämie" im ersten Kindesalter mag deswegen
wohl nichts anderes gewesen sein, als eine schwere sekundäre Anämie
mit embryonalem Typus der Blutbildung, jedenfalls hat man viel
mehr an diese zu denken als an die sehr seltene perniziöse Anämie.
Bei Kindern über zwei Jahre kommt die perniziöse Anämie
zweifellos vor, wenn sie auch recht selten ist. Die Beschreibung der
Krankheit kann hier unterbleiben, da sich genügend Angaben darüber
in den Lehrbüchern der inneren Medizin finden.

Auch die

Leukämie

ist im Kindesalter eine seltene Erkrankung. Unter den beobachteten
Fällen ist nach Heubner die akute Form der Krankheit verhältnismäßig häufig. Für die Beschreibung der Krankheit ebenso wie für
die der Pseudoleukämie, der Hodgkinschen Krankheit, sei auch auf
die Lehrbücher der inneren Medizin verwiesen.

Dreizehntes Kapitel.

Erkrankungen des Nervensystems.

Die Poliomyelitis.

(Heine-Medinsche Krankheit.)

Unter Poliomyelitis versteht man eine akute Entzündung des
Zentralnervensystems, die sich besonders im Bereich der vorderen
Zentralarterie des Rückenmarks, in den grauen Vorderhörnern, abspielt.
Die Entzündung breitet sich anfangs weit aus, läßt aber nur an ein-
zelnen Stellen dauernde Veränderungen zurück.

Neuere Untersuchungen haben ergeben, daß man den Begriff der
Krankheit nicht auf die Entzündung der grauen Substanz der Vorder-
hörner begrenzen kann, sondern daß die die Krankheit bedingende —
noch unbekannte — Noxe auch noch an anderen Teilen des Zentralnervensystems angreifen und Symptome hervorrufen kann, die auf
eine Beteiligung des Großhirns, des Hirnstammes, der Meningen hinweisen.

Dadurch entsteht ein vielgestaltiges Krankheitsbild, das im Einzelfall schwer zu deuten sein kann, dessen Zugehörigkeit zur Heine-Medinschen Krankheit sich aber bei Epidemien, wie sie in den letzten Jahren häufiger beobachtet wurden, deutlich ergibt.

Es handelt sich hier um eine Infektionskrankheit, die ihre wesentlichen Erscheinungen am Nervensystem zeigt, aber auch andere Symptome erkennen läßt, die auf eine Allgemeinerkrankung hinweisen.

Als leichteste, wenig charakteristische Form sind Fälle zu betrachten, die unter Fieber und mäßig starken meningitischen und gastro-intestinalen Symptomen einhergehen und ohne Folgen vorübergehen. Solche Fälle lassen sich nur bei Epidemien richtig deuten. Für ihre Zugehörigkeit zur Heine-Medinschen Krankheit sprechen die anatomischen Befunde solcher Fälle, die in vivo wesentlich nur spinal bedingte Krankheitserscheinungen aufweisen. Man fand neben den Veränderungen im Rückenmark mehr oder weniger ausgebreitete Entzündungen im Großhirn, Brücke, verlängertem Mark, Kleinhirn.

Will man alle diese Veränderungen als verschiedene Äußerungen derselben Noxe ansehen, so muß man Wickman, dem wir die beste neuere Beschreibung der Krankheit verdanken, beipflichten, daß man den Namen Poliomyelitis, der einen zu engen Begriff umschließt, fallen lassen und besser von Heine-Medinscher Krankheit sprechen soll.

Wickman unterscheidet folgende Formen:

1. Rein spinale Form (Pyliomyelitis).
2. Rasch auf- und absteigende Lähmung mit tödlichem Ausgang (Landrysche Paralyse).
3. Pontine und bulbäre Form.
4. Enzephalitische Form.
5. Ataktische Form.
6. Polyneuritische Form.
7. Meningitische Form.
8. Abortive Form.

Nach Zappert genügt eine Einteilung in 1. zerebrale, 2. spinale, 3. abortive Form.

Der infektiöse Charakter ist durch die beobachteten Epidemien sichergestellt, der Erreger selbst ist aber noch unbekannt.

Die Krankheit ist eine echte Kinderkrankheit, sie befällt mit Vorliebe junge Kinder in den ersten 2—3 Lebensjahren, scheint in dem in lebhaftem Wachstum und Entwicklung begriffenen Nervensystem einen besonders günstigen Boden zu finden.

Das Krankheitsbild zerfällt in drei Stadien:

1. die Prodromalerscheinungen, die nach einer Inkubationszeit von 7 oder mehr Tagen sich einstellen; in dieser Zeit wird zuweilen schon über allgemeine Beschwerden, Schlafsucht, Appetitlosigkeit, Kopfschmerz, geklagt,
2. die anfänglichen,
3. die dauernden Lähmungen und ihre Folgen.

Das erste Stadium kann einen sehr verschiedenen Charakter tragen.
In selteneren Fällen scheint es ganz zu fehlen oder so unbedeutend
zu sein, daß es von den Eltern gar nicht bemerkt wird. Hier trifft
man in der Anamnese auf die Angabe, daß die Lähmung die erste
pathologische Erscheinung gewesen sei. Vielfach ist hierfür ungenaue
Beobachtung, die eine mäßige fieberhafte Störung übersehen hat, anzunehmen. In einer Reihe von Fällen, die in guten Verhältnissen
lebende, sorgfältig überwachte Kinder betreffen, versagt aber diese
Annahme, so daß wir zugeben müssen, daß das erste fieberhafte Stadium der Krankheit, wie es gleich zu beschreiben sein wird, fehlen
oder so wenig ausgeprägt sein kann, daß es selbst aufmerksamer Beobachtung entgeht.

In den meisten Fällen beginnt die Krankheit aber mit schweren
Allgemeinerscheinungen und hohem Fieber, das 40° erreicht oder
überschreitet. Daneben bestehen Beschwerden verschiedener Art,
namentlich treten vielfach Erscheinungen seitens des Verdauungsapparates ganz in den Vordergrund des Bildes. Ferner werden
Schmerzen in den Gelenken und im Rücken angegeben, die so stark
sein können, daß man an Gelenkrheumatismus denken kann. Zuweilen ist eine Angina vorhanden und es bestehen Blasenstörungen.
Beinahe stets besteht eine starke allgemeine Hyperästhesie und trotz
des Fiebers zeigen sich starke Schweiße.

In anderen Fällen sind eine starke Benommenheit, Nackenstarre,
Hyperästhesien vorhanden, das Bild erinnert an eine Meningitis. Alle
diese Erscheinungen können sehr verschieden stark sein und in letal
verlaufenden Fällen bis zum Tode führen. Meist aber bilden sie sich
zurück, und es tritt das Stadium der Lähmungen ein. Diese müssen
sich nicht gleich voll entwickeln, zunächst bildet sich vielmehr oft
nur eine Parese aus, die nach Wickman unbeachtet bleiben kann,
wenn eine baldige Rückbildung erfolgt. Meist aber entwickelt sich
aus der Parese eine ausgebreitete Paralyse, die mehrere Extremitäten,
zuweilen auch einen Teil der Rumpfmuskulatur, befällt. Die Lähmung
entwickelt sich in wenigen Tagen zur vollen Höhe und kann auch
Paralysen oder Paresen der Augenmuskeln, der Gesichtsmuskulatur
mit einschließen sowie bulbäre Symptome.

So ausgebreitet bleiben aber die Lähmungen nicht, sie bilden sich
vielmehr nach und nach zurück, und ein kleiner Teil der ergriffenen
Muskeln bleibt dauernd gelähmt.

Der Charakter der Lähmung ist der einer schlaffen zur
Atrophie und Entartungsreaktion führenden Paralyse.

Die Lokalisation und die Ausbreitung der endgültigen Lähmung
kann eine sehr verschiedene sein, am häufigsten ist aber die Lähmung
im Peroneusgebiet einer Seite.

Sind die Lähmungen ausgedehnter, so sind sie monoplegisch oder
paraplegisch, selten hemiplegisch.

Die beteiligten Muskeln geben Entartungsreaktion, atrophieren
vollständig, die entsprechenden Reflexe sind erloschen. Durch Über-

wiegen der Antagonisten kommt es zur paralytischen Kontraktur. Wird die Lähmung früh erworben, so machen sich in der betroffenen Extremität Wachstumsstörungen geltend, sie bleibt in der Länge zurück.

Neben dieser häufigsten Form der Krankheit gibt es (seltener) besonders schwere Fälle, die in wenigen Tagen während des akuten Stadiums tödlich enden. Seltener noch sind Fälle, die unter fortschreitender Lähmung auf Rumpfmuskulatur, Atmungsmuskulatur übergreifen, unter Bulbärlähmungen in 1—2 Wochen zum Tode führen.

Krankheitsbilder, die man bisher mit dem Namen der Landryschen Paralyse bezeichnet hat, dürften Erscheinungsformen der Heine-Medinschen Krankheit sein und einen Teil der tödlich verlaufenden Fälle dieser Krankheit ausmachen.

Die Diagnose ist im akuten Stadium bei sporadischen Fällen schwer oder unmöglich. Als auffallendes Symptom wird angegeben, daß die Kinder trotz des hohen Fiebers stark schwitzen und Leukopenie zeigen. Alle übrigen Erscheinungen, gastro-intestinale Symptome, Hyperästhesie, Bewußtseinsstörung, Gliederschmerzen usw. sind zu vieldeutig, um eine Diagnose zu ermöglichen.

Innerhalb einer Epidemie ist es natürlich leichter, die Diagnose auch im akuten Stadium zu machen.

Die Lähmungen können mit allen möglichen anders bedingten Lähmungen verwechselt werden, doch dürfte es in den meisten Fällen möglich sein, ihren Charakter richtig zu erkennen.

Zunächst fallen alle spastischen Lähmungen, also die zerebral bedingten, weg durch das Fehlen der Entartungsreaktion und das Vorhandensein der Reflexe.

Schwer zu unterscheiden ist die poliomyelitische Lähmung von der spinalen und der neuralen Muskelatrophie. Wesentlich ist hier die Anamnese, die das Vorausgehen eines fieberhaften Stadiums ergibt, ferner der Verlauf, der bei der Muskelatrophie ein progredienter ist, während hier die anfänglich ausgedehnten Lähmungen sich allmählich immer mehr auf ein kleines Gebiet beschränken. (Ausgenommen sehr schwere Fälle, s. o.)

Die Prognose ist in den meisten, praktisch wichtigen Fällen für die Erhaltung des Lebens und die psychische Entwicklung günstig, für die Funktionsstörung abhängig von der Art und Ausdehnung der Lähmung. Die schließlich zurückbleibende Lähmung ist als dauernd zurückbleibende Schädigung anzusehen.

Die Therapie besteht während des akuten Stadiums in Schmerzlinderung durch Brom oder Chloral, Kühlschlauch längs der Wirbelsäule, kühle Kompressen auf den Kopf, ev. Spinalpunktion.

Sobald die Lähmungen eingetreten sind, ist mit Massage und elektrischer Behandlung zu beginnen, auch schon während der Zeit, wo die anfangs ausgebreiten Lähmungen sich zurückbilden, und dann lange Zeit (monatelang) fortzusetzen.

Zur Unterstützung der Massage können warme Bäder angewandt werden. Namentlich bei bereits bestehenden Kontrakturen sind die ersten passiven Bewegungen im warmen Bade leichter auszuführen. Schließlich kommt die chirurgisch-orthopädische Behandlung in Betracht. Die Schilderung der Einzelheiten der elektrischen und Massagebehandlung sowie der chirurgisch-orthopädischen Behandlung würde hier zu weit führen. Es muß diesbezüglich auf die entsprechenden Lehrbücher verwiesen werden.

Die zerebrale Kinderlähmung (Enzephalitis).

Unter zerebraler Kinderlähmung versteht man eine Reihe spastischer, meist hemiplegischer Lähmungen, die Veränderungen an der Hirnrinde ihre Entstehung verdanken. Diese Veränderungen können sehr verschieden bedingt sein: Entwicklungsstörungen und Entzündungen im Fötalleben, Verletzungen während der Geburt, Traumen im extrauterinen Leben, Hirnblutungen, Sinusthrombosen und Embolien, syphilitische Endarteriitis, schließlich Entzündungsherde, die der Heine-Medinschen Krankheit entsprechen, führen zu Sklerosen und Parenzephalien, die je nach ihrem Sitz verschiedenartige Ausfallserscheinungen bedingen.

Auf alle Einzelkeiten kann hier nicht eingegangen werden; wer sich darüber orientieren will, sei auf die Darstellung von Zappert in Pfaundler-Schloßmanns Handbuch der Kinderheilkunde verwiesen. Die intrauterinen und während der Geburt eintretenden Entwicklungsstörungen und Verletzungen des Gehirns sind unten namentlich unter der Littleschen Krankheit beschrieben. Hier soll zunächst auf die Enzephalitis etwas näher eingegangen werden.

Die klinischen Erscheinungen verlaufen zunächst ähnlich wie bei der akuten Poliomyelitis unter dem Bilde einer akuten Infektionskrankheit. Es tritt hohes Fieber ein, 40 Grad und mehr, Erbrechen, das sich vielfach wiederholt, und Konvulsionen. Diese beschränken sich zuweilen auf ein bestimmtes Nervengebiet, sind häufig halbseitig, oder sie sind allgemein, gehen aber bei den einzelnen Krampfanfällen immer von demselben Gebiet aus. Daneben zeigen sich Zwangsbewegungen. Der Kopf wird in die Kissen gebohrt, die Augen werden starr, stets nach einer Seite gerichtet usw. Die Kinder sind benommen, der Blick ist leer und starr, nicht ganz bewußtlos, das Bild erinnert stets an Meningitis.

Nach einigen Tagen schwinden die akuten Erscheinungen, das Fieber sinkt, und nun zeigt sich, daß das Kind gelähmt ist, und zwar halbseitig oder nur an einer Extremität. Beinahe stets ist auch der Fazialis derselben Seite mehr oder weniger stark beteiligt. In selteneren Fällen sind bei rechtseitiger Lähmung auch Sprachstörungen zu beobachten.

Die Lähmung hält nicht lange an, bald fängt das Kind an, die gelähmten Glieder zu bewegen, und nun bildet sich nach und nach im Verlauf von Monaten und Jahren eine spastische Lähmung oder Parese der befallenen Glieder, namentlich des Armes, weniger häufig des Beines, aus, die die Bewegungen beeinträchtigt und bei gewollten Bewegungen regelrechte Ataxien entstehen läßt. Nach und nach bildet sich dann das Bild der spastischen Kontraktur heraus, mit Steigerung der Reflexe und einem gewissen Zurückbleiben im Wachstum der Extremität, wenn es auch nicht zu einer wirklichen Atrophie der Muskeln kommt, wie bei der spinalen Lähmung. Das trophische Zentrum im Rückenmark ist nicht zerstört, und dementsprechend ist auch hier niemals Entartungsreaktion vorhanden, wenn die Erregbarkeit auch quantitativ herabgesetzt ist. Durch die mangelhafte Bewegung des Gliedes leidet aber doch auch seine Ernährung, es wird kühler, blaß und zyanotisch, die Haut spröde und trocken. In einigen günstigen Fällen gehen die Lähmungen nach Tagen und Wochen völlig zurück. In besonders schweren Fällen wird eine ganze Körperhälfte oder auch beide ergriffen, so daß eine allgemeine spastische Gliederstarre eintritt, verbunden gewöhnlich mit schwerer Gesamtstörung der Gehirnentwicklung.

Außer diesen Spasmen, die eine mehr oder weniger starke Verminderung der Gebrauchsfähigkeit des Gliedes zur Folge haben, finden sich in manchen Fällen auch motorische Reizerscheinungen, choreatische und athetotische Bewegungen.

Neben diesen motorischen Störungen eines Gliedes oder einer Körperhälfte die an sich schon unangenehm genug für den Patienten sind, beeinträchtigt aber in vielen Fällen die lokale Entzündung und Sklerosenbildung auch die Gesamtentwicklung des Gehirns und führt einerseits zu mehr oder weniger schweren Störungen des Intelligenz, die bis zur völligen Verblödung sich steigern können, andererseits zur Epilepsie. In einer weiteren Reihe von Fällen leidet die Entwicklung der Intelligenz nicht so sehr, aber die Kinder zeigen Charaktereigentümlichkeiten, sind launenhaft, wechseln unmotiviert die Stimmung, sind leicht jähzornig usw. Diese traurigen Folgen an den edelsten Funktionen des Gehirns können natürlich auch eintreten, wenn die Entzündung sich nicht, wie in den meisten Fällen, an den Zentralwindungen und an der Inselgegend etabliert, sondern an anderen Stellen des Gehirns, von wo keine äußerlich leicht erkennbaren Erscheinungen ausgelöst werden (stumme Gehirnregionen). Sind dann auch noch die ersten entzündlichen Erscheinungen wenig stürmisch gewesen, so können epileptische Störungen, Intelligenzdefekte usw. sich entwickeln, die auf einer Enzephalitis beruhen, ohne daß es gelingt, die akute Erkrankung anamnestisch festzustellen. Weiterhin kann durch die Entzündung auch die Funktion von Sinnesnerven dauernd vernichtet werden, wodurch namentlich auch Taubstummheit entsteht.

Diagnose. Die Diagnose ist während des akuten Stadiums mit Sicherheit nicht zu stellen. Erst halbseitige motorische Störungen, seien es Konvulsionen oder Lähmungen, führen auf den richtigen Weg, und später erlauben die halbseitigen spastischen Paresen und Lähmungen ohne Entartungsreaktion eine Erkennung der Krankheit und eine Unterscheidung von der spinalen Kinderlähmung.

Äußerst schwierig kann die Differentialdiagnose gegenüber der Meningitis sein und namentlich gegenüber den tuberkulösen Infiltraten der Hirnoberfläche. Beinahe ganz unmöglich ist die Diagnose, wenn sich die Entzündung an sogenannten stummen Hirnteilen etabliert hat. Hier läßt erst die später zutage tretende Intelligenzstörung die Natur des Leidens erkennen.

Prognose. Die Prognose ist immer zweifelhaft. Abgesehen von der mehr oder weniger schweren Störung des Bewegungsapparates ist hier stets an die psychische Störung zu denken, an die mehr oder weniger schwere Schädigung der Entwicklung des Intellekts, an die große Gefahr, daß sich die Epilepsie entwickelt. Hierdurch ist die Prognose der Krankheit unvergleichlich viel ernster als die der Poliomyelitis, bei der wenigstens die psychische Entwicklung nicht beeinträchtigt wird.

Behandlung. Während des akuten Stadiums: Abkühlen des Kopfes, lokale oder allgemeine Blutentziehung, Abführmittel.

Stets ist an eine Lues zu denken. Ist dafür einigermaßen begründeter Verdacht vorhanden, so muß eine sehr energische Quecksilberkur vorgenommen werden.

Die Lähmungen und Kontrakturen werden mit Massage, Gymnastik, hydrotherapeutischen Maßregeln bekämpft, ähnlich wie bei der spinalen Kinderlähmung angegeben. Die Hauptaufgabe fällt dem Orthopäden zu. Die Epilepsie wird mit Brom behandelt, doch gibt dies hier weniger gute Resultate als bei der genuinen Epilepsie. Eventuell kommt die chirurgische Behandlung in Frage, wenn sich der Sitz der Sklerose genau bestimmen läßt.

Schließlich ist bei den leider so häufigen Störungen psychischer und intellektueller Art rechtzeitig für geeignete Erziehung des Kindes in einer Anstalt usw. Sorge zu tragen.

Die wichtigsten Entwicklungsstörungen des kindlichen Gehirns.

Das Gehirn des Neugeborenen ist unfertig, weicht in seinem anatomischen Bau bis zu etwa dem neunten Lebensmonat von dem des älteren Kindes und des Erwachsenen ab, es müssen noch eine ganze Reihe von Entwicklungsvorgängen ablaufen, ehe das Gehirn seine normale Beschaffenheit erhält. Als Beispiel sei erwähnt, daß erst vom dritten Lebensmonate an die Hauptmasse des Gehirns, das Großhirn, weiße Substanz zeigt.

Der Ausbau und die Differenzierung des Gehirns vor der Geburt fällt besonders in die letzten Fötalmonate, vom siebenten an.

Es leuchtet ohne weiteres ein, daß Erkrankungen und Verletzungen des Gehirns, die es in der Zeit der fötalen Entwicklung und der ersten extrauterinen Lebenszeit treffen, ganz besonders weitgreifende Schädigungen im Gefolge haben müssen, denn es wird nicht nur etwas vernichtet, was vorhanden ist, sondern auch die Anlage von dem, was werden soll, oder die Entwicklung solcher Teile wird wenigstens erheblich beeinträchtigt und verlangsamt.

Je nach dem Sitz der Schädigung wird es sich mehr um äußerlich sichtbare, in Krämpfen und Lähmungen sich äußernde Schädigungen handeln, oder es werden Intelligenzdefekte entstehen, ganz ähnlich wie bei der oben geschilderten Enzephalitis. Sie trifft im allgemeinen aber die Kinder in einer Entwicklungsperiode des Gehirns, die jenseits des ganz unfertigen Zustandes liegt. Kommt eine Enzephalitis früher, also noch während der Unfertigkeit des Gehirns zum Ausbruch, so führt sie zu besonders schweren Veränderungen und Störungen. Es kann keinem Zweifel unterliegen, daß die Enzephalitis schon im Fötal- und ersten Säuglingsleben vorkommt und dann zu entsprechenden Störungen führt.

Es ist nicht möglich, im Rahmen dieses Buches auf alle Einzelheiten einzugehen und alle Formen zu schildern, die das Krankheitsbild derartiger Entwicklungshemmungen und Anomalien des Gehirns darbieten kann. Als Paradigma soll dienen die sogenannte

Littlesche Krankheit, die angeborene Gliederstarre, infantile spastische Spinalparalyse.

Mit einem höheren oder geringeren Grade von Idiotie verbunden, oder auch ohne Störung der Intelligenz, zeigen die Kinder eine eigentümliche Starrheit der Muskulatur, die sich auf alle vier Extremitäten erstrecken kann, gewöhnlich aber besonders deutlich an den Beinen zum Ausdruck kommt. Diese Starrheit ist schon bei dem jungen Säugling vorhanden, wird aber meist zunächst nicht beachtet, wenigstens in den leichteren Fällen. Dann aber fällt der Mutter doch auf, daß die Kinder mit steif ausgetreckten Beinen daliegen, daß sie beim Baden nicht strampeln, sondern die Beine gerade von sich strecken. Werden sie dann älter, so zeigt sich bald, daß die Starrheit der Muskulatur die Kinder hindert, sitzen zu lernen, denn bei jedem Versuch dazu strecken sich die Beine steif aus und machen dadurch das Sitzen unmöglich. Noch deutlicher wird die Störung sichtbar, wenn ein Versuch gemacht wird, die Kinder stehen und gehen zu lassen. Sie zeigen dann eine ganz eigentümliche, bis zu gewissem Grade für das Leiden charakteristische Haltung der Beine. Die Beine berühren nur mit den Fußspitzen den Boden, die Beine werden durch die starke Kontraktur der Adduktoren fest aneinandergepreßt, oder werden auch gekreuzt gehalten. Von der starken Kontraktur der Adduktoren kann man sich auch überzeugen, wenn man bei dem liegenden Kinde versucht, die Beine auseinanderzuspreizen. Versucht man, solche Kinder einige Schritte machen zu lassen, so gelingt es dem Kinde kaum, das eine Bein gegen das andere vorzusetzen. Es ist, als ob die Beine durch eine starke Feder gegeneinandergepreßt würden. Gelingt es dem Kinde, das eine Bein vorwärts zu bewegen, so geschieht es durch eine Art Schleuderbewegung, durch die das eine Bein vorwärts und im Bogen um das andere herumgeführt wird, so daß nach Beendigung des Schrittes das Kind auf den Fußspitzen mit gekreutzten Beinen dasteht. Es kann sich natürlich in dieser Stellung nicht allein halten und muß gestützt werden. Die Arme können an der Starre beteiligt sein, sie werden dann im Ellenbogen gebeugt, dicht an den Thorax gepreßt gehalten. Die Hautreflexe sind normal, ebenso der Pupillenreflex, die tiefen Reflexe sind stark gesteigert.

Von besonderem Interesse sind die leichten Fälle. Hier fehlt die Intelligenzstörung völlig und es zeigen sich nur einige Spasmen, die gewöhnlich besonders das Gehen stören. Vor kurzem sah ich ein Kind von 2 Jahren mit hoch entwickelter Intelligenz und verhältnismäßig nur geringen Störungen der Beine. Es war ein leichter Adduktorenspasmus vorhanden, angedeutete Spitzfußstellung und Reflexstellung namentlich der Patellarreflexe. Beim Gehen werden die Knie, besonders das linke nicht ordentlich durchgedrückt, es besteht ein mäßiger Spasmus der Beuger, der in der Ruhe kaum nachweisbar ist. Unter der unten angegebenen Therapie trat erhebliche Besserung ein.

Für die Vorstellung von der Pathologie der Zustände ist daran festzuhalten, daß es sich bei der Starre der Glieder um eine Störung oder mangelhafte Entwicklung der Verbindungen zwischen Großhirn und Rückenmark handelt.

Die Ursachen für diese Entwicklungshemmungen sind nicht immer klar zu finden. Zum Teil handelt es sich um fötale Erkrankungen, zum Teil um solche der ersten Lebenszeit, zum Teil endlich kommen auch Geburtstraumen in Frage, auf die früher für die Ätiologie dieser Zustände wohl ein zu großer Wert gelegt wurde.

Diagnose. Die Diagnose der angeborenen Gliederstarre ist leicht, leider wird sie aber nicht immer gestellt und dann kostbare Zeit für die Behandlung verloren. (So habe ich — übrigens auch bei Fällen von Poliomyelitis — in letzter Zeit mehrfach solche Kinder mit der Diagnose „Rachitis" [!] zu sehen bekommen.)

Prognose. Die Prognose ist wesentlich abhängig davon, wie weit die geistige Entwicklung gestört ist. Ist die Intelligenz ganz intakt, so ist die Aussicht auf eine Besserung der spastischen Erscheinungen bei geeigneter und frühzeitig einsetzender Therapie durchaus nicht schlecht.

Die Behandlung versucht durch wochen- und monatelang fortgesetzte warme und heiße Bäder, die zunächst 37° warm gegeben, später durch immer wärmere Bäder bis 40° ersetzt werden, eine Erschlaffung der Spasmen herbeizuführen, was auch vielfach gelingt. Man kann auch noch an das Bad eine schweißtreibende Einwicklung anschließen. Ferner werden zunächst im heißen Bade, später auch außerhalb desselben, Massage und passive Gymnastik vorgenommen, was freilich nur durch eine sachverständige Hand geschehen soll. Man erreicht damit aber dann recht wesentliche Besserungen. Ferner müssen orthopädische Apparate, wie z. B. die Hessingschen, zu Hilfe genommen werden.

Als Badeaufenthalt eignen sich Orte vom Charakter Gastein, Teplitz usw.

An anderen Krankheitsbildern, die Entwicklungshemmungen des Gehirns ihre Entstehung verdanken, sind zu nennen verschiedene **Formen der Idiotie, der angeborene Kernmangel, die Aplasie des Kleinhirns (hereditäre Ataxie).** Für das Studium dieser Krankheiten muß auf die ausführlichen Lehrbücher verwiesen werden.

Hier sei noch eine besondere Form der Idiotie besprochen, die unter dem Namen

Myxödem

bekannt ist und wegen der außerordentlich günstigen Bedingungen, die es der Therapie gibt, von ganz besonderem Interesse für den Arzt ist.

Es handelt sich bei diesem Zustand um die Einwirkung von Stoffwechselanomalien, die wesentlich auf eine mangelhafte Funktion der Schilddrüse, die fehlt oder rudimentär entwickelt ist, zurückzuführen sind.

Untersuchungen des Stoffwechsels durch Magnus-Levy zeigten eine erhebliche Herabsetzung der Oxydation, und Langstein zeigte, daß eine erhebliche Retention an N bei mangelhaftem P-Ansatz beim Myxödemkranken sich findet, Stoffwechselanomalien, die bei erfolgreicher Behandlung vollkommen verschwinden.

Die Krankheitserscheinungen lassen sich zufammenfassen in eine Verlangsamung der Lebensprozesse und namentlich dabei auch der psychischen Reaktionen. Ein eigentlicher Ausfall einer somatischen oder psychischen Funktion ist dabei aber nicht zu finden. Die Kinder bieten in einigermaßen ausgesprochenen Fällen einen charakteristischen Habitus dar, der dem Erfahrenen die Diagnose leicht macht. Im Unterhautzellgewebe sammelt sich eine eigentümliche, dickliche, schleimige Flüssigkeit an, die die Haut dick und gedunsen, ödematös erscheinen läßt (auf Fingerdruck entsteht keine Delle). Das Gesicht erscheint dadurch geschwollen, entstellt, der ganze Körper sieht äußerst plump, häßlich und grob aus, ein Eindruck, der dadurch noch verstärkt wird, daß das Wachstum zurückbleibt, wodurch die Kinder einen zwerghaften Eindruck machen, der schon an den Kretinismus erinnert, mit dem das Myxödem viel gemeinsame Züge hat. Die Zunge ist abnorm groß und dick, sie ist beinahme dauernd sichtbar. Das mangelnde Wachstum in der Schädelbasis führt zu einer Abflachung des Nasenrückens, zu einer Sattelnase, die die Häßlichkeit des Gesichts noch verstärkt. Die Haut ist kühl, trocken und spröde, hat eine schmutzig-gelbliche Farbe. Die Kinder schwitzen wenig oder gar nicht.

Die Hände und Füße sind unförmig verdickt, am Nacken bildet die ödematöse Haut dicke, unschöne Wülste.

Das Haar ist dünn und strähnig, abnorm trocken, starr.

Der Puls ist langsam und wenig gefüllt.

Es besteht ein meist sehr beträchlicher Nabelbruch.

Die Kinder lernen nicht sitzen, gehen und stehen, oder diese Fähigkeiten stellen sich erst spät ein. Man sieht oft derartige Kinder von 4—5 Jahren, die noch keine Anstalten machen, zu gehen. Entsprechend der körperlichen bleibt auch die geistige Entwicklung zurück. Die Sprache entwickelt sich nicht, die Kinder sind äußerst träge und stumpf, machen den Eindruck völliger Idiotie (wenigstens für den Laien).

Diagnose. Die Diagnose ist für jeden leicht zu stellen, der den eigentümlichen Habitus kennt. Leider ist das durchaus noch nicht überall der Fall, und nur zu oft sind die Kinder schon mehrfach in ärztlicher Behandlung gewesen, aber für schwere Rachitis, verlorene Idiotie usw. gehalten worden.

Prognose. Die Prognose ist gut, wenn die Diagnose rechtzeitig gestellt wird; je früher, desto besser.

Die Behandlung besteht im wesentlichen in der Darreichung von Schilddrüsensubstanz[1]). Man gibt die Präparate von Merck in Darmstadt und Burroughs Welcome & Co. Diese Firmen fabrizieren Tabletten mit 0,1 wirksamer Substanz; man gibt anfangs alle zwei Tage $\frac{1}{4}$ Tablette, dann täglich $\frac{1}{4}$ Tablette, dann abwechselnd $\frac{1}{2}$ und $\frac{1}{4}$ Tablette, dann täglich $\frac{1}{2}$ Tablette. Zwischen den Erhöhungen der Dosis sollen jedesmal einige Wochen liegen. Die letzte Dosis wird monatelang gegeben, bis alle Erscheinungen des Myxödems verschwunden sind. Dann geht man mit der Dosis zurück, setzt das Mittel auch zeitweise aus und beginnt nach einigen Monaten eine zweite Kur. Von dem Merckschen Pulver gibt man entsprechend anfangs 0,025 usw.

Die Kur fordert eine gewisse Vorsicht wegen der Möglichkeit einer Thyreoidinvergiftung. Diese kann auch bei den kleinen genannten Dosen eintreten, weil die Empfindlichkeit dagegen bei den einzelnen Menschen recht verschieden ist. Man soll deswegen wenigstens anfangs die Kinder täglich überwachen und den Eltern einschärfen, daß die Kur unterbrochen werden muß, wenn folgende Erscheinungen eintreten: schneller, unregelmäßiger Puls, Herzklopfen, Erbrechen, starker Schweiß, Schlaflosigkeit, große Unruhe.

Die Besserung der Kinder ist frappant. Sie wachsen, ihr ganzes

---

[1]) Außer bei dem Myxödem wird die Schilddrüsensubstanz noch bei der sog. mongoloiden Form der Idiotie gegeben, zuweilen mit einem gewissen Erfolg, der aber nicht entfernt so groß und sicher ist als bei dem Myxödem. Diese Kinder zeigen eine eigenartige Gesichtsbildung. Die Augen sind geschlitzt, der äußere Augenwinkel steht höher als der innere, die Jochbeine treten stark hervor, die Nase ist flach und breit. Die Zunge ist unförmig, groß und dick, wird beinahe ununterbrochen hinausgesteckt gehalten. Haut und Muskulatur sind schlaff, die Gelenke schlottern wie bei einer Marionettenfigur. Die Intelligenz ist ganz schlecht. Die Aussichten auf völlige Besserung und Heilung sind gering, ein Versuch mit dem Thyreoidin kann aber gemacht werden.

Aussehen ändert sich, sie werden lebhaft, die Sprache stellt sich ein, und oft ist es kaum möglich, sich bei dem Anblick des behandelten Kindes vorzustellen, daß das Kind ein Aussehen geboten hat, wie es eine vor Beginn der Kur aufgenommene Photographie zeigt.

Die Krämpfe im Kindesalter.

Im frühen Kindesalter, namentlich in der zweiten Hälfte des ersten Lebensjahres und im Beginn des zweiten Lebensjahres, kommen Krampfzustände verschiedener Arten vor in einer Häufigkeit und in einer Form, wie sie beim Erwachsenen und älteren Kinde gar nicht oder doch nur sehr selten getroffen werden.

Diese Neigung zu Krämpfen ist in dem fraglichen Alter dadurch erklärt worden, daß die Eigenschaften des kindlichen Gehirns ganz besonders dazu disponierten. Indessen kann man das doch nur bedingt gelten lassen, denn im dritten und vierten Lebensquartal, in dem sich die Krämpfe meist abspielen, ist die Ausbildung des Gehirns im wesentlichen vollendet, so daß im Bau keine erheblichen Unterschiede gegenüber dem Gehirn des Erwachsenen zu finden sind. Man kann aber wohl zugeben, daß das im ersten Wachstum begriffene Organ leichter geschädigt werden kann, und daß deswegen Schädigungen beim jungen Kinde zu Krämpfen führen können, die solche beim Erwachsenen nicht auszulösen vermögen.

Ferner muß aber auch damit gerechnet werden, daß Stoffwechselstörungen, die bei der Entstehung dieser Krämpfe von großer Bedeutung sind, wie unten näher zu erörtern sein wird, in diesem Alter ganz besonders häufig sind und Schädigungen hervorrufen, die im späteren Leben in dieser Art kaum noch vorkommen. Es erklärt sich so auch, daß wir die häufigsten und wichtigsten Bilder krampfhafter Zustände viel seltener beim ganz jungen Säugling sehen als beim Kinde von etwa $^3/_4$ Jahren. In dieser Zeit machen sich besonders häufig die Folgen langdauernder Ernährungsschädigungen stärker geltend, die eine gewisse Zeit zur Ausbildung einer erkennbaren Schädigung brauchen.

In anderen Fällen ist aber sicher die individuelle Beschaffenheit des Gehirns an der Entstehung der Krämpfe schuld. Das ist anzunehmen für die Fälle, in denen Krämpfe auf frühzeitige Erkrankung an Enzephalitis oder auf gewisse Bildungsanomalien zurückzuführen sind (s. auch S. 419 und 421), es ist aber auch anzunehmen für eine Reihe von Fällen kindlicher Krämpfe, die als Ausdruck der Epilepsie aufzufassen sind. Von diesen soll zunächst die Rede sein.

Epileptische Krämpfe.

Es ist vielfach bezweifelt worden, daß die im Säuglingsalter vorkommenden Krämpfe zum Teil der Epilepsie zuzurechnen wären, und es ist schwer, diese Frage zu entscheiden, weil wir von dem eigentlichen Wesen der Epilepsie noch nicht genug wissen. Tatsache ist aber, daß in einer Reihe von Fällen Kinder, die im Säuglingsalter bereits Krämpfe hatten, später epileptisch werden, ja, man kann bei genügend langer Beobachtung sehen, wie die zunächst nicht charakteristischen Krampfformen, z. B. Stimmritzenkrämpfe, nach und nach immer mehr epileptischen Charakter annehmen und schließlich zu ausgebildeten epileptischen Anfällen werden. Hier ist ein Zusammenhang doch recht wahrscheinlich.

Diese Krämpfe halten sich viel weniger an ein bestimmtes Alter, sie entstehen oft schon im ersten Lebensvierteljahr, sie sind weniger durch die Ernährung zu beeinflussen als die später zu besprechende Form, und man findet bei den Kindern das Symptom der elektrischen Übererregbarkeit der peripheren Nerven nicht, das unten besprochen ist, und das bei den durch Stoffwechselanomalien entstandenen Krämpfen kaum jemals fehlt.

Jedenfalls ist bei häufig sich wiederholenden Krämpfen des Säuglings und jungen Kindes, für die ätiologisch weder eine alimentäre noch eine infektiöse Schädigung verantwortlich gemacht werden kann, an eine sich entwickelnde Epilepsie zu denken, welche Formen die beobachteten Krämpfe im einzelnen auch haben mögen.

Diagnose. Die sichere Diagnose ist nach dem Gesagten leicht, soweit es sich um die Konstatierung der Krämpfe selbst handelt. Schwer dagegen und oft unmöglich ist die Differentialdiagnose gegenüber den erwähnten anderen Krämpfen. Man wird aber an Epilepsie zu denken haben, wenn die Krämpfe sich schon bei sehr jungen Kindern einstellen, wenn sie nicht abhängig sind von einer Ernährungsstörung usw., und wenn sich eine galvanische Übererregbarkeit der peripheren Nerven nicht nachweisen läßt. Die Unabhängigkeit von alimentären Schädigungen ist natürlich nicht so zu verstehen, daß diese gleichgültig für die Auslösung der Krämpfe bei epileptischen Kindern seien. Sie sind dann aber nicht die eigentliche Ursache, sondern nur das auslösende Moment.

Prognose. Die Prognose läßt sich im ersten Kindesalter in bezug auf die Bedeutung, die die Epilepsie für das spätere Leben hat, nicht sicher stellen. In vielen Fällen gelingt es auch, nachdem sich ein deutlicher, unzweifelhaft epileptischer Zustand ausgebildet hat, noch während des Kindesalters ein Verschwinden der Anfälle zu erzielen. Ob diese aber auch dauernd wegbleiben, kann nicht vorausgesagt werden. Es dürfte aber wohl kaum zweifelhaft sein, daß die früh begonnene Unterdrückung der epileptischen Anfälle für die Entwicklung und Gesundung des Gehirns von größter Bedeutung ist, und daß deswegen die Prognose um so günstiger ist, je frühzeitiger diese Behandlung begonnen wurde.

Therapie. Die Behandlung besteht im wesentlichen in einer konsequent durchgeführten Bromtherapie. Bei Säuglingen und Kindern des angrenzenden Alters wird das Brom in folgender Form gegeben:

Rp. Natr. bromat.
    Ammon. bromat. āā 1,5—2,0
    Aq.   100,0
D. S. 3 mal tägl. 10 ccm.

Diese Medikation wird wochen- und monatelang fortgesetzt, eventuell wird die Dosis auch noch. etwas erhöht und dann nach dem Nachlassen oder der deutlichen Verringerung der Anfälle, worüber Notizen zu machen sind, das Medikament allmählich zurückgezogen.

Im übrigen sollen die Kinder vor jeder Überfütterung bewahrt werden. Junge Säuglinge sollen am besten Frauenmilch erhalten, ältere sucht man möglichst zur gemischten Kost zu bringen, die wesentlich aus Gemüsen und Obst besteht und nur wenig Milch enthält. Auf Fleisch und Eier kann ganz verzichtet werden, jedenfalls dürfen diese Nahrungsmittel in der Diät keine große Rolle spielen.

Die Kinder sollen möglichst viel ins Freie und an die Sonne. Erlauben es die Mittel, so ist es für solche Kinder vorteilhaft, in einem Klima aufzuwachsen, das die Erfüllung dieser Forderung besonders ermöglicht.

Durch Stoffwechselstörungen hervorgerufene Krämpfe.

Zu dieser wichtigsten Gruppe der Krämpfe im ersten Kindesalter gehören die meisten Zustände, die unter dem Namen der Eklampsie, Tetanie, Spasmophilie beschrieben werden, ebenso wie der Laryngospasmus.

Man findet derartige Zustände besonders häufig bei Kindern von etwa $^3/_4$ Jahren, die längere Zeit mit Milch stark überfüttert wurden und mehr oder weniger deutliche Erscheinungen des Milchnährschadens erkennen lassen. Die Kinder sind dick, pastös, schlaff und verlieren meist einige Zeit schon vor der Zeit, in der die Krämpfe ausbrechen, die vorher guten Farben, sind vielfach weinerlich und mißlaunig, haben auch nicht mehr guten Appetit. In anderen Fällen aber sind die Eltern mit der Entwicklung ihres Kindes sehr zufrieden und halten es für vollständig gesund und prächtig gediehen, bis sie dann durch den Eintritt der Krämpfe überrascht werden.

Oft hört man entsprechende Angaben bei der Aufnahme der Familienanamnese. Da wird dann erzählt, dieses oder jenes Kind sei an „Zahnkrämpfen" gestorben, nachdem es sich vorher sehr gut entwickelt habe und ganz gesund gewesen sei.

Die Schwierigkeit, ein mit Milch überfüttertes und gemästetes Kind als nicht gesund, sondern als stoffwechselkrank zu erkennen, hat bei Laien und auch bei Ärzten zu der Vorstellung geführt, daß die Zahnung an diesen Krämpfen schuld sei, denn dieser Vorgang war das einzig Neue, was in der scheinbar guten und physiologischen Entwicklung sich zeigte, und darauf wurde dann mit nicht gerade viel Kritik die Entstehung der Krämpfe bezogen.

Ist es einerseits eine unmögliche Vorstellung, anzunehmen, daß bei einem gesunden Organismus ein physiologischer Entwicklungs-vorgang zu schweren, lebensbedrohenden Krankheitserscheinungen führen soll, so ist andererseits natürlich zuzugeben, daß bei einem kranken Kinde der Reiz des Zahndurchbruchs wie jeder andere Reiz zur Auslösung von Krämpfen führen kann, wenn die krankhafte Ver-änderung eine Überempfindlichkeit des Nervensystems gezeitigt hat. Auf diesen durch Stoffwechselstörung verursachten krankhaften Zu-stand des Nervensystems also kommt es an, nicht auf den Zahn-durchbruch. Wie unkritisch die Zahnung zur Erklärung dieser Krämpfe herangezogen wurde, mag noch dadurch deutlich gemacht werden, daß man bei schnellem Durchbruch mehrerer Zähne die Krämpfe eben auf diese schnelle Zahnung bezog und andererseits die „er-schwerte Zahnung" für die Krämpfe verantwortlich machte, wenn die Zähne nicht schnell kommen wollten. Es ist ohne weiteres einleuch-tend, daß die Diagnose „Zahnkrämpfe" ungemein bequem war, sie paßte immer, denn in dem fraglichen Alter bekommen die Kinder Zähne oder sollten sie doch bekommen, und man konnte sowohl den Eintritt wie das Ausbleiben der Zahnung für die Diagnose be-nutzen.

Ähnlich steht es mit der Annahme, daß die Rachitis wesentlich für die Entstehung der Krämpfe verantwortlich gemacht werden soll. Es ist richtig, daß die Kinder in dem fraglichen Alter sehr häufig die ersten Zeichen der Rachitis haben oder auch deutliche rachitische Veränderungen erkennen lassen. Man hat nun auch die Krämpfe, ebenso wie die Schwäche der Muskulatur, die Blässe der Haut usw. der Rachitis zugerechnet. Hält man sich daran, daß das Charakte-ristische der Rachitis die Knochenveränderung ist, und daß alle anderen Erscheinungen auch vorkommen bei Kindern, die nur geringe oder gar keine Veränderungen an den Knochen haben, so erscheint es ge-zwungen, diese Symptome ohne weiteres als rachitische zu bezeichnen. Es ist oben (S. 384) auseinandergesetzt, daß der Milchnährschaden Veränderungen zeitigt, die früher vielfach als rachitisch bezeichnet wurden, z. B. die Muskelschwäche, und daß es deshalb sehr zu er-wägen ist, ob nicht ein zufälliges Zusammentreffen von Milchnähr-schaden und Rachitis das Gesamtbild bestimmt. Bei der Häufigkeit beider Zustände und bei der Bevorzugung ungefähr desselben Alters ist ein derartiges Zusammentreffen sehr wahrscheinlich, und es würden dann auch die verschiedenen Bilder verständlich, indem bald die rachitischen Veränderungen, bald der Milchnährschaden überwiegend hervortritt. Ebenso scheint es mit den Krämpfen bei Rachitis zu stehen. Wir sehen Kinder mit schwerer Rachitis ohne eine Spur von Krämpfen, und wir sehen schwere Krämpfe bei Kindern, die nur ganz geringe rachitische Veränderungen zeigen. Von einem Parallel-gehen beider Zustände kann keine Rede sein, und auch der Versuch, die Krämpfe mit der im Säuglingsalter besonders häufigen Schädel-rachitis, namentlich mit der Kraniotabes in Verbindung zu bringen, muß zurückgewiesen werden, denn auch hier findet sich durchaus kein

Zusammentreffen, das direkte Beziehungen zwischen Krämpfen und Kraniotabes anzunehmen erlaubt.

Andererseits ist es natürlich sehr auffallend, daß in derselben Altersstufe sich diese verschiedenen krankhaften Zustände zeigen, und es ist die Frage berechtigt, ob nicht ein innerer Zusammenhang besteht, derart etwa, daß es sich um eine Störung gemeinsamen Ursprungs handelt, die unter verschiedenen Bedingungen in verschiedenen Formen sich äußert. Es ist das deswegen nicht ganz unwahrscheinlich, weil wir sowohl für die Rachitis wie für die Krämpfe eine Störung im Mineralstoffwechsel annehmen müssen, die auch bei dem Milchnährschaden keine geringe Rolle spielt. Hierüber können erst spätere Untersuchungen klarere Vorstellungen schaffen. Die hier vorliegenden sehr interessanten Untersuchungen erscheinen mir noch nicht so weit abgeschlossen, daß sie zur Besprechung an dieser Stelle geeignet wären.

Außer der Überfütterung mit Milch kann auch die Ernährungsschädigung durch überwiegende oder alleinige Kohlehydratnahrung, der sog. Mehlnährschaden, die Entstehung eines tetanoiden (eklamptischen) Zustandes begünstigen. Allerdings ist er viel weniger häufig als bei der Milchüberfütterung. Man findet dann neben der Hypertonie, die den Mehlnährschaden auszeichnet, auch eine starke galvanische Übererregbarkeit der Nerven, doch trifft das durchaus nicht für alle Fälle von Mehlnährschaden zu, auch nur in wenigen Fällen dann, wenn eine ausgesprochene Hypertonie der Muskulatur vorhanden ist.

Auch nicht alle Fälle von Milchnährschaden führen zu Krämpfen, und es muß noch eine besondere Disposition des Nervensystems oder aber eine Anomalie der Gesamtkonstitution vorliegen, die den Milchnährschaden zu dieser Einwirkung auf das Nervensystem befähigt. Es muß auch hier mit dem Bestehen einer Konstitutionsanomalie gerechnet werden, und es erscheint berechtigt, für alle diese Zustände, Eklampsie, Tetanie, Laryngospasmus, eine gemeinsame konstitutionelle Grundlage, eine spasmophile Diathese, anzunehmen. Durch Untersuchungen, die wir namentlich Thiemich verdanken, wissen wir, daß die spasmophile Diathese bei Kindern auch nachzuweisen ist, wenn deutliche Manifestationen in Form von irgendwelchen Krämpfen fehlen. Der Nachweis besteht in der Prüfung der galvanischen Erregbarkeit der peripheren Nerven. Es zeigt sich, daß bei Kindern mit spasmophiler Diathese diese Erregbarkeit stark gesteigert ist, und daß namentlich die Kathodenöffnungszuckung schon bei Stromstärken eintritt, die weniger als Milliampere betragen, während bei gesunden Kindern hierzu stets stärkere Ströme notwendig sind[1].

Diese galvanische Übererregbarkeit erweist sich in äußerst interessanter Weise abhängig von der Ernährung (Gregor, Finkelstein), derart, daß sie sie bei der Kuhmilchentziehung verschwindet und

---

[1] Die Kathodenöffnungszuckung, die hier als Kriterium dient, ist ein äußerst grober und in seiner Messung sehr ungenauer Reiz. Für das Verständnis des Verhaltens der Nerven gegen elektrische Erregung ist sie nicht geeignet, und es wird vielleicht möglich sein, mit feineren Methoden weiter zu kommen. Für die klinische Diagnose ist die Untersuchung des Grenzwertes der Kathodenöffnungszuckung aber in vielen — freilich nicht allen — Fällen brauchbar.

nicht wiederkehrt, wenn das Kind an Frauenmilch gebracht wird. Zuweilen genügt schon eine Einschränkung der Kuhmilch, besonders der Kuhmilchmolke.

Läßt dieses Verhalten auf eine besondere Eigentümlichkeit des Organismus schließen, die ihn in ungewöhnlichem Maße abhängig macht von der Nahrung, so gibt es doch noch keine Erklärung von dem Wesen dieser Anomalie.

Es wurde oben schon angedeutet, daß mit Wahrscheinlichkeit eine Störung im Mineralstoffwechsel verantwortlich gemacht werden müsse, und namentlich scheint der Kalk hierbei eine Rolle zu spielen. Quest, der auf Veranlassung von Czerny Tetanikergehirne auf ihren Ca-Gehalt untersuchte, fand diesen abnorm niedrig, und nach dem heutigen Stand unserer Kenntnisse scheint tatsächlich ein Ca-Mangel wesentlich in Betracht zu kommen. Allerdings ist auch das Gegenteil behauptet und von einer Ca-Überladung gesprochen worden; indessen konnte das nicht aufrechterhalten werden.

Eine andere Anschauung, besonders von Escherich vertreten, erblickt das Wesen der in Rede stehenden Zustände in Ausfallserscheinungen gewisser innerer Sekretionen, und zwar wurde an die sog. Epithelkörperchen, die Glandulae parathyreoideae, gedacht.

Hierzu führte die Erfahrung, daß die bei Erwachsenen nach Strumaoperation zuweilen auftretende Tetanie auf einen Verlust der genannten Organe zurückzuführen sei. Pineles und Erdheim übertrugen diese Erfahrung auf die kindliche Tetanie, und auf Escherichs Veranlassung vorgenommene Untersuchungen (Yanase) ergaben, daß sich bei spasmophilen Säuglingen Blutungen oder deren Reste in den Epithelkörperchen nachweisen ließen, die bei gesunden Säuglingen fehlen.

Mit Recht macht Thiemich darauf aufmerksam, daß dieser Befund nicht ohne weiteres verwertbar ist, denn die Blutungen in den Epithelkörperchen kommen namentlich während der Geburt zustande, die Tetanie usw. entwickelt sich aber meist nach etwa 9 Monaten, zu einer Zeit, in der kaum noch leichte Pigmentierungen von der stattgehabten Blutung zeugen. Hier müßte eine weitere Hypothese aufgestellt werden, dahingehend, daß die vorausgesetzte „entgiftende" Tätigkeit der Epithelkörperchen ausfalle, daß es aber erst einer Ansammlung des vorausgesetzten Giftes bedürfe, um eine Schädigung hervorzurufen.

Eine volle Erklärung gibt also die Epithelkörperchentheorie nicht, so interessant die erhobenen Befunde sind. Immerhin scheint sich doch ein gewisser Zusammenhang zwischen postoperativer Tetanie und Beeinflussung durch die Nahrung, ähnlich wie beim Säugling, herauszustellen, der auch auf eine besondere Bedeutung des Kalkes hinweist. Trifft das zu, so ist auch auf eine weitere Klärung der Frage vom Wesen der spasmophilen Diathese auf dem eingeschlagenen Wege zu hoffen.

Das Krankheitsbild stellt sich folgendermaßen dar: Mit oder ohne leichte Allgemeinerscheinungen, die hauptsächlich auf die vorhandene Ernährungsstörung zu beziehen sind, oft ganz plötzlich, aus scheinbar vollständiger Gesundheit heraus beginnen die Krämpfe. Sie fangen häufig an mit einer Starrheit der Gesichtsmuskulatur und einem Leerwerden des Blickes, dann folgen Zuckungen im Gesicht, das dadurch zu den tollsten Grimassen verzogen wird, die Augen werden verdreht, die Bulbi stehen nicht koordiniert, die Zunge und der Unterkiefer sind in heftiger Bewegung, die Pupillen sind weit und starr, reaktionslos. Die übrige Körpermuskulatur nimmt in verschieden großer Ausdehnung an den Krämpfen teil, stoßende und schlagende Bewegungen werden mit den Extremitäten gemacht, Zuckungen durchlaufen die Muskulatur des Rumpfes, und die Tätigkeit der Atmungsmuskeln wird gestört. Dann lassen die Bewegungen nach, und eine Starre der Muskulatur tritt ein, die klonischen Krämpfe sind in tonische übergegangen. Im einzelnen Falle mischen sich Bewegungen und Muskelstarrheit, so daß man von den klonisch-tonischen Krämpfen spricht.

Das wichtigste Symptom aber, das beobachtet wird, ist der krampfhafte Verschluß der Stimmritze und die dadurch bedingte völlige Unterbrechung der Respiration. Der Stimmritzenkrampf kann das ganze Bild beherrschen, ja, er kann das einzige Symptom sein, oder es beginnt mit ihm der Anfall, und dann erst nimmt auch die andere Körpermuskulatur in verschiedener Ausdehnung an den Krämpfen teil.

Die Anzahl der Krämpfe ist ganz verschieden. In schweren Fällen folgen sie Schlag auf Schlag, in anderen vergehen Tage zwischen den Anfällen, in anderen sogar Wochen, bis es dann doch zu einer Häufung der Anfälle kommt usw.

Die Dauer und Stärke des einzelnen Anfalles ist ebenfalls ganz verschieden. Wenige Sekunden nur kann ein solcher Anfall dauern und nur aus einigen leichten Zuckungen der Gesichtsmuskulatur oder auch der übrigen Muskulatur bestehen, die ähnlich wie ein Kälteschauer aussehen und deshalb vom Volke auch als sog. „Schäuerchen" bezeichnet werden. In anderen Fällen dauert der Anfall mit kleinen Ruhepausen stundenlang und führt dann durch die dauernde Behinderung der ordentlichen Sauerstoffversorgung und durch Erschöpfung des Herzens zum Tode. In derartigen Fällen tritt ein äußerst heftiger Schweißausbruch ein, der aber doch der enormen Wärmeproduktion durch die Muskelarbeit nicht genügend entgegenwirken kann, so daß die Körpertemperatur ansteigt bis zu hyperpyretischen — 41 bis 42 — Graden.

Der Puls wird stark beschleunigt und kann unzählbar werden.

Während dieser schweren Anfälle tritt häufig unwillkürlich Kot- und Urinentleerung ein.

In einer dritten Gruppe von Fällen tritt plötzlich oder während eines Geschreis ein Stimmritzenkrampf ein von kürzerer oder längerer

Dauer, mit oder ohne Beteiligung anderer Muskeln, namentlich der Zwerchfell- und Bauchfellmuskeln, der sich löst oder aber mit einer unheimlichen Schnelligkeit in den Tod übergeht.

Löst sich der Krampf bald, so hört man bei den ersten wieder einsetzenden Inspirationen einen laut krähenden Ton, ähnlich wie beim Keuchhusten, der dadurch entsteht, daß der krampfhafte Schluß der Stimmritze wohl gelockert, aber nicht beseitigt ist, so daß die Luft noch nicht gehindert hindurchtreten kann.

Das Kind erholt sich dann allmählich von dem Anfall, bleibt aber noch längere Zeit matt.

Im anderen Falle tritt unmittelbar im Anfall der Tod ein. Das geht so schnell, daß man das Erlöschen des Lebens nicht auf Erstickung beziehen kann. Es gelingt in diesen Fällen auf keine Weise, das Kind zu retten, selbst dann nicht, wenn sofort künstliche Atmung gemacht und z. B. durch Intubation der Weg für die Luft frei gemacht wird. Es handelt sich hier vielmehr um eine Herzlähmung.

Schließlich treten die Krämpfe noch in Form einer eigentümlichen Starre an den unteren Teilen der Extremitäten, namentlich der oberen Extremitäten, ein. Die Vorderarme und Hände sind gebeugt, die Finger getreckt und nach der Mitte zusammengekrümmt, so daß eine „Pfötchen- oder Geburtshelferstellung" herauskommt. Diese Starre kann Stunden und Tage dauern, dann treten Pausen ein usw. Das Bewußtsein ist dabei ganz ungestört.

Diese Zustände werden besonders mit dem Namen der „Tetanie" bezeichnet, gehören aber der großen Gruppe der durch Stoffwechselstörungen bedingten Krämpfe im Kindesalter an.

Das Verhalten des Kindes außerhalb der Anfälle hat mancherlei Bemerkenswertes, was von großer Wichtigkeit für die Diagnose und für die rechtzeitige Therapie ist; denn nicht immer ist der Arzt Zeuge des Anfalls, und im Beginn des spasmophilen Zustandes des Kindes kann längere Zeit vergehen, bis es zum Anfall kommt. Ängstliche Eltern aber holen zuweilen den Arzt, weil sie glauben, daß das Kind Krämpfe gehabt habe, auch wo es sich nur um ein besonders heftiges Geschrei gehandelt hat, und es ist dann notwendig, sich durch die Untersuchung innerhalb der krampffreien Periode darüber möglichst klar zu werden, ob wirklich ein besorgniserregender spasmophiler Zustand vorliegt.

In den meisten Fällen ist zunächst an den Kindern in der krampffreien Periode nichts zu sehen außer den Erscheinungen der Ernährungsschädigung, die den Krämpfen zugrunde liegt. Kinder mit Milchnährschäden zeigen die typische weiche, schlaffe Muskulatur und die ebenfalls typische Abneigung, sich aktiv zu bewegen. Im übrigen können sie ganz munter sein, guten Appetit haben, sich überhaupt so verhalten, daß die Eltern sie für ganz gesund halten. Nur selten ist auch außerhalb der Anfälle eine Hypertonie der Muskulatur nachzuweisen.

Untersucht man bei solchen Kindern (nicht nur bei denen, die die Erscheinungen der „Tetanie" darbieten) die mechanische und die galvanische Erregbarkeit der peripheren Nerven, so findet man diese sehr erheblich gesteigert.

Klopft man mit dem Finger oder einem Perkussionshammer auf die Ausbreitung des Fazialis auf der Wange, so erfolgt eine schnelle Zuckung im Fazialisgebiet in der Umgebung der Augen und des Mundes. Das Phänomen wird nur deutlich, wenn das Kind nicht willkürlich das betreffende Muskelgebiet innerviert, wenn es weder lacht noch weint.

Eine weitere Folge der mechanischen Übererregbarkeit läßt sich durch das Trousseausche Phänomen nachweisen. Umschnürt man den Oberarm des Kindes mit einer Gummibinde oder einem Gummischlauche so fest, daß venöse Stauung eintritt, die Pulsation der Arterien aber noch bestehen bleibt, so nimmt die Hand die oben beschriebene Pfötchen- oder Geburtshelferstellung an.

Das wichtigste Phänomen aber bietet die Untersuchung der peripheren Nerven mit dem galvanischen Strom (vgl. auch oben S. 430). Man benutzt dazu am bequemsten den N. medianus oder N. ulnaris und beobachtet, bei welcher Stromstärke (in Milliampere gemessen) die Öffnung an der Kathode eine Zuckung auslöst. Nach Thiemich tritt dieser Effekt beim gesunden Kinde nur bei Stromstärken ein, die über fünf Milliampere liegen. Bei den Kindern aber, die an den geschilderten Zuständen leiden, genügen schon weit geringere Stromstärken. Zuweilen tritt die Kathodenöffnungszuckung schon bei außerordentlich geringen Stromstärken, unter 1 Milliampere, ein.

Diagnose. Die Diagnose ergibt sich aus dem Vorstehenden. Schwierig kann nur die Unterscheidung gegenüber Krämpfen sein, die als Symptome einer organischen Hirnerkrankung auftreten. In den meisten Fällen sind aber doch noch genügende andere Erscheinungen da, die die richtige Diagnose ermöglichen. Derartige Erscheinungen sind z. B. die Lokalisation der Krämpfe, ihr Auftreten immer nur auf einer Seite oder stets nur in ganz bestimmten Muskelgruppen, Störungen der Sinnesorgane usw.

Meningitis dürfte nicht leicht zu Verwechslungen Anlaß geben. Die Spannung der Fontanelle bei dieser Krankheit führt leicht auf den richtigen Weg, und in zweifelhaften Fällen schafft die Untersuchung der Lumbalflüssigkeit Klarheit. Über die Abgrenzung gegen epileptische Krämpfe wurde oben schon gesprochen.

Prognose. Die Prognose ist stets ernst. Jeder Anfall bringt das Kind in Lebensgefahr, und auch leichte Anfälle verdienen Beachtung und erfordern energisches Einschreiten, weil niemand voraussagen kann, wie der nächste aussehen und verlaufen wird.

Therapie. Die Therapie hat zunächst die Aufgabe, die Gefahren des Anfalles selbst zu beseitigen, die Wiederholung der Anfälle zu verhüten und eine Änderung der Ernährung bzw. eine Beseitigung der vorliegenden Ernährungsstörung anzustreben.

Im Anfall ist das wichtigste, dafür zu sorgen, daß die Atmung nicht lange stillsteht. Man soll deswegen sofort, wenn ein Anfall beginnt, künstliche Atmung machen und diese so lange fortsetzen, bis die Atmung wieder frei ist. Man warte aber mit dieser Manipulation nicht, bis das Kind vollkommen zyanotisch ist, sondern fange damit sofort bei der ersten Behinderung der Atmung an.

Stehen nicht so sehr der Glottiskrampf und seine Folgeerscheinungen im Vordergrunde des Bildes, so ist folgendes vorzunehmen: Das Kind wird von allen beengenden Umhüllungen befreit, erhält den ganzen Kopf umhüllende kalte Umschläge, bei hoher Temperatur kalte Einwicklungen (s. a. S. 207) und laue Bäder mit kalten Übergießungen des Kopfes.

Ist Verstopfung vorhanden (bei dem meist bestehenden Milchnährschaden trifft das oft zu), so wird für Entleerung gesorgt, am besten durch Klistiere.

An Medikamenten sind Narkotika anzuwenden. Am meisten geeignet ist das Chloralhydrat (das sehr gut vertragen wird), das per rectum gegeben wird nach folgender Verordnung:

> Rp. Chloralhydrat 1,0
> Mucilag. gumm. arab. 10,0
> Aq. ad 50,0
> M. D. S. Die Hälfte zum Klistier.

Man spritzt die Hälfte ein und sucht durch Gegenhalten eine sofortige Wiedergabe zu vermeiden. Tritt diese doch ein, so spritzt man nach einigen Minuten die zweite Hälfte ein.

In sehr schweren Fällen kann man auch die Chloroformnarkose anwenden. Ganz unstatthaft aber ist es, das Chloroform der Mutter oder Pflegerin in die Hand zu geben und nach Bedarf das Kind Chloroform einatmen zu lassen. Seine Anwendung muß stets der unmittelbaren Tätigkeit des Arztes vorbehalten bleiben.

Zur Vermeidung der Wiederkehr der Anfälle ist neben der gleich zu besprechenden diätetischen Beeinflussung die Anwendung des Phosphors in der unter Rachitis mitgeteilten Form oder des Broms (vgl. S. 393 u. 428) und Kalzium geboten.

Wie die Wirkung des Phosphors zu erklären ist, ist nicht sicher. Er ist zweifellos oft von günstigstem Einfluß, allerdings nicht in allen Fällen und leider ist es nicht möglich, vorauszusagen, ob sich der betreffende Fall für die Phosphortherapie eignet oder nicht. Das gleichzeitige Bestehen rachitischer Knochenveränderungen gibt dafür keinen sicheren Anhalt.

Handelt es sich um schwere Fälle und solche, in denen der spasmophile Zustand schon längere Zeit besteht, so ziehe ich das sicher wirkende Brom entschieden vor (s. a. o.).

An Stelle des Broms kann man auch das Chloralamid verwenden, für Säuglinge in folgender Form:

> Rp. Chloral. formamidat. 0,1
> Sacchar. 0,3
> Davon 2—4mal täglich 1 Pulver.

Die interessanteste Therapie besteht in ziemlich großen Gaben von Kalziumpräparaten, durch die oft auch ohne Diätänderung eine Unterdrückung der Anfälle erreicht werden kann. Nach dem Aussetzen des Mittels kommen die Anfälle allerdings wieder. Während der Kalziumtherapie verändert sich auch die elektrische Erregbarkeit der Nerven. Sie nimmt ab. Selten kommen Fälle vor, in denen sich ein Einfluß des Kalziums nicht nachweisen läßt, weder die Anfälle noch die elektrische Erregbarkeit — auch bei Anwendung verfeinerter Methoden — sich verändern.

Man gibt das Kalzium als Chlor oder Bromkalzium in Dosen von etwa 2—3 g täglich beim Säugling und 3—5 g bei älteren Kindern. In hartnäckigen Fällen können auch höhere Dosen vorübergehend versucht werden. Günstig scheint eine Kombination mit Phosphor zu sein.

Die Diätänderung, die wichtigste Behandlung des Zustandes, hat folgende Aufgaben zu erfüllen: Es muß jede Mästung vermieden werden, die Nahrung soll arm an Fett und an Kuhmilchmolke sein, es ist möglichst schnell von der monotonen Milchnahrung zur gemischten Kost überzugehen.

Im Anfang der Behandlung ist bei Kindern, die mit Milch stark überfüttert wurden, 10—14 Tage lang eine einfache Mehldiät ohne Milch zu geben. Geschieht eine solche Ernährung unter ärztlicher Aufsicht, und wird genau darauf geachtet, daß sich nicht etwa ein Mehlnährschaden entwickelt, so ist eine solche einseitige Mehlnahrung für die genannte Zeit durchaus erlaubt. Sie hat meist schnell einen äußerst günstigen Einfluß, der sich nicht nur in dem Ausbleiben der Krämpfe, sondern auch darin zeigt, daß die objektiv nachweisbare Übererregbarkeit der Nerven, namentlich die galvanische Übererregbarkeit sinkt, und normale Werte sich einstellen. Bei jüngeren Kindern und solchen Fällen, die auf ein Wiedereinsetzen der Milchernährung, auch wenn diese sich auf kleine Mengen von Milch beschränkt, sofort mit neuen Krämpfen reagieren, ist möglichst schnell zur Frauenmilch überzugehen und von dieser aus der Übergang zur gemischten Kost zu versuchen.

Im übrigen deckt sich wesentlich die Art der Ernährung mit der bei Milchnährschaden und bei exsudativer Diathese erforderlichen, so daß auf das dort Gesagte verwiesen werden kann.

Krämpfe bei Autointoxikation.

Außer durch alimentär bedingte Stoffwechselstörung und konstitutionelle Anomalien des Stoffwechsels können Krämpfe auch ausgelöst werden durch die Entstehung toxischer Produkte bei schweren Verdauungsstörungen.

Das Bild der sog. Autointoxikation verläuft unter Erscheinungen, die einerseits an Meningitis erinnern, andererseits an die alimentäre Intoxikation des Säuglings. Reiz- und Lähmungserscheinungen wechseln miteinander ab, bald stehen diese, bald jene im Vordergrunde, so daß das Bild zwischen einer maniakalischen Aufregung mit Krämpfen gemischt und einem Bilde wechseln kann, das ganz einer diphtherischen Lähmung entspricht. Die Ähnlichkeit geht hier so weit, daß bald nach einer allgemeinen Starre der Muskulatur ein Zustand eintreten kann, in dem auch die Atmungsmuskulatur versagt und das Kind stark zyanotisch wird. Neben diesen schweren Fällen finden sich beim Säugling und beim Kinde der ersten Lebensjahre auch solche, in denen nur mehr oder weniger starke Krämpfe vorhanden sind, die mit Erschlaffungszuständen wechseln. Die Tetaniesymptome, auch die Herabsetzung der wirksamen Stromstärke bei Kathodenöffnung fehlen, einige Magen- und Darmausspülungen aber bringen ein rasches Verschwinden der Krämpfe und Heilung. Bei den schweren Zuständen von Autointoxikation genügt diese Therapie nicht, sie muß noch durch eine symptomatische Therapie unterstützt werden, die namentlich eine Anregung des Herzens anzustreben hat.

Spasmus nutans und Spasmus rotatorius.

Man versteht darunter eigentümliche Bewegungen, die dauernd längere Zeit wiederholt werden, sich in Anfälle abgrenzen lassen und darin bestehen, daß die Kinder entweder nickende pagodenhafte Bewegungen des Kopfes ausführen, Spasmus nutans, Salaamkrämpfe, oder aber den Kopf hin und her rollen, Spasmus rotatorius. Ihr Wesen ist nicht geklärt, sie stehen nicht in so engem Zusammenhange mit der Ernährung wie die vorstehend beschriebenen Krämpfe, scheinen aber auch namentlich bei minderwertigen Konstitutionen sich zu finden und gewisse Beziehungen zur exsudativen Diathese zu haben. Ungünstige, namentlich dunkle Wohnungen scheinen die Entstehung zu begünstigen, namentlich auch eine sie recht oft begleitende Erscheinung, den Nystagmus.

Ihre Behandlung besteht in einer Besserung der allgemeinen Lebensbedingungen und in einer Diätetik derselben Art, wie oben angegeben.

Schließlich muß noch auf eine Krampfform eingegangen werden, die im Säuglingsalter eine sehr große Bedeutung hat, das ist der Krampf des Magenpförtners,

der Pylorospasmus.

Die Affektion findet sich beim ganz jungen Säugling und könnte auch unter den Erkrankungen der Neugeborenen besprochen werden. Da es sich aber bei dem zu besprechenden Krankheitsbilde in der überwiegenden Mehrzahl der Fälle zweifellos um einen funktionellen Krampf des Pylorus handelt, so ist diese Abhandlung hierher gesetzt.

Das Wesentliche des Krankheitsbildes besteht darin, daß mehr oder weniger vollständig jede Nahrung erbrochen wird. Der Appetit kann dabei recht gut sein, ja, es besteht heftiges Nahrungsbedürfnis, aber einige Zeit nach der Aufnahme der Nahrung erfolgt Erbrechen der ganzen getrunkenen Menge oder doch wenigstens eines großen Teiles derselben. Dabei sind die Kinder dauernd verstopft, entsprechend dem beinahe vollständigen Hungerzustande, in dem sich der Darm befindet. Selbstverständlich magern die Kinder infolge der ganz schlechten Nahrungsaufnahme schnell ab und werden durch den Hungerzustand auch in ihrem inneren Stoffwechsel stark geschädigt, weil sie damit auf eine Diät gesetzt werden, die fettreich und kohlehydratarm, ja beinahe kohlehydratfrei ist. Kinder und namentlich Säuglinge vertragen aber eine derartige Verteilung der Nährstoffe noch viel schlechter als der Erwachsene und verfallen schneller als er. Es müssen hier Erscheinungen der Azidose eintreten, wie dem Leser aus den ersten Kapiteln dieses Buches klar sein wird.

Es ist am wahrscheinlichsten, hier eine funktionelle Störung in dem Sinne anzunehmen, daß die normalen Muskelbewegungen des Pylorus, die bekanntlich je nach der Verdauungsphase den Pylorus schließen oder öffnen sollen, in falsche Bahnen gelenkt sind, und daß so die Regulation der Magenbewegungen, die im wesentlichen von dem Verhalten der Pars pylorica des Magens abhängt, nicht ordnungsmäßig erfolgt. Es wäre das eine Funktionsstörung, die bei der noch mangelhaften Ausbildung reflektorischer Regulationen im frühen Kindesalter leichtverständlich erscheint. Diese rein funktionelle Störung dürfte für die größere Zahl der Fälle zutreffen, aber es fehlt doch auch nicht an Beobachtungen, die eine anatomische Verengerung des Pylorus durch wirkliche Hyperplasie der Muskulatur erkennen lassen. Eine solche dürfte, am wahrscheinlichsten durch eine Aktivitätshypertrophie bedingt, durch die krampfhafte Kontraktion zu erklären sein. Eine andere Auffassung erklärt das Antrum Pylori betreffende Verdickung der Muskulatur als eine kompensatorische Hypertrophie, um trotz der Enge des Pylorusringes eine Entleerung des Magens zu ermöglichen.

Der Verlauf der Störung ist, daß entweder unter zunehmender Entkräftung bzw. unter der durch den Hunger oder durch den relativen Hunger gesetzten Stoffwechselanomalie der Tod eintritt, oder daß allmählich ein Nachlassen des krampfhaften Pylorusschlusses eintritt, und damit eine bessere Ernährung und schließlich Genesung sich vollzieht. Dieser Ausgang ist bei richtiger Behandlung die Regel oder wenigstens sehr oft zu erreichen.

Diagnose. Die Diagnose ist zu stellen aus dem Krankheitsbilde: Erbrechen kürzere oder längere Zeit nach jeder Mahlzeit, Stuhlverhaltung und die Folgen der Inanition.

Differentialdiagnostisch kommen akut mit Erbrechen verbundene Verdauungsstörungen in Betracht. Dabei ist aber beinahe stets Durchfall vorhanden bzw. pflegt er sich bald einzustellen. Zur Unterstützung der Diagnose kann auch noch der lokale Befund dienen.

Bei dünnen Bauchdecken abgemagerter Kinder sieht man deutlich, wie sich der Magen gegen das Hindernis, das durch den Verschluß des Pylorus gegeben ist, aufbäumt, oder man kann die energischen Kontraktionen des Magens, die dieser zur Überwindung des Widerstandes ausführt, fühlen. Eine Magenerweiterung pflegt nicht einzutreten, weil eben schließlich beinahe der ganze Mageninhalt erbrochen wird.

Prognose. Die Prognose ist im allgemeinen günstig, wenn auch in einzelnen besonders schweren und hartnäckigen Fällen der Tod unvermeidlich ist.

Therapie. Die Therapie besteht darin, daß man erstens eine Nahrung gibt, die, soweit sie behalten wird, eine möglichst günstige ist, also Frauenmilch, andererseits darin, daß man den krampfhaften Verschluß des Pylorus möglichst zu bekämpfen sucht und möglichst wenig zu seiner Erregung beiträgt.

Den letzten Forderungen genügt man durch eine dauernde Warmhaltung der Pylorusgegend, am besten mit Breiumschlägen, die dauernd halbstündlich gewechselt werden, oder mit geeigneten Thermophorkompressen. Ferner gibt man die Nahrung in kleinen Pausen und kleinen Mengen, am besten eiskalt, etwa alle Stunden einen Eßlöffel Frauenmilch. Man muß dazu, ähnlich wie bei der Frühgeburt, abgedrückte Frauenmilch benutzen, wobei es notwendig ist, die Brust der eigenen Mutter durch ein gesundes fremdes Kind unterhalten zu lassen, oder bei Ernährung durch eine Amme deren eigenes Kind zur Unterhaltung der Brust mit aufzunehmen. Von künstlicher Ernährung ist möglichst Abstand zu nehmen, denn es gelingt doch stets, nur einen Teil, oft nur einen recht kleinen Teil des Energiebedarfs zu decken. Diese geringe Nahrungsmenge soll dann wenigstens Frauenmilch sein. Ferner handelt es sich meist doch um sehr junge Kinder, bei denen eine unnatürliche Ernährung überhaupt möglichst vermieden werden soll.

Die Kinder kommen bei den Leiden sehr herunter, sie magern sehr stark ab, aber schließlich geht der Zustand doch in Heilung über, und später erinnert nichts mehr daran.

Ist durch die beschriebene Therapie keine Besserung zu erreichen, nimmt die Abmagerung schnell zu, ist die Pars pylorica des Magens deutlich verdickt fühlbar, dann ist es richtiger die Operation zu versuchen, ehe die Kinder ganz entkräftet sind. Alle Methoden, bei denen das Lumen des Magens und Darmes eröffnet wird, haben geringe Aussicht auf Erfolg, dagegen scheint eine Spaltung des Muskelringes bis zur Submukosa ohne Verletzung der Schleimhaut und ohne Eröffnung des Lumens oft einen sehr guten Erfolg zu geben. Die Entspannung des Muskelringes genügt vollkommen, um die Passage frei zu machen.

Anhang.

Darmparasiten.

Oxyuren oder Fadenwürmer.

Das Weibchen ist 8—12 mm lang, 1 mm dick, das Männchen etwa 4 mm lang und dünner als das Weibchen. Die Würmer sehen aus wie ein Stückchen weißen Zwirnfadens, sie bewohnen den Dickdarm und Blinddarm. Die Eier gelangen von oben in den Darm. Der Infektionsmodus ist, nachdem einmal der Darm infiziert ist, so, daß die mit freien Eiern beladenen Weibchen namentlich nachts aus dem After herauskriechen, dort absterben und so die Eier an die Umgebung des Afters abgeben. Die Bewegung der Tiere verursacht Jucken, die Kinder kratzen sich dort im Schlafe, die Eier gelangen an die Finger und unter die Nägel, werden in den Mund gebracht, verschluckt usw. Besteht die Möglichkeit einer solchen permanenten Selbstinfektion längere Zeit, so ist eine ganz ungeheure Menge dieser Parasiten zu finden.

Die Schädigung der Kinder besteht namentlich in dem permanenten Juckreiz, dem dadurch bedingten unruhigen Schlaf, Nervosität usw., ferner gibt das Jucken und die deswegen reflektorisch ausgeführten Bewegungen auch oft Anlaß zur Masturbation.

Diagnose. Die Diagnose wird durch den Nachweis der Würmer selbst oder ihrer Eier erbracht.

Prognose. Die Prognose ist gut, wenn es auch durchaus nicht immer leicht ist, die Kinder von dem lästigen Leiden zu befreien.

Therapie. Die Therapie muß auf den eigenartigen Modus der Selbstinfektion Rücksicht nehmen, der oben geschildert wurde.

Man macht den Kindern morgens und abends ein Klistier oder Einlauf mit kaltem Wasser. Durch die Kälte werden die Tiere vorübergehend bewegungslos und werden in diesem Zustande entfernt. Es handelt sich nun darum, sie und ihre Eier sicher auch von den angrenzenden Teilen zu entfernen und dafür zu sorgen, daß das Kind mit seinen Händen nicht zu den etwa infizierten Körperteilen gelangen kann. Man erreicht das durch gründliches Abwaschen des Unterkörpers nach Klistier und Entleerung und durch Anlegen einer fest schließenden Badehose, in die das Hemd nicht hineingesteckt werden soll. Morgens und abends muß natürlich stets eine frische Badehose angelegt werden. Hat das Kind irgendein Bedürfnis, so darf es dies nur unter Aufsicht verrichten, der Unterkörper muß sofort gründlich gereinigt werden, ebenso die Hände, wenn diese irgendwie mit dem Unterkörper in Berührung gekommen sind. Sind sehr große Mengen der Würmer vorhanden, so muß man noch ein Wurmmittel zu Hilfe nehmen. Man gibt dann zunächst am besten 2 bis 3 g Extract. filic. mar. mit nachfolgendem Rizinusöl (vgl. auch Bandwurmkuren.

Es gelingt auf diese Weise innerhalb von 8—14 Tagen, selbst in alten Fällen, die Würmer vollständig zu beseitigen, allerdings muß dabei daran gedacht werden, daß mehrere Mitglieder der Familie erkrankt sein können, die dann natürlich alle der Kur unterworfen werden müssen, wenn man der Parasiten wirklich Herr werden will.

In leichten Fällen, die im ersten Beginn erkannt werden, genügen oft schon einige Kaltwasserklistiere zur Beseitigung der Tiere.

Die vielfach benutzten antiseptischen Einläufe, ebenso wie die Knoblauchklistiere usw., die noch vielfach angewendet werden, sind zum mindesten überflüssig, teilweise auch gefährlich, denn man muß bedenken, wie ausgezeichnet der Dickdarm resorbiert.

Die Askariden.

Es sind Rundwürmer, den Regenwürmern gleichende, 20—30 cm lange, blaßrötliche Gebilde, die gewöhnlich den Dünndarm bewohnen. Die Eier sind rund, doppelt konturiert, mit bräunlicher Schale und von einer gallertartigen Hülle umgeben, die wie eine Faltenkrause aussieht. Die Würmer sind oft in sehr großer Zahl vorhanden, können sogar zum Hindernis für die Bewegung des Darminhalts werden und zu Ileus Veranlassung geben. Sie wandern, gelangen in Dünndarm und Magen und werden nicht selten durch Erbrechen nach außen befördert. Es ist auch vorgekommen, daß sie beim schlafenden Kinde durch den Ösophagus nach oben, dann in den Larynx gelangt sind und Erstickung bedingt haben. In sehr seltenen Fällen gelangen sie in die Ausführungsgänge der großen Verdauungsdrüsen, Ductus choledochus usw., verursachen dann Abszesse und schwere Veränderungen, die zum Tode führen können.

Prognose. Im allgemeinen ist die Prognose gut.

Therapie. Die Therapie besteht im wesentlichen in der Anwendung des Santonins in Verbindung mit einem Abführmittel.

Man gibt morgens und abends eine Dosis von 0,005 Santonin und 0,01—0,03 Kalomel nach der Mahlzeit. Oder das Santonin wird in der angegebenen Dosis drei Tage lang gegeben und am vierten Tage ein Abführmittel.

Noch besser wirkt das Ol. Chenopodii in Dosen von 5—8 Tropfen 1—2 mal täglich.

Bandwürmer.

Beim Kinde findet sich ebenso wie beim Erwachsenen im überwiegenden Teile des Deutschen Reiches am häufigsten die Taenia saginata der Rinderbandwurm, weit seltener nur der Schweinebandwurm und nur an gewissen Gegenden der Küste der Botriocephalus latus.

Eine genauere Beschreibung kann hier unterbleiben, da das Behaftetsein der Kinder mit einem Bandwurm sich kaum von dem gleichen Zustand beim Erwachsenen unterscheidet.

Diagnose. Die Diagnose wird aus den abgegangenen Gliedern und aus den im Stuhl enthaltenen Eiern gestellt.

Prognose. Die Prognose ist im allgemeinen gut. Sie ist ernster beim Vorhandensein des Schweinebandwurms, weil für diesen auch im Stadium des Blasenwurms der Mensch ein geeigneter Wirt ist, und beim Botriocephalus latus wegen der in seinem Gefolge eintretenden schweren Anämie. Am harmlosesten ist der am häufigsten vorkommende Rinderbandwurm, der aber schwer abzutreiben ist.

Eine Bandwurmkur wird wie folgt vorgenommen: 2—3 Tage lang erhalten die Kinder knappe Kost, die im wesentlichen aus Vegetabilien, Gemüse, Obst, Mehlsuppen besteht. Am Tage vor der Kur bekommen sie mittags eine Portion Heringssalat oder dergl. und fasten bis zum nächsten Morgen. Dann erhält das Kind (es bleibt im Bett) eine Tasse schwarzen Kaffee oder Tee, dann das Mittel. Ist das Kind schon imstande, Gelatinekapseln zu schlucken, so wendet man das Helfenbergsche Bandwurmmittel an, sonst gibt man das Mittel (Extr. filic. mar.) als Latwerge mit gleichen Mengen Pulv. fol. senn. und Pulp. Tamarind., die man, entweder in kleinen Bissen, in Oblaten eingewickelt oder in Kaffee verrührt usw., schlucken läßt. Es werden von dem Extr. filic. mar. etwa 2—4 g gegeben, mehr verbieten die giftigen Eigenschaften des Mittels. Außer dem Extr. filic. mar. kann man noch die Kamala (3—10 g) anwenden. Die Hauptsache ist, daß die Kinder das Mittel nicht erbrechen, wozu der sehr widerliche Geschmack der Mittel leicht Veranlassung gibt. Man versucht dann dem Brechreiz durch Kataplasmen, durch Trinkenlassen kleiner Mengen schwarzen Kaffees entgegenzuwirken.

Beginnt der Abgang des Wurmes, so ist es gut, das Kind auf ein Gefäß zu setzen, in dem sich etwas heißes Wasser befindet. Niemals darf an dem zum After heraushängenden Wurme gezogen werden. Er reißt dann ab, und die notwendige Entfernung des Kopfes gelingt nicht.

Druck von Breitkopf & Härtel in Leipzig.

Verlag von **Julius Springer** in Berlin W 9

Lehrbücher der Geburtshilfe und Gynäkologie. Von **M. Runge.**
Fortgeführt von **R. Th. von Jaschke** und **O. Pankow.**
  Lehrbuch der Geburtshilfe. Neunte Auflage. Mit 476, darunter zahlreichen farbigen Textabbildungen. 1920.
Gebunden Preis etwa M. 28.—

  Lehrbuch der Gynäkologie. Sechste Auflage. Mit etwa 300, darunter zahlreichen farbigen Textabbildungen.   Erscheint im Sommer 1920

Einführung in die gynäkologische Diagnostik. Von Dr. **Wilhelm Weibel,** Privatdozent für Geburtshilfe und Gynäkologie, erster Assistent der II. Universitäts-Frauenklinik (Prof. E. Wertheim) in Wien. Mit 144 Textabbildungen. 1917.
Gebunden Preis M. 6.80

Der geburtshilfliche Phantomkurs in Frage und Antwort. Von Professor Dr. **B. Krönig,** Geheimer Hofrat, Direktor der Universitäts-Frauenklinik in Freiburg i. B. Unveränderter Neudruck. 1919. Preis M. 2.40

Grundriß der Augenheilkunde für Studierende. Von Professor Dr. **F. Schieck,** Direktor der Universitäts-Augenklinik in Halle a. S. Mit 97 Textabbildungen. 1919.   Preis M. 9.—, gebunden M. 11.40

Leitfaden der medizinisch-klinischen Propädeutik. Von Dr. **F. Külbs,** Professor an der Akademie für praktische Medizin in Köln. Mit 86 Textabbildungen. 1919.   Preis M. 5.—

Rezeptur für Studierende und Ärzte. Von Dr. med. **John Grönberg.** Mit einem Vorwort von Professor Dr. R. Heinz, Erlangen. Mit 18 Textabbildungen. 1919.
Preis M. 5.—

Lehrbuch der Physiologie des Menschen. Von Dr. med. **Rudolf Höber,** o. ö. Professor der Physiologie und Direktor des Physiologischen Instituts der Universität Kiel. Mit 244 Textabbildungen. 1919.
Preis M. 22.—; gebunden M. 26.60

Physiologisches Praktikum. Chemische, physikalisch-chemische und physikalische Methoden. Von Professor Dr. **Emil Abderhalden,** Geheimer Medizinalrat, Direktor des Physiologischen Instituts der Universität Halle a. S. Zweite, verbesserte und vermehrte Auflage. Mit 287 Textabbildungen. 1919.
Preis M. 16.—; gebunden M. 18.80

Praktische Übungen in der Physiologie. Eine Anleitung für Studierende. Von Dr. **L. Asher,** o. Professor der Physiologie, Direktor des Physiologischen Instituts der Universität Bern. Mit 21 Textabbildungen. 1916.
Preis M. 6.—; gebunden M. 6.80

Vorlesungen über Physiologie. Von Professor Dr. **M. von Frey,** Direktor des Physiologischen Instituts der Universität Würzburg. Mit zahlreichen Textabbildungen. Dritte, umgearbeitete Auflage. 1920.
Preis etwa M. 24.—; gebunden etwa M. 27.—

Hierzu Teuerungszuschläge